U0147405

经方祖药通释与应用丛书

吕志杰　班光国　钟燕春　主编

经方类解与医案心悟

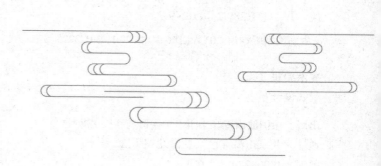

中国健康传媒集团

中国医药科技出版社

内 容 提 要

本书对仲景经方进行了深入剖析，全书分概论、分论及附录三部分。概论对经方与医案之相关要点进行深入讨论。分论将仲景全书252首经方，根据其方与方之间有密切关系者，以类方进行归类，分为26章。这26章以经方为纲，每首经方一般有五项内容：首先是"原文温习"，因仲景书中每首经方涉及的原文多少不一，原文多者只选录主要的若干条文，其余的以"编者按"综述研究。二是"经方歌诀"，对重点经方编有歌诀。三是"医案精选"，精选古今医家及本套丛书编著者的临证医案，几乎每则医案皆有"编者按"，以利读者提高读案效果。四是"临证指要"，此乃从许多经方医案中求索共性，寻找规律，概括总结出古今医家运用经方的要点，以为读者临证之指要。五是"实验研究"，此乃简要总结半个世纪以来专家、学者们对经方的研究成果，以展示经方祖药治病的科学内涵和无穷魅力。最后附录"经方度量衡现代应用考究"及中西医病症索引。本书适合从事《伤寒论》《金匮要略》之教与学以及研究者参考，更适合钟爱经方的临床工作者学习。

图书在版编目（CIP）数据

经方类解与医案心悟 / 吕志杰，班光国，钟燕春主编 . — 北京：中国医药科技出版社，2023.7

（经方祖药通释与应用丛书）

ISBN 978-7-5214-3871-0

Ⅰ . ①经… Ⅱ . ①吕… ②班… ③钟… Ⅲ . ①经方—汇编 ②医案—汇编—中国—现代 Ⅳ . ① R289.2 ② R249.7

中国国家版本馆 CIP 数据核字（2023）第 073225 号

美术编辑 陈君杞
版式设计 也 在

出版 **中国健康传媒集团** | 中国医药科技出版社
地址 北京市海淀区文慧园北路甲 22 号
邮编 100082
电话 发行：010-62227427 邮购：010-62236938
网址 www.cmstp.com
规格 710×1000mm $^1/_{16}$
印张 34 $^1/_4$
字数 696 千字
版次 2023 年 7 月第 1 版
印次 2023 年 7 月第 1 次印刷
印刷 三河市万龙印装有限公司
经销 全国各地新华书店
书号 ISBN 978-7-5214-3871-0
定价 86.00 元

获取新书信息、投稿、为图书纠错，请扫码联系我们。

吕志杰教授简介

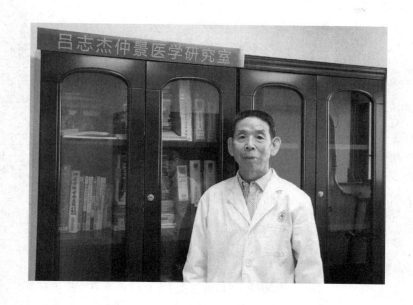

吕志杰，1952 年生，河北省廊坊市文安县人。河北中医药大学教授、主任医师、硕士研究生导师、第六批与第七批全国老中医药专家学术经验继承工作指导老师、国家级中医优秀临床人才指导老师、河北省名中医。1977~1988 年在河北省中医院内科从事临床工作；1988~2012 年在河北中医学院（现河北中医药大学）从事《金匮要略》教学并坚持临床；退休后 2012~2021 年为海南省中医院特聘专家（在此期间每年利用几个月时间回到河北中医学院做学术讲座、为本科生开设选修课、在国医堂专家门诊出诊）；2022 年起担任河北中医学院（现河北中医药大学）国医堂特聘专家。

吕志杰教授近半个世纪以来，热心临床、精心教学、潜心著述，专注于仲景医学的研究。临床擅长以经方、经方与时方合用治疗热性病、内科病、妇科病等。注重教书育人、为人师表，参编全国高等中医药院校教材 5 种。荣获省厅级科技成果奖 4 项。发表专业论文上百篇，编著、主编专著 20 余部，如《仲景方药古今应用》《伤寒杂病论研究大成》《中医经典名医心悟选粹》等。

吕志杰教授于"不惑"之年出版了第一部专著《金匮杂病论治全书》，如今主编本套丛书已年逾"古稀"，心心念念的还是中医事业。为了弘扬中医事业，老骥伏枥，壮心不已，著述不休，临证不止，授徒施教，服务民众，鞠躬尽瘁。

编委会

经方祖药通释与应用丛书

路志正 题

序

中医界同道在反复研究了中医临床大家的成才之路后，一致认为"读经典，勤临证，拜明师，有悟性"是中医临床家成才的基本条件。中医经典是中医理论和实践的源泉，学中医不学经典，就等于无本之木，无源之水。"纸上得来终觉浅，绝知此事要躬行"（陆游语），经典中的知识，如果不用于临床，躬行于实践，无异于坐而论道，纸上谈兵。但中医经典文辞古奥，义理幽深，怎样才能读懂，又如何用于临床？如果单纯自学，往往困难重重，步履维艰。如有明师指点，常会使人有醍醐灌顶、豁然开朗之感，进而就可能达到登堂入室、事半功倍的效果。至于"悟性"，我的理解应当指的是一个人的思考能力和思辨能力，经典上讲一，你能举一反三，闻一知十；老师讲此，你能由此及彼，触类旁通。

医家之有仲景，犹儒家之有孔孟；医学之有《伤寒》《金匮》，犹儒学之有四书、五经。不读孔孟著作，你肯定成不了国学大师；不读仲景之书，你绝对成不了国医圣手。学习张仲景的《伤寒论》和《金匮要略》，运用书中的辨证思路和经方祖药（指《神农本草经》所载之药），对于中医临床家的成才尤为重要。

半个多世纪以来，吕志杰教授潜心于读书、临证、讲学、笔耕，他酷爱经典，善用经方，学验俱丰，名闻遐迩。他主编的《经方祖药通释与应用丛书》分为五册：第 1 册是《经方祖药通释》，第 2 册是《经方类解与医案心悟》，第 3

1

册是《祖药良方治验录》，第 4 册是《经方用药附余 19 味治验录》，第 5 册是《仲景方药临证思辨录》。第 1 册着重求索《神农本草经》原旨，研究经方用药的本源，并探索 252 首经方运用 164 味中药的方法与规律。第 2、3、4 册汇集古今医家及本书编著者对经方祖药的临证应用经验和感悟。第 5 册是本丛书参编者，上至国医大师、名家教授，下及乡村医师、青年才俊之运用经方祖药的论文。

总之，本套丛书是古今名家良师研读《伤寒》《金匮》的心得和运用经方祖药经验之集成，是临证如何思考、思辨的举例示范，更是当代老、中、青临床学者共同耕耘的成果与结晶。

凡欲学好中医者，都须学经典以夯基，拜良师以解惑。"然师岂易得？书即师也"（张之洞语），一本好书就是一名良师。本丛书可谓一套好书。在此书即将付印之际，欣然为之序。

郝万山

辛丑冬月　北京

前　言

　　张仲景撰集的《伤寒杂病论》(后世分为《伤寒论》《金匮要略方论》两书)之方，我们称为"经方"；经方所用的大多数药物源自《神农本草经》(以下简称《本经》),《本经》是中药学的本源，故我们将《本经》之药，称为"祖药"。本套《经方祖药通释与应用丛书》着重从经方与其用药两大方面进行理论和临床研究，根据侧重点的不同，分为5册，5个分册之名称与内容简介如下

　　《经方祖药通释》(第1册)　本册分概论、分论及附录。概论对《本经》、经方之由来与发展，以及二者的关系深入探索。分论旨在从三个方面进行深入研究：一是对文字古奥的《本经》原文探微索隐(先是转录名家注释，后为编者之编者按)；二是探索仲景书之252首经方运用164味中药的规律；三是对经方与祖药的"血缘关系"进行系统研究。这些研究成果，是编者几十年潜心经典，勤于临证，学用结合，深思领悟，缜密构思，精心通释之结晶。其成文，再由弟子们认真校阅后提出修改建议，并征求同道的意见，集思广益，数易其稿，精益求精，终成本集。附录为"论用好经方的十九大关系及案例"。

　　《经方类解与医案心悟》(第2册)　国学大师章太炎评价说："中医之成就，医案最著。"学经方，读医案，此乃成

为良医的捷径之一。本册分概论、分论及附录。第一章概论对经方与医案之相关要点进行了系统讨论。第二章至第二十七章，即分证部分以经方为纲，每首经方一般有5项内容：原文温习、经方歌诀、医案精选、临证指要、实验研究。"原文温习"：每首经方在仲景书中涉及的原文多少不一，多者几十条，少者一二条，对原文多者只选录主要的若干条，其余的以"编者按"综述研究。"经方歌诀"：将重点的经方以切合仲景书本义为原则，以学以致用为旨归，独立思考而编成。"医案精选"：是从古今名医及本套丛书编著者的医案中优中选优而来。每首经方选录的古今医案少者几则，多者十几则、几十则，每则"经方医案"之原作者的"按语"称为"原按"，本丛书编著者加上的称为"编者按"，以利读者提高读案效果。"临证指要"：此乃于许多经方医案之个案中求索共性，寻找规律，概括总结出古今医家运用经方之要点，以为读者临证之指要。"实验研究"：是半个世纪以来，专家、学者们借助现代化的研究方法，从探索单味中药的研究，到逐步重视对经方复方之研究，取得的累累硕果。本册该项内容参考了经方实验相关研究文献，尤其是近三年的研究进展，归纳总结后摘其要点，以展示经方祖药治病的科学内涵和无穷魅力。最后附录"经方度量衡现代应用考究"。

《祖药良方治验录》（第3册）　本册分概论、分论。概论对祖药良方的定义、起源、治病要义等做了简要论述。祖药之义如前述，而本册"良方"之义有三：一是指单方，即一味药（单行）或两味药之方。二是指小方，《素问·至真要大论》曰："君一臣二，制之小也……"由此界定，三味之方为小方，而四五味之方也可归于小方范畴。三是专药之方，如此治验之方由较多药味组成，但必是祖药之某一味药为君，而这味药在方中起到了关键、主导作用。上述"良方"三义之核心要义，即都必须是祖药之方，或祖药为主之方，但又不是"经方"，以此与第2册的"经方医案"做区分。分论是将仲景全书之经方所用药物164味，按照功效分为16类，即16章。每章对每味药的功效与主治都是先列内容提要，此乃参阅诸家本草，含英咀华，述其专长。而本册重点内容是博采古今文献中名家及现代医者以祖药良方治病的独到经验，摘录下来，精心编辑，对内容多者，分科按病症归类，以便于学习。对选录的内容加了"编者按"，以此与读者心心相通，提高学习效果。学习本册内容，利于掌握古今名家、医者运用祖药良方的宝贵经验。

《经方用药附余19味治验录》（第4册）　本册对19味之每味药都有概述、临床验方、临床应用及结语四项。本册所述19味药，是目前临床上常用的中药品种，却都是经方未用之药。其中 8 味首载于《本经》、1 味首载于《名医别录》(简称《别录》)、10 味首载于汉代之后的诸家本草著作。本册的编写，广收博采古今中医药文献，查阅《中医杂志》"专题笔谈"专栏内容，将这 19 味药的相关文献，力图去粗取精，精心编撰，合理编辑，切合实用。这是名家、医者以 19 味之单味药治病，或以其某味药为主药治疗各科疾病的宝贵经验，读者学以致用，必能提高临床水平。

《仲景方药临证思辨录》(第 5 册) 本册旨在请参编本书之每个分册的主编、副主编、编委以及多年来与编者交往密切的专家教授，将自己多年来研究仲景书之方药为主的理论心得、临床经验、运用经方的验案（加按语），撰写成专题论文，编入本册。编者主编的这套丛书，虽然以通释仲景方药与其应用为主，但论方药离不开理法，离不开审病辨证。因此，这一册分为四章。第一章为"方药基础思辨录"。处方用药的基础涉及方方面面，首先是为医之道思辨，随后为传承典籍、审病辨证、平脉辨舌、治病法则等思辨，以上分为五节，每节选录论文若干篇。第二章为"经方运用思辨录"。该章内容为运用经方的理论心得与临床经验，分为七节，第一节为经方理论研究，随后六节为热病、危急重症与奇症、癌症、内科病、妇科病、儿科病等多种病症的临床经验。第三章为"祖药运用思辨录"。该章内容是对经方所用之药（祖药）的药论与临床经验。第四章为"针药并用思辨录"。该章求索仲景书针药并用内容，并选录数家名医教授的临床经验。

总之，编者主编的这套丛书，是多年来在研究中医药学之经典理论的基础上，着重研究经方与祖药的成果。这些成果是与医界同仁老、中、青三代同心协力，各尽所能，精诚合作的结果。古圣先贤发明了经方祖药，这些发明奠定了中华民族取乎自然的独特疗法，这些无与伦比的济世疗法，将在本套丛书中得到展现，以利于更好地传承和弘扬。特别说明的是，为保留医案原貌，对旧单位、旧名称以及现已禁用的药品，如虎骨等未予删改，读者在临证时注意换算并使用代用品。

本套丛书的主编单位是：我工作几十年的河北中医药大学与退休后特聘我工作 10 年的海南省中医院。参编者除来自河北、海南之外，还分别来自：北京、天津、山东、广东、内蒙古、湖南、湖北、江苏、浙江、陕西、新疆等地。人员构成：上至国医大师、名医教授，下至县、乡同仁，共同完成本套丛书的编著。

坦露点心境：我自青少年、中年到步入老年，一向身体很好，没有不良嗜好与习惯，唯酷爱读书，追求编著佳作。数十年的青灯黄卷，笔耕不辍，致使我的身体严重透支。在这套丛书的编著过程中，曾因劳累过度，不得不中断写作，休息数日后又振作精神继续工作。之所以如此，缘于我已将自己的生命与心爱的中医事业联系在一起。我曾赋《甲午抒怀》一首，尾联是"自许百年扬国粹，相携同道力同任"。愿同道们为了中医事业的传承与弘扬而共勉！

最后特别说明，本丛书呈请路志正国医大师题写书名、郝万山教授作序，谨此致以衷心的感谢！并向本丛书引录的文献所涉及之古今良医与诸位原作者致敬！

吕志杰

2023 年春

编写说明

经方者，经典之方也。《汉书·艺文志·方技略》记载有"经方十一家，二百七十四卷"，惜文献缺失，难以考评。唯张仲景"勤求古训，博采众方……为《伤寒杂病论》"，最为医方之祖。

目前，全国教材《中医方剂学》的主体是"经方"。为何经方在"方"之前加上一个"经"字呢？陆德明于《经典释义》解释说："经者，常也，法也，径也。"古今名家都认为，经方配伍严谨，遣药精当，疗效卓著，为临证处方之规范。从事中医临床工作者，必须深钻细研之，才能得其要领，才能为临床处方夯实根基。有此根基，再进一步博采后世诸家创新之"时方"，将经方与时方在临证中适当"接轨"，此乃成就良医之正道也。

笔者认为，学用经方之路的捷径是多看经方名家之医案。近代国学大师章太炎评价说："中医之成绩，医案最著。"古今医家之医案，是学经典、用经方的经验之谈；是辨证论治、理法方药技巧的真实写照；是诊治正确与失误之后的静心反思。读之发人深省，启发思路，增长智慧，提高水平。细心品味名家之医案，如同随侍名师而相与语对，其乐融融，岂不快哉！有鉴于此，笔者与参编者在阅读大量古今名家医案的基础上，筛选其经方医案，再精选之，编撰成《经方类解与医案心悟》。

本册分为概论、分论及附录。概论为医案与经方两大方面的系统探讨：医案概论讲了医案的概念、医案的源流述要、医案的重要作用、医案的学习视点、医案的学习方法、医案的书写类例及医案的评注内容等七个方面；经方概论讲了用好经方的四重境界、经方永存的四大价值、运用经方面临的四个问题、经方与时方的定义与关系等四个方面。分论以经方医案为主体，具体内容为以下五个方面：

【原文温习】《朱子语类》："若只看过便住，自是易得忘了，故须常常温习，方见滋味。"经方的载体是仲景之书。学经方，读医案，必须以学好《伤寒论》《金匮要略》为基础。因此，本集在经方医案之前，先辑录每方在《伤寒论》《金匮要略》中涉及的相关原文（包括方后注之内容）。对于每个经方涉及原文较多的，只选录该方出处的原文及其主要的几条，其余的全部原文以"编者按"

综述之。此外，为了帮助读者了解、掌握经方在目前临床上的适当剂量，明确汉代剂量与现代剂量的折算方法，特于本册末尾附有"经方度量衡现代应用考究"对比表。

【经方歌诀】 记忆方药组成的最好办法就是背方歌。因此，效法古人，对该书重点方剂编写了歌诀。为了体现经方汤头歌的特点，笔者所编方歌概括的内容有六点：首先是方中药物组成；二是原方用药剂量；三是原文主要脉证；四是相应病机；五是蕴含的治法；六是与相关方证的联系等。方歌多是四句歌诀，或六句，个别者为八句。需要说明，几句方歌，不可能将上述六点都囊括，而是根据方证的不同，包括了以上某几个要点。

【医案精选】 笔者编著的《伤寒杂病论研究大成》、主编的《仲景方药古今应用》等著作，都有古今"验案精选"之内容。本册之经方医案多为重新精选的古今医家之医案与本套丛书编著者的医案。对于一则好的医案，如何阅读才能收到更好的学习效果呢？笔者将其关注的要点总结如下，即推求患病之成因、辨析病机之变化、明确论治之关键、处方遣药之思路、剂型服法之选择、复诊随证转方之巧思、施治不当之反思以及医案经验之谈论等。诸如上述，笔者细心读案，认真分析，反复思考，心有所悟，整理成文，名之曰"编者按"。将医案之原来的按语称为"原按"，以示区别。

【临证指要】 此乃上承经方医案内容，对该首经方的临床运用提炼升华，概括出要点，为读者临证之指南。抓住了该方运用的要领，临证便可举一反三，触类旁通，应变无穷。

【实验研究】 半个世纪以来，专家、学者们借助现代化的研究方法对方药进行了研究，先是研究单味中药，进而研究复方，对经方的研究取得了累累硕果。本册该项内容是由在科研方面有一定造诣的教师，将上述成果精心归纳，提炼要点于此。这些成果展示了经方的科学性与实用价值，显示了经方古而不朽、老而不衰的无限生命力，以激发我辈继承之、弘扬之。

纵览古今医案，经方医案是其主干。医家们师仲景心法，或原方用之，或随证加减，或师其法而不泥其方，以治疗复杂的热性病、各科杂病，用之得当，疗效确切，或取得意外奇效！这也是笔者临证几十年的切身体会，故热衷于斯，辑录本册也。

本册的编写，是笔者与同道、弟子们精诚合作的成果，以展示经方的魅力，激发读者们学经方、用经方，从而传承、弘扬之，由此守护人类健康。

吕志杰

2022 年秋

目 录

附录

第一章 概论

本概论阐述了医案概论与经方概论两大方面。医案概论包括医案的概念、医案的源流述要、医案的重要作用、医案的学习视点、医案的学习方法、医案的书写类例、医案的评注内容等七个方面。经方概论包括用好经方的四重境界、经方永存的四大价值、运用经方面临的四个问题、经方与时方的定义及关系等四个方面。

需要说明,本概论是笔者(吕志杰)与黄煌教授(南京中医药大学国际经方学院)合作撰写。医案概论的大部分内容源自黄煌教授的著作《医案助读》,但不是简单的转录,而是在认真学习,全面理解的前提下,对转录内容的前后顺序有调整、部分内容有精减与增补、文句有所修饰。如此,则以新的"面貌"呈现给读者。笔者如此认真,也是为了将本集之"概论"与"各论"联系起来。黄教授表示理解、支持与赞许。经方概论的内容有黄教授撰写的,有笔者撰写的,但笔者对全部内容做了认真地梳理,系统地精减、增补及修饰。以下先是医案概论的七个方面,随后是经方概论的四个方面。

一、医案概论

(一)医案的概念

医案,又称脉案、方案、诊籍,是中医临床实践的记录,即由医生将病人的病因、症状、脉象、舌象、病机、诊断、治则、转归等进行简要的记述与分析,同时录下方药名称、药物剂量、炮制方法、服用方法及注意事项等治疗措施,从而形成的文字资料。

医案与西医学的病历档案有所不同。病历档案是在记录患者健康状况和在疾病发生、发展以及诊疗全部过程中形成的,具有查考、利用价值,并按照一定要求集中保管的各种诊疗资料。医案虽然也记录疾病过程的表现,但并不要求把病人的症状及体征全部记述,而是看重要求四诊合参,审病求因,将辨证论治的思路写清楚。所以,确切地说,医案是医生临床思维活动的记录,是辨证论治过程的记录,是中医理、法、方、药综合应用的具体反映。因此,中医将读名医医案作为提高临床审病辨证诊疗水平的重要学习方法。

经方医案是古今名医之医案的主体内容。也可以说,经方医案是中医医案的灵魂、基础，是学习医案的最佳途径。

（二）医案的源流述要

1. 医案的初创时期与创始人　我国是一个文明古国，中医学有着悠久的历史。早在周代，宫廷医生就重视医案的记录，并且每年以此考核医生的医疗水平。公元前167年，汉代医家淳于意在回答汉文帝所询诊疗情况时，即以25则病案作答。这些病案，被称为"诊籍"，载于《史记·扁鹊仓公列传》中。所载医案25则，必先明姓氏居里，写清病名脉象，记录真实的治疗过程，既有成功之例，也不隐讳失治之情。

2. 晋隋唐宋时期对医案的利用情况　晋隋唐三代，风尚搜辑方书，医案研究近于空白。宋代重视医药人才的培养，除中央太医局外，各地亦分斋教习。医学教育不但强调理论上的学习，而且注重学生实际医疗技术的训练，令医学生轮流治病，每人发给印纸，记录治疗的经过和结果，年终根据治疗效果，适当予以奖罚，乃至开除学籍。这种教育方式客观上促使了医案的普及与提高。宋代名医钱仲阳、许叔微等首先在著作《小儿药证直诀》《普济本事方》中附载经验方案，作为论说的佐证，随后金、元及明、清诸医家皆仿效之。

3. 明清时期类编性医案文献简介　明清时期的医案数量及类型日益增多，内容愈趋丰富，人们逐渐认识到学习与研究医案对提高辨证论治技能、开拓临证思路的重要意义，医案成为重要的学术研究课题。公元1549年由安徽江瓘、江应宿父子相继编辑的《名医类案》问世，成为历史上第一部医案研究的著作。全书共12卷，辑录明以前历代名医医案，按病证分类编纂，共205门，涉及内、外、儿、妇诸科。病案记载较详，辨证、方药亦较妥帖，并附编者按语，《四库全书提要》谓此书"可为法式者，固十之八九，亦医家之法律矣"。公元1779年，杭州魏之琇鉴于《名医类案》不够完备，乃编纂成《续名医类案》36卷。该书补辑明代以及清初名医验案颇多，书分345门，选案浩富，而变证尤多。所附按语，或引申发挥，或辨驳订正，颇能启人心思。仅相隔8年，浙江俞震编成《古今医案按》10卷，选录古今名医60余家验案，加按语530余条。此书选择颇严，多系辨证详明，论治卓越，足以示范者。其有同病异治，或疑似之病，俞氏每分析研究，或汇合参照，明确指出辨证的关键，使读者理解其中的意趣。该书初刊后，医者竞相争阅，盛名遍及医林。海宁王孟英对此书极为赞赏，曾加批按。后人陆以湉（定圃）在《冷庐医话》一书中评曰："本朝医学极盛，医书亦大备，……医案之书，魏玉璜之博大，俞东扶之精深，顾晓园之灵巧，并堪垂范来世。"又称俞氏书"选择简严，论说精透，可为医林圭臬"。

4. 清代主要医家医案简介　公元1776年，清代苏州名医叶天士的医案经华岫云等人搜集整理，编成《临证指南医案》刊行。叶氏医案析理精湛，方药灵巧，案语明达，加上叶氏的医名甚重，医案于是风行海内。首先对叶案进行研究的，是叶氏同郡名医徐灵胎。徐对叶案做了批注，或道其善，或指其不足，诚出于好意。其对叶氏学术思想、用药风格的评价，为后人学习叶案提供了十分重要的参考资料。公元1798年，淮阴吴鞠通著成《温病条辨》，这部温病学的重要著作，其证治方药，许多取材于《临证指南医案》。如桑菊饮化裁于叶氏治秦某风温之方，连梅汤化裁于顾某暑病之方，其他如沙参麦冬汤、加减复脉汤等，亦是叶氏常用的救阴之方。清代研究叶案的著述，还有何书田的《杂证要诀》，将叶氏治杂病的治法方药编成歌诀，以便诵读。叶天士医案在全国，特别是在江浙产生了深远的影响。

在清代医案中，柳宝诒的《柳选四家医案》影响亦甚大。该书选录清代名医尤在泾《静香楼医案》、曹仁伯《继志堂医案》、王旭高《环溪草堂医案》及张仲华《爱庐医案》的部分医案，加以评注，"以发明其用意之所在"，帮助读者理解名医的思路，学习各家经验，体会知常达变的方法。此书初刻于1904年，因选择的医案精当，评注精准，历年来再版多次。后由其高足江阴名医邓养初及六代世医孙梓文复加评注，名曰《增评柳选四家医案》，使此书增色更多。

5. 近现代对医案的重视　近代中医教育兴起，各地开办学校。医案的讲评亦成为教学的必要内容。上海中医专门学校规定在四年级学习医案，上海中医学校、上海中国医学院、苏州国医学社、华北国医学院、兰溪中医专门学校等均开设医案课，或编有医案讲义。许多中医教育家均十分重视医案的学习，张山雷在其所编讲义《古今医案评议》中对学习医案的意义做了如下阐述："医书论证，但纪其常，而兼证之纷淆，病源之递嬗，则万不能条分缕析，反致杂乱无章。惟医案则恒随见症为迁移，活泼无方，具有万变无穷之妙，俨如病人在侧，馨咳亲闻。所以多读医案，绝胜于随侍名师而相与晤对一堂，上下议论，何快如之！"原上海中医学院院长程门雪先生说：医案是反映临床经验的"教材"，"一个中医临床医生，没有扎实的理论基础，就会缺乏指导临床实践的有力武器，而如无各家医案作借鉴，那么同样会陷入见浅识寡，遇到困难，束手无策的境地"（《中医年鉴》1983年第375页）。

20世纪西医学在我国的广泛传播和发展，对中医学的存在和发展有所冲击，但中医固有的医疗经验依然得到高度重视，医案的科学价值得到众多医家的肯定。章太炎指出："中医之成绩，医案最著。"陆渊雷认为："宋后医书，多偏玄理，惟医案具事实精核可读，名家工巧悉萃于是……学者欲求前人之经验心得，读医案最有线索可寻。"（《清代名医医案大全·编辑大意》）。恽铁樵亦呼吁尽快选刻医案。近代编刻医案不仅数量多，而且种类多。有合编的，有个人的，有内科的，也有外科、儿科、针灸的，有门诊方案，还有出诊方案。还有按专题编集的医案，如《经方实验录》《不药疗法验案》《谦斋膏方案》《疑难杂症医按》等。诸家医案中最有时代特色的，可推何廉臣编的《全国名医验案类编》（简称《类编》）。《类编》分类清晰，事实详明，且选案宏博，极尽变化。全书分为上下两集，上集为风、寒、暑、湿、燥、火四时六淫病案，计6卷；下集为温疫、喉痧、白喉、霍乱、痢疫、瘅疫6种传染病，计6卷。所述诸案，皆择当时全国各地名医初中末具全的验案，共300余案。其格式为病者、病名、原因、症候、诊断、疗法、处方、效果，另加何氏评述。此外，秦伯未的《清代名医医案精华》与《清代名医医话精华》，前者选辑清代叶天士、薛生白、吴鞠通、张聿青、丁甘仁等20多位医家约2000条实录式医案，以人为纲，以病证为目，分类清楚；后者选辑清代喻嘉言、徐大椿、王孟英等20位医家追忆式医案而成，两书搜罗浩富，对清代医案作了较成功的整理。

近代对名医医案的研究亦很活跃。叶案研究方面有陆晋笙的《香岩径》、潘名熊的《叶案括要》、李林馥的《叶案疏证》等。对徐灵胎医案研究方面有黄恩荣的《洄溪医案唐人法》。对王孟英医案研究方面有石念祖绎注的《王氏医案绎注》。

中华人民共和国成立以来，党和政府十分重视中医药事业的发掘与发展，国家和地方均成立了许多中医医疗机构、高校以及研究院，中医药学出现了前所未有的大好形势。医案的整理和利用作为传统的教学内容和研究领域，亦得到前所未有的发展。

医案的整理成果，不仅再版了一批著名的古代名医医案，而且一大批近现代名老中医的医案经过整理而出版，民间散在的名医医案得到发掘和整理。其中最能体现时代特点的大型医案，可推董建华主编的《中国现代名中医医案精华》，146位名医之1850则医案，诊治过程清楚，效验明确，反映了当代中医临床的概貌（本书选录了该书经方医案）。收集医案最多的大型医案，则应数鲁兆麟等主编的《二续名医类案》，全书约15000则医案，囊括了《名医类案》《续名医类案》以外的古代及近现代众多名医医案。《二续名医类案》以科别为纲，以病证为目对各家医案进行分类，便于查阅。此外，值得了解的医案还有：王新华等编的《中医历代医案选》，选案严格；何时希编的《历代无名医家验案》，广博多验，注按繁简合宜；陈可冀的《清宫医案研究》，其内容罕见；伊广谦、李占永主编的《明清十八家名医医案》等，皆值得关注与研究。

现代有较多按专题选编的医案，便于读者研究，成为当今医案整理及研究的特色。例如，《古今救误》《医林误案》《近代著名中医误诊挽治百案析》等，是研究误诊误治之内容；《伤寒名案选新注》《伤寒论方医案选编》《金匮方百家医案评议》《经方临证集要》等，是研究经方应用之内容；《中医奇证新编》《历代名医奇案集》《疑难病案百例选》是研究疑难病治法方药之内容；《历代名医老年病案评析》则为研究中医老年病学之内容。

从医案研究名医学术思想与经验，是现代中医文献研究的热点。研究叶天士、徐灵胎、王孟英、尤在泾、王旭高、程杏轩、张聿青以及章次公、蒲辅周等名医医案的文章不断发表。其中叶天士医案的研究最为活跃。《浙江中医杂志》曾于1979年与1981年出版了两册《叶天士学说研究专辑》，收集了1949年以来叶案研究的部分论文。陈克正主编的《叶天士诊治大全》，较系统的分析和归纳了叶天士医案中的治法方药，是一本叶案研究专著。此外，将叶案进行评析的专著有潘华信的《未刻本叶天士医案发微》等。

利用医案研究各个方剂的应用规律、名医处方用药的规律，成为现代利用医案的重要途径。比较成功的研究著作，是关庆增主编的《伤寒论方证证治准绳》。本书确立以方证名称提法为前提条件，最大限度地收集了1988年4月以前公开发表的国内外医案专辑、专著1080部，以及报纸、杂志中的个案共1万余例，运用统计学原理，进行回顾性分析。通过对各病案性别、年龄、发病季节的统计分析，找出各方证的发病规律；通过各种症状的统计分析，得出各方证适应证的主要症状、次要症状、偶见症状；通过对舌脉的统计分析，找出各方证适应证的主要舌脉变化，从而确立《伤寒论》方证的诊断指标、辨证要点及六经病提纲的实际意义；通过各诊次、各方中每种药物的出现次数及味数，找出各方证的用药规律及方证与药物间的内在联系。本书具有较好的临床指导意义。至于这方面的论文，则更为多见，在此不再赘述。

中华人民共和国成立后的高等中医院校，大多安排医案讲评与《中医各家学说》课程同时进行。南京、北京、湖南、山东等地中医高校则编有专门的医案教材供教学使用。《医案助读》初版于1998年，成为我国第一本医案学习辅导性著作，在国内外引起一定反响。由于医案数量不断增加，如何从浩如烟海的医案中选出那些适合阅读和教学的佳案，是今后一件重要而繁杂的工作。

医案的收集与整理仍是今后医案研究工作者的任务。从发展趋势来看，医案的研究方法之一是利用电子计算机，进行方剂应用规律、专病专方专药的研究。

（三）医案的重要作用

医案既是科技档案，也是图书资料，在中医学术研究和中医人才培养方面，医案的阅读仍然是辨证论治能力自我训练的方法，中医教育不可忽视阅读医案。医案的重要性总结归纳如下：

1. 医案是中医开展科学研究不可缺乏的重要临床资料　所谓科学，就是整理事实，从中找出客观事实之间内在的、本质的、必然的联系。中医学的研究也离不开这个准则。医案是临床实践的记录，客观地反映了中医治病的事实。什么临床表现，用什么处方药物，取得了什么效果，这些是事实。近代医学家恽铁樵在当年激烈的中西医论争中，曾清楚地认识到整理医案的重要性。他说："我国汗牛充栋之

医书，其真实价值不在议论而在方药，议论多空谈，药效乃事实。故选刻医案乃现在切要之图。"(《清代名医医案大全·序》)

中医历史悠久，历代积累的医案数量相当可观。据1959年编的《全国中医图书联合目录》记载，中医医案类图书有288种，如果将以后陆续整理出版的医案以及散在于民间的大量名医医案手抄本也统计在内的话，那数量是惊人的。仅《名医类案》与《续名医类案》两书，就收集清以前名医佳案8000则。可以说，医案就是宝贵的名医经验库。中医学术的许多课题，均可在这个经验库中搜寻检索。医案可向研究者提供在疾病诊断、治疗、转归预后、流行病史以及医学史研究等方面的资料。医案对研究各种方剂、药物的应用范围、指征、加减变化、配伍、剂量范围、剂型等方面，都会找到有价值的课题。

2. **医案训练辨证论治的技能，培养知常达变的本领，即所谓与人巧法** 清代名医俞震说："闻之名医能审一病之变与数病之变，而曲折以赴之，操纵于规矩之中，神明于规矩之外，靡不随手而应，始信法有尽，而用法者之巧无尽也。成案甚多，医之法在是，法之巧亦在是，尽可揣摩。"(《古今医案按·自叙》)近代名医余听鸿总结说："医书虽众，不出二义：经文、本草、经方，为学术规矩之宗；经验、方案、笔记，为灵悟变通之用，二者皆并传不朽。"(《外证医案汇编·序》)

3. **医案蕴含着名医的学术思想和经验，可供借鉴** 近人周学海说："每家医案中必有一生最得力处，细心遍读，是能萃众家之所长矣。"(《全国名医验案类编·绪论》)现代名医姜春华也说："我学习每家医案都能收到或多或少的养料，如王孟英的养阴疗法、薛立斋的平谈疗法、吴鞠通的用药剧重，在临床上各有用处。"(《名老中医之路》第一辑)

4. **医案之文笔秀美的案语，可以丰富中医词汇，提高古汉语水平** 案语是医家分析病因病机，提示治则治法的主要落笔处，理论性较强，中医术语很多，许多是对经典著作的发挥，再加上名医的文学史学修养均较高，故案中或叙或议，每则医案俨如一篇篇短小精美隽永的医学散文，清人医案尤其如此。

5. **医案是考核医疗水平、分析医家得失的实证材料** 例如，宋代太医局将医案作为评定学生成绩的依据。陆九芝在评论温病学家时亦以叶天士医案为主要材料。清代以来，社会评判医家的理论修养及学术水平，除临床疗效外，医案写得如何，也是十分重要的标准。

鉴于以上的因素，清代以来，医案成为中医的重要读物。近代的中医教育，也将医案作为授课内容，如施今墨创办华北国医学院，编有《医案讲义》。张山雷执教于浙江黄墙中医学校，也有医案课。

6. **笔者对医案的整理述要** 在笔者从事《金匮要略》(简称《金匮》)教学的20多年期间，河北中医学院教务处曾经重视中医医案的学习，专门开设了医案选修课，选了包括我在内的三名主讲教师。为了讲好医案，我到图书馆查阅相关参考资料，看到黄煌教授编著的《医案助读》，觉其深中肯綮，因此与黄教授神交而结缘。在我多年来编著的著作之中，下功夫最大的两部大部头著作，即主编的《仲景方药古今应用》，继之是编著的《伤寒杂病论研究大成》（简称《大成》）。《大成》的编写体现了"三纲"（理论、临床及二者结合）、"五求"（求全、求通、求精、求实、求新）、"十项内容"（校勘、注脚、提要、简释、方歌、方证鉴别、大论心悟、验案精选、临证指要、实验研究）。其中"验案精选"一项占了全书大约三分之一的内容，笔者对古今名家医案的选录，绝非各家医案的"堆积"，其中精选与整理的功夫，看过以后才能了解。

（四）医案的学习视点

医案是档案资料，不像专著那么系统而有条理。从形式上看，各家的医案不是一部体例统一、论述规范、概念明确、逻辑性强的教科书，每个作者都有自己的观察角度和论述方式，有自己对症状的描述方法和习惯用语。所以，医家读案也就像书法家读帖读碑、画家赏画一样，需要用心揣摩，细细体会，理出头绪，抽出要旨，得到自己想要得到的东西。医案中哪些内容值得我们停住目光去用心琢磨？这是阅读医案收获多少至关重要的问题。如果草草读过，浮光掠影，则往往一无所获。下面，向读者介绍几种读案的视点。

1. 识证关键 辨证，是论治的前提，是一项艰苦复杂的思维活动。华岫云说："医道在于识证、立法、用方，此为三大关键，一有草率，不堪司命。往往有证既识矣，却立不出好法者，或法既立矣，却用不出至当不易好方者，此谓学业不全，然三者之中，识证尤为紧要。若法与方，只在平日看书多记。……至于识证须多参古圣先贤之义旨，由博返约，临证方能有卓然定见。若识证不明，开口动手便错矣。"（《临证指南医案·凡例》）识证关键，即四诊合参、审病辨证的功夫，对研究仲景书而言，则要善于抓住药证、方证本质特征的症状和体征。比如桂枝汤证的脉浮弱、自汗出；四逆汤证的脉微细、肢冷、但欲寐等等。要抓住这些识证关键，必须经过一番由此及彼、由表及里，去伪存真的识证过程，最终使这些症状和体征逐渐清晰，从而达到正确诊断和正确治疗的目的。历代名医在识证方面往往有独到的经验和思路，他们独具慧眼，在寒热错杂、虚实疑似之际，能识热于寒，辨实于虚。这些名家高手的识证思路，对训练读者的辨证论治技能有很大帮助。由于识证关键在临床思维上所占的位置相当重要，所以许多名医在撰写医案时往往于此着力描述，特别是那些追忆式医案，更是于此不惜笔墨。读这些医案能得到许多启发，常有回味无穷之感。

2. 治病变法 徐灵胎说过："凡述医案，必择大症及疑难症，人所不能治者数则，以立法度，以启心思，为后学之所法。"（《临证指南医案》咳嗽门批语）江瓘编辑《名医类案》的重要原则是"变法稍有出奇者采之，诸庸常者不录"（凡例）。因此，对于那些久病顽疾、疑难怪症，前人医案中每有不少独到的治疗经验，此正是初学者所应努力吸取的。读案时，随机变法之巧妙处应细细研究，否则，得其皮毛而已。

3. 经方运用 所谓经方，指仲景书之方。仲景方的学术价值，已为千百年的临床实践所证实，被后世奉为"医方之祖"。如朱丹溪说："仲景诸方实万世医门之规矩准绳，后之欲为方圆平直者，必于是取则焉。"然而，由于原方叙症简略，且某些经方药性峻猛，如何正确而灵活地运用经方，使经方发挥更大作用，乃是中医学术探讨的一大课题。历史上许多名医在经方运用方面积累了宝贵的经验，这些经验绝大部分保留在他们的医案中。因此，揣摩学习前人运用经方的经验，是读案的重要内容。如何运用好经方？其原则如何掌握？后面还有专题论述。

4. 转方之法 转方是中医临证的重要环节，通过转方可以反映前诊的诊察效果，这是医家对疾病传变规律之掌握程度和应变能力的反映。读者通过揣摩名医的转方之法，也能提高临床应变能力。清人陆九芝说："书本不载接方，以接方之无定也，然医则全在接方上见本领。"（《世补斋医书》）秦伯未先生也说："凡医案观其变化处，最耐寻味。"所以，读案时，对医案中治法的变换，药物的增减，皆应细心体会，以寻求名医随证治之的思路。

5. 经验之谈 前人医案，每结合实例发些议论，谈些经验体会。因此，案语中每有简洁而且富有临床意义的语句。一些追忆式医案中如此的经验之谈更多。这些经验，不可轻易读过，细细品味，必能获得启迪和灵机。

6. 剂型服法 剂型与服法是中医临床技术的重要组成部分，治疗效果的好坏，往往与此有密切的关系。清代医家陈修园说："长沙当日必非泛泛而求，大抵入手工夫，即以伊圣之方为据……宜汤、宜散、宜丸，一剂分为三服、两服、顿服、停后服、温服、少冷服、少少咽之、服后啜粥、不啜粥、多饮水、暖水之类，而且久煮、微煮、分合煮、去滓再煮、渍取清汁，或用水，或用酒及浆水、潦水、甘澜水、麻沸汤之不同，宋元后诸书多略之，而不知圣人之心法在此。"（《长沙方歌括·小引》）徐灵胎也说："煎药之法，最宜深讲，药之效与不效，全在乎此。"综观历代名医医案，这方面的内容十分丰富。另外，读案时还应注意的是中药炮制法，有些药物的炮制法极为复杂，前人医案中对炮制法的要求不可忽视。

7. 方药剂量 前人医案中的药物剂量，轻重不同，用重剂者，每超过常规剂量数倍，通常见于危急重症的医案，正如王孟英所说："急病重症，非大剂无以拯其危。"因为重剂力宏，能解燃眉之急。此时邪气方盛，正气未衰，病体充实，医家应抓住契机，一鼓作气，祛邪务尽。用重剂的医案，多是药少而精，其中的经验奥秘，需要读者去悉心体会。用轻剂者，多少于常规用量，如此小剂量，通常用于老人与小儿、内伤久病、体质柔弱者，或外感热病而病在上焦者，或湿热交阻者，或病机比较复杂，不可大剂攻击者。王孟英说："大人之病，亦须量其胃气而权方剂，脆薄之人，竟与小儿同视可也。"（《归砚录》）古今医家有的善用轻剂小量治病，如金元时代的李东垣、清代的叶天士、现代的蒲辅周，大多是以轻剂治之。如此以轻剂愈病的宝贵经验很值得认真研究。须知经方之剂量，既有重剂，也有轻剂，故欲师方药剂量之法度，应从经方学起。

8. **误治之因**　读前人医案，成功的案例固可取，而误治或治误的案例更当重视。此类医案，多系初诊为医者所误，尔后为他医救治，即救治前医之误；亦有初诊自误于辨证，复诊能及时改正，即自误自救者。对于这类医案，读者能深究其失误之因、救误之理，这对于提高辨证论治的水平，培养缜密细致的诊疗作风，均有帮助。

9. **单方验方**　名医医案中有许多实用的单方、验方，这些活生生的经验，大多来自民间或古医籍，经过名医的寻觅和临床使用，可信度较高。

10. **医论医训**　医案中有的议论，或针砭时弊，或训导后学，或阐发古义，犹如一篇篇小论文。这对初学者来说，无疑可以加强医学理论及医德修养。

11. **医案按语**　出版的医案大都经过医家本人的整理而附加按语，以补充说明诊疗的情况或效果，或揭示案中辨证立法、处方遣药的独到经验，或旁征博引，加以发挥。如此内容，是医案的特色，是医论中难以见到的，应认真学习。现代医家之医案，多采取医案附加按语的方式。在本书【医案精选】中，原作者多是自加"按语"，笔者几乎又都加上了"按语"。为了区别之，前者曰"原按"，后者曰"编者按"。

12. **医案评注**　详见后文。

（五）医案的学习方法

阅读医案如果能够掌握一个好的学习方法，确实能够提高读案效果，增强临床思辨能力，有利于诊治水平的提升。读案方法可以归纳为如下七种。

1. **顺读法**　即依顺医案书写的顺序，先读案语，了解症状、病因病机、诊断、治法以后，再看处方用药。此法适宜于读理法方药较严谨的实录式医案以及追忆式医案和病历式医案。

2. **逆读法**　即先看处方用药，以方测证，以药测证，然后再参考其案语。这种方法，对于一些案语简略，或仅列主证，或仅列主脉，或仅叙述病机而未载症状的医案最为适合。

3. **理读法**　即按照中医理论从案中记载的病名、病机、治法等推测主证、主法，揣摩辨证论治处方用药的思路与经验的方法。前人医案的写法和现在的病历记述有所不同，主要是根据现有症状，抓住辨证立法的关键，虽然记载较简略，但有理论依据可循。比如写"阳黄"，便是指目黄、小便黄、身黄如橘子色等一系列湿热发黄证，而有时也提到未曾表现的症状以示鉴别。如以"小便不黄"或"大便不溏"用来说明没有内热和脾虚，以舌质的淡红、胖、老来说明证情的寒热虚实，作为用药的依据。还有一些众所周知的常法，医案中也不加复述，而记录的大多数是疑难的、复杂的、较特殊的、非典型的病证，以及医者识证、立法、用药的关键之处。诸如上述，我们可以通过医理来推测其隐而未发的内容。

4. **比较法** 比较法是建立联系、鉴别差异的方法之一。读案中的比较法，即通过两个以上的同类医案在主证、治法、方药上的相互比较，从而揭示作者辨证立法用药的主要经验与学术思想。我们知道，各案的具体病情千差万别，但医案出于医家一人之手，医家的学术观点、治疗经验，必然反映在医案中。即便不是出于一时一人之手的同类医案，但只要是同一种疾病、同一张方剂、同一治法，其中也必然有着或多或少的联系。因此，当读案中见到个别医案记录分析欠详时，运用比较的方法，就能使散在于医案中的辨证、立法、处方、用药的点滴经验系统起来，加深认识。同时，也能比较客观地掌握某些疾病的变化规律，研究探讨名医的学术思想与用药特点。华岫云曾将比较法作为读《临证指南医案》的重要方法加以介绍，他说："就一门而论，当察其病情、病状、脉象各异处，则知病虽同而源不同矣。此案查用何法，彼案另有何法；此案用何方，彼案另有何方，从其错综变化处，细心参玩。……切勿草率看过，若但得其皮毛，而不得其神髓，终无益也。"（《临证指南医案·凡例》）

5. **统计法** 为进一步了解与探讨医家处方用药的规律，可采用统计法。例如曾大方对《临证指南医案》作了统计研究（《山东中医学院学报》1985年第1期第13页），提示全书处方用药最少者1味，最多者达21味仅1方。全书3002张配制方中共用药20021次，平均每方仅6.67味药，6味方最多，共1209方（40.27%），其次为8味方，共560方（18.65%），10味及10味以上方不过174方（5.79%），可见叶天士处方唯精专是求，有经方之法度。又如，痰饮门处方88张，用药80味，其中使用次数最多的前12味是：茯苓72次，桂枝46次，生姜41次，半夏40次，甘草30次，人参29次，杏仁18次，干姜18次，白术18次，白芍17次，五味子17次，附子15次。而这些药物均是仲景治痰饮常用方苓桂术甘汤、真武汤、小半夏汤等的主要药物，无怪乎徐灵胎在评该门时赞曰："深古人治法，最为卓识。"在处方用药规律研究、疾病发病规律研究方面，做得比较成功的是关庆增主编的《伤寒论方证证治准绳》一书，该书为对1988年4月以前公开发表的国内外医案专辑、专著1080部，以及报纸、杂志中的个案共1万余则，经过统计分析，探讨了105

个方证的发病规律、方证构成以及经方加减变化规律。应该说，大样本的医案统计，以全面、系统、客观的优点，将在医案的研究中占有越来越重要的位置。

6. 推读法　推读法，也称猜读法，即读完案语，便掩卷而思，料其用药，然后再与医案相比，求其差异，并找出其理由。这种方法可以使读者紧紧追踪医案的思路，并随时鉴别自己的见解之差误，可以有效地训练自己辨证论治的技能，开拓思路。同时使读者一开始阅读就注意力集中，提高读案效率。

7. 评读法　即阅读时加以批注，或画画符号，或三言两语直接写在书上。其内容为提要、钩玄、补充、引申、批驳、质疑、发挥、心得等。这种边读边划、边写边想的方法，是提高读案效率、效果及能力的有效方法。

总之，读案无定法，应当根据自己的特点和医案的具体情况而定。上述的七种方法，也不能互相割裂，可互为补充，交叉使用。读案必须脚踏实地，循序渐进，若贪多求快，囫囵吞枣，很难收效。读案的最终目的是为了提高临证水平，因此，读案一定要联系实践，多争取临证的机会，光在书斋里读案是不行的。在临证或拜师侍诊中带着问题去读案、查阅相关书籍，是最能激发学习兴趣、提高学习效果的好方法。如此读案→实践→再读案→再实践，循环反复，深思善悟，必成良医。

（六）医案的书写类例

医案按照写作格式的不同，可分为实录式医案、追忆式医案与病历式医案三类。

1. 实录式医案　实录式医案即通称的"脉案"，为医家门诊或出诊时当场留下的文字资料。其格式比较固定，前为议论，称为案语，后为药物，一般写在处方笺上。这种医案的特点是：病情记录比较真实，药物、剂量、炮制等项目亦多详细记录，能忠实反映医家诊疗的原貌。实录式医案在清代比较风行，著名的《临证指南医案》《未刻本叶氏医案》《柳选四家医案》《丁甘仁医案》和《清代名医医案精华》等，均是这类格式。

2. 追忆式医案　追忆式医案为医者诊后追忆诊疗的过程与效果，然后笔之于书的文字资料。由于已经经过作者本身的消化与加工，故又称之为医话性医案。其特点是诊疗过程及疗效比较清楚，体现了医家之识证、立法、处方及用药的思路，文字较为生动，易读好懂。这种医案多是医家总结整理平时遇到的有学术价值或体会较深的病例，所以常常作为作者论著的佐证，从中阐述作者的某一个学术观点。这类医案除单独出版外，更多地散见于医论医著中。

3. 病历式医案　近代一些中医仿照西医病历的格式，分项记述病人一般情况、症状、病理、诊断、疗法、处方、效果，或西医诊疗等，分类清楚，记载较为全面。这种医案，称之为病历式医案。由于采取分项记述，故医案中"辨"与"论"

的内容下降了，可读性受到一定影响。现代书籍、杂志上刊载的临床报道、个案报道，大多如此。

（七）医案的评注内容

医案评注是读者在阅读各家医案时，因有所感，随手在医案书籍中写下的医学评论性文字。这是中医对医案的一种独特的鉴赏与研究方式。评注的内容范围很广，常涉及所评注之医案作者的医学思想、治学方法、理论术语、辨证、立法、处方、用药以及医案的文辞、编集方法等，甚至借题发挥，阐述评注者本人的见解与经验者。这种评注方式形式自由，长短不拘，力求精辟，是其特点。评注的形式，一般写在书中字里行间的空白之处，有眉批、夹注、圈点、总评等。就评注的字数而言，可长可短，长者如一篇专论，如《临证指南医案》每门的总按便是；短者则寥寥数字，甚或仅一字，如徐灵胎批《临证指南医案》每有"名言""妙想""细参""欺人""不切""杜撰""蛮""是"等。与医学论文相比，医案评注带有较多的鉴赏成分，它缺乏系统性的阐述，多为一种即兴式的随想，它侧重于瞬间的感悟，是针对具体问题作具体分析的结果，这种评论性文字，可以使读者从中得到启迪。

医案评注的主要作用有三：一是通作者之意，开览者之心。即帮助读者较好地理解名医的辨证论治思路，缩短医案与读者之间在思维上的距离。二是切磋学术，开展争鸣。评注者的批评意见可以让读者明辨得失，从成功中得到经验，从失误中吸取教训。三是对评注者本身来说，读案时进行评注，有利于训练思维的逻辑性和条理性，提高分析问题与解决问题的能力，提高文字表达能力。

医案评注的具体内容可归纳为如下八点：

1. 举其善　读案中对那些辨证精细、立法切病、用药妥帖的医案加以赞赏，以引起读者的重视。如徐灵胎批《临证指南医案·咳嗽门》前数案评注说："以上诸方平淡明切，俱不失前人法度。"批《临证指南医案·脾胃门》说："此篇治法，独是真传。""名言至论，深得《内经》之旨。"书中并常用"妙法""正论""合仲景法""方极清和可喜"等批语以赞赏之。

2. 道其短　指出医案中在辨证、立法、用药上的不足，甚或批评作者在学术思想、治学态度上的缺陷。如徐灵胎谓叶天士"治有形之病，皆非所长"，于痹痛、五官诸疾皆少外治之法。批叶氏以鲍鱼、海参、淡菜等入煎剂道："此老不过一时弄巧，以异欺人。"谓叶氏奇经病说是"此老好为立异，故其说如此"。

3. 提其要　将医案中病情传变、辨证立法的关键要点加以提示，使读者易于抓住要领，也可以将作者于某病某方的治疗经验扼要地加以提示和说明。

4. 钩其玄　即将医案中不易理解的一些术语、辨证过程、立法意图作解释。

5. 质其疑　即对作者辨证思路、立法之由以及用药等难以理解，或模棱两可者等内容，可作为问题提出，留待研究和商榷。有时对作者的错误之处也可以质疑的方式予以指出。这种方法既能引起读者的思考，也能使自己避免读案草率，不求甚解。

6. 评其误　对医案的论述、观点、辨证、用药等存不同见解或认为有错误时，可以予以批评。评注者应当摆出自己的观点和论据，需有较强的说服力。

7. 补其缺　即对医案用药的不足予以补正，提出自己的看法，使处方用药更为完善。《增评柳选四家医案》多有此种内容。

8. 申其意　即围绕原案的中心来阐述、引申和发挥，使作者的原意更清楚显明。一般可采取理论阐述和附加评注者本人的经验、验案和或引用其他旁征材料。如王孟英评《洄溪医案》多加上自己的验案。近时的不少老中医医案的整理者，每通过按语，旁征博引，以阐述整理者的辨证思路，乃至学术见解。

笔者这些内容不一定做到了上述八点，但努力为之。

二、经方概论

经方概论从四个方面展开探讨，分述如下：

（一）用好经方的四重境界

古人曰："夫经方之难精，由来尚矣。"潜下心来，下一番功夫，精勤不倦，学好经典，用好经方，可为良医。笔者几十年来致力于秦汉经典与经方的习用与研究，研究中领悟先圣后贤用好经方的经验，可以归纳为四个原则，即逐步升华的四重境界，探讨如下。

1. 方证相对，应用原方　宋代林亿等在《金匮要略方论·序》中说："尝以对方证对者，施之于人，其效若神。"这就是说，只要患者的病情与仲景书所述的某个经方所治证候相符合，原方应用，无不神效。如此疗效，无疑也是仲景当年的切身体会，才加以撰集。所谓"方证对者"，徐大椿有一段论述颇为中肯，他说："欲用古方，必先审病者所患之症，悉与古方前所陈列之症皆合，更检方中所用之药，无一不与所现之症相合，然后施用，否则必须加减。"（《医学源流论·执方治病论》）徐氏所说的"古方"，即指经方而言。方证对者，即应用原方（包括原方之用药、剂量、炮制法、煎服法等），这是历代名医用好经方的第一重境界，即打基础阶段。

那么要问：把握方证相对的基本功是什么？回答是：背诵仲景书之原文。只有将原文背得滚瓜烂熟，才能在临证时触发方证相对的思路。笔者临床上体会到，背原文是小学生的水平，但方证相对做到了，确可达到良医之疗效。如此捷径，背诵原文即可，何乐而不为呢？

2. 随证加减，活用经方 据《汉书·艺文志·方技略》记载，上古有"经方十一家，二百七十四卷"。关于仲景书方剂的本源，宋版《伤寒论》序说："夫《伤寒论》，盖祖述大圣人之意，诸家莫其伦拟。故晋皇甫谧序《甲乙针经》云：'伊尹以元圣之才，撰用《神农本草》以为《汤液》。汉张仲景论广《汤液》，为十数卷，用之多验。近世太医令王叔和撰次仲景遗论甚精，皆可施用。是仲景本伊尹之法，伊尹本神农之经'，得不谓祖述大圣人之意乎？"由此可以断定，仲景书诸方，其大多数是上古圣人历代相传之经方，个别的则是张仲景平脉辨证自创之方。

学习经方有一个捷径，就是掌握治疗各类病证的主方及其加减变化规律。笔者编著的《张仲景方剂学》，就是将经方252首采用类方编写而成。例如，治疗太阳病表虚证的主方桂枝汤，其加减变通规律，可归纳为4大类：一是桂枝汤变量方；二是桂枝汤加味方；三是桂枝汤加减方；四是桂枝汤与其他方合用方。由上可知，经方加减之法，或药量之加减，或药物之加减，或两者兼而有之。主证不变则主方主药不变，可随兼证不同，适当加减治之；若主要病机已变，则治法为之变，主方主药亦为之变也。随证加减，活用经方，此乃对仲景"观其脉证，知犯何逆，随证治之"之大经大法的具体实施，为历代名医用好经方的第二重境界，即灵活运用经方阶段。

3. 善师古法，创立新方 《医宗金鉴·凡例》中说："方者一定之法，法者不定之方也。古人之方，即古人之法寓焉。立一方必有一方之精意存于其中，不求其精意而徒执其方，是执方而昧法也。"这是对方与法两者关系的精辟论述。历代名医使用经方，不但善用原方及加减运用，而且善于师其法而自创新方。以承气汤类为例，历代善用经方者师其攻下祛邪之大法，创立了不少切合实用的新方。例如：《宣明论方》的三一承气汤；《医学发明》的三化汤；《温疫论》的承气养营汤；《伤寒六书》的黄龙汤；温病大家吴鞠通著《温病条辨》，治学善用经方"三承气汤"之大法，结合温病特点加减化裁之，创制了八个新方，即牛黄承气汤、导赤承气汤、护胃承气汤、承气合小陷胸汤、宣白承气汤、桃仁承气汤、增液承气汤、新加黄龙汤等，变伤寒方为温病所用。中华人民共和国成立初期，中西医结合开展急腹症的救治取得了中外瞩目的成绩，其自拟方即脱胎于经方承气汤之大法。师经方大法，以创立新方，这是历代名医用好经方的第三重境界，可谓最高境界。

用好经方的以上三重境界，徐大椿已有论述，他说："能识病情与古方合者，则全用之；有别症，则据古法加减之；如不尽合，则依古方之法，将古方所用之药，而去取损益之，必使无一药之不对症，自然不悖于古人之法，而所投必有神效矣。"（《医学源流论·古方加减论》）如果说"方证相对，应用原方"是必然王国的境界，那么，能够达到"随证加减，活用经方"者，已迈进自由王国的境界，而

"善师古法，创立新方"者，已攀登上创新王国的境界了。

通俗一点说，用好经方的三重境界，其第一重境界是小学生、中学生的水平，主要是打好基础，在背诵原文上下功夫；第二重境界是大学生、研究生的水平，主要是深入理解，学会思考，在活用经方、变通运用上下功夫；第三重境界则是名医专家、知名教授的水平，在学验俱丰的坚实基础上创新思路，可自创新方。以上三重境界的界线并非绝对，勤奋之士，超常智慧而出类拔萃者，三重境界可以兼顾，可以缩短历程，早日成为优秀人才。

4. 融汇新知，古为今用　以上所述三重境界，是汉代至清代历代医家学习经方、运用经方的三重不同境界。近100年来，西医学传入我国，其影响与应用由小到大、由弱到强，打破了中医"一统天下"的传统局面。面对中医与西医并存的现实，客观、理性、全面地认识中医与西医不同的优势与缺点、长处与短处，学人之长，补己之短，优势互补，以利病人，这是智者之所为也。以疾病的诊断为例，由于中西医各自产生与发展的时代背景等诸多不同，其对疾病命名的思想体系也就不同。中医产生于古代，那时诊察疾病只能靠仰观天文、俯察地理、中知人事，将宏观与具体病情相结合，以确定疾病之名称。西医学虽然亦产生于古代，但其长足的发展是近代与现代。西医学对疾病的诊断，是联系具体的生理、病理以及各种物理与化学检查等而命名。相比较而言，中医与西医之病名虽各有特点，但中医病名有的抽象、笼统而难于把握（具体审病辨证是中医的精华）；西医病名则比较客观、具体而大众化。有鉴于此，将经方治之具有良效的病证（症）与西医病名十分类似者联系起来，恰当地相对应，是古为今用研究的课题之一。

笔者研究经典、经方、临证几十年，潜心编著的《伤寒杂病论研究大成》一书在融汇新知，古（经方）为今用方面做了切实的工作。例如，本书的【验案精选】一项，对其现代医家的验案，多是将中西医病名对照列于验案之首。例如，十枣汤主治的悬饮病与渗出性胸膜炎十分类似，方与病证相对，许多医家的经验，都有确切可靠的良效，故相关医案将其中医与西医病名相对应。诸如大陷胸汤主治的结胸病（渗出性腹膜炎）；大柴胡汤主治的少阳腑病（急性胆囊炎）；大承气汤主治的阳明腑实重病（肠梗阻）；大黄牡丹汤主治的肠痈病（急性阑尾炎）等等，都将中西医相关疾病相对应，再辨证准确，选方得当，疗效肯定，屡试屡验。

在此特别强调指出，在识病的基础上辨证，是中医学的独门绝技，不会辨证，辨不准证，就无法体现中医学之特色。如上面提到的结胸病，《伤寒论》分为热实结胸证与寒实结胸证（主方为三物白散）。热实结胸证又分为大结胸证与小结胸证。大结胸证病位偏上者用大陷胸丸，偏中下者用大陷胸汤；小结胸证用小陷胸汤。如上所述，精准辨证论治，方显中医本色。

以上讨论了用好经方的四重境界，其前三重境界是传统中医习用经方逐步升华而成为良医的必由之路，而第四重境界，即"融汇新知，古为今用"，则是现代中医与时俱进，"接受新事物，研究新问题"而必须面对的现实，是弘扬经方、面向未来的课题之一。

（二）经方永存的四大价值

经方为何具有被古今名医大家尊崇的魅力呢？还是以现代擅长运用经方的大家刘渡舟先生的话来回答，他说："经方者，乃古之圣贤留传于世的传薪之作。经方药少而精，疗效惊人，有鬼斧神工之力，起死回生之妙。其方义隽永，药味精当，耐人寻味，不可思议。经方的实践性、科学性、创造性有无穷无尽的潜力……"他还说："仲景祖述岐黄之学，发明《汤液》之旨，首创辨证论治，独领风骚，为中医之魂也。"（《仲景方药古今应用》第1版刘序）仲景之学与经方是中国医药学的灵魂，故其魅力永存！经方魅力永存的因素是多方面的，以下讨论经方的四大价值。

1. 经方是中医学的精华　中医学的发展是靠无数人的自身试验，靠经验的积累而发展。前人的经验是后人实践的基础。历史是检验和加工医学经验最好的工具。所以，《伤寒论》《金匮要略》中许多经方之所以必须掌握，是因为经方经过的历史最长、服用过的人最多、应用的规律说得最明白、毒副反应了解得最清楚、疗效最可靠。也就是说，经方是经过数千年实践检验被证实了的经验方。比如桂枝汤，据说是商朝的伊尹创制的，古今医家广泛用之。再如小柴胡汤，古人是常用方，今天依然是常用方，许多免疫系统疾病、呼吸系统疾病、肝胆病、发热性疾病都在使用小柴胡汤。不仅我们中国人用，日本人也用，韩国人也用。目前已经将其开发成小柴胡颗粒，主治外感病而少阳证为主者。笔者还用之调治小儿体弱，发育迟缓，或伴有脾胃虚弱者，取其升发少阳之气也。放着这些千古相传的名方不用，岂不可惜？

2. 经方是配方的基础　方是药物的配伍结构。古人认识疾病，是从一个一个症状开始的，如发热、头痛、腹泻、呕吐等；用药，也是从一味一味药开始的。后来发现，疾病常常是多种症状出现，或先或后，或同时并见，于是有了病名的概念，如伤寒、胸痹、痢疾、鼓胀等。因此，用药也有了变化，不单是一种药物，而是几种药物，甚或更多种相加使用。不知经过多少人的实践，也不知过了多少年代，慢慢某种良好的配伍结构固定下来，确立了方名，如桂枝汤、麻黄汤、小青龙汤、大柴胡汤、温经汤等。这些经方，就像棋手必须熟读棋谱，画家必须熟识画谱一样，经方成为医生处方用药的基础和原则。就是当今常用的时方，也几乎都是在经方的基础上演变而来的。例如，大家熟悉的温胆汤，就是从小半夏加茯苓汤加味而来的；清代名医王清任的著名验方血府逐瘀汤则是四逆散的加味方，补阳还五汤则是师法黄芪桂枝五物汤而创制的；清代名医叶天士的椒梅汤、连梅汤等，就有乌梅丸的影子；藿香正气散则是半夏厚朴汤的变方。由此可知，为何古今名医大家都推崇经方，道理就在这里。

3. 经方具有显著的特点　其特点至少可总结以下三点：①用药精炼。《伤寒论》《金匮要略》中处方之药物较少，大多在2~7味之间，对于理解经方的结构，临床疗效的观察以及现代药理研究和新药的开发，都带来极大的便利。特别是许多2~4味的小方，更是后世组方的基础，可称为方根。②价格低廉。经方使用的药物大多为常用药，其中植物药居多，再加上处方药味少，所以价格比较低廉。笔者常用大柴胡汤原方治疗胰腺炎，疗效很好，价钱很低，桂枝汤就更便宜了。③方证明确。经方治病的基本原则是方证相应。《伤寒论》第317条曰"病皆与方相应者，乃服之"（通脉四逆汤方后注）。也就是说，应用经方治病，必须严格遵循其适应证，这些适应证比较客观具体，可以通过望闻问切的手段，进而综合分析来确定。方证就是经方的适应证或主治，是指示医生应用经方的目标。目标不明确，方药再好，也不易取效。《伤寒论》《金匮要略》中对适应证的描述，虽然言词古朴，叙述简略，但是比较客观，如"桂枝本为解肌"；小青龙汤证为"伤寒表不解，心下有水气"；大柴胡汤证的主症为"按之心下满痛"；炙甘草汤证的主症为"脉结代、心动悸"等。

4. 经方可以治今病　古方能治今病吗？这是一个老问题。纵览古今难以累计的医案证实：经方可治今病，肯定能治今病。其理由是，古人之病与今人之病虽然有了变化，但变化不大。中医学认识疾病，以经方治病，针对的是人体在发病过程中的反应状态，如恶寒与否、出汗与否、口渴与否、大便的通与不通、小便的利与不利等等。针对这些着眼点，经过缜密的综合分析，明确其病性、病位、病势等，从而确定相应的治法与方药。人类出现的历史久矣，而张仲景时代离今不到2000年，这个时间段中我们人类的体质变化并不大，对于疾病的反应状态也大体相同。比如我们与古人同样在烈日下暴晒，都会大汗淋漓；吃了大黄，都会大便次数增加。总之，经方针对的是人体的反应状态，是审病求因、治病求本，是因人、因时、因地等不同而采取相应的方法治疗。故审病、辨证、随证治之，可古今通用也。举例而言，自2019年底发生新冠病毒肺炎暴发以来，全世界疫病大流行，我们中国人以中医药诊治之，大显身手，国人瞩目，拍手叫好！世界卫生组织也承认、赞扬中医药之疗效。其妙理何在？就是有是证者，用是方，遣是药也。而这些方药就是经方为主，就是当年张仲景治"伤寒"（很可能就是疫病，为"时行寒疫""时行疫气"）之方。须知经方治疗的目标不仅是病原体，还是患病的"人"。这就是古方可以治疗今病的理论基础。

（三）运用经方面临的四个问题

1. 如何正确理解经方的毒副反应　凡药三分毒。经方所使用的药物，大多数源于《神农本草经》，本丛书称之为"祖药"。这些药物是古圣先贤们长期应用疗效满意者，才传留后世。其部分药物有一定的毒性，但只要方证相对，剂量适当，配伍合理，一般不会"中毒"，或副作用很小。而治大病、重症的"虎狼"之药，其毒副作用在所难免，古人云："药弗暝眩，厥疾勿瘳。"

2. 如何判定经方的疗效　经方的疗效，体现在以下三方面：①客观体征的变化。如出汗、浮肿消退、大便畅通、气喘平、脉搏由沉伏转为平缓有力、舌苔由厚变薄等。如桂枝汤服用以后的"遍身漐漐微似有汗"，大陷胸汤服用后的"得快利"，白通加猪胆汁汤服用后脉"微续者"等。除这些传统的疗效标准外，现代临床理化指标也应重视。②自我感受的好转。如食欲增加、胸闷消失、咽喉异物感消失、情绪好转等。这是经方有效与否的重要传统标准，因为许多经方的方证大多以自我感受为依据，如半夏厚朴汤证的"咽中如有炙脔"，小柴胡汤证的"往来寒热、胸胁苦满"等。③生存质量的提高以及寿命的延长等。

对经方的疗效指标，需要医患双方共同界定，医生要认真倾听患者的主诉，了解患者就医的动机和目的，了解患者目前最痛苦的症状、最迫切的愿望、最需要医生给以解决的问题，然后根据对疾病及体质的判断，根据经方应用的临床经验和报道，遵循临床应用经方的证据，对经方的预期效果作出预测，如服用经方后效果如何？疗程多长？有无副反应？危重病人其预后如何？通过与病人或家属的真诚沟通，取得理解，以利互相配合。在复诊时对疗效作出无效、有效、显效、治愈等客观的判断。

3. 如何破解经方不被应用的三个难题　目前，推崇经方者不少，而应用经方者不多，用好经方者更是凤毛麟角！如此这般，千古良方不被广泛应用，不能彰显其神奇疗效。其原因何在？面对现状，笔者归纳为三点：

一是不敢用。经方之用药多是临床常用药物，有的为药食同源者，如姜、枣、山药、茯苓等，而治大病重症药物，如大黄、乌头、附子、麻黄、细辛等"虎狼"之药，用之得当，效如桴鼓，但误用之，非但无效，或能伤人！与其担风险，不如不用。

二是不想用。经方味少药贱，对贪利的医者而言，只有开大方，才能增加经济效益，何乐不为！

三是不会用。学会应用经方，特别是用好经方，难矣！但天下无难事，只怕有心人。用好经方必须下功夫背原文，只有熟悉原文，深入理解，融会贯通之，最好得到擅长运用经方的良师指导，才有望用好经方。面对现状，在经典经方上下功夫的有多少？"传道授业解惑"的良医良师有多少？了解现状者会有公论。

有责任感、有事业心的医界同道们、师生们！让我们行动起来，学好经典、用好经方，此乃振兴中医的当务之急！若中医界"上下同心"，共同努力，上述三个难题不难破解。

4. 如何找到学好经方的门径 经方难学？还是好学？笔者说：只要找到学好经方的门径，就会突破难关，走上坦途。清代医学家柯韵伯说："仲景之道，至平至易；仲景之门，人人可入。"（《伤寒来苏集》）《伤寒论》《金匮要略》的原文及方药等，论述简洁实在，无空泛之谈，只要认真研读，多向明师良医请教，多与同行交流，多临床，在干中学习，深思善悟，持之以恒，功到自然成，有望达到良医之境界。

（四）经方与时方的定义与关系

中医学自古至清代，难以计数的临床名家创造了难以累计的方剂，若大略划分，则可分为经方与时方两大类。何谓经方？何谓时方？二者有何关系？简述如下：

1. 经方的定义 如果给经方下个定义，笔者认为其义有二：一是经验之方；二是经典之方。班固《汉书·艺文志》记载了"经方十一家"。这些古圣先哲们在临床实践中积累的经验之方，都称之为"经方"。而自古流传至今的经方，仅有仲景书所记载的方剂，故我们现今所说的经方，是专指《伤寒论》《金匮要略》所记载的方剂。陆德明《经典释义》诠释"经方"之"经"说："经者，常也，法也，径也。"由此可知，言"经方"者，概指经方具有严谨的法度与技巧，具有重要的临床指导意义，为医方之经，即经典之方也。

2. 时方的定义 时方者，概指张仲景以后医家所制订的方剂。时方在经方的基础上数量增加了很多很多，难以计数。笔者认为，时方之义亦有二：一是名家师经方之大经大法，而自创之方；二是医家们在长期的临床中总结固定下来的经验之方。清代陈修园说："唐宋以后始有通行之时方。"（《时方歌括·小引》）如唐代孙思邈的《备急千金要方》《千金翼方》，王焘的《外台秘要》所记载的方剂，有的是传承的经方，有的则是晋唐时代的经验方。此后，宋元明清历代医家们自创的经验之方，皆可称之为"时方"。

3. 经方与时方的关系 刘渡舟先生晚年的理论之一，为"古今接轨论"，该论中明确了经方与时方的关系，节录如下，以飨读者。先生说："张仲景方，我们叫经方（古方），经方以后之方，我们叫时方（今方）。……中国之文化，上下五千年，历史悠久，英雄辈出，继仲景之后，如雨后春笋，又产生了数以万计的'时方'而方剂学大兴。方有古今之异，格调不尽相同，它们都具有血缘内在关系与不可分割的家族史。《伤寒论》为方书之祖，比作母亲，是方之源；时方比作子孙，乃是方之流也。有源才能有流，有流才能取之不尽。应当看到，时方之中不乏上乘之品，如《备急千金要方》《外台秘要》《本事方》《太平和剂局方》等，驰名医坛，而与经方分庭抗礼。"先生随后又进一步解析说："方虽有古今之分，亦有同气连枝之义，都是我们伟大宝库中的珍什。我们应当兼收并蓄不分轩轻，同等爱护，使其古今相互补充，互相借鉴，因证制宜，把古今之方，变成一个既有淳朴的古意，也有灵活的新态，切中病情，一针见血的达成'古今接轨'创举。切不要执古而轻今，更不要倡新而非古，主动而积极地创造古今接轨的新产品。"多么恰如其分的评价呀！无以附加也！笔者（吕志杰）不是刘渡舟先生的亲传弟子与徒弟，而是先生的崇拜者，笔者拜读了能够见到的先生的所有著作。先生对笔者提携有加，他曾为我 1995 年编著出版的《金匮杂病论治全书》题词，又为我 2000 年主编出版的《仲景方药古今应用》写序。笔者于 2000 年的秋冬之际，专程赴北京探望病重的先生，聆听了先生弥留之际的教诲……先生对我的恩德终生难忘，并激励着我为了中医事业奋发努力。

结　语

以上分别从七个方面和四个方面对医案、经方进行了比较详细、系统的阐述。明了于此，对于学好名家医案、对于用好经方，肯定会大有裨益。

这一套《经方祖药通释与应用》丛书，是继笔者编著《金匮杂病论治全书》《张仲景方剂学》《伤寒杂病论研究大成》，主编《仲景方药古今应用》等大型著作之后的新作，在上述著作中，都有"验案精选"一项内容。这些内容，是笔者查阅了古今名医大量的专著与类编之医案后，精选了其中的经方医案。例如，医案类编的文献有：《名医类案》《续名医类案》《二续名医类案》《古今医案按》《增评柳选四家医案》《重订全国名医验案类编》等；经方医案专著有：曹颖甫的《经方实验录》、赵明锐的《经方发挥》《吴佩衡医案》《刘渡舟临证验案精选》等。许多古今专著中，都附录了许多经方之医案，如许叔微的《普济本事方》、李中梓的《医宗必读》、王孟英的《回春录新诠》等。还有的医案专著中，也有不少很有价值的经方医案，如《洄溪医案》《吴鞠通医案》《蒲辅周医案》等。笔者在阅读古今名医医案及其专著过程中，发现了一条规律，即这些古今名医，不论是善用经方者，还是经方与时方兼用者，都是精通经典、尊崇经方的大家。这也告诫我等后学者，欲学好中医，传承其精华，就必须首先从秦汉经典入门，从经方立根基。

以上简述了这套丛书之前查阅、收集经方医案的经历。本集《经方类解与医案心悟》之医案的来源主要是以下四个方面：①上述著作中"验案精选"之少数经方医案，重复利用之。②重点通读了董建华主编的《中国现代名中医医案精华》与

《门纯德中医临证要录》（擅长用经方），精选了其中的经方医案。③笔者近年来的临证经方医案，选其确有价值，令人读之"有味"的医案，经过精心整理而录用。④本丛书参编者有价值的经方医案。对选录的上述四个方面之医案，认真读之，心领神会，确有感想，从而加上"编者按"。

尚须说明，这套丛书邀请了全国部分名医教授、中青年才俊为《仲景方药临证思辨录》分册撰写论文，他们的论文中有不少经方医案，这可与本册之经方医案互补也。

第二章　桂枝汤类——调和营卫发汗剂

凡以解表药为主组成，具有发汗、解肌、散邪等作用，可以解除表证的方剂，统称为解表剂，属于八法中的"汗法"。

肌表乃人身之藩篱，所以六淫伤人，一般均先出现表证。此时邪气轻浅，可用解表剂使外邪从肌表排出。《素问·阴阳应象大论》曰："其在皮者，汗而发之。"就是诸邪在表的治疗原则。如果失时不治，或治不如法，病邪不能及时外解，必转而深入，变生他证。所以《素问·阴阳应象大论》又曰："善治者，治皮毛，其次治肌肤，其次治筋脉，其次治六腑，其次治五脏，治五脏者，半死半生也。"故汗法居八法之冠，是寓有深意的。

尤在泾说："伤寒一证，古称大病。而太阳一经，其头绪之繁多，方法之庞杂，又甚于他经，是以辨之非易，然非不可辨也。盖太阳之经，其原出之病，与正治之法，不过二十余条而已，其他则皆权变法、斡旋法、救逆法、类病法也。假使治伤寒者，审其脉之或缓或急，辨其证之有汗无汗，则从而汗之解之，如桂枝、麻黄等法，则邪却而病解矣。"（《伤寒贯珠集·太阳篇上》）张仲景将太阳病表证分为表实证与表虚证两大类，治疗表实证以麻黄汤为主方，表虚证以桂枝汤为主方。麻黄汤类在第二章中论述，本章论述桂枝汤类。桂枝汤具有调和营卫，解肌祛邪之功效，故本方不但是太阳表虚证及其兼证或变证的主方，而且杂病涉及肌表病变者，皆可辨证采用本方加减治之。

吴谦说："今人一见麻桂，不问轻重，亦不问温覆与不温覆，取汗与不取汗，统不敢用，皆因未究仲景之旨。麻黄、桂枝只是营卫之药，若重剂温覆取汗，则为发营卫之药；轻剂不温覆取汗，则为和营卫之方也。"（《医宗金鉴·订正仲景全书·伤寒论注》）从吴氏解析可知，桂枝汤之功用，有取汗与不取汗两法。若用桂枝汤发汗解表，宜避风寒、增衣、覆被、啜热粥，以助药力而发汗，以遍身漐漐微汗者为佳。若不用桂枝汤发汗，方如解外止冲的桂枝加桂汤、潜阳镇逆的桂枝甘草龙骨牡蛎汤，这二方确无温覆、啜粥、取微汗、将息如前法等字样。周衡教授总结说："桂枝汤既能解肌，又能和中（《金匮要略》妇人妊娠病篇取其小和之，治妊娠呕吐），还能入里交阴阳，是多向的。前人说它是群方之冠，和法之首（王晋三），就不难理解了。"

桂枝汤（阳旦汤）

【原文温习】太阳中风，阳浮而阴弱，阳浮者热自发，阴弱者汗自出，啬啬恶寒，淅淅恶风，翕翕发热，鼻鸣干呕者，桂枝汤主之。（12）

桂枝汤方：桂枝三两（去皮），芍药三两，甘草二两（炙），生姜三两（切），大枣十二枚（擘）。上五味，㕮咀三味，以水七升，微火煮取三升，去滓，适寒温，服一升。服已须臾，啜热稀粥一升余，以助药力。温覆令一时许，遍身漐漐微似有汗者益佳，不可令如水流漓，病必不除。若一服汗出病差，停后服，不必尽剂。若不汗，更服依前法。又不汗，后服小促其间，半日许令三服尽。若病重者，一日一夜服，周时观之。服一剂尽，病证犹在者，更作服。若不汗出，乃服至二三剂。禁生冷、黏滑、肉面、五辛、酒酪、臭恶等物。

编者按：桂枝汤为仲景群方之冠，功能解表和里，外证得之调和营卫以解表，内证得之调和阴阳以和里，故前人王子接等说桂枝汤是和剂。桂枝汤、麻黄汤之专于发表与三承气之专于泻里者不同。

《伤寒论》涉及桂枝汤的条文除本条外，还有以下26条，即第13、15、16、17、19、24、25、26、28、29、42、44、45、53、54、56、57、91、95、162、164、234、240、276、372、387条。根据《伤寒论》对本证的叙述，可归纳为：①太阳中风，证见发热，汗出，头痛，恶风，鼻鸣，干呕，脉浮缓或浮弱等。②太阳病汗下后，外证未解。如下之后，其气上冲；伤寒发汗已解，半日许复烦，脉浮数等。③营卫不和，症见常自汗出，或脏无他病，时发热，自汗出而不愈者。④表里证俱在，当先解表者。如伤寒不大便六七日，而头痛有热，小便清者；心下痞而兼恶寒者；阳明病，脉迟，汗出多，微恶寒者；或病人烦热如疟，脉浮虚者；太阴病，脉浮者。⑤表里同病者，先治其里，里和表未解者，如下利清谷或下利腹胀满，服四逆汤后清便自调，仍身体疼痛者；或霍乱病吐利止而身痛不休者。

《金匮要略》涉及桂枝汤主要有两篇：一是妊娠病篇第1条治妊娠恶阻；一是产后病篇第8条治产后中风。此外，第十篇第19条有乌头桂枝汤；第十七篇第36条与《伤寒论》第372条相同。

【方歌】

辛甘微酸桂枝汤，芍药甘草枣生姜；
解肌发汗和营卫，内病失调和阴阳。
伤寒类方须研究，随证加减明主方；
背诵原文记方歌，术之与道圣书藏。

【医案精选】

一、外感病

1. 太阳中风

（1）汤左，二月十八日。太阳中风，发热，有汗，恶风，头痛，鼻塞，脉浮而缓，桂枝汤主之。川桂枝三钱，生白芍三钱，生甘草钱半，生姜三片，红枣六枚。（《经方实验录》）

原按：大论曰："太阳病，发热，汗出，恶风，脉缓者，名曰中风。"又曰："太阳病，头痛，发热，汗出，恶风，桂枝汤主之。"观此二条，知桂枝汤证又名曰中风。所谓"名曰"者，知前人本有此名，仲圣不过沿而用之。唯严格言之，桂枝汤证四字，其义较广，中风二字，其义较狭。易言之，中风特桂枝汤证之一耳。……

仲圣方之药量，以斤两计，骤观之，似甚重。实则古今权衡不同，未许齐观。历来学者考证，达数十家，比例各异，莫知适从。且古今煎法服法悬殊。古者若桂枝汤但取初煎之汁，分之为三，曰一服，二服，三服。今则取初煎为一服，次煎为二服，是其间不无径庭。姑摒此种种勿论，简言之，吾师之用量，大抵为原方之十一（即十分之一），例如桂枝、芍药原作三两者，师常用三钱是也。余视证之较轻者，病之可疑者，更减半用之，例如桂、芍各用钱半是也。以此为准，利多弊少。

曹颖甫曰：桂枝汤一方，予用之而取效者屡矣。尝于高长顺先生家，治其子女，一方治三人，皆愈。大约夏令汗液大泄，毛孔大开，开窗而卧，外风中其毛孔，即病中风，于是有发热自汗之症。故近日桂枝汤方独于夏令为宜也。

又按：近世章太炎以汉五铢钱考证，每两约当三钱，则原方三两，一剂当得九钱，再以分温三服折之，每服亦仅得三钱耳。由是观之，原方三两，今用三钱，于古法正无不合也。

编者按：编者曾撰文《经方度量衡现代应用考究》，详见"附录"。

（2）患者刘某某，男，30岁。夜读劳倦，汗出中风，因而发热，恶寒，无汗，头痛，周身酸痛，体温38.7℃。服安乃近后大汗出，寒热稍减而病不解，动则汗出，脉浮，舌质偏红、苔薄白。病已4日，服银翘解毒丸亦不效。证属发汗太过，表气已虚，余邪未尽。《伤寒论》第57条说："伤寒发汗，已解，半日许复烦，脉浮数者，可更发汗，宜桂枝汤。"处方：桂枝30g，白芍30g，炙甘草20g，生姜30g，大枣12枚。水900ml，微火煮取300ml，分日3次温服，病者为求速效，竟1次服下，约半小时后食稀米粥一碗，盖被入睡，2小时后醒来，遍身微似汗出，诸症若失。这正如陈修园所说："凡营卫不和者，得桂枝汤而如神。"（《经方新论》）

2. 一切外感证久不愈者　患者姜某，男，41岁。因感冒数次服平热散汗剂太多，遂致全身酸痛无力，动则汗出，食睡不佳，心悸短气。似此小恙，竟病休 50 余天。就诊时，脉象缓弱无力，舌淡苔白。虽时值严冬，尚自汗津津。证属营卫不和，令服桂枝汤两剂。服药后自汗大减，其觉体轻身爽，诸症若失。后以饮食调养几天而愈。此类病证，如予阿司匹林、索米痛片之类，一汗再汗，不符合治疗原则；如予银翘散、桑菊饮等辛凉解表剂，会使肌表更虚，同样不对证。余用桂枝汤治疗表虚外感久不愈者数百例，一般服一二剂，即获隔夜之效。（《门纯德中医临证要录》）

3. 太阳夹少阴证　薛某某，男，72 岁。初诊：1973 年 8 月 22 日。主诉：昨日淋雨，旋即恶寒发热，头眩欲擗地，须杖策而行，周身肢节疼痛，小便短少。诊查：脉沉而弦缓，舌滑苔微黄。辨证：老人体弱，骤遇暴雨，寒遏经络，营卫失调，乃太阳夹少阴之症。治法：拟桂枝合真武汤治之。处方：附子 6g，炙草 6g，白芍 9g，桂枝 9g，白术 9g，茯苓 15g，生姜 3 片，大枣 3 枚。二诊：8 月 24 日。药尽 2 剂，诸症基本消失，但食欲不振，偶有咳嗽，痰多色白质稀。脉弦细，舌质正常。处方：细辛 2.5g，干姜 4.5g，五味 4.5g，炙草 4.5g，川朴 6g，白术 10g，党参 12g，大枣 3 枚。上方药服 2 剂后痊愈。（《中国现代名中医医案精华·俞长荣医案》）

原按：本证诊断为太阳病的根据是恶寒发热，病因淋雨而起，病始一日。诊断为夹少阴病的根据是头眩欲擗地；小便不利，四肢沉重疼痛；脉沉舌滑。因老年阳虚，淋雨腰湿，水气内停，故有此症，须用真武汤温阳。但病初起仍发热恶寒，此太阳证未罢，合桂枝汤。本例病发于暑天，如果认证不明，极易误诊为暑病，必须注意鉴别。如是暑病，应有口干，汗出，头昏但不至于擗地；可有身热恶风，但不恶寒。

编者按：根据老年人阳虚之体复因淋雨受寒，以桂枝汤与真武汤合方治之，获得很好疗效。若治不得法，老年伤寒者，难免缠绵不愈，甚至危及生命！合方之法，仲景明文有"四方"（桂枝麻黄各半汤、桂枝二麻黄一汤、桂枝二越婢一汤、柴胡桂枝汤）之例。举一反三，触类旁通，此善学活用者也。

二、内科病

1. 久逸突劳致营卫失调证　久逸突劳、出汗较多，致使全身疲劳、肌肉酸痛、口燥咽干症。本证常被误认为感冒。如脉象柔软平和，寒热变化幅度不大者，亦属于暂时性的营卫失调，气血不和。服桂枝汤一剂，往往疲劳诸症很快消除。治例：韩某，男，21 岁。一冬未干重活，第二年春，因掘土平田，费力太过汗出较多，出现如上症状。与服桂枝汤 1 剂后，自觉全身轻快舒适，次日又参加平田整地，一直健康无病。（《门纯德中医临证要录》）

2. 时发热自汗症（更年期综合征？） 李某某，女，53 岁。患阵发性发热汗出 1 年余，每天发作 2~3 次。前医按阴虚发热治疗，服药 20 余剂罔效。问其饮食、二便尚可，视其舌淡苔白，切其脉缓软无力。辨为营卫不和，卫不护营之证。当调和营卫阴阳，用发汗以止汗的方法，为疏桂枝汤：桂枝 9g，白芍 9g，生姜 9g，炙甘草 6g，大枣 12 枚。2 剂。服药后，啜热稀粥，覆取微汗而病瘳。（《刘渡舟临证验案精选》）

原按： 夫营卫者，人体之阴阳也，宜相将而不宜相离也。营卫谐和，则阴阳协调，卫为之固，营为之守。若营阴济于卫阳，热则不发；卫阳外护营阴，汗则不出。今营卫不和，两相悖离，阴阳互不维系，故患者时发热而自汗出。《伤寒论》第 54 条说："病人脏无他病，时发热自汗出而不愈者，此卫气不和也。先其时发汗则愈，宜桂枝汤。"本案为一典型例证。

3. 午后低热 朱某某，女，41 岁。低热 2 个月，伴头痛，腰酸，全身酸痛乏力。体检无异常发现，胸部 X 线检查示阴性，结核菌素试验（±），白细胞计数及分类、尿常规、血沉均正常。曾试用阿司匹林、巴甫洛夫合剂、合霉素、链霉素等治疗，低热不退，2 月余后，乃转我低热门诊治疗。辨证及治疗：病已四月，午后发热（37.4~38.1℃为多），暮晚恶寒，出汗，头昏乏力，脉细濡，苔薄白。证属营卫不和，拟调和营卫法，方用桂枝汤加味。药用桂枝、白芍、甘草、生姜、大枣、煅牡蛎等。服药 20 剂，体温正常，诸症消失，体力增强。最后以复方胎盘片调养气血以善后。（林宗广.《中医杂志》1965；4：1）

编者按： 古今汇通，特别从现代来看，千变万化的疾病可以分为两大类：一类是功能性的，即有临床表现，但多种现代检查无异常；一类是器质性的，即患者既有临床表现，相关检查亦有异常。功能性的病中医治疗有优势，而器质性的病则中医与西医各有优势。上述刘渡舟先生与林氏治例，就体现了中医辨证论治的优势。

4. 汗出偏沮 孙某，男，39 岁。主诉：左半身经常出汗，右半身反无汗，界限分明。诊查：脉缓而略浮，舌苔薄白。辨证：《素问·阴阳应象大论》曰："左右者，阴阳之道路也。"此证脉浮而缓，为虚风在经，营卫不调，左右气血不和，以致阴阳乖戾而为病。治法：解肌发汗，调和阴阳，调谐气血以纠其偏。处方：桂枝汤。服药后啜粥取微汗，从此其病获愈。（《中国现代名中医医案精华·刘渡舟医案》）

原按： 本案汗出偏沮，若发汗治其右，则与左半身不相宜，若敛汗治其左，则与右半身不适合，二者之间唯有调和一法，而调和营卫者，当首推桂枝汤。

编者按： 本案是阴阳学说的具体运用。桂枝汤具有调和营卫之功，营卫即阴阳，故用之而取效。

三、妇科、儿科、皮肤病

1. 妊娠感冒 诗某某，女，34岁，2018年9月10日初诊。主诉：咽痛鼻塞流清涕，伴低热汗出3日。自诉3天前因受凉而见上述症状。因已怀孕15周（原有"子宫腺肌病"而不孕，经笔者调治后怀孕至今）不敢用西药，饮食调养无效且有加重之势，故来就诊。刻诊：症如上述，舌略红苔微黄，脉滑（为孕脉）。诊为：太阳中风证，治以桂枝汤加味。处方：桂枝20g，白芍20g，生甘草15g，生姜20g（自备，切片），大枣5枚（约25g，自备，切开或掰开），黄芩15g。3剂，嘱其从中午至晚上，分3次温服1剂，服药后护理与是否服第2、第3剂，详如桂枝汤方后注。患者3日后电话相告，服药第1剂期间，周身持续微汗出，外感诸症逐渐减轻，次日服了第2剂，诸症基本消除，故未服第3剂，并特别致谢！（吕志杰医案）

编者按： 本案患者为妊娠外感，据自诉受凉后"微热汗出"，四诊合参，显然是太阳中风证。但妊娠期间用药，患者及家属每多顾虑，此时联想到《金匮要略·妇人妊娠病脉证并治》第1条曰："妇人得平脉，阴脉小弱，其人渴，不能食，无寒热，名妊娠，桂枝汤主之。……"因此，妊娠感冒，属于桂枝汤证，可辨证用之。但病经3日，舌苔微黄，为化热之兆，且古人曰胎前多热，当今又营养良好，故参考同篇第9条所云"妇人妊娠，宜常服当归散（当归、黄芩、白芍、芎劳、白术）"。于桂枝汤中加黄芩，药证合拍，故取捷效而无他患。

2. 妊娠反应 马某，女，29岁。怀孕后，除恶心呕吐外，全身倦怠无力，因工作忙身不由己，非常苦恼，就去找我说："门老师，能否给我吃点中药？"我诊其脉滑，也没有其他异样，我就开了一剂"桂枝汤"。她当天晚上服了头煎，第二天早上服了二煎。第二天下午又去找我时，说："门老师，您这点小药挺顶事，我今天感到格外精神。"我又诊其脉，寸脉不大，亦无其他不良反应，又嘱其原方继服一剂。服后就一直很好了。（《门纯德中医临证要录》）

原按： 桂枝汤是调和营卫之要剂，所治甚广，这里只谈谈其治疗妊娠反应的用途。妊娠2个月以后、3个月以内这段时间里，孕妇体内有一新生物在其子宫内安居，而且还需要各种营养，这时孕妇的体内环境（内分泌）就会有所改变。此时孕妇就会难受，似感冒又不像感冒，全身酸痛困倦，吃东西不香、选择性很强，懒怠、嗜睡、晨起恶寒，中午烦躁，尤其午饭后非要睡上一会儿，这就是一种"夺血"的预兆。因为婴儿所需的营养物质，需要通过血液循环才能从母体通过胎盘送过去。妊娠妇人的这种不适感觉称为"营卫不调"，我们给她调和营卫，诸症就会自除。

3. 妊娠呕吐 患者王某某，女，24岁，农民。1971年6月初诊。自诉妊娠月余，呕吐频频不止，饮食甚少，神疲体倦，在当地求治于中医数人，服中药乏效。继在某地区医院接受西医药治疗，住院数天，静脉滴注葡萄糖，维生素C、林格尔氏液……仍呕吐不止。遂出院转余诊之。近日来呕哕冲心难忍，阵阵腹痛，面色不华，精神不安，语声无力，舌苔舌质无明显改变，脉象弦滑而数，小便黄，大便干。细询之，病人言其对冷热饮食均无食欲，强食之则食入即吐，不食亦觉"胎气上攻心口"。采索病家所服之中药方数首视之，为小半夏加茯苓汤、黄连温胆汤、丁香柿蒂汤等加减方。思前医投药不效，应归咎于病之本在于冲气上逆，药与证情不符。遂书方：桂枝、芍药各9g，竹茹9g，生姜6g，大枣5枚，炙甘草3g（因证情中兼有胃热，故加竹茹以清胃热止呕）。暂投1剂，以观消息。5天后病者告余：服1剂后自觉心中安定，呕吐有减，自照药方连用3剂，呕吐止而腹痛除。（《伤寒论临床应用五十论》第2版）

编者按：脉弦滑而数，本为痰热内蕴，然而孕妇本脉即滑数，且舌、苔均无明显改变，说明热势不重，只需桂枝汤加竹茹即可。裴永清此案治疗方法，很可能受到《金匮要略》妇人妊娠病第1条治用桂枝汤的启发。而此案"呕哕冲心难忍，阵阵腹痛"，则更适宜以桂枝、芍药治之。

4. 产后误服银翘汗出不止　白某某，女，23岁。主诉：体素弱，产后10余日，衣着单薄，感受风邪，头痛发热，汗出恶风，厌油食减。先经某中医用银翘散辛凉轻剂以疏表，一二剂病无进退，即认为病重药轻，第三剂遂加重剂量投之，至夜汗出不止，内衣湿透，病益加剧，心悸难耐。夜半邀予往救。舌质淡，苔薄白，脉浮缓。诊毕，谓曰：此本桂枝证，非银翘证也，产后得此，亦可用桂枝汤解肌发汗，幸勿拘于产后禁用桂枝！须知桂枝汤乃调和营卫之剂，有桂枝之宣通心阳，又有白芍之益阴敛汗，为何禁用？以桂枝汤原方治之。处方：桂枝9g，白芍9g，炙甘草6g，生姜3片，大枣6枚。2剂，每日1剂，水煎，分3次服。药进一剂，即热解汗止；二剂则外感痊愈。（《中国现代名中医医案精华·熊寥笙医案》）

原按：本案发热、汗出恶风为桂枝证，不要与温病之发热汗出而渴相混。王清任在《医林改错》中说："发热有汗之证，从未见桂枝汤治愈人。"杨素园大不以为然，驳之曰："常治风伤卫证，半剂辄愈。"王孟英说："改错所云者，乃温热证也。若风寒伤卫，岂可不遵仲景之法而不用桂枝汤？"余亦谓然也。银翘为治温病之辛凉平剂，误用以治风寒表虚证，轻用则怫郁阳气，风寒无由外泄；重用则伤卫气而汗出不止。本案幸卫阳未亡，桂枝证仍在，故用桂枝汤治之而愈。近人有谓：近世无桂枝证，或谓古方不可治今病，道听途说，人云亦云，凡此种种，都是未精研《伤寒论》之旨。桂枝汤为太阳中风、发热汗出恶风对证真方，但自清末以来，医者多习用辛凉方剂，桂枝汤则医者既不敢用，病家亦不敢服。其实桂枝汤对证则见效速，误用亦反应快，不似辛凉之品，服之平平，不见功过。医者最易藏拙，病人遂多乐用，反谓某医用药平稳，不会误事。积重难返，可慨也矣！

编者按：本案原按辨论甚好！品味之，能学会明辨是非，学会正确应用桂枝汤。须知此乃仲圣方法，详见《金匮要略·妇人产后病脉证治》第 8 条。

5. 小儿急惊风 柯某之长子，一岁半。主诉：1922 年阴历九月初六日晨，寐醒抱出，冒风而惊，发热，自汗，沉迷，角弓反张，手足抽搐。诊查：目上视，指纹赤而浮。唇赤舌淡白，脉来浮缓。辨证：由于风寒阻遏太阳气运行之机，加以小儿营卫未充，脏腑柔嫩，不耐风寒，以致猝然抽搐而成急惊风证。治法：此为太阳肌表之证，以仲景桂枝汤主之，使中于太阳肌腠之邪，得微汗而解。处方：桂枝尖 10g，杭芍药 10g，甘草 8g，生姜 10g，小枣 7 枚。加入粳米一小撮同煎，嘱服后温覆而卧，使得微汗。一剂药后，即熟寐，汗出热退；次日霍然。(《中国现代名中医医案精华·吴佩衡医案》)

原按：此证利在急治，倘迁延日久，别生变故，难以逆料。案内桂枝全方，力量甚足，故效如桴鼓。

编者按：《素问·至真要大论》曰："必伏其所主，而先其所因。"案述有"冒风"史，辨病因也。审证因见"发热自汗"，则桂枝汤证已在考虑之内，再四诊合参，便可进一步明确诊断。诊治思路清晰，自会取得佳效。"加入粳米一小撮同煎"，取法于服用桂枝汤后"啜热稀粥"之意，真善用经方者也！

又按：《金匮要略》痉湿暍病篇第 2 条曰："太阳病，发热汗出而不恶寒，名曰柔痉。"第 11 条曰："太阳病，其证备，身体强，几几然，脉反沉迟，此为痉，栝楼桂枝汤主之。"结合本案所述，栝楼桂枝汤似更为切合，莫非加粳米亦有取生津之"天花粉"之意？

6. 荨麻疹 男性患者，60 岁。主诉：患荨麻疹，瘙痒钻心难忍，数月不愈。诊查：切其脉浮而缓，并见汗出恶风之证，视其舌苔白润。辨证：证属风邪稽留肌腠，营卫失和，"风疹"为患。治法：宜祛风，调和营卫。处方：桂枝汤。药后啜粥取汗，则痒止疹消，脱皮屑盈掬（两手捧曰"掬"）。(《中国现代名中医医案精华案·刘渡舟医案》)

原按：考《伤寒论》中并无桂枝汤主治荨麻疹之论。但"汗出、恶风、脉浮而缓"为桂枝汤证表现。风邪伤于肌表，营卫不和而发为荨麻疹。虽主证不同，但针对相同病机用桂枝汤，正是"异病同治"之意。

编者按：皮肤痒疹，病因复杂。外因常见风、寒、湿、燥、火，结合脉浮而缓，则多为风、湿二端。风邪为患的特点是"善行而数变"，湿邪致病的特点为"感邪难以速去，愈后容易复发"。从内因讲前者多血虚，后者多脾虚。是风还是湿？需要平脉结合辨证。刘老通过辨证，排除湿邪，以表虚中风、营卫不和论治，小方治难病，示人以规矩，颇能启迪思路。

【临证指要】桂枝汤具有调和营卫、解表和里之功用，其临床用途极为广泛。凡由于营卫失和，或阴阳、气血失调所致的许多疾病，不论外感热病表虚证或各科杂病中以体表为主的病变，皆可以桂枝汤原方或适当加减治之。现代常用于治疗伤风感冒、流行性感冒、原因不明性发热、自汗症、多发性动脉炎、寒冷性多形红斑、皮肤病、风湿病、妊娠病、产后病及小儿病等等。方证相对，营卫调和，气血通畅，诸病可愈。

【实验研究】

1. **双向调节体温** 该方具有较好的解热作用，通过促进体温调节中枢发热神经递质 5-HT 的降解灭活、抑制乙酰胆碱的作用，起到降体温作用。同时该方对低体温机体有升温作用，通过提高 PGE_2 和 cAMP 等中枢发热神经介质在下丘脑的含量，拮抗致冷神经递质去甲肾上腺素（NA）作用，抑制致冷神经递质蛙皮素同其受体结合，拮抗蛙皮素、神经降压素的降温作用，激活传出神经 α-AR，发挥其升体温作用。

2. **调节免疫功能** 该方对感染流感病毒小鼠，有提高巨噬细胞吞噬率及吞噬指数作用，对正常小鼠则无此作用；对 T、B 淋巴细胞比率偏亢进或受抑制的动物，有显著的双向调节作用。

3. **调节汗腺分泌** 在不同功能状态下，桂枝汤能发汗也能止汗。以阿托品和安痛定肌内注射分别造成大鼠汗腺分泌受抑和亢进的病理模型，桂枝汤干预后能分别增加和抑制汗腺分泌。

4. **双向调节血压** 该方能明显降低自发性高血压大鼠的血压，也能显著升高复方降压片所致低血压大鼠的血压。

5. **抗病毒** 该方能明显减轻流感病毒引起的小鼠肺部炎症，显著减少肺部组织中的病毒颗粒。桂枝汤的含药血清对病毒侵袭细胞有不同程度的延缓和抑制作用，包括流感病毒、副流感病毒 - Ⅰ、AdV3、AdV7、HSV- Ⅰ、HSV- Ⅱ、Cox B4、Cox B5 等。

6. **抗炎** 该方可抑制二甲苯所致小鼠皮肤毛细血管通透性增高，抑制急性炎症渗出，减轻角叉菜所致小鼠足肿胀；在豚鼠体内通过提高 cAMP、减低 cGMP、抑制介质释放，对变应性鼻炎有较好的抗炎作用。

7. **抗菌** 体外实验发现，该方煎液对幽门螺旋杆菌、幽门弯曲菌、金黄色葡萄球菌、伤寒杆菌、结合杆菌等均有较强的抑菌作用，特别是能杀伤和消除幽门螺旋杆菌、幽门弯曲菌。

8. **镇痛、镇静** 桂枝汤给小鼠灌胃能显著降低醋酸刺激腹膜所致的扭体反应发生数；腹腔注射能提高小鼠对热刺激的疼痛阈值，有镇痛作用。该方可显著降低乙酰胆碱、5-HT、P 物质、钠钾钙离子等浓度，提高痛阈值，起到解痉和止痛作用；可与巴比妥钠协同发挥明显的镇静作用，能显著减少小鼠的自由活动，提高入睡率和延长睡眠时间。

9. 止咳、祛痰　该方可以使氨水所致的小鼠咳嗽潜伏期显著延长，咳嗽次数明显减少；使小鼠肺脏内酚红排出增加而有明显的祛痰作用。

10. 对消化系统的作用　①双向调节肠蠕动。该方能显著抑制因新斯的明静脉注射引起的小鼠肠蠕动亢进，并能对抗因肾上腺素引起的小鼠肠蠕动抑制作用，促进肠蠕动活动恢复到接近正常水平。②促进胃排空和肠推进。阿托品可显著抑制小鼠胃酚红排空并抑制小肠碳末推进，桂枝汤可以改善这种抑制作用，促进胃酚红排空和小肠碳末推进趋于正常水平。③减轻胃黏膜损伤。该方能够减轻冰醋酸造成的胃黏膜损伤，显著恢复胃黏膜和肛肠的琥珀酸脱氢酶、三磷酸腺苷酶、碳酸酐酶的活性，有益于促进溃疡的愈合。

桂枝加桂汤

【原文温习】 烧针令其汗，针处被寒，核起而赤者，必发奔豚，气从少腹上冲心者，灸其核上各一壮，与桂枝加桂汤，更加桂二两也。（117）

发汗后，烧针令其汗，针处被寒，核起而赤者，必发奔豚，气从少腹上至心，灸其核上各一壮，与桂枝加桂汤主之。（八·3）

桂枝加桂汤方：桂枝五两（去皮），芍药三两，生姜三两（切），甘草二两（炙），大枣十二枚（擘）。上五味，以水七升，煮取三升，去滓，温服一升。本云：桂枝汤，今加桂满五两。所以加桂者，以能泄奔豚气也。

【医案精选】

1. 奔豚气　湖北张某，为书店帮伙，一日延诊，云近日得异疾，时有气痛，自脐下少腹起，冲痛到心，顷之止，已而复作，夜间尤甚，已一月，诸医不能治。审视舌苔白滑，脉沉迟，即与桂枝加桂汤，一剂知，二剂愈。（《遯园医案》）

编者按： 验之临床，奔豚气病之病因多由情志因素，病机多与肝肾有关，而其上冲则与冲脉（冲脉起于下焦，上循咽喉）有联系。从肾病得者，编者有治验。如治疗约70岁女性患者，得奔豚气病，气从小腹起，上冲至咽，已数月。舌红少苔，脉细无力，皆为肾阴亏虚之象。处方：六味地黄汤加少量砂仁、沉香、肉桂、乌药等，以标本兼治。4剂，日1剂。1个月后又因胃病来求医，诉说上次服药4剂，奔豚气病至今未发。

2. 产后奔豚气　徐某某，女，25岁。初诊：1972年5月14日。主诉：产后2个月，因惊恐而起，心悸不宁，先有呕吐，继则腹痛，发时自觉有块从少腹上冲至胸，苦闷甚剧，发后痛止块消。延来二月，经治未效。诊查：精神萎弱，夜寐惊恐，畏寒肢冷，脉象细弦，舌苔白腻。辨证：病属奔豚。治法：拟桂枝加桂汤助阳散寒平冲。处方：桂枝9g，炒白芍4.5g，炙草4g，柴胡4.5g，生姜2片，郁金

9g，红枣 3 枚。二诊：前方药连进 2 剂，冲气已减，饮食略思，神色转佳。仍守原意，再进 3 剂而愈。（《中国现代名中医医案精华·盛循卿医案》）

原按： 本案奔豚症为产后体虚，受惊感寒，惊恐伤肾，寒邪客于下焦，阴邪上逆而成，故拟以温中散寒、助阳降逆之桂枝加桂汤而取效。

编者按： 本案贵在审因论治，知阴邪上逆之常，又据"惊恐"之因而达变，故加"柴胡、郁金"以疏肝。"心藏神""肝藏魂"，"惊则心无所倚，神无所归，虑无所定，故气乱矣"。惊恐则神不守舍，继则气机逆乱而引发奔豚病。本案之治，实则师法仲圣也。《伤寒论》对误汗伤阳而引发奔豚，或欲作奔豚，前者以桂枝加桂汤主之，后者以苓桂甘枣汤主之。《金匮要略》专立《奔豚气病脉证治》一篇，对奔豚气的病因，又提出"从惊恐得之"，并有治肝郁奔豚之奔豚汤。

3. 奔豚气病冷气上冲 腾某某，男，34 岁。初诊：1976 年 9 月 29 日。主诉：下腹作胀，时有冷气上冲胸膈，腰酸，右胁稍有胀痛，饥而不欲食，便软。诊查：舌苔白滑，脉弦细。辨证：仲景所称奔豚气是也，系肾虚水气上逆。治法：桂枝加桂汤主之。处方：川桂枝 4.5g，炒白芍 6g，炙甘草 3g，煨生姜 3g，大枣 3 枚，上官桂 3g，紫石英 30g（先煎），防己 12g，云茯苓 12g。七剂。二诊：10 月 6 日。下腹作胀，冷气上冲，药后即平，纳食增，唯右胁时有隐痛，腰酸足软。苔白滑已化，脉细尺弱，舌嫩红。水气上逆虽平，肾虚未复，肝气郁滞，再拟滋肾泄肝。处方：制熟地 9g，怀山药 15g，五味子 4.5g，菟丝饼 15g，补骨脂 12g，桑寄生 12g，茯苓 9g，川楝子 9g，潼蒺藜 9g，白蒺藜 9g。7 剂。（《中国现代名中医医案精华·张伯臾医案》）

原按：《金匮要略》有"奔豚病，从少腹起，上冲咽喉，发作欲死……""奔豚气上冲胸"等记载，本病多因水气上逆而为患。故用桂枝、茯苓利水，以平冲逆为治本病之要药；然患者又有下腹作胀，时有冷气上冲胸膈，并兼见右胁胀痛，知是肾中寒气夹饮上冲而兼肝气郁滞，故先予桂枝加桂汤，重用桂枝，易桂枝为肉桂，并与紫石英相配，增加其温肾纳气、平降冲逆之力，随后再予滋肾泄肝调治，以收全功。

编者按： 本案患者自觉"冷气上冲"，下焦虚寒可知。奔豚气为冲气上逆所致，冲任督三脉，皆发源于肾，一源而三歧。故加紫石英重镇温肾暖胞，桂枝与肉桂并用，取得速效。中医治病初诊的辨证固然重要，但转方之法则更显辨证思路之精妙。

4. 特殊性奔豚气病 崔某某，女，50 岁。诊查：其证颇奇，自觉有一股气从两腿内踝，沿阴股往上冲动，至少腹则腹胀；至心胸则心悸胸闷，头出冷汗，精神极度紧张，有将死之恐怖感，少顷气下行，则诸证随减。每日发作三四次，平时常服镇痛片，稍得缓解。兼见腰酸带下，面色青黄不泽，舌胖质嫩，苔白而润，脉弦数无力。辨证：证属"奔豚"，因心阳虚于上，坐镇无权，下焦肾之阴邪得以上冲所成。治法：助心阳，伐阴降冲。处方：桂枝加桂汤，另服黑锡丹6g。共服药5剂，其病即止，不再发作。(《中国现代名中医医案精华·刘渡舟医案》)

原按： 本例患者病机属心肾阳虚，加肉桂温心肾之阳，黑锡丹镇纳，活用伤寒辨证，故而收效。

编者按： 本案为特殊类型的奔豚气病。察色、按脉、望舌、问其症，四诊合参，肾阳虚衰为本。治以专方并与温阳镇纳剂相合，切合病情，取得良效。可见治者学识之渊博也。

【临证指要】目前中西医结合研究表明，奔豚气病主要是边缘系统、下丘脑、植物神经功能失调，交感神经功能偏亢，腹腔神经丛功能紊乱或病损，皮质内抑制过程减退，间脑释放激素所致。涉及神经、消化、泌尿生殖、心血管、呼吸系统等多个病种，这些疾患表现为奔豚气者，皆可辨证以桂枝加桂汤为主治之。

【实验研究】桂皮酸为桂枝的主要有效成分，桂枝加桂汤中桂枝的用量增加，致桂皮酸体内含量的增加，有助于该复方中桂枝药效作用的发挥。

桂枝加芍药汤

【原文温习】本太阳病，医反下之，因尔腹满时痛者，属太阴也，桂枝加芍药汤主之；……（279）

桂枝加芍药汤方：桂枝三两（去皮），芍药六两，甘草二两（炙），大枣十二枚（擘），生姜三两（切）。上五味，以水七升，煮取三升，去滓，温分三服。本云：桂枝汤，今加芍药。

【医案精选】

1. 胃脘痛（胃炎、胃痉挛） 阎某，男，25岁，汽车司机。因饮食不节，外出受寒致胃脘疼痛20余日，有时绞痛难忍，医院诊断：胃炎、胃痉挛。经服各类制酸、健胃、止痛等中西药物效果不显。诊其脉象略有弦意，遂认为"中虚里急"。本应投小建中汤，恐其饴糖导致胃酸增加，故予以桂枝加芍药汤加全蝎6g研末，以汤药冲服，两剂而愈。(《门纯德中医临证要录》)

2. 胃痛，呕吐（胃扭转） 张某，女，32岁。某日突觉上腹剧痛，疼痛难忍，大汗淋漓，并伴有恶心呕吐等症，急去医院诊治，放射科报告：胃扭转，需施复位手术。患者不从，邀余治疗，与服仲景桂枝加芍药汤（生白芍18g，桂枝9g，炙甘草6g，生姜9g，大枣4枚），加全蝎6g（研冲），一剂后吐止痛减，两剂诸症消失，医院复查，扭转复原。(《门纯德中医临证要录》)

原按：桂枝加芍药汤在桂枝汤调和营卫的基础上倍加芍药，突出了和里建中、缓急止痛的作用，临床常用来治疗各种消化系统疾患引起的胃脘痛诸症，效果比较满意。

　　编者按：门纯德先生上述经验有三点值得学习：①以胃痛为主症，方证相对，即用原方。②胃痛伴有反酸者，不宜用饴糖甘甜类药。③胃痛剧烈者（胃痉挛、胃扭转），加全蝎以解痉止痛。

　　3.下利（慢性菌痢）　王某某，男，46岁。下利达一年之久，先后用多种抗生素，收效不大。每日腹泻3~6次，呈水样便，并夹有少量脓血，伴有里急后重，腹部有压痛，以左下腹为甚，畏寒，发热（37.5℃左右），舌红苔白，脉沉弦。粪便镜检有红、白细胞及少量吞噬细胞。西医诊为"慢性菌痢"。辨证：脾脏气血凝滞，木郁土中所致。治法：调脾家阴阳，疏通气血，并于土中伐木。桂枝10g，白芍30g，炙甘草10g，生姜10g，大枣12枚。服汤2剂，下利次数显著减少，腹中颇觉轻松。3剂后则大便基本成形，少腹之里急消失，服至4剂则诸症霍然而瘳。（《刘渡舟临证验案精选》）

　　编者按：《伤寒论》第172条治"太阳与少阳合病，自下利者，与黄芩汤"（下利包括泄泻与痢疾），该方中即有芍药。张锡纯治痢七方之六方用了"生杭芍"（仅治痢久的三宝粥不用），现代研究也证实白芍有治菌痢之功。故刘渡舟先生治下利之方重用白芍，取得良效。

　　【临证指要】桂枝加芍药汤对于胃肠痉挛、慢性胰腺炎、慢性菌痢等疾患以脘腹痛为主症者，可辨证用之。

　　【实验研究】芍药苷具有镇痛、抗惊厥和解痉等作用，桂枝加芍药汤临床用于治疗粘连性肠梗阻、肠易激综合征等胃肠道疾病，推测与芍药苷舒张胃肠道平滑肌的作用有关。而与桂枝加桂汤比，芍药苷体内峰浓度的提高可能有利于其药效作用的发挥。

桂枝加大黄汤

　　【原文温习】……大实痛者，桂枝加大黄汤主之。（279）

　　桂枝加大黄汤方：桂枝三两（去皮），大黄二两，芍药六两，生姜三两（切），甘草二两（炙），大枣十二枚（擘）。上六味，以水七升，煮取三升，去滓，温取一升，日三服。

　　【医案精选】

　　表里同病　庆孙，7月27日。起病由于暴感风寒，大便不行，头顶痛，此为太阳阳明同病。自服救命丹，大便行，而头痛稍愈。今表证未尽，里证亦未尽，脉

浮缓，身常有汗，宜桂枝加大黄汤。川桂枝三钱，生白芍三钱，生草一钱，生川军三钱，生姜三片，红枣三枚。（《经方实验录》）

原按：治病当先解其表，后攻其里，此常法也。余依临床所得，常有表解之后，其里自通，初不须假药力之助者。缘先表束之时，病者元气只顾应付表证，不暇及里，及表解之后，则元气自能反旆对里。夫元气之进退往返，谁能目之者，然而事实如此，勿可诬也。故余逢表束里张之证，若便闭未越三日者，恒置通里于不问，非不问也，将待其自得耳。

若本方之合解表通里药为一方者，又是一法。然其间解表者占七分，通里者占三分，不无宾主之分。以其已用里药，故通里为宾；以其未用（过）表药，故解表为主。双管齐下，病去而元气乃无忧。

编者按："原按"将正气抗邪之病机活脱脱描述出来，真明医也。

【临证指要】西医学所述的菌痢、肠炎、阑尾炎初起、胰腺炎、顽固性荨麻疹等，皆可辨证采用桂枝加大黄汤治疗。

【实验研究】

1. 保护肾功能　该方有降低 BUN、SCr 和改善肾脏病理形态的作用。方中桂枝含挥发油，能刺激汗腺神经、扩张血管，促进血液循环，故能发汗解热而有明显降氮作用。因为血尿素氮比血肌酐的分子量小，容易从汗腺排出。大黄含大黄酸、大黄素等，能刺激大肠，增加肠的张力和蠕动分泌而产生泻下作用，能抑制体内蛋白质分解，从而降低体内尿素和肌酐的来源，并促进尿素和肌酐从肾脏排出，能明显抑制肾脏代偿性肥大并降低高代谢状态，抑制肾小管上皮细胞肥大和增殖，降低细胞的高代谢状态，这可能也是大黄治疗慢性肾功能衰竭的主要机制之一。

2. 镇痛　该方水煎液能够提高热水缩尾法和热板法所致小鼠的痛阈值，减少小鼠扭体次数。

桂枝加芍药生姜各一两人参三两新加汤

【原文温习】发汗后，身疼痛，脉沉迟者，桂枝加芍药生姜各一两人参三两新加汤主之。（62）

桂枝加芍药生姜各一两人参三两新加汤方：桂枝三两（去皮），芍药四两，甘草二两（炙），人参三两，大枣十二枚（擘），生姜四两（切）。上六味，以水一斗二升，煮取三升，去滓，温服一升。本云：桂枝汤，今加芍药、生姜、人参。

【医案精选】

1. 体虚外感

（1）庞姓老翁，80 余岁。初冬外出感寒，回家后自觉疲惫不堪，饮食不下。

见面色苍白，蜷卧欲睡，目闭不严，言语绵绵，声低气弱，时断时续，脉弱无力，舌淡苔薄白。此为体虚复感风寒，以致营卫不和，虚阳更衰。予桂枝人参新加汤：桂枝9g，生白芍12g，小红参6g，炙甘草6g，生姜12g，大枣5枚，水煎服。一剂后见效，老人精神好转，饮食少许，又拟六君子汤加味，三剂后恢复正常。(《门纯德中医临证要录》)

（2）李某，男，26岁。患者体弱乏力，饮食无味，全身不适日久。经常感冒，但体温不高，多次查验血常规，白细胞总数仅$2.4×10^9/L$。5个月来，遍治不效。见其面淡无泽，脉弱而缓，与服桂枝人参新加汤（方药与剂量同上）。服药四剂，精神明显好转，又与上方服六剂后，白细胞增至$4.6×10^9/L$，且饮食增加，食欲很好。后以人参养荣汤加鹿角胶9g（烊化）、鸡血藤30g，先后与桂枝人参新加汤交替服用30余剂。2个月后，经两次查验，白细胞均在$6×10^9/L$左右，诸症消失，已能正常参加生产劳动。(《门纯德中医临证要录》)

原按： 临床验证，新加汤尤对于年老体弱，病后邪去正伤，气血虚损的营卫失调，有调整机体功能，促进身体康复的作用。

编者按： 门氏对人参之功用，有很好的见解，摘要如下：关于"人参"的问题，历代争论不休。现在绝大多数人认为人参是补气的，我是不太赞成的。唐宗海说人参是补血的，我也不太赞成。我认为人参是气血双补的。"独参汤"就是气血双补之方。《寿世保元》上提到过，如果产后大出血，应用人参一二两，这是指真正的红参、高丽参，如果没有，则用当归补血汤（黄芪二两，当归五钱）代替。因为黄芪入气分、阳分，当归入血分、阴分，也为气血双补之方。总之，笔者赞同人参为补气生血之独特"神草"的评价。其既不同于黄芪为纯阳之品，功专补气，又不同于熟地为纯阴之品，功专补血。明白于此，才能发挥人参之专长，或救急，或补虚也。

2. 产后身痛 兰某某，女，31岁。1993年5月8日初诊。产后1个月，身痛，腰痛，两脚发软如踩棉花，汗出恶风，气短懒言而带下颇多。曾服用"生化汤"5剂，罔效。视其舌体胖大，切其脉沉缓无力。刘老辨为产后气血两虚，营卫不和之证，为疏《伤寒论》"桂枝新加汤"加味，以调和营卫，益气扶营。桂枝10g，白芍16g，生姜12g，炙甘草6g，大枣12枚，党参20g，桑寄生30g，杜仲10g。服药5剂，身痛止，汗出恶风已愈，体力有增。口干，微有腰部酸痛，乃于上方加玉竹12g，再服3剂而愈。(《刘渡舟临证验案精选》)

【临证指要】 新加汤适宜于治疗虚人感冒、产后身痛等。

【实验研究】 该方能降低hs-CRP的水平、抑制炎性反应，并能降低血脂、防治颈动脉粥样硬化。

桂枝加葛根汤

【原文温习】 太阳病，项背强几几，反汗出恶风者，桂枝加葛根汤主之。（14）

桂枝加葛根汤方：葛根四两，桂枝三两（去皮），芍药三两，生姜三两（切），甘草二两（炙），大枣十二枚（擘）。上六味，以水一斗，先煮葛根减二升，内诸药，煮取三升，去滓，温服一升。覆取微似汗，不须啜粥，余如桂枝法将息及禁忌。

【医案精选】

1. 太阳中风项强　庚戌，建康徐南强，得伤寒背强，汗出，恶风，予曰：桂枝加葛根汤证。病家曰：他医用此方，尽二剂而病如旧，汗出愈加。予曰：得非仲景三方乎（编者按：桂枝加葛根汤，按宋本《伤寒论》次序为太阳上篇第2方）? 曰：然。予曰：误矣！是方有麻黄，服则愈见汗多，林亿谓止于桂枝加葛根汤也。予令生而服之，微汗而解。（《伤寒九十论》）

编者按：宋本《伤寒论》桂枝加葛根汤中，有麻黄三两，方后注云："臣亿等谨按仲景本论，太阳中风自汗用桂枝，伤寒无汗用麻黄，今证云'汗出恶风'，而方中有麻黄，恐非本意也。第三卷有葛根汤，证云'无汗恶风'，正与此方同，是合用麻黄也。此云'桂枝加葛根汤'，恐是桂枝中但加葛根耳。"此说为是。案中说，"他医用此方"，即葛根汤，方中有麻黄，故服后"汗出愈加"。许氏用桂枝加葛根汤治之，取桂枝汤解肌祛风，调和营卫，葛根可疗伤寒中风头痛，解肌发表，且可鼓舞胃气上行，升津液以濡润经脉，而解项背拘急。方证相对，故"微汗而解"。

2. 痉挛搐搦症　刘某，女，30岁。患手足抽搐已4年。每次发作均出现手足挛缩，环口发紧，背直项强。患者神志清楚，遇劳则发作。春季妊娠期病情加重，注射葡萄糖酸钙可缓解，停药后又复发。经与桂枝加葛根汤加白芷子9g，钩藤15g。调治数日，搐搦一直未发。（《门纯德中医临证要录》）

原按：此类病症常因缺钙所致，此方通过调和营卫，输布周身津液，可增强机体摄取、保留血钙的功能。余用此方治疗该类患者三十余例，无不见效。

3. 落枕风　治疗落枕风之项强不能转动，其症针药不效者，本方加天花粉9g，羌活9g，服之常有效。治例：任某，男，37岁。自述：夜间睡眠项背感受风寒，晨起一侧项部强直，疼痛不能转侧，用散风缓急止痛药治疗二十余天不效，后与服上方三剂痊愈。（《门纯德中医临证要录》）

4. 小儿时疫痢　孙某某，女，1岁。初诊：1961年8月29日。主诉：因发热1日，腹泻10余次，粪便带红白黏液，以"菌痢"收住儿科病房治疗。入院时体温 39℃（肛表）。大便培养检出志贺痢疾杆菌。经用氯霉素、多黏菌素，并内服清热解毒止痢中药治疗，但腹泻不止，体温仍在 39.5℃ 左右。于 8 月 29 日邀余会诊。诊查：面赤身热，体温 40.5℃（肛表），衰弱无神，唇口干燥，眼眶凹陷。时闻啼声，气息低弱，不思乳食，自汗出，稍动则易惊怖。询及今日大便已泻 10 余次，每次便量不多，红白黏液混杂，小便短少。指纹色赤而浮，舌苔粉白。辨证：此系内伤饮食，复感表邪，表证不解，邪气又陷入阳明，遂成太阳阳明合病下痢之证。如过早施用清热止痢及苦寒泻下之剂，易伤里气；若表邪深陷，则痢无止期。治法：此证已属二阳合病，当以解表兼以升提之法治之。建议暂停其他中西药物，拟桂枝葛根汤 1 剂。处方：桂枝 10g，葛根 10g，杭芍 8g，生姜 2 小片，小枣 3 枚，甘草 3g。二诊：9 月 1 日。当晚喂药 2 次，至夜有微汗出，身热稍退，体温 39℃（肛表）。次晨又煎服第三次，日内照方服完 2 剂。每次喂药后片刻，均有热汗徐徐外出。于 30 日晚体温已降至 37.8℃（肛表），终日未见泻利。至 9 月 1 日，体温 37.2℃（肛表）；大便解 2 次，已为粪质，色黄而溏薄，未见脓血状物。据其母所诉，患儿热退之后已不再发惊，能安静熟睡，稍进乳食。此时虽然发热已退，腹泻已止，但见面色转淡，嗜卧无神，指纹色淡、隐隐可见，口唇回润，干渴之状已不见，舌苔薄白转润。此系病邪已退，中焦脾胃虚弱，须当调补中气，健运脾胃以善其后，拟归芍理中汤加味治之。处方：潞党参 10g，炮姜 6g，肉桂 5g，当归 6g，杭芍 5g，白术 6g，砂仁 3g，公丁香 7 粒，甘草 3g。三诊：9 月 4 日。上方药连服 3 剂，患儿于服药后第二三日，均未解大便，今日则大便 2 次，色黄微溏；体温已平，精神转佳，乳食如常。大便培养病菌 2 次，均未检出痢疾杆菌。调理数日，痊愈出院。（《中国现代名中医医案精华·吴佩衡医案》）

原按： 本例为小儿时疫痢，辨证属于太阳阳明合病，治疗当予解表以升提之法，如过早使用清热止痢、苦寒泻下，不仅表证不解，且苦寒伤阳伤气，痢不能愈。

编者按： 据"诊查"，患儿俨然已"脱水"，病势危急。西医必"补液"，然患儿腹泻无度，又补充性本寒凉之水液，脾阳因伤，脾失运化，则应用多种抗生素难以取效。案从太阳阳明合病论治，既师仲圣方法，又善于变通用之也。以《伤寒论》第 32 条曰："太阳与阳明合病者，必自下利，葛根汤主之。"本案患儿已"自汗出"等，故不宜再用麻黄。

【临证指要】 葛根汤治太阳中风表虚证兼项背强几几，转侧不利等疗效颇佳。临床还可用于治疗符合本方病机、主症的杂病如颈椎病、落枕、面神经炎、下颌关节炎、高血压项强或后脑痛、痢疾初起、急性肠炎等。

【实验研究】 该方由桂枝汤加葛根组成。该方中桂枝汤的实验研究参考桂枝汤条。葛根具有解热、扩张冠状动脉、扩张脑动脉、增加心脑有效血流量、减少耗氧量等作用。桂枝加葛根汤可通过多靶点、多通路治疗血脂异常。

栝楼桂枝汤

【原文温习】太阳病，其证备，身体强，几几然，脉反沉迟，此为痉，栝楼桂枝汤主之。（二·11）

栝楼桂枝汤方：栝楼根二两，桂枝三两（去皮），芍药三两，甘草二两（炙），生姜三两（切），大枣十二枚（擘）。上六味，以水九升，煮取三升，分温三服，微取汗。汗不出，食顷（指吃一顿饭的时间），啜热粥发之。

【医案精选】

柔痉（肌肉萎缩） 陈某某，男，56岁。患者肌肉萎缩，反映在后背与项下之肌肉，明显塌陷不充。尤为怪者，汗出口渴，肩背作痛，两臂与手只能紧贴两胁，不能张开，亦不能举，如果强行手臂内外活动，则筋骨疼痛难忍。切其脉弦细，视其舌质红苔薄。刘老辨脉细，舌红，口渴为阴伤津少之象；肩背作痛，肌肉萎缩，筋脉拘急不能伸开，则为太阳经脉感受风邪，日久不解，风阳化热伤及阴血所致。处方：桂枝15g，白芍15g，生姜10g，炙甘草10g，大枣12枚，栝楼根（天花粉）30g。连服10余剂，诸症皆愈，肩背肌肉充盈，病家讶以为神。（《刘渡舟临证验案精选》）

原按：本方天花粉剂量重用至30g，取其润燥解渴，大滋肺胃之阴，一制桂枝之温，一治津液之灼。仲景治口渴，惯用天花粉而不用他药，以天花粉甘酸而润，化阴生津止渴，则为其所专也。

编者按：此案疗效确为神奇，奇在辨证论治柔痉而肌肉萎缩亦愈。究其医理，似为本方益营阴之功效。

【临证指要】栝楼桂枝汤可辨证加味治疗外感病、慢惊风（小儿抽搐症）、精神病患者。

【实验研究】该方中天花粉有增强免疫、抑菌、抗癌等作用。桂枝能扩张血管，有促进发汗、解热、降温、镇痛、抗菌及增强机体免疫等功能。故该方可广泛应用于治疗感染性疾病、变态反应性疾病及精神疾病。研究发现，栝楼桂枝汤可通过抑制细胞凋亡保护神经细胞；可减轻脑缺血诱导的神经炎症，改善大鼠脑缺血再灌注损伤症状；能够改善脑卒中后下肢痉挛患者的痉挛症状及肌张力，提高平衡能力和步行速度，改善下肢运动功能及日常生活活动能力。

桂枝加黄芪汤

【原文温习】黄汗之病，两胫自冷；假令发热，此属历节。食已汗出，又身常暮盗汗出者，此劳气也。若汗出已反发热者，久久其身必甲错；发热不止者，必生恶疮。若身重，汗出已辄轻者，久久必身瞤，瞤即胸中痛，又从腰以上必汗出，下无汗，腰髋弛痛，如有物在皮中状，剧者不能食，身疼重，烦躁，小便不利，此为黄汗，桂枝加黄芪汤主之。（十四·29）

诸病黄家，但利其小便；假令脉浮，当以汗解之，宜桂枝加黄芪汤主之。（十五·16）

桂枝加黄芪汤方：桂枝三两，芍药三两，甘草二两，生姜三两，大枣十二枚，黄芪二两。上六味，以水八升，煮取三升，温服一升，须臾饮热稀粥一升余，以助药力，温服取微汗；若不汗，更服。

【医案精选】

1. 表虚感冒　某某，男，67岁。经常感冒，往往一二月接连不断，症状仅见鼻塞咳嗽，头面多汗，稍感疲劳。曾服玉屏风散，半个月来亦无效果。我用桂枝汤加黄芪，服后自觉体力增强，感冒随之减少。此证同样用黄芪而收效不同，理由很简单：桂枝汤调和营卫，加强黄芪固表，是加强正气以御邪；玉屏风散治虚人受邪，邪恋不解，目的在于益气祛邪。一般认为黄芪和防风相畏相使，黄芪得防风，不虑其固邪，防风得黄芪，不虑其散表，实际上散中寓补，补中寓疏，不等于扶正固表。正因为此，如果本无表邪，常服防风疏散，反而给予外邪侵袭的机会。（《谦斋医学讲稿》）

2. 卫阳不振　徐某某，女，28岁。主诉：1978年8月因头痛服去痛片后，继而出现白细胞减少，头晕无力，食欲不振，稍有劳则汗出恶风，容易感冒，睡眠及二便尚可。经保健室给服西药（药名不详）未效，后又住院服西药治疗，白细胞维持在2700/mm³之水平。诊查：舌质正常，脉象浮缓，余症如上。辨证：卫阳不振，腠理不固。治法：宜温卫阳，固腠理以增强其机体之抗病功能，用桂枝加黄芪汤。处方：桂枝10g，白芍15g，黄芪20g，甘草3g，生姜6片，大枣5枚。服上方药7剂，复查血象白细胞为5400/mm³。药已中病，仍守原方。再服药7剂，白细胞已升至7800/mm³，诸症霍然。随访6年，未见复发。（《中国现代名中医医案精华·谭日强医案》）

原按：白细胞减少症，以白细胞减少、倦怠乏力，或发低热、容易感染等为临床特点，相当于中医学中的卫气虚证。本案患者虽无低热，但其他症状均为卫阳不振、腠理不固之表现，故用温卫阳、固腠理之法而获显效。

编者按： 白细胞为当今微观检查结果，其低于正常者易感外邪且难愈。本例患者根据辨证用"桂枝加黄芪汤"治疗，白细胞即恢复正常，这体现了中医药的独特疗效。

3. 黄汗，黑疸（肝硬化） 韩某，女，41岁，哈尔滨人。以肝硬化来门诊求治。其爱人是西医，检查详尽。诊断肝硬化已确信无疑。其人面色黧黑，胸胁串痛。肝脾肿大，腰髋痛重，行动困难，必有人扶持，苔白腻，脉沉细，黄疸指数、胆红质检查皆无异常，皮肤、巩膜无黄染。曾在当地多年服中西药不效，特来京求治。初因未注意黄汗，数与疏肝和血药不效，后见其衣领黄染，细问乃知其患病以来即不断汗出恶风，内衣每日更换，每日黄染，遂以调和营卫、益气固表以止汗祛黄为法，与桂枝加黄芪汤治之：桂枝三钱，白芍三钱，炙甘草二钱，生姜三钱，大枣四枚，生黄芪三钱。嘱其温服之，并饮热稀粥，盖被取微汗。上药服三剂，汗出身痛减，服六剂黄汗止，能自己行走，继依证治肝病乃逐渐恢复健康。返回原籍。二年后特来告之仍如常人。（《中国百年百名临床家胡希恕》）

原按： 本例是肝硬化并见黄汗之证，黄汗不去，则肝病长期治疗不效，提示了仲景学说的"先表后里"治则的正确性、重要性，也提示医者必须掌握黄汗的证治。因本患者有汗出恶风、身痛身重等，为桂枝汤的适应证，故治疗以桂枝汤调和营卫。因表虚湿踞，故加黄芪益气固表，使营卫协和，正气固于皮表，汗止湿消，黄汗自除。

编者按： 黄汗病见于《金匮要略》水气病篇，此病临床罕见。仲景书治黄汗病有桂枝加黄芪汤与黄芪白芍桂枝苦酒汤两方。上述治例若非熟知经典治黄汗之专方，则难于取得专方之特效。仲景书对黑疸证治收入《金匮要略》黄疸病篇。

【临证指要】 桂枝加黄芪汤治疗黄汗病、黄疸病以及汗证、感冒、风湿病、皮肤病等属于营卫失和兼表气虚者。

【实验研究】 该方具有改善皮肤循环、调整汗腺功能、增强免疫等作用。还能调节外周血 T 淋巴细胞亚群水平，升高 $CD4^+$、$CD4^+/CD8^+$ 比值，降低 $CD8^+$，明显降低 IgA、IgG、IgM 表达，提高机体免疫功能，对肺气虚寒型变应性鼻炎的临床疗效显著。

桂枝加附子汤

【原文温习】 太阳病，发汗，遂漏不止，其人恶风，小便难，四肢微急，难以屈伸者，桂枝加附子汤主之。（20）

桂枝加附子汤方：桂枝三两（去皮），芍药三两，甘草三两（炙），生姜三两（切），大枣十二枚（擘），附子一枚（炮，去皮，破八片）。上六味，以水七升，煮取三升，去滓，温服一升。本云：桂枝汤，今加附子。将息如前法。

【医案精选】

1. 漏汗

（1）高某某令堂，女性，86岁，农民。2011年8月14日初诊。缘由头痛，发热，经当地医生诊断为感冒，给予抗菌消炎、解热镇痛及激素治疗3周，热已退，唯多汗恶风来诊，询知周身虚汗涔涔，恶风，食纳差，神疲乏力，舌质淡苔薄白，脉虚细略数。通过分析脉证，是知高年阳虚，汗出过多而伤阳。有形之阴液不能速生，无形之阳气所当急固。应以桂枝加附子汤扶阳固表敛汗。处方：桂枝、白芍、甘草、生姜、大枣、炮附子各10g。日1剂，水煎2遍，合汁约500ml，日3次温服。服药3剂汗止病痊。（张顺启医案）

（2）林某某，男性，33岁，私企老板。2012年5月30日初诊。主诉：近2年来一年四季周身汗出不止，毛巾常持手中，以备擦之，常觉周身寒冷，且天气炎热时感觉酷暑难耐，开空调、风扇等则头痛，舌质淡苔薄白，脉弦细。详析脉症，四诊合参，是知阳气虚弱，腠理不密。以桂枝加附子汤合玉屏风散加味，处方：桂枝10g，白芍15g，甘草、生姜、大枣各10g，炮附子15g，黄芪20g，白术、防风各15g，煅龙骨、煅牡蛎各30g。日1剂，水煎2遍，合汁约600ml，日3次温服。服药5剂，汗出减少，恶风怕冷减轻，药已中病，守方继服10剂汗止病痊。（张顺启医案）

2. 自汗畏寒　岑某某，男，58岁。2016年11月17日初诊。主诉：自汗畏寒数月，近日加重。有高血压、脑梗死病史（右侧肢体活动不灵），今日测血压为135/90mmHg，自诉寐差。舌暗偏红苔薄黄，脉缓弱。四诊合参，舍舌从脉从症。辨证：营卫不和，卫阳不足。方用桂枝加附子汤加味，处方：桂枝30g，白芍30g，大枣40g，炙甘草20g，生姜30g，炮附子30g，生龙骨、生牡蛎各30g，浮小麦30g。7剂，日1剂，用水泡40~50分钟再煎，煎开锅之后再煮30分钟取汁；煎第2遍比第1次少放水，煮开锅后十几分钟即可，两煎合汁约400ml，分3次空腹温服，服药后20~30分钟喝热粥及清淡食物为宜。

二诊：2017年2月23日。自诉服上方7剂，汗出、畏寒略轻。近因受凉而加重，怕冷、恶风、汗出多伴口干，舌脉同前。考虑初诊方证合拍，须守方守法以待良效。嘱守初诊方再服6剂。

三诊：2017年3月2日。家属代述：服用上方之后，汗出基本消失，唯仍怕冷。嘱守方再服6剂。

四诊：2018年4月3日。诉去年服药后汗出多、怕冷皆愈。近2个月复发，自行购买去年之方5剂，服用后疗效不明显。仍畏寒，汗出多，肩背脊柱冷尤甚，伴纳呆，少寐，二便尚调。舌暗红苔白，脉缓弱略弦。诊为督脉阳虚。治宜温阳壮督，方用附子汤。处方：炮附子20g，炒白芍20g，炒白术20g，茯苓20g，党参20g。7剂，日1剂，水煎服。煎服同前桂枝加附子汤。

五诊：2018年4月10日。服上方7剂后，汗出略减轻，肩背怕冷如故，且周身怕冷。脉缓而虚软，舌暗红苔薄黄。思考以上辨证无误，方证相对，疗效不佳之由，一为久病无近功，需守方再服，二是阳虚较重而剂量较轻，故守附子汤加大剂量，并加黄芪以益气助卫阳。处方：炮附子30g，炒白芍30g，炒白术30g，茯苓30g，党参30g，黄芪15g。7剂，日1剂，水煎服，煎服法同前。

2018年4月17日，家属来院取病历本，代诉患者服用上方后，汗出不多了，肩背和周身怕冷好转，近二三天海口阴天下雨降温（16~26℃），也没有感觉怕冷，代表谢忱。（吕志杰医案）

编者按： 本案间断治疗时经年余，先用桂枝加附子汤为主治其汗出、怕冷，是据《伤寒论》第20条所述，以桂枝加附子汤加味治之，方证相对，故取良效。今年复发，四诊、五诊考虑阳虚深重，不但卫阳虚，而且里阳亦虚，故据《伤寒论》第305条所述，用附子汤原方治之，初用效果不显，再用守方加大剂量，并加黄芪益气以助阳，取得汗出少、畏寒除之良效。这说明用好经方在于辨证准确，选方精当的前提下，若疗效不佳，则应守方守法，并从用药剂量，服药时间长短等方面探究未能达到预期效果之原因。

【临证指要】 桂枝加附子汤常用于治疗阳虚感冒，以及风湿与类风湿关节炎等。方中附子有毒，用之不当易引发中毒反应，甚至危及生命，故用之宜慎。

【实验研究】 该方中桂枝汤的实验研究参考桂枝汤条。附子具有强心、扩张冠状动脉及肢体血管、抗炎、镇痛等作用。

桂枝加厚朴杏子汤

【原文温习】 喘家，作桂枝汤，加厚朴、杏子佳。（18）

太阳病，下之微喘者，表未解故也，桂枝加厚朴杏子汤主之。（43）

桂枝加厚朴杏子汤方：桂枝三两（去皮），甘草二两（炙），生姜三两（切），芍药三两，大枣十二枚（擘），厚朴二两（炙，去皮），杏仁五十枚（去皮尖）。上七味，以水七升，微火煮取三升，去滓，温服一升。覆取微似汗。

【医案精选】

喘证 戊申正月，有一武弁在仪真，为张遇所虏，日夕置于舟艎板下，不胜跧伏，后数日得脱，因饱食，解衣以自快，次日遂作伤寒。医者以因饱食伤，而下之。一医以解衣中邪，而汗。杂治数日，渐觉昏困，上喘，予诊之曰：太阳病，下之，表未解，微喘者，桂枝加厚朴杏子汤，此仲景法也。一投而喘定，再投而濈濈

汗出，至晚，身凉而脉已和矣。（许叔微《伤寒九十论》）

编者按：成无己说："下后大喘，则为里气大虚，邪气传里，正气将脱也。下后微喘，则为里气上逆，邪不能传里，犹在表也，与桂枝汤以解外，加厚朴杏子以降气。"这段论述，对于分析喘疾之表里虚实有指导意义。许氏此案，佐证了桂枝加厚朴杏子汤的实用价值。

【临证指要】桂枝加厚朴杏子汤适宜于太阳中风表虚证兼见肺病咳喘者，如慢性气管炎复感外邪。

【实验研究】该方具有镇咳平喘、抗炎作用。杏仁含苦杏仁苷、苦杏仁酶和苦杏仁油，前者经酶水解后产生氢氰酸，微量氢氰酸能抑制呼吸中枢，使呼吸运动趋于安静而奏止咳平喘功效，过量则可导致中毒。厚朴煎剂对肺炎球菌、白喉杆菌、溶血性链球菌、志贺及施氏痢疾杆菌、金黄色葡萄球菌等有抑制作用。经该方治疗后，慢性阻塞性肺疾病急性加重期患者的肺功能和血气分析指标明显优于治疗之前。

桂枝加龙骨牡蛎汤

【原文温习】夫失精家，少腹弦急，阴头寒，目眩，发落，脉极虚芤迟，为清谷、亡血、失精。脉得诸芤动微紧，男子失精，女子梦交，桂枝加龙骨牡蛎汤主之。（六·8）

桂枝加龙骨牡蛎汤方：桂枝、芍药、生姜各三两，甘草二两，大枣十二枚，龙骨、牡蛎各三两。上七味，以水七升，煮取三升，分温三服。

【医案精选】

1.遗精　傅某某，男，17岁。初诊：1982年10月5日。主诉：滑精，每日或隔天1次，精下清冷，已近2年，多方求治无效。诊查：少年之体，屡屡滑泄，日久形瘦神惫，形寒肢凉，头昏眩晕，面色不华，尿量频多，夜寐多梦，纳呆健忘，尺脉沉细，苔薄质淡。辨证、治法：肾阴不足渐致肾阳亦虚，疾已痼也。试拟桂枝加龙骨牡蛎汤。处方：桂枝5g，炒白芍10g，清炙草3g，生龙骨30g（先煎），牡蛎30g（先煎），夜交藤30g，生姜2片，红枣3个。二诊：服桂枝加龙牡汤4剂后，夜寐略安，遗滑4天未发，头晕肢冷，神疲少力，脉细苔薄。药到病所，如矢之中的；也赖少年人脏气清灵，随拨随应。再拟前方加减：加炒谷芽15g，改杭白芍6g。叮嘱病人早寐少劳，善自将息。三诊：药后已旬日未发滑精，手足也温，夜寐安好，面色转润，唯近日脘腹间隐隐作痛，食后较甚。脉细弦，苔白。遗泄诸症悉瘥，胃肠功能未和，改进芍药甘草汤加味。（《中国现代名中医医案精华·盛循卿医案》）

原按：历代医家多推桂枝加龙骨牡蛎汤为治本症要方，人用不多，而本方对阴阳失调、心虚肾亏之遗滑精冷尤为适用。本病人诸症正是由于阳失阴涵、浮越不敛，阴失阳固、精走不守使然。《素问·生气通天论》曰："凡阴阳之要，阳密乃固。"故选用桂枝加龙骨牡蛎汤加味，使阳固阴守，精涩神宁。药病相应，则数年之顽疾霍然而愈于旬日之间。

编者按：桂枝加龙骨牡蛎汤治青年人之遗精，确为可靠之良方，笔者临证亦有经验。其遗精成因，多由心思欲念，扰动肾精也。治病求因，治因之要，务在教育患者"移精变气"，摒弃欲念，专心学业或事业，再处方得当，疗效始佳。本案处方剂量，与原方本来剂量比例差别较大，读者须识之。

2. 盗汗 季左，10月12日。夜寐喜盗汗，脉阳浮阴弱，宜桂枝加龙骨牡蛎汤。川桂枝四钱，生白芍三钱，生草一钱，龙骨四钱，左牡蛎一两，生姜八片，红枣十二枚。(《经方实验录》)

原按：《金匮要略》云："男子平人，脉虚弱细微者，喜盗汗也。"……本汤既可治盗汗，又可治遗精，更可治盗汗之兼遗精者，所谓虚劳人是也。

编者按：以上曹颖甫先生及其门人姜佐景，反复议论桂枝加龙骨牡蛎汤治遗精、盗汗、遗精兼盗汗（久患遗精者常兼盗汗）之医理、治例，曰"治愈甚众"。此等经验，当引为重视。编者临床曾用本方治疗青年遗精、小儿盗汗，确有灵验。

3. 长期发热 杨某某，女，5岁。主诉：患儿因发热持续不退（体温常在39~40℃之间），在当地医院治疗1个月，诊断不明，乃来南京某医院住院治疗。经该院各种检查，仍未发现任何阳性体征。反复使用各种抗生素、激素、输血及对症治疗6个月，病情未见缓解，身热不降，该院请中医会诊。会诊前，患儿仍每日输液，隔周加输血浆。诊查：精神萎软，面带晦滞，形体消瘦，饮食量少，体温每日早晨最高（39~39.5℃），午后较低（38~38.5℃），全身有微汗，晚上睡眠时全身汗出，头颈尤多，抚之不温。高热时四肢发凉，时有惊惕。舌苔薄净，边有齿痕，舌质淡红潮润，脉息细数少力，二便尚正常，余无特殊见症。辨证：当时认证为病不在邪盛，而在正虚，乃营虚不能内守，卫虚失于外护，营卫俱虚，阴阳失调，是为长期发热之根本所在。治法：治病必求其本，虽长期高热，假象也。宜从调和营卫入手，佐以益气潜阳，以防其阳越无制，卒至暴脱。方选桂枝加龙骨牡蛎汤，重用黄芪固表。处方：炙桂枝5g，生白芍10g，炙甘草5g，煅龙骨、煅牡蛎各30g，炙黄芪20g，生姜2片，红枣5枚。上方药嘱服5剂，每天1剂，分次喂服。并嘱停止其他一切治疗，5天后复诊。患儿服药至第三剂，身热已趋下降，早晨38.5℃，午后37.5~38℃，出汗明显减少。服完第五剂药后，体温最高未超过38℃，精神、食欲亦见明显好转。复诊时面已有华色，汗出减少；小便转多，色清不黄；舌有薄白苔，质见滑润。营卫有谐和之象，元阳亏耗之征渐见显露，乃于原方中去黄芪，加熟附子 10g，人参须 10g。续服药 5 剂，体温完全正常。面色转红润，证情稳定，同意出院。(《中国现代名中医医案精华·江育仁医案》)

原按： 本症治疗重在扶正，乃根据小儿"稚阴稚阳"的体质特点。《素问·生气通天论》说："阴阳之要，阳密乃固。"若卫阳不足，则肌肤不密，津液外泄，阳随阴失，虚阳浮越，甚者出现阴阳竭脱之危象。本例身热长期不退，但四肢不温，面晦形瘦，神萎食少，皆气阳不足之象；常自汗出，乃营阴失守；发热、惊惕，系阴不潜阳；舌质潮润，可见阴伤未甚，故断为气虚阳衰、营卫不和，属真寒假热证，采用热因热用之反治法，使绵延六月之长期发热，遽然退去。

编者按： 江育仁先生为当代儿科名医，上述案例之疗效，足见名不虚传。如此高热半年，西医西药治之不退，"停止其他一切治疗"，仅以中药经方治之，五剂见效，再服五剂热退（体温正常），患儿病愈。真乃良医良方也！这彰显了中医药的神奇疗效！读者岂能不为之振奋，并立下传承之志耶？

【临证指要】本方原方应用或适当加味，可治疗遗精、梦交、不射精症、遗尿、盗汗、脱发及神经衰弱等。

【实验研究】桂枝汤的实验研究详见桂枝汤条。方中龙骨主要有镇静安神、抗抑郁作用；牡蛎具有镇静、抗惊厥、抗病毒、抗氧化、抗肿瘤、抗衰老、降血糖等作用。

桂枝去芍药汤

【原文温习】太阳病，下之后，脉促，胸满者，桂枝去芍药汤主之。(21)

桂枝去芍药汤方：桂枝三两（去皮），甘草二两（炙），生姜三两（切），大枣十二枚（擘）。上四味，以水七升，煮取三升，去滓，温服一升。本云：桂枝汤，今去芍药。将息如前法。

【临证指要】桂枝去芍药汤可用于治疗体虚感冒伴脾胃虚弱，以及各种心脏病恢复期脾胃虚弱，食欲不振者。

【实验研究】该方可减低胃中甲基橙残留率，有明显促进胃排空作用。对小鼠流感病毒感染性肺炎、超敏反应、新斯的明导致的肠道功能紊乱等均有明显治疗作用。

桂枝去芍药加附子汤

【原文温习】若微恶寒者，桂枝去芍药加附子汤主之。(22)

桂枝去芍药加附子汤方：桂枝三两（去皮），甘草二两（炙），生姜三两

（切），大枣十二枚（擘），附子一枚（炮，去皮，破八片）。上五味，以水七升，煮取三升，去滓，温服一升。本云：桂枝汤，今去芍药加附子。将息如前法。

【临证指要】该方可用于治疗阳气偏虚之感冒、冠心病、心肌炎等，并可用于阳虚体质而平素畏寒，自汗或肢体痛等。

【实验研究】该方可提升心率以治疗病窦综合征，还可用于冠心病的早期治疗。方中附子具有强心、扩张冠状动脉及肢体血管、抗炎、镇痛等作用。

桂枝去桂加茯苓白术汤

【原文温习】服桂枝汤，或下之，仍头项强痛，翕翕发热，无汗，心下满微痛，小便不利者，桂枝去桂加茯苓白术汤主之。（28）

桂枝去桂加茯苓白术汤方：芍药三两，甘草二两（炙），生姜三两（切），白术、茯苓各三两，大枣十二枚（擘）。上六味，以水八升，煮取三升，去滓，温服一升。小便利则愈。本云：桂枝汤，今去桂枝加茯苓、白术。

【医案精选】

案例佐证两则　《伤寒论》第28条的桂枝去桂加茯苓白术汤，《医宗金鉴》认为去桂是去芍之误。从此，遵其说者大有人在，形成了去桂和去芍的两种观点而纠缠不清。我想通过以下两个病例，证实桂枝去桂加茯苓白术汤确实无误，使这个问题得到澄清。

陈修园在清嘉庆戊辰年间，曾治吏部谢芝田先生令亲的病。症状是头项强痛，身体不适，心下发满。问其小便则称不利。曾吃过发汗解表药，但并不出汗，反增加了烦热，切其脉洪数。陈疑此证颇似太阳、阳明两经合病。然谛思良久，始恍然而悟，知此病前在太阳无形之气分，今在太阳有形之水分。治法，但使有形之太阳小便一利，使水邪去而气达，则外证自解，而所有诸症亦可痊愈。乃用桂枝去桂加茯苓白术汤，服一剂而瘥。

我校已故老中医陈慎吾，生前曾治一低热不退的患者，经他人多方治疗，而终鲜实效。切其脉弦，视其舌水，问其小便则称不利。陈老辨此证为水邪内蓄，外郁阳气，不得宣达的发热证，与《伤寒论》28条的意义基本相同。乃疏桂枝去桂加茯苓白术汤，三剂小便畅利，发热随之而愈。

通过这两个治例，完全可以证实六经和经络脏腑有关，桂枝去桂加茯苓白术汤也是没有错误之可言。（《名老中医之路·第一辑》第1版）

编者按：以上两个治例，节录于刘渡舟先生的撰文。

【实验研究】该方既可抑制NF-κB与TNF-α信号通路，对脓毒症性急性肾损伤大鼠的肾功能和肾组织结构有保护作用；又能降低血浆NO、CGRP的含量以治疗偏头痛。

桂枝甘草汤

【原文温习】发汗过多，其人又手自冒心，心下悸，欲得按者，桂枝甘草汤主之。(64)

桂枝甘草汤方：桂枝四两（去皮），甘草二两（炙）。上二味，以水三升，煮取一升，去滓，顿服。

【医案精选】

1. 心悸（房性早搏） 李某，女，29岁。心电图示：窦性心律不齐，房性期前收缩。自述：心悸气短，活动则更甚，头昏易惊，全身乏力。予服桂枝甘草汤：桂枝10g，炙甘草6g，水煎服。2剂后诸症大效，心电图示：窦性心律，又服2剂而无恙。（《门纯德中医临证要录》）

编者按：窦性心律不齐与剧烈运动、吸烟饮酒、喝浓茶等有关，为临床上常见的心律失常，多见于正常的青少年，由于多为生理性因素引发，一般无须治疗。而房性期前收缩在正常人和器质性心脏病患者均可发生，为临床上常见的一种心律失常，心悸为其主要表现，预后取决于原发病，而正常人发生房性早搏，去除病因可自行恢复。上述治例之心悸等症状较重，服4剂桂枝甘草汤而无恙，确为方药之疗效。病情单纯，辨证准确，选方得当，方小力专，此案可见一斑。

2. 失眠重症 郑某，男，46岁。初诊日期：1964年4月27日。患者最近3个月持续失眠，屡治不效，收入院。诊见其面色青，双目布满血丝，彻夜不卧，烦躁，在病房四周行走不休，白日喜独自蜷卧，少言、少食，舌淡苔少，脉弦细。所服西药甚多，中药如磁朱丸、柏子养心丸、安神丸也屡服少效。盖失眠一证，无非邪正两端，寐本乎阴，神其所主，神安则寐。或邪袭，或营虚，阴阳失交，则神不安而不寐。此患者既已养阴精，又潜阳定志，缘何不效？细询之，方知其患病前，曾因着雨外感，自己大剂服葱姜红糖汤，得大汗，风寒得解，而不寐旋起，知其气血失和，心气馁虚，予桂枝甘草汤一料试服：桂枝12g，炙甘草9g，睡前服一煎。次日晨八时，余查房，见患者正在酣睡，同室人谓其一夜安眠。九时半，患者找余问还可服否，遂嘱其再进2剂，以后经调理病愈而出院。（《门纯德中医临证要录》）

原按：仲景桂枝甘草汤，为发汗过多，心下悸之阳伤证设。汗为心液，伤心气则虚，桂枝甘草，甘温相得，取法桂枝汤，但不用姜之辛散、枣之泥滞、芍之酸收，只用桂枝之温、甘草之甘，法在和阳，其效明显。此患者之烦躁，断非痰热，与心中烦、心下有水气而悸迥异，需在辨证上注意鉴别。另忆及1970年曾治陈某，患结核性胸膜炎，经抗结核治疗，其患大愈。只因体质日弱，动辄出汗，患不寐证，经治，屡不收效，后致每每入夜不瞑，坐以待旦，偶有小卧，双手冒心，证属心液受伤，心阳已弱，亦以桂枝甘草之小方，投石问路，三服而安。说明心液不足，荣卫失调，必然升降失常，欲求阳和，总宜温甘。

【临证指要】桂枝甘草汤原方或适当加味，可用于治疗心阳不足证。

【实验研究】该方有抗心律失常的作用。膜片钳实验通过观察桂枝甘草汤及各组分含药血清对 Na^+ 通道有不同程度的抑制作用发现，与Ⅰ类抗心律失常药物作用机制相同。该方通过抗脂质氧化，清除氧自由基及下调 TGF-β1、ICAM-1 表达，能有效保护冠脉结扎致心力衰竭大鼠的心肌功能。该方具有改善血红蛋白携氧能力以及抗氧化作用，可明显改善运动性贫血大鼠的红细胞减少、血浆总 SOD 活性代偿性增高，提高血清铁浓度。

桂枝甘草龙骨牡蛎汤

【原文温习】火逆下之，因烧针烦躁者，桂枝甘草龙骨牡蛎汤主之。（118）

桂枝甘草龙骨牡蛎汤方：桂枝一两（去皮），甘草二两（炙），牡蛎二两（熬），龙骨二两。上四味，以水五升，煮取二升半，去滓，温服八合，日三服。

【临证指要】该方为主可治疗心脏病、神经症、癔病、汗证等见有心阳不足、心神不敛之证者。

【实验研究】

1. 镇静　该方中桂枝所含桂皮醛对小鼠有明显的镇静作用；龙骨、牡蛎亦有镇静作用。该方及其拆方对阳虚证失眠大鼠脑内 5-HT、NE 含量的影响研究发现，其治疗阳虚证失眠有明显疗效，镇静助眠效果与氯硝西泮相当，其中起主要镇静作用的是龙骨、牡蛎药对，其温阳作用主要与桂枝有关。

2. 抗炎　对大鼠实验性急性应激行为及下丘脑-垂体-肾上腺轴的影响研究证明，该方能升高胸腺指数，降低 IL-1β 的含量，升高 IL-2 的含量，抑制炎症反应。

3. 调节免疫　该方可增强机体应对急性应激的能力，调节急性心理应激后大鼠的免疫内分泌。

桂枝去芍药加蜀漆牡蛎龙骨救逆汤

【原文温习】伤寒脉浮，医以火迫劫之，亡阳，必惊狂，卧起不安者，桂枝去芍药加蜀漆牡蛎龙骨救逆汤主之。（112）

火邪者，桂枝去芍药加蜀漆牡蛎龙骨救逆汤主之。（十六·12）

桂枝去芍药加蜀漆牡蛎龙骨救逆汤方：桂枝三两（去皮），甘草二两（炙），生姜三两（切），大枣十二枚（擘），牡蛎五两（熬），蜀漆三两（洗去腥），龙骨四两。上七味，以水一斗二升，先煮蜀漆，减二升，内诸药，煮取三升，去滓，温服一升。本云：桂枝汤，今去芍药，加蜀漆、牡蛎、龙骨。

【医案精选】

1. 心悸（心律失常） 有路姓中年患者，每日午后先微恶寒，旋即热作，并汗自出，历两小时许，热、汗渐止，心中怵惕，惴惴不安，多方求治，未尝一效。脉之，则三五动辄一止。此桂枝去芍药加蜀漆牡蛎龙骨救逆汤证也。因我处药房不备蜀漆，而易以常山。并嘱之曰："此方虽与汝证相合，然非常用者，效与不效，必来复诊。"越二日，路欣然而至，曰："药一帖，次日发热汗出俱止，惊悸亦大减。"脉之，仅稍涩，继服两帖，后未再作。三年之疾，一旦霍然，由是更知经方之妙，不可胜言。（《上海中医药杂志》1985；1：34）

编者按：医者皆知炙甘草汤治心律失常，而鲜知救逆汤亦治心律失常，本方之功，以蜀漆（常山）为主，其机制已被药理研究所证实。

2. 惊恐 梁某，男，36岁。主诉：病因大惊而起，日夜恐惧不安，晚上不敢独宿，即使有人陪伴，也难安寐而时自惊醒。白天不敢独行，即使有人陪伴，也能因多惊而畏缩不前。每逢可怕之事（即使并不足怕的事也常引以为怕），即自惊呆而身寒肢厥拘急并引入阴筋，手足出汗，发作过后则矢气尿多。诊查：饮食减少，舌淡苔白，脉弦。治法：投以桂枝汤去芍药加龙牡等。处方：桂枝四钱，炙甘草八钱，生姜三钱，大枣六枚，生龙骨一两，生牡蛎一两，远志三钱，桂圆肉二两，小麦二两。连服上方药三剂，夜寐渐安，恐惧感明显减退，发呆次数大减，可以独自外出行走，不再需人陪伴；当时时值夏令，犹穿夹衣，自汗恶风。守上方加生黄芪五钱，白芍三钱，再进药数剂而病获痊愈。（《中国现代名中医医案精华·万友生医案》）

原按：《伤寒论》以桂枝汤去芍药加蜀漆牡蛎龙骨救逆汤或桂甘龙牡汤，主治惊狂卧起不安或烦躁之症，并明言是因误治亡阳所致。可知其症是属心阳虚而神魂不宁之候，而其方则属温补心肝阳气以安定神魂之剂。此方对心肝神魂不宁的虚寒证颇有效验。本例由于心肝阳虚内寒而神魂不宁，故日夜恐惧不安。其身寒肢厥而拘急，为少阴心阳不足，不能温养血脉所致。其引入阴筋而脉弦，为厥阴肝阳不足，不能温养筋脉所致（肝主筋，足厥阴经脉抵少腹，络阴器）。因此采用桂枝汤去芍加龙牡为主。桂枝汤本是阳中有阴之方，减去芍药，就成为纯阳之剂，它不仅能温心阳以通血脉，而且还能温肝阳以疏达木气，前人有"桂枝疏木而安动摇"之说。加龙牡者，取其重镇固涩以安定神魂；加桂圆和远志者，增强其养心养神之力；加小麦者，寓甘麦大枣汤于其中，取其既能养心安神，又能缓肝之急。在获得显效后，由于患者自汗恶风，更加黄芪和白芍，则是取其益卫固表敛汗之功。

编者按：本案取得良效，贵在治病求因与治病求本，又贵在善用经方与善于加味。若只用原方，不加上并重用桂圆肉与小麦养心安神，且重用炙甘草以养心气，则难取得如此之良效。故学习名医案例经验，应从多角度领悟其处方技巧，才能学到真谛。

【临证指要】可辨证与辨病结合，采用救逆汤治疗癫证、精神分裂症、神经官能症、心律失常、疟病等。

【实验研究】该方具有发汗解热、健胃制酸、抗疟、抗流感病毒、减低兴奋性等作用。该方治疗心脏神经症可有效缓解其焦虑、抑郁情绪。方中蜀漆为常山幼苗，常山具有奎尼丁样作用，可用于房性和室性心律失常，对于窦性心动过速的效果较好。本药的副作用有头晕、乏力、胃肠道不适，偶有皮疹、发热、视力模糊。少数患者可因药物蓄积而致色素沉着，发生皮肤发黄，伴口唇与眼圈发黑等。

桂枝芍药知母汤

【原文温习】诸肢节疼痛，身体尪羸，脚肿如脱，头眩短气，温温欲吐，桂枝芍药知母汤主之。（五·8）

桂枝芍药知母汤方：桂枝四两，芍药三两，甘草二两，麻黄二两，生姜五两，白术五两，知母四两，防风四两，附子二枚（炮）。上九味，以水七升，煮取二升，温服七合，日三服。

【医案精选】

1. 历节病（类风湿关节炎） 杨某某，女性，40岁。3年前患两手足麻木，喜热怕冷，每着风寒后两手足关节即疼痛，同时局部皮肤呈现青紫色，经数日后色渐消失，疼痛也随之缓解。2年来，虽经治疗，但未见显效。于1962年秋季发展为上下肢关节连续性剧痛。初诊（12月9日）：四肢大小关节剧烈疼痛，日轻夜重，阴雨天尤甚，局部肿胀灼热，汗出，两手足皮肤呈现青紫色，行步艰难，手指不能弯曲。经常头眩，恶心欲呕，胃纳不佳，二便正常。有时耳鸣心悸，日晡潮热，脉短细而数。处方：桂枝、芍药各15g，甘草、麻黄、淡附子各9g，白术、知母各24g，防风9g。上药为细末，分十日服完。二诊（12月21日）：服药后疼痛肿胀减轻十之五六，手指伸屈较前灵活，灼热、汗出皆止，头眩、恶心未发作，耳鸣、心悸、潮热皆减轻，手足部皮色仍呈青紫，胃纳仍不佳，原方再进（日服量稍增加）。三诊（1963年1月17日）：关节疼痛已减十之八九，其他症状完全消失，胃纳佳，手足部皮色好转，但和其他部分比较仍然有别，行走以及缝衣、做饭灵活自如。仍予前方，再服1个月。共服药治疗2个月。（赵明镜.《上海中医药杂志》1965；1：

30）

编者按：此案主证特点颇似类风湿关节炎，即《金匮要略》所谓"历节病"。本病中、西医治疗都很棘手。本方治之有如此良效，值得效法。原方为汤剂，此案变通为散剂（宜煎煮数分钟），方便患者，切合实用。

2. 瘾疹（荨麻疹） 久治不愈的荨麻疹，多以寒湿内生，风邪骚扰，蕴积肌肤，营卫不和为病机。余以桂枝芍药知母汤加蝉蜕 9g，治之即效。治例：王某，男，30 岁。1978 年 9 月初诊。患者每遇风寒，皮病突起，身体各部皮肤可见小如麻子，大似豆瓣，呈紫红色瘾疹，有时发痒，有时无痒无痛，常服"氯苯那敏"之类，一二日渐愈。近来，汗出当风，诸症又起，时已十余日，治之不愈，找余诊之。见其病机属上，处以桂枝芍药知母汤加蝉蜕 9g，服药两剂而愈，五年未犯。（《门纯德中医临证要录》）

3. 坐骨神经痛 马某之母，69 岁。坐骨神经痛多年。老妇终年不分寒暑，下穿棉裤，疼痛时轻时重，针灸数月有小效。日前因感冒过后，病痛加重，不能下地行走。其女亦为中医，多法与治，不效，找余索法。脉证：下肢微肿，掣痛不已，舌苔薄白，脉弦。遂以桂枝芍药知母汤治之，不逾一周，疼痛解除而能下地活动。（《门纯德中医临证要录》）

原按： 坐骨神经痛，中医辨证之证型较多，但见疼痛较甚，遇寒加重，无明显阴虚症状者，均可投之。

【临证指要】 桂枝芍药知母汤为治疗历节病日久正虚邪痹的主方。原方或适当加减，可治风湿与类风湿关节炎、坐骨神经痛等。

【实验研究】 该方中单味药作用：附子、防风有类肾上腺皮质激素样作用，可用之治疗风湿性关节炎；麻黄、桂枝、防风有发汗解热作用；白芍、防风、附子有镇痛作用；白术强壮、利尿，与生姜均有促进胃液分泌及促进血液循环作用，生姜还有抑制大鼠蛋白性关节炎作用。

该方综合作用主要有以下两点：

一是抗炎 该方能有效改善活动期类风湿关节炎患者的临床症状，可降低红细胞沉降率、C 反应蛋白、抗 CCP 抗体水平，保护患者胃肠道功能。该方治疗风寒湿痹型类风湿关节炎，可有效降低患者血清炎症因子、粒细胞 – 巨噬细胞集落刺激因子、类风湿因子水平，并提升骨保护素分泌量。

二是降尿酸、镇痛 网络药理学研究发现，该方在治疗痛风的炎症反应、尿酸代谢紊乱和骨破坏等多个环节中发挥显著作用。

黄芪桂枝五物汤

【原文温习】血痹阴阳俱微，寸口关上微，尺中小紧，外证身体不仁，如风痹状，黄芪桂枝五物汤主之。（六·2）

黄芪桂枝五物汤方：黄芪三两，芍药三两，桂枝三两，生姜六两，大枣十二枚。上五味，以水六升，煮取二升，温服七合，日三服。（一方有人参）

【医案精选】

1. **末梢神经炎**　高某某，男，49岁，工人。患者两手指及右下肢麻木刺痛怕冷，已两年之久。每遇阴冷加重，少事活动反觉舒服，但过劳则麻木更重。西医诊为末梢神经炎。用维生素等药治疗不效。病人面色不华，肌肤肢体无异常，脉弦细而涩，舌质淡红，苔白滑，舌下络脉淡紫略粗。此证系阳气不足，气虚血滞，营卫不和之血痹病。宗《金匮》法，拟以益气和血，调和营卫，黄芪桂枝五物汤加味。黄芪50g，桂枝15g，赤芍15g，王不留行15g，生姜15g，大枣5枚，水煎服。服10剂，病情好转，不怕冷，又照方加减服20余剂，刺痛消失，麻木大减，仅在寒冷时尚感不适，嘱其照方加当归50g，配丸药服之，以善其后。（李寿山.《辽宁中医杂志》1979；1：1）

编者按：血痹由卫气不足，血行痹阻所致。在治疗上，当以通阳行痹为大法，黄芪桂枝五物汤为主方。若误用六味、八味、十全等，则不但不效，反会助其壅、增其痹。《医宗金鉴·杂病心法要诀》说得好：黄芪桂枝五物汤"……其功力专于补外，所以不用人参补内、甘草补中也"。

2. **不安腿综合征**　吕某某，女，56岁。近3个月以来，两下肢肌肉酸胀，皮中如蚁行感，夜卧加重，烦扰难得入睡，白天劳动则减轻。舌质偏淡，苔薄白稍腻，脉细而少力。处方：黄芪40g，白芍、桂枝各30g，生姜60g，大枣12枚，当归10g。每日1剂，水煎分日三夜一服。服用3剂，症状逐渐减轻。守原方减少用量，续服3剂后，症状基本消失。（吕志杰医案）

【临证指要】黄芪桂枝五物汤主治血痹，亦可治风痹。适当加减，可辨证治疗肩周炎、末梢神经炎、坐骨神经痛、风湿与类风湿关节炎、中风后遗症等病症。

【实验研究】

1. **抗炎**　网络药理学研究发现，该方治疗雷诺病的主要活性成分为β-谷甾醇、山奈酚、芒柄花素、槲皮素等，通过多靶点、多通路发挥作用；又通过调节多个信号通路，抑制抗炎因子表达，治疗类风湿关节炎。

2. **改善血液循环**　该方可有效改善大鼠局灶性脑缺血再灌注损伤，其发挥神经保护作用的机制可能与抑制炎症、改善多种代谢途径有关。还能通过下调模型小鼠坐骨神经 IRE1-α、p-JNK 蛋白表达的含量，调节内质网应激治疗 MKR 小鼠糖尿病周围神经病变。

3. 调节免疫　该方结合化疗治疗 AGC，可减轻化疗对患者免疫功能的影响，减轻各种毒副反应的发生率。又可有效改善大肠癌术后患者的免疫功能，明显降低血清 VEGF、TGF-β1、MMP-9 水平，同时控制其癌症的扩散及复发，进而增强疗效，促进病情恢复。

附文：补阳还五汤方根求源

王清任效法古圣先贤，他创制的补阳还五汤方之法已寓于仲景书中。《医宗金鉴·杂病心法要诀》对黄芪桂枝五物汤有深刻理解及发挥应用，指出："黄芪五物汤，治因虚召风，中人经络而病半身不遂者。然审其人若舌强难言，神气不清，则是痰火为病，不宜此方。若心清语謇，舌软无力难言者，乃是营卫不足之病，宜用此方。经曰：卫虚则不用，营虚则不仁。此方君黄芪而补卫，以起不用；臣桂枝、白芍而益营，以治不仁；佐生姜、大枣以和营卫也。不仁不用在右者属气，宜倍加黄芪；在左者属血，则加当归。在下两腿两膝软者，则加牛膝；骨软不能久立者，则加虎骨；筋软难于屈伸者，则加木瓜。周身或左或右经络不宣通者，则加炮附子。有寒者亦加之。此方屡试屡效者，其功力专于补外，所以不用人参补内、甘草补中也。"以上所述对黄芪桂枝五物汤的发挥应用，很值得学习。若细加思考便可以领悟与判断，补阳还五汤即师承黄芪桂枝五物汤之法创制而成。笔者几十年来以补阳还五汤治疗中风（即"脑梗"，治之越早疗效越好）及其原发病——高血压的中、晚期气虚血瘀证为主者，取得较好疗效。详见《海南医论医案选集》之医论部分。

黄芪芍药桂枝苦酒汤

【原文温习】问曰：黄汗之为病，身体肿，发热汗出而渴，状如风水，汗沾衣，色正黄如柏汁，脉自沉，何从得之？师曰：以汗出入水中浴，水从汗孔入得之，宜芪芍桂酒汤主之。（十四·28）

黄芪芍药桂枝苦酒汤方：黄芪五两，芍药三两，桂枝三两。上三味，以苦酒一升，水七升，相和，煮取三升，温服一升，当心烦，服至六七日乃解。若心烦不止者，以苦酒阻故也。

【医案精选】

腰骶黄汗　聂某某，女，70 岁。2018 年 5 月 23 日诊：患者先后三诊，其上热下寒证（上半身怕热，易汗出；自觉腰以下至脚掌怕风怕凉）经笔者基本治愈（详见本书附子泻心汤条文后所附验案）。在三诊时患者无意间说道：自 2013 年至今五六年，一年四季都是汗出色黄，冬季较轻。出黄汗的部位是腰脊命门周围，腰骶与前阴部也有时汗出色黄，此处内裤潮湿且被染成深黄色，很难洗去，所以每年因此扔掉几条内裤。诊脉望舌：脉弦滑，舌暗红苔黄少津。听患者所述，颇感新奇，这是一个罕见案例。笔者退休前主讲《金匮要略》20 余年，熟知《水气病脉证并治》篇第 28、29 条，乃论述"黄汗之为病……汗沾衣（《千金要方》作'汗染衣'），色正黄如柏汁"。治之有芪芍桂酒汤与桂枝加黄芪汤两方。辨证论治，随证选方，考虑芪芍桂酒汤比较切合。谨守原方剂量（折合用之）与煎服法。处方：生黄芪 50g，白芍 30g，桂枝 30g，苦酒（米醋）100ml。4 剂，日 1 剂，上方以水 700ml，米醋 100ml，相合，煮取 400ml，每日分 3 次温服。二诊：5 月 27 日。服上方 4 剂期间，特意更换了内裤，就诊时查看其内裤，未见染黄。舌脉如前，守原方 6 剂，以巩固疗效。（吕志杰医案）

【临证指要】芪芍桂酒汤所治之黄汗病，临床极罕见。

【实验研究】该方能调节内分泌、调节免疫，临床用于系统性红斑狼疮之黄汗、狐臭、慢性肾炎及内分泌紊乱偏于表虚多汗者。方中黄芪具有强心、利尿、抑菌、提高机体免疫功能、兴奋中枢神经、调整汗腺功能、营养皮肤等多种作用。方中苦酒的作用参见苦酒汤条。

桂枝去芍药加麻黄细辛附子汤

【原文温习】气分，心下坚，大如盘，边如旋杯，水饮所作，桂枝去芍药加麻辛附子汤主之。（十四·31）

桂枝去芍药加麻辛附子汤方：桂枝三两，生姜三两，甘草二两，大枣十二枚，麻黄二两，细辛二两，附子一枚（炮）。上七味，以水七升，煮麻黄，去上沫，内诸药，煮取二升，分温三服，当汗出，如虫行皮中，即愈。

【医案精选】

1. 鼓胀（肝硬化腹水） 丁某某，男，43 岁。胁痛 3 年，腹满鼓胀 3 个月，经检查诊为"肝硬化腹水"，屡用利水诸法不效。就诊时见：腹大如鼓，短气撑急，肠鸣辘辘，肢冷便溏，小便短少。舌质淡、苔薄白，脉沉细。诊为阳虚气滞，血瘀水停。疏方：桂枝 10g，生麻黄 6g，生姜 10g，甘草 6g，大枣 6 枚，细辛 6g，熟附子 10g，丹参 30g，白术 10g，三棱 6g。服药 30 剂，腹水消退，诸症随之而减，后以疏肝健脾之法，做丸善后。（《刘渡舟临证验案精选》）

原按：鼓胀的基本病机为肝、脾、肾三脏功能失调，导致气滞、血瘀、水裹，积于腹内而成。……刘老治腹水之经验，凡是大便溏薄下利，若脉弦或脉沉，腹满以"心下"为界的，则用本方，每用必验；腹胀而两胁痞坚的，则用柴胡桂枝干姜汤，其效为捷；腹胀居中而且利益甚的，用理中汤，服至腹中热时，则胀立消；若小腹胀甚，尿少而欲出不能，则用真武汤，附子可制大其服，则尿出胀消。此上、中、下消胀之法，为刘老治肝硬化腹水独到之经验，供同道参考。

2. **心下坚而痛** 约1953年，广灵山庄的王姓副书记心下憋满而痛，脸面青黄，形体消瘦，先服我二十多付药没有治愈。脉沉细，我触其也是心下痞硬，也像枳术汤证"心下坚，大如盘，边如旋盘"，但此人脉沉细，分析是寒饮造成的，符合桂枝去芍药加麻辛附子汤之证，即《金匮要略》所云："气分，心下坚，大如盘，边如旋杯，水饮所作，桂枝去芍药加麻辛附子汤主之。"遂处以此方。服一剂后，患者说："服此方后感觉辣辣的，第二天早晨便下很多凉粉样杂物。"我再触其心下已柔软而不疼了。(《门纯德中医临证要录》)

编者按：善用经方名家的经验之一，是强调应用经方要"抓主症"。要做到这一点，必须背熟原文。上述治例表明，在抓主症的前提下，还应善于平脉辨证。患者"脉沉细"是"寒饮"伏留，阳气不行所致"心下憋满而痛"之象，以原方治之而取效。

【临证指要】该方可用于治疗符合本方证病机的水肿、痰饮、胃痛、痹证、喘证、感冒等病症。

【实验研究】该方为桂枝去芍药汤与麻黄细辛附子汤之合方，能促进左室内压上升最大速率的提升，增强心肌收缩力，改善心功能，并能增加肾小球滤过率，对心衰家兔有较好的强心、利尿作用。

桂枝麻黄各半汤

【原文温习】太阳病，得之八九日，如疟状，发热恶寒，热多寒少，其人不呕，清便欲自可，一日二三度发。脉微缓者，为欲愈也；脉微而恶寒者，此阴阳俱虚，不可更发汗、更下、更吐也；面色反有热色者，未欲解也，以其不得小汗出，身必痒，宜桂枝麻黄各半汤。(23)

桂枝麻黄各半汤方：桂枝一两十六铢（去皮），芍药、生姜（切）、甘草（炙）、麻黄（去节）各一两，大枣四枚（擘），杏仁二十四枚（汤浸，去皮尖及两仁者）。上七味，以水五升，先煮麻黄一二沸，去上沫，内诸药，煮取一升八合，去滓，温服六合。本云：桂枝汤三合，麻黄汤三合，并为六合，顿服。将息如上法。

【医案精选】

1. **痘证身痒** 万密斋治郑氏子，痘将见形，作痒不能禁。曰："起发时作痒者，逆也；贯脓时作痒者，逆也；浆靥时作痒者，险也。险者可治，逆者不可治。才见便痒，书无此症，因思仲景《伤寒正理》论云：'病身痒，此邪在表，欲出而不得出也，桂枝麻黄各半汤。阳明经病，皮中如虫行者，此肌肉虚也，建中汤。今此身痒，正是痘欲出不得出，与太阳症同，非阳明肌肉虚也。'乃以各半汤去桂、杏，加升麻、葛根、牛蒡，一服痒止，痘出甚密，调治半月而安。（雄按：真善读古人书者。）（《续名医类案·卷二十七·痘症·痒》）

编者按： 此案以《伤寒论》主治"太阳病……不得小汗出，身必痒"之桂枝麻黄各半汤适当加减，治疗痘证初发作痒者，真善用经方也。仲景书论及小儿病证治者只有两处：即小青龙加石膏汤与升麻鳖甲汤方后注（据考很可能仲景"有幼科书而亡佚"。《金匮要略》妇人杂病篇最后的"小儿疳虫蚀齿方"可能为补遗方）。善用经方者，其部分方子皆可用于治疗小儿病，此案就是例证。

2. 产后发热三十日不解 刘某某，女，30岁。主诉：患者产后感冒，一直发热不解，已延三十余日，迭经中西药治疗无效。诊查：头痛恶风，厌油纳呆，精神倦怠，四肢乏力。每热之前面出微汗，汗后热退身适。二便正常，夜寐较差。舌质淡，苔薄白。脉微而缓。辨证：此产后体虚外感延久失治，风邪拂郁于表不解之故。治法：宜调和营卫，解肌祛邪为治，桂枝麻黄各半汤主之。处方：桂枝4.5g，白芍4.5g，生姜3g，炙甘草3g，麻黄3g，大枣4枚，杏仁3g。2剂，每日1剂，水煎服，日3次。本方药进2剂，1剂后发热顿解，2剂后诸羞悉瘳。后未进补气补血之品，而起居饮食一如常人。（《中国现代名中医医案精华·熊寥笙医案》）

原按： 妇人产后气血两亏，百脉空虚，最易感受外邪，故俗有产妇最怕"月后寒"之说。产后感冒，治无常法，或宜温，或宜清，或宜补，总须辨证施治，不可拘泥。本案原曾服用银翘、荆防败毒、逍遥、当归补血、四君诸方，俱罔效。实以银翘凉散、荆防温散徒损正气，逍遥补血、四君补气治又过深，均无益于解肌祛邪之故。桂麻各半汤出自《伤寒论·太阳病篇》第23条，本案虽非太阳病之桂枝麻黄各半汤变证，但其病机相通，故借用此方以扶正达邪，小发其汗而取得满意疗效。

编者按： 本案疗效之"诀窍"，在于治病求因，方证相对，取法经方。如此神效，对于不学经典，忽视经方者来说，值得深刻反思。

【临证指要】桂麻各半汤可辨证用于治疗外感等热性病，并可治荨麻疹、皮肤瘙痒症、湿疹初起等。

【实验研究】桂枝汤与麻黄汤均有解热作用，方中之麻黄、桂枝对流感病毒都有抑制作用。桂枝麻黄各半汤可以明显改善感染后咳嗽患者的临床症状，显著降低气道炎症性介质水平，改善气道炎症。该方可明显降低小鼠肺指数，对甲型流感FM1株感染正常环境及寒冷环境的小鼠均有较好的治疗作用，可通过下调TLR7

和 RLH 信号通路的关键因子发挥抗流感作用。

桂枝二麻黄一汤

【原文温习】服桂枝汤，大汗出，脉洪大者，与桂枝汤，如前法。若形似疟，一日再发者，汗出必解，宜桂枝二麻黄一汤。（25）

桂枝二麻黄一汤方：桂枝一两十七铢（去皮），芍药一两六铢，麻黄十六铢（去节），生姜一两六铢（切），杏仁十六个（去皮尖），甘草一两二铢（炙），大枣五枚（擘）。上七味，以水五升，先煮麻黄一二沸，去上沫，内诸药，煮取二升，去滓，温取一升，日再服。本云：桂枝汤二分，麻黄汤一分，合为二升，分再服，今合为一方。将息如前法。

【临证指要】与桂麻各半汤略同。

【实验研究】该方具有桂枝汤与麻黄汤两方的综合作用，功能解热、轻微发汗、镇痛、平喘等。

桂枝二越婢一汤

【原文温习】太阳病，发热恶寒，热多寒少，脉微弱者，此无阳也，不可发汗，宜桂枝二越婢一汤。（27）

桂枝二越婢一汤方：桂枝（去皮）、芍药、麻黄、甘草（炙）各十八铢，大枣四枚（擘），生姜一两二铢（切），石膏二十四铢（碎，绵裹）。上七味，以水五升，煮麻黄一二沸，去上沫，内诸药，煮取二升，去滓，温服一升。本云：当裁为越婢汤、桂枝汤合之，饮一升。今合为一方，桂枝汤二分，越婢汤一分。

【医案精选】

邪郁肌表数月　刘某某，女，10岁。深秋受感，迤至初冬不解，发热恶寒，每日发作数次，脉浮无力，舌质红薄白苔。问其二便正常，饮食尚可。辨为风寒表邪不解，寒将化热而游离于表里之间的轻证。为疏：麻黄、桂枝、芍药、炙甘草、生姜各 3g，大枣 4 枚，生石膏 6g，玉竹 3g。共服 2 剂，得微汗而解。（《新编伤寒论类方》）

【临证指要】该方可辨证治疗流感、上呼吸道感染、急性肾炎或慢性肾炎急性发作、支气管炎等。

【实验研究】该方具有桂枝汤与越婢汤两方的综合作用，功能解热、抑菌、抗炎、利尿、止咳、镇静、增强免疫等。

类方串解

本章共24首方剂，是以桂枝汤为主方的类方。按其加减变通规律，可归纳为4大类：一是桂枝汤变量方；二是桂枝汤加味方；三是桂枝汤加减方；四是桂枝汤与其他方合用方。

1. 桂枝汤变量方 本类方是指桂枝汤的方药组成不变，而根据病机的变化而变通方药剂量。如治疗奔豚气的桂枝加桂汤，治疗腹满时痛的桂枝加芍药汤。还有桂枝加芍药生姜各一两人参三两新加汤，既属于本类方，也属于下类加味方。

2. 桂枝汤加味方 本类方有桂枝新加汤（即桂枝汤变量加人参）、桂枝加葛根汤、栝楼桂枝汤（即桂枝汤加天花粉）、桂枝加大黄汤、桂枝加黄芪汤、桂枝加附子汤、桂枝加厚朴杏子汤、桂枝加龙骨牡蛎汤8方。这类方剂在桂枝汤调和营卫的基础上，根据具体病机，或加人参益气养血，或加葛根升津舒经，或加天花粉清热生津，或加大黄通腑泄实，或加黄芪益气固卫，或加附子温经助阳，或加厚朴、杏仁以宣肺利气，或加龙骨、牡蛎以固涩肾精等。

3. 桂枝汤加减方 本类方剂比较复杂，大体可归为两大类：①本为桂枝汤证，由于误诊误治，导致变证，为了曲应病情，故以桂枝汤加减治之。本类有桂枝去芍药汤、桂枝去芍药加附子汤、桂枝去桂加茯苓白术汤、桂枝甘草汤、桂枝甘草龙骨牡蛎汤、桂枝去芍药加蜀漆牡蛎龙骨救逆汤6方。②以桂枝汤加减治疗杂病，如治疗历节病的桂枝芍药知母汤，治疗血痹病的黄芪桂枝五物汤，治疗黄汗病的黄芪芍药桂枝苦酒汤，治疗水气病的桂枝去芍药加麻黄细辛附子汤4方。

4. 桂枝汤与其他方合用方 本类方是根据具体病情，将桂枝汤与其他成方合用之，如桂枝麻黄各半汤、桂枝二麻黄一汤、桂枝二越婢一汤3方。

上述可知，桂枝汤加减变通，其用途极为广泛。此方"为仲景群方之魁，乃滋阴和阳，调和营卫，解肌发汗之总方也。凡头痛发热，恶风恶寒，其脉浮而弱，汗自出者，不拘何经，不论中风、伤寒、杂病，咸得用此发汗。若妄汗、妄下而表不解者，仍当用此解肌"（柯琴《伤寒来苏集·伤寒附翼》）。总之，临床上可根据具体病情，将桂枝汤或变通原方剂量，或适当加减药味，或与其他方剂联合应用。其辨证之审慎，处方之精细，用药之灵活，真乃万世之法门也。

第三章 麻黄汤类——发汗解表祛邪剂

凡以解表药为主组成，具有发汗、散水、祛湿及宣肺止咳平喘等作用，可以解除表证的方剂，统称为解表剂。属于八法中的"汗法"。

由于外感邪气有六淫之别，人体有虚实之异，故解表剂应因病因人而异。本章方剂可以分为三大类：一是针对风寒、寒湿、风湿、风水等，其共同病位在肌表，故以麻黄汤、麻黄加术汤、麻杏苡甘汤、越婢汤分别治之。二是针对表里同病而设，即表证兼内热、痰饮、里水等病邪，此类方证繁杂，详见各条。三是针对虚人外感，如治疗阳虚外感的麻黄细辛附子汤等。后人发展了仲景扶正解表之法，创立了益气解表、养血解表、滋阴解表等方剂。

麻黄汤

【原文温习】太阳病，或已发热，或未发热，必恶寒，体痛，呕逆，脉阴阳俱紧者，名为伤寒。（3）

太阳病，头痛发热，身疼腰痛，骨节疼痛，恶风，无汗而喘者，麻黄汤主之。（35）

麻黄汤方：麻黄三两（去节），桂枝二两（去皮），甘草一两（炙），杏仁七十个（去皮尖）。上四味，以水九升，先煮麻黄，减二升，去上沫，内诸药，煮取二升半，去滓，温服八合。覆取微似汗，不须啜粥，余如桂枝法将息。

编者按：第3条应与第35条合看。前者言体痛，后者则言头痛、身疼、腰痛、骨节疼痛；前者言必恶寒，后者言恶风；前者言脉阴阳俱紧，后者言无汗而喘，两条互参，则麻黄汤证了然于胸。此外，《伤寒论》涉及麻黄汤证的还有如下条文：36、37、46、51、52、55、232、235。

方后注强调服了麻黄汤要"覆取微似汗"，不出汗则无效。至于"不须啜粥"，应当活看，桂枝汤必须"啜热稀粥一升余，以助药力"，而麻黄汤不一定喝粥，但喝点儿温水或热粥，亦有益无害。

【方歌】

麻黄汤主发汗矣，杏仁七十三二一；

寒热诸痛无汗喘，伤寒杂病表实宜。

【医案精选】

1. 太阳伤寒

（1）予友沈镜芙之房客某君，十二月起，即患伤寒。因贫无力延医，延至一月之久。沈先生伤其遇，乃代延余义务诊治。察其脉浮紧，头痛，恶寒，发热不甚，据云初得病时即如是。因予：麻黄二钱，桂枝二钱，杏仁三钱，甘草一钱。又因其病久胃气弱也，嘱自加生姜三片，红枣两枚，急煎热服，盖被而卧。果一刻后，其疾若失。按每年冬季气候严寒之日，患伤寒者特多，我率以麻黄汤一剂愈之，谁说江南无正伤寒哉？（《经方实验录》）

原按：《内经》一日太阳，二日阳明，三日少阳……之说，殊不足以为训。若本案所示，其人作麻黄汤证，不服药者一月之久，而麻黄汤证依然存在。乃投以麻黄汤，一剂而愈，其效又依然如响。是盖其人正气本旺，故能与邪久持也。余在广益医院施诊，曾遇一小儿惊厥之恙。目瞪神呆，大便不行，危在旦夕。迭用承气下之，白虎清之，数日方定。旋竟转为少阳寒热往来之证，予以小柴胡汤加味。如是数日，又略安，意其愈矣。某日偶巡视邻近某善堂，惊见此儿又在就医调理。予更细察其病情，则寒热日数度发，又是麻桂各半汤之证矣。屈指计之，距其起病之日，已近一月。观其病变曲折，仿佛"离经叛道"，是又岂一日二日之说，所得而限之哉？

编者按：中医治病之精华为辨证论治，有是证，用是方，方证相对，必有良效。

（2）章某，男，27岁。患者因夜间受寒，次日咳喘频频，恶寒高热，头痛身酸。诊见：高热而无汗出，脉浮紧而散。投麻黄汤一剂，并令服药后盖被发汗，避风寒。次日高热退却，诸症亦随汗而解。（《门纯德中医临证要录》）

（3）庞某某，男，30岁。主诉：劳动后脱衣受凉，头疼恶寒、发热无汗、咳吐痰沫。诊查：舌微白腻，脉息浮弦。病属太阳伤寒，治宜麻黄汤加味。处方：净麻黄9g，桂枝6g，苦杏仁9g，炙甘草3g，独活6g，紫苏5g，紫菀9g，葱头3个。一剂汗出而愈。（《中国现代名中医医案精华·吴考槃医案》）

原按：外感寒邪，麻黄汤是对证之方，于此知南方无伤寒麻黄证之说是完全站不住脚的。

编者按：临证治外感病初起，须分辨风寒与风热。笔者常以咽部疼痛、红肿、咳嗽，咯黄痰或痰白稠厚难以咯出，鼻塞、流黄涕或黏稠白涕作为风热为患的诊断依据。本案患者受凉后"恶寒、发热、无汗"，为风寒外感无疑。故用辛温解表剂麻黄汤，并加苏叶、葱头以协助麻桂发汗解表；因患者咳吐痰沫，故加温润之紫菀化痰；又因患者舌苔白腻，知其素蕴痰湿，故加独活祛风行湿散寒。《本草汇言》谓"独活善行血分，祛风行湿散寒之药也"。立法、选方、用药，丝丝入扣，故一汗而愈，效如桴鼓。

2. 杂病伤寒证　患者刘某某，男，47岁，北京人。初诊时间为1998年12月4日。病人主诉全身怕冷，背部恶寒尤甚，已病3年余。患病后从不觉夏暑热，曾接受中、西药多方治疗而罔效。我在望、闻、问、切四诊中抓住三点：①病人正气不虚；②脉证无热象；③病人口述，每当出汗后其病痛减轻，汗止后不到半小时左右病状复原，但要想出点汗很困难。查其舌苔薄，脉弦，无其他任何不适，遂以太阳伤寒证论治之。投以麻黄汤：净麻黄10g，桂枝10g，杏仁10g，炙甘草6g。3剂，水煎服，每日服1剂，每剂煎2次，每次取药汁200ml左右，两次药汁混合后再分2次温服，间隔1小时左右。二诊时间为1998年12月8日，病人主诉服药后没有出汗，病情毫无改善。我仍认为是太阳伤寒证，其服药后不出汗的原因是表寒闭郁已3年之久，寒凝而皮毛腠理不开，非峻汗不解，乃继投麻黄汤，麻黄增至12g，加用葛根10g。3剂，煎服法同前。三诊时间为1998年12月11日，病人告之服药后微微汗出约1小时，自觉恶寒背冷之情已十愈近半。效不更方，继投二诊方3剂。四诊时间为1998年12月15日，患者告之服药后汗出畅快，病症全部消失，但出现稍有活动则汗出现象。查舌按脉，诊为外寒虽解，却有表气不固而动则汗出之情，改投玉屏风散善后调理而愈。（《伤寒论临床应用五十论》第2版）

3. 误治案例　太守钱东圩先患肩疽，属足三阴虚，火不归原，用壮水之主，以制阳光而愈。曰："疮疾虽愈，当摒去侍女，恐相火一动，其精暗流，金水复竭，必致变症。"后果咳嗽，痰出如涌，面目赤色，小便淋涩。又误认为外感风寒，用麻黄汤表散，汗出不止。迎视其脉已脱，唯太冲未绝，曰："此脾虚不能摄涎，肾虚不能生水，肺虚不能摄气，水泛为痰，虚极之症也。"辞为难治，勉以益火之源，以消阴翳而愈。继又劳伤神思，外邪乘之，仍汗出亡阳，以致不愈。（《续名医类案·卷十四·喘》）

4. 痹证，感冒　刘某，女，45岁，患关节炎十余年。每逢冬春之交，疼痛加重。此次邀余诊治，是因近日感冒致使诸症加甚，见患者有喘象，虽发热但无汗出，脉浮兼弦，舌淡苔薄，令服麻黄汤一剂，关节疼痛大减，诸症若失。（《门纯德中医临证要录》）

原按：用治慢性关节炎患者，因感风寒湿气而使症状加重，关节痛甚，诊见：发热无汗，脉浮弦者，可以麻黄汤一剂与治。

编者按：痹证肢节痛，又外感风寒，可见周身肢节疼痛加重、发热等，如上述治例之表现。若为湿家，即素有湿病史者，多见舌苔腻，则以麻黄加术汤为宜。《本经》曰："术……治风寒湿痹。"《金匮要略》第二篇第20条曰："湿家身烦痛，可与麻黄加术汤，发其汗为宜……"

5. 银屑病（寒湿难解，郁热发斑，顺势外散赖麻黄）　乔某，男，19岁，高三学生。银屑病史 10 年，急性爆发，以麻黄类方为主治疗收效满意（编者按：前后九诊，内容多，占篇幅，故从略）。

停药后继续每日饮温白酒三两，坚持多晒、多动、多穿、多吃辛味温热食物，自疗巩固。停药后持续好转，2 个月后皮损全部消失，随访至今体健。（《银屑病经方应用心法》）

编者按：张氏为山西省晋中市第三人民医院大夫，喜用经方，重视病机，认为银屑病属于体内阳气不足，外邪浸淫肌肤，汗出受阻所致，治疗善用麻黄类方以发汗的方法因势利导治疗银屑病，取得了良好的效果。张氏将鳞屑比喻为冰，以鳞屑厚薄来判断进退，注重固护阳气，多运动，适当食用发物等很有启发性。本案张氏认为：患者脉弱，苔腻，汗少为寒邪外束，化热夹湿。治之初以桂麻各半汤为主，后亦以麻黄为主治疗，效果良好。此案的学术价值在于：以经方解表的方法治疗顽固性银屑病。这是对经方以及《内经》"其在皮者，汗而发之"之大法的发挥应用，很能启发临床思路。

6. 皮下囊虫　1964 年春令，一妇人年四十余，来求诊病，自挽其袖，舒出一臂曰：皮下有小疙瘩，有微痛，捏之则痒，两臂及背部、两腿前面均有之，西医断为皮下有囊虫，其妇怕开刀，不敢令治。余思此症在脉无可考。仅能依症状治之。处方：麻黄汤加苏子一两，青皮、陈皮、大腹皮各三钱。煎服取汗。后多日来复诊，其告曰吃药见轻，吃到十二剂捏之皮下核软矣，触之亦不痒。（《中国现代名中医医案精华·高式国医案》）

原按：皮下囊虫病是指皮下组织有可以自由移动的皮下结节，与周围组织不粘连。本案根据《素问·阴阳应象大论》"其在皮者，汗而发之"的理论论治。寒邪阴凝，气血流行不畅，肺合皮毛，皮毛闭塞，故用麻黄温通发散，外可宣透皮毛腠理，内可深入积痰凝血，《神农本草经》有"破坚积聚"的记载；桂枝温经活血通络；杏仁、苏子宣肺利气；青皮、陈皮、大腹皮疏理气机。

编者按：寄生虫寄托人体而生，必有适合其存活的特殊条件。本案治疗，用麻黄汤加理气化痰药而取效。中医有"怪病多痰"说，本案治疗在麻黄汤中加了理气（治痰先治气，气利则痰消）化痰药，如此方法，一是因为患者皮下有"疙瘩"，即痰核；二是痰湿得除，也杜绝了寄生虫生存的必要条件，故使所患寄生虫病得以痊愈。

【临证指要】麻黄汤是辛温发汗的峻剂，具有发表散寒，止咳定喘，通利小便的作用。凡感冒、流感、支气管炎、支气管哮喘、急性风湿性关节炎、水肿等属伤寒表实者，均可选用。唯本方开表泄卫作用很强，故凡表证而气、血、阴、阳虚弱者，皆当禁用。

【实验研究】

1. **平喘止咳** 该方可降低哮喘大鼠高气道反应，减少气道杯状细胞分泌，改善气道上皮下胶原沉积情况。该方主要通过抑制氧化应激和细胞凋亡过程，改善小儿支气管哮喘。该方可改善慢性支气管炎合并肺气肿患者的肺活量。

2. **解热、镇痛** 该方对酵母菌诱导的大鼠发热模型具有一定的解热作用，可抑制发热大鼠致热因子的释放，降低体温升高幅度，能显著抑制下丘脑中 PGE_2 和 cAMP 的含量升高。同时能通过提高致痛阈起到镇痛作用。

3. **促进腺体分泌** 麻黄碱、伪麻黄碱、桂皮醛是麻黄汤发汗作用的物质基础，麻黄碱和伪麻黄碱煎出量具有极显著的正相关性；杏仁能极显著地增加麻黄碱、伪麻黄碱在水煎液中的煎出量。该方可引起小鼠腋窝空泡发生率增加，空泡汗腺导管内径增加；可导致大鼠跖汗腺的腺体分泌部增大，腺上皮细胞空泡率增加，超微结构改善显著。该方发汗作用药效贡献最大的为麻黄、桂枝，且二者作用相当，发挥最佳发汗作用须二者联用。

4. **抗病毒** 体外研究表明，麻黄汤有抗甲型 H1N1 流感病毒的作用。体外试验发现，麻黄煎剂对亚洲甲型流感病毒及孤儿病毒有抑制作用；桂枝煎剂对孤儿病毒 ECHD11 有抑制作用；甘草酸类化合物通过对多种病毒颗粒的直接作用和通过提升宿主的间接免疫功能，发挥广谱抗病毒作用。

5. **抗炎、抑菌** 网络药理学研究发现，麻黄 – 苦杏仁药对可能主要通过所含的黄酮类活性成分等，作用于多个靶标，调节炎症反应、细胞凋亡、氧化应激等过程来降低肺损伤，从而达到干预 COVID-19 的目的。该方中麻黄煎剂体外试验对金黄色葡萄球菌、甲型及乙型溶血性链球菌、炭疽杆菌、白喉杆菌、铜绿假单胞杆菌、伤寒杆菌等均有抗菌作用；麻黄挥发油对流感嗜血杆菌、肺炎双球菌、奈瑟双球菌、枯草杆菌、白色念珠菌、大肠埃希菌等均有抗菌作用；桂枝煎剂对金黄色及白色葡萄球菌、伤寒杆菌、大肠埃希菌、肺炎球菌、炭疽杆菌、霍乱弧菌、结核杆菌、变形杆菌及常见致病性皮肤真菌等均有较强的抑制作用；杏仁煎剂对蛲虫及滴虫有杀灭作用，对湿热型小儿腹泻有效，说明其有一定的抗菌、抗病毒作用；甘草醇提取物及甘草酸、甘草次酸除对上述全部细菌有抑制作用外，对大肠埃希菌、阿米巴原虫、枯草杆菌等也有抑制作用。

6. **调节免疫** 麻黄汤不同给药时间之抗小鼠心肌炎病毒的作用提示，感染后 2 天给麻黄汤，小鼠胸腺、脾脏及心脏能产生适度的免疫反应。

7. **抗过敏** 麻黄汤对体外培养的肥大细胞脱颗粒过程有一定的抑制作用。该方对变应性鼻炎具有一定的治疗作用，减轻鼻黏膜组织病理改变，降低外周血 IgE、IL-4 水平，增加 IFN-γ 水平。

8. **抗低体温** 该方对正常小鼠肛温的作用，在 5~15 分钟之间有一个体温上升期，以增加体内热贮，之后随着出汗，体温下降。在寒冷应激处理前先对小鼠灌胃麻黄汤，能在一定程度上抵抗急性冷应激。

9. 兴奋交感神经 该方可影响大鼠脑海马区 4 种氨基酸类神经递质的释放，可显著降低大鼠额叶皮层中 Glu/GABA 比值，兴奋交感神经。

10. 毒性实验 斑马鱼胚胎毒性分析结果表明，相同药物和相同浓度时，麻黄汤超微中药饮片的毒性大于传统中药饮片。

麻黄加术汤

【原文温习】湿家身烦疼，可与麻黄加术汤发其汗为宜，慎不可以火攻之。（二·20）

麻黄加术汤方：麻黄三两（去节），桂枝二两（去皮），甘草一两（炙），杏仁七十个（去皮尖），白术四两。上五味，以水九升，先煮麻黄，减二升，去上沫，内诸药，煮取二升半，去滓，温服八合，覆取微似汗。

【医案精选】

寒湿 朱，男，36 岁。主诉：开会卧地铺一星期，回家即感身疼骨楚。诊查：面浮肤黄、神倦纳呆、小便时清时黄，舌苔微腻，脉息软涩。辨证、治法：感受寒湿、清阳失宣，治宜疏解。处方：净麻黄9g，桂枝6g，杏苡仁各9g，生茅术9g，苏藿梗各9g，陈皮6g，防己9g，茯苓9g，炙甘草5g。一剂未见多大变化，再剂麻黄加至15g，桂枝加至9g，服后微汗，诸症都解，调理而痊。（《中国现代名中医医案精华·吴考槃医案》）

原按：《金匮要略》曰："湿家身烦疼，可与麻黄加术汤发其汗为宜。"又说："病者一身尽疼……或久伤取冷所致也。"卧于地铺，感受寒湿，湿性迟缓，故当时不觉，回家即感身疼。方以麻黄汤加味，服后未解，从桂枝汤不汗更服之例，加重麻桂之量，始得微汗而解。

编者按：《素问·阴阳应象大论》曰："其在皮者，汗而发之。"清·吴鞠通氏有"逐邪就近"说，本案因居湿地，寒湿之邪侵犯肌肤而发病，故汗之使湿邪从表而出。从舌、脉、症所见，不仅寒湿在表，并且内湿困脾，即《金匮要略》第二篇第14条所述"湿痹之候"，故方中加入理气化湿利湿之药。方证相对，取得良效。需要特别注意的是，本案患者首诊服药后并未出汗，效果不好，而加重麻桂用量取微汗后始见良效。这就是原文提示的"可与麻黄加术汤发其汗为宜"之语的学术价值，说明治疗本病不仅宜用麻黄加术汤，并且服药后以患者出汗为度。

【临证指要】麻黄加术汤可辨证治疗流行性感冒、上呼吸道感染、急性肾炎、风湿病、皮肤病等。

【实验研究】一是能调节患者 T 细胞亚群比例平衡、调节患者的细胞免疫功能，以治疗类风湿关节炎、治疗痰湿痹阻型髌骨软化症。二是治疗寒湿环境下呼吸道合胞病毒感染小鼠，可提高小鼠的免疫功能，显著升高 IL-2、IFN-γ 的含量，提升脾淋巴细胞增殖能力。

麻黄杏仁甘草石膏汤

【原文温习】发汗后，不可更行桂枝汤，汗出而喘，无大热者，可与麻黄杏仁甘草石膏汤。（63）

下后，不可更行桂枝汤，若汗出而喘，无大热者，可与麻黄杏仁甘草石膏汤。（162）

麻黄杏仁甘草石膏汤方：麻黄四两（去节），杏仁五十个（去皮尖），甘草二两（炙），石膏半斤（碎，绵裹）。上四味，以水七升，先煮麻黄，减二升，去上沫，内诸药，煮取二升，去滓，温服一升。

【医案精选】

一、内科病等

1. **表寒肺热证**　冯蘅荪，嵩山路莘庐账房。10 月 29 日。始而恶寒，发热，无汗，一身尽痛。发热必在暮夜，其病属营，而恶寒发热无汗，则其病属卫，加以咳而咽痛，当由肺热为表寒所束，正以开表为宜。净麻黄三钱，光杏仁四钱，生石膏五钱，青黛四分（同打），生甘草三钱，浮萍三钱。（《经方实验录》）

原按：本案脉案中所谓营卫，盖本《内经》"营气夜行于阳，昼行于阴，卫气昼行于阳，夜行于阴"之说。余则谓本案乃麻黄汤证化热而为麻杏石甘汤证耳。观其恶寒发热，无汗身疼，非麻黄汤证而何？观其咳而咽痛，非由寒邪化热，热邪灼津而何？方依证转，病随药除。

桂枝汤证，或以服药故，或以病能自然传变故，可一变而为白虎汤证。同理，麻黄汤证可一变而为麻杏石甘汤证。此可证之以大论。曰："发汗后，不可更行桂枝汤，汗出而喘，无大热者，可与麻黄杏仁甘草石膏汤。"此言本属麻黄汤证，予麻黄汤发汗，孰知药剂太重，竟致肺部转热，虽汗出，而仍喘。浅人无知，见无汗变为有汗，疑麻黄汤证转为桂枝汤证。初不知身无大热，热反聚于肺脏，而肺脏之邪，并非传于肠胃也。经文俱在，可以覆按。

余前谓白虎汤为桂枝汤之反面，今当续曰，麻杏甘石汤为麻黄汤之反面。此说当更易明了。何者？二汤中三味相同，所异者，一为桂枝，一为石膏。而后知麻黄汤证为寒实，麻杏甘石汤证为热实。攻实虽同，寒热不一。麻黄汤证有喘，麻杏甘石汤证亦有喘。其喘虽同，而其喘之因不一。喘为肺闭，而其所以闭之因不一。人当健时，肺部寒温调匀，启阖合度，无所谓闭。及其受寒则闭，受热则亦闭。闭者当开，故均用麻杏以开之，甘草以和之，而以桂枝、石膏治其原。于是因寒而闭者开，因热而闭者亦开，仲圣制方之旨，于焉大明！

2. **咳喘、伤寒（肺炎）** 柴某，男，38岁。素体强壮，已咳喘十余年，入冬则咳喘加重，今冬劳累后感受风寒，而咳喘病又发，初起恶寒发热，周身不适，左胸疼痛，咳嗽频作，继则高热不退，面赤气急，胸部憋闷，咳少喘重，口渴喜饮。体温39℃，血常规：白细胞$22×10^9$/L、中性粒细胞78%、淋巴细胞21%，X线报告：左下肺肺炎。诊其脉象滑数，舌红苔黄腻。证属表邪入里化热，壅遏于肺。治宜疏表清热，宣肺平喘。投以麻杏石甘汤加味：麻黄6g，杏仁9g，生石膏24g，炙甘草6g，金银花20g，桑叶10g。水煎，饭前服4剂。药毕，体温降至37.5℃，虽咳喘胸闷、口渴明显好转，但仍有微热、咳喘痰多之证，继用上方加减：麻黄6g，生石膏18g，杏仁9g，炙甘草6g，葶苈子12g，苏子10g，桑白皮12g，水煎，饭前服。5剂后，症状渐除，诸恙不显。X线检查：肺炎已愈。（《门纯德中医临证要录》）

编者按：上述外感高热、肺炎感冒，目前几乎都住院输液、抗生素等治疗。中医良医治之，疗效不逊于西医西药。有一点提出来商榷，患者舌苔黄腻，此为痰热蕴肺，以加入薏苡仁为宜，即麻杏苡甘汤之意。

3. **咳嗽、喘证（间质性肺炎并发肺气肿、肺心病、高血压）** 高某，男，60岁，平山县人。患高血压10年，间质性肺炎7年，于2015年9月6日入院。检查：体温38.5℃，血压150/100mmHg。患者咳嗽、喘息、呼吸困难，面色红紫，被迫左侧半卧位，稍动即加重。口唇发绀，手足杵状指（趾）并呈青紫色，肝脾肿大，肝颈静脉回流征阳性，舌紫暗，苔白腻，脉浮数。诊断：①间质性肺炎并发肺气肿、肺心病；②高血压。查阅《伤寒杂病论研究大成》中"大叶肺炎病案"与此相似，故拟用麻杏甘石汤加味，予生麻黄10g，生石膏40g，杏仁10g，炙甘草10g，鲜生姜10g，金银花15g，大青叶30g，鱼腥草30g。1剂体温正常，诸症均减轻。3剂后即可步行500米，能平卧，口唇手足指（趾）红润，示缺氧状态消除。今表证已去，遂改为阳和汤加味治疗以观疗效。（刘文汉医案）

4. **鼻渊（慢性鼻窦炎）** 杜某之子，15岁。患儿自述：鼻窍经常阻塞不通，嗅觉不灵，常流黄涕，气味腥臭，前额闷痛。诊其脉象略滑，舌苔薄黄。投以麻黄5g，杏仁9g，生石膏24g，炙甘草6g，辛夷12g，细辛1g，水煎，饭前服。3剂后诸症大减。随又处以：麻黄3g，杏仁6g，生石膏15g，炙甘草3g，辛夷12g，地龙9g。5剂，水煎，饭前服，令其隔日服1剂，半月而愈。（《门纯德中医临证要录》）

编者按： 肺开窍于鼻，宣肺通窍之药，麻黄当为首选。上述以麻杏甘石汤加味治鼻渊的经验，值得学习。

5. **瘾疹（荨麻疹）** 一老翁，患荨麻疹已十余载。常年皮肤瘙痒，每遇风或饮食辛辣刺激物则瘙痒更甚。近日出现大片红色疹块，蔓延周身，历经医治，时好时发，痛苦不堪。余与麻杏石甘汤（麻黄 6g，杏仁 6g，生石膏 18g，炙甘草 6g）加蝉蜕 12g，丹皮 9g，白蒺藜 12g，白鲜皮 12g，水煎，饭前服，3 剂而告愈。后时有轻度复发。嘱其每月初服 3 剂，至今已 5 年病未再发。（《门纯德中医临证要录》）

编者按： 肺主皮毛，"其在皮者，汗而发之"（《素问·阴阳应象大论》）。宣肺发汗以透体表之邪，麻黄为首选良药。上述治例以麻杏甘石汤加味治之，其疗效之捷，令人痛快！这比治该病常用的麻黄连翘赤小豆汤更好、更切合。当然，"两方"用之得当皆为良方，贵在善用之也。

二、儿科病

1. 万友生医案 4 则

（1）万姓，男孩。诊查：1943 年秋天，病发热无汗，咳嗽气喘，痰声如锯。喉间满布白点白块，四肢面目浮肿，小便短少，舌苔白黄，指纹紫红。治法：投以麻杏甘石汤。处方：麻黄八分（炙），苦杏仁三钱（去皮尖，打），生甘草三钱，生石膏五钱（打碎）。一剂而痰喘平，再剂而身热退、咳止、喉间白点白块消失。唯面目四肢浮肿未消，继予清肺利水法竟功。（《中国现代名中医医案精华·万友生医案》）

编者按： 根据所述症状，患儿所患疾病乃西医学所谓"呼吸道感染"，西医治疗原则为抗感染（用抗生素）、抗变态反应（用激素）、解痉平喘（用麻黄素、茶碱类）。但问题是用激素退热见效快，并可迅速平喘，但如果感染未得到有效控制，体温会降而复升！抗生素只对细菌感染有效，并存在细菌耐药问题。如果是病毒感染，西医多采取对症处理，以待患者自愈，这又易导致咳喘等症迁延难愈。中医治疗此类患者的思路是以祛邪为主，或辨证合用辅助人体正气之药以抗邪外出，治疗后，患者康复，很少落下咳喘等后遗症，且不易复感外邪。

（2）周姓，男孩。诊查：麻疹出而复隐，微热无汗，喘息鼻翕，喉间痰鸣如锯，指纹沉紫。治法：急投麻杏甘石汤加味。处方：炙麻黄八分，苦杏仁三钱，生甘草一钱半，生石膏五钱，升麻八分，葛根三钱。连服药二剂，疹透喘平，调理而愈。（《中国现代名中医医案精华·万友生医案》）

编者按： 中医对麻疹以解表透疹，驱邪外出为治疗大法之一。若治之不得法，疹毒内陷，易生变证。本案以"辛凉重剂"解表清热，并加透疹专药升麻、葛根而取得良效，说明了辨病与辨证相结合的重要性。

（3）黄姓，男孩。初诊：1947年4月20日晚。诊查：身热汗出而喘，神昏不语，目赤舌绛，脉浮弦数。治法：投以麻杏石甘汤合牛黄清心丸加味。……（《中国现代名中医医案精华·万友生医案》）

编者按：本案省略了许多内容。其证候为"逆传心包"的危症，故初诊、二诊以麻杏甘石汤清宣肺热，而先后六诊，皆以牛黄清心丸开窍醒神，终归转危为安。如此危症，非良医者不可为也！小儿脏腑娇嫩，易寒易热，易虚易实；脏器清灵，患病之际，随拨随应，故一剂一复诊，符合小儿疾病与体质特点。

（4）桂姓，男孩。初诊：1949年2月6日。诊查：发热八九日，四末时冷，闷咳气促，清窍干燥，口渴不欲饮，时作呕恶，唇焦，烦躁，大便不通，舌苔黄，指纹沉紫。治法：投以麻杏甘石汤加味。（《中国现代名中医医案精华·万友生医案》）

编者按：本案亦省略了许多内容，其初起即表现肠腑不通，化燥成实证候。但初诊方、二诊方只顾治肺，忽视了通腑，故疗效不佳，三诊方才重视合用调胃承气汤通腑而"诸症大减"。这一宝贵经验告诫我辈，临证之时，治疗肺卫表证一定要注意患者的大便情况，一旦腑气不通，就应根据"肺与大肠相表里"理论，"上病治下"，以釜底抽薪，使邪有出路也。

原按：上述4例治验，都是采用麻杏甘石汤为主方。本方《伤寒论》用以治疗太阳邪热壅肺的身热汗出而喘之症，取其清解肺热，宣降肺气之功。《伤寒论》对"太阳病，发热而渴，不恶寒者，为温病"条文未出方治，有的注家认为可用麻杏甘石汤。如柯韵伯说："麻杏甘石汤为温病发汗逐邪之主方，……此证头项强痛与伤寒同，唯不恶寒而渴以别之，证系有热无寒，故予麻黄汤去桂枝之辛热，易石膏之甘寒，以解表里俱热之证。"

《伤寒论》中的麻杏甘石汤证应与《温病条辨》中的桑菊饮证和银翘散证以及白虎汤证对照研究。《温病条辨·上焦篇》说："太阳之为病，脉不缓不紧而动数，或两寸独大，尺肤热，头痛，微恶风寒，身热自汗，口渴，或不渴而咳，午后热甚者，名曰温病。""太阳风温……但热不恶寒而渴者，辛凉平剂银翘散主之。""太阳风温，但咳，身不甚热，微渴者，辛凉轻剂桑菊饮主之。"此属上焦肺卫温病证治。若病由肺之卫分之表发展到肺之气分，即表证已罢者，则非上述辛凉轻剂桑菊饮或辛凉平剂银翘散所能胜任，而必须用辛凉重剂白虎汤才能奏功。故《温病条辨》在桑菊饮证和银翘散证后接着指出："太阳温病，脉浮洪，舌黄，渴甚，大汗，面赤，恶热者，辛凉重剂白虎汤主之。"总之，温病在肺卫分的表热实证，宜用桑菊饮或银翘散以解表（泄卫）；若由肺之卫分发展到肺之气分，即由表热实证变为里热实证者，则宜用白虎汤以清里（清气）；如其肺之气分里热已甚而卫分表证尚未全解者，则宜用麻杏甘石汤双解表里（清气泄卫）。上述四案都是邪热壅于肺之卫分与肺之气分兼见的咳喘实证，故均用麻杏甘石汤为主而获得疗效。上述治例，既有"发热无汗"者，又有"身热有汗"者，可见柯韵伯将麻杏甘石汤证"汗出"改为"无汗"，以及将"无大热"，改为"大热"，并不完全符合临床实际。

在这四案中，前两案病全在肺，故出现咳喘、鼻翕、痰鸣以及身热无汗等一派肺为邪热所壅之象，故都采用麻杏甘石汤为主方以清解肺热，宣利肺气。后2案则是因为病由肺热内闭心包或下结大肠所致，一例身热汗出而喘，神昏谵语，目赤舌绛，脉浮弦数，用麻杏甘石汤合牛黄清心丸，在清宣肺气中兼清宫开窍；一例身热肢厥，闷咳气促，清窍干燥，烦躁唇焦，口渴苔黄，大便不通，指纹沉紫，用麻杏石甘汤合调胃承气汤，在清宣肺气中兼清肠通便。（说明：编者对"原按"内容有所修饰）

编者按：以上四则（后两则只是节略）治例与"原按"，为当代研究伤寒名家万友生先生之作。其用后贤论温病专著阐发先圣经典方证，如此"寒温统一"、学贯古今的思路，是造就现代良医的成功之路。

2. 赵锡武医案2则

（1）李某某，1岁半。主诉：咳嗽，痰盛，发热1周，因气喘鼻翕1天入院。诊查：体温39℃，呼吸60次/分，精神差，无汗，苔薄白，脉浮数，两肺听诊广泛中细水泡音，心率160次/分。胸透：右肺下野炎性病变。西医诊断为肺炎。辨证：风温犯肺。治法：宜清热解毒，辛凉透表。方用麻杏石甘汤加味。处方：麻黄3g，杏仁9g，甘草6g，生石膏12g，银花6g，连翘9g，桔梗6g，芥穗12g，鲜芦根30g。二诊：服药1剂后，身热退（体温36.7℃），精神好转，咳喘减轻，痰减少，食欲不振，舌苔黄白垢腻。表邪已解，余热未尽。前方去芥穗，加枳壳12g。三诊：服药2剂后，体温正常，咳喘继减，食欲渐增。舌净，脉缓。宜辛凉轻剂，以善其后，用桑菊饮加减。第六天痊愈出院。（《中国现代名中医医案精华·赵锡武医案》）

编者按：本案以"麻杏甘石汤"合"银翘散"化裁为大法，既辛凉解表，又清热解毒生津（鲜芦根甘寒可口，生津清热佳品）。方法得当，三剂而热退身凉，咳喘大减。若非良医、良方、良药，怎能取得如此之良效耶？

（2）王某某，男孩，7个月。入院日期：1960年1月8日。主诉：因咳嗽，发热4天，体温最高达39.5℃，伴有喘憋，时作呕而入院。诊查：体温39.5℃，呼吸52次/分，面赤，时烦躁，嗜睡，点头呼吸，三凹征明显，口周青，舌根部有少许白苔，脉浮数，心率132次/分。胸透：右胸内带片状阴影，左侧心缘旁有片状阴影存在。西医诊断为肺炎。辨证、治法：表里皆热。治宜清热解毒，辛凉透表。方用麻杏石甘汤加味。处方：麻黄3g，杏仁9g，生石膏15g，甘草8g，丹皮8g，竹茹12g，鲜芦根30g，花粉9g，黄连3g。二诊：服药1剂后，仍身热，咳嗽、气喘、嗜睡有好转，呕渐减，唯大便干。舌赤苔黄，脉稍浮数。前方去花粉、黄连，加瓜蒌仁 9g，紫雪丹 1.2g（分 2 次冲服）。三诊：服药 2 剂后，精神好转，大便已解，仍气促有痰，发热。舌质红无苔，脉仍稍弦数。前方去紫雪丹、瓜蒌仁，加浙贝 6g，橘红 6g。四诊：入院 5~6 天身热退，稍有喘，气粗有痰。苔薄白，脉缓。证属表邪渐解，余热未消，宜清热豁痰。处方：鲜芦根 30g，桃仁、杏仁各 9g，冬瓜仁 9g，苡仁 9g，甘草 6g，桔梗 9g，杷叶 6g，川贝 6g，橘红 6g。7 天后舌净脉缓，精神食欲转佳，两肺已无啰音，唯稍有微咳，拟桑菊饮加减 2 剂，出院带回随服。（《中国现代名中医医案精华·赵锡武医案》）

原按： 此 2 例小儿肺炎，均属中医温病范畴。温热毒邪，传变最速，且易伤阴，故治疗应辛凉泄热、甘寒凉营、芳化解毒综合应用，方可适应小儿特点。2 例虽都以清热解毒、辛凉透表为法，用麻杏甘石汤加味治之，但前者属风温犯肺，邪尚在表，故加用银花、连翘、桔梗、芥穗辛凉宣泄、清热透表之品，而后者则属表里俱热，因而加用黄连、丹皮以清泄里热，凉血解毒，不失为辨证而施治，前例余热清而湿浊生，故加枳壳以理中气除湿浊；后例余热清而痰热重，故用清热豁痰之品，最后 2 例均以桑菊饮辛凉宣肺以止咳而获痊愈。

编者按： 此例患儿病情较重，已经出现嗜睡、脱水指征。治疗以辛凉透邪法为主，加丹皮清热凉营，截断病势，更加凉开三宝之一的"紫雪丹"以苏醒神志，先后四五诊，治疗得当，随证立法处方，使重危幼儿转危为安。2 例幼儿皆入院救治，行中医治疗，但不知同时是否用了抗生素？无论如何，中医药疗效是肯定的。

【临证指要】麻杏甘石汤可广泛用于呼吸、循环、泌尿、神经、精神、传染及五官科疾病，其中以肺炎、支气管炎、感冒、麻疹最常用。只要基本病机为热邪壅肺，肺失肃降者，均可用之。

【实验研究】

1. 调节自噬、调节免疫 体内及体外实验及网络药理学研究证明，该方可减轻甲 I 型流感病毒 FM1 株和 RSV 病毒感染性肺炎、放射性肺损伤、肺炎支原体感染等所致肺损伤，并能在抵御病毒感染后扩散、调节免疫反应、调节跨膜信号、调控钙离子转运、诱导细胞凋亡、调控自噬等多方面发挥作用。

2. 解热、抗炎、抗病毒 该方对内毒素引起的 SD 大鼠发热模型有良好的解热作用；可显著减少 OVA 诱导哮喘小鼠的气道炎症反应，降低外周血和 BALF 中炎症因子水平；可显著降低流感病毒感染小鼠的肺损伤，通过调节 TLR2/4-MyD88 信号通路相关蛋白的表达水平，发挥抗流感病毒作用。

3. 平喘止咳 该方能够有效抑制 $CD4^+T$ 细胞中 Th2、Th9、Th17 增殖，发挥抗哮喘作用。用于呼吸道合胞病毒加重型哮喘小鼠，可显著降低 BLAF 中 IL-4、IL-13、PGE_2、SP 水平，下调肺组织中 TRPV1 的蛋白和 mRNA 表达。

4. 调节肠道菌群　用该方灌肠治疗肺炎大鼠，可通过调节肠道菌群，促进 sIgA 的分泌，从而达到干预肺肠轴治疗肺炎的目的。

麻黄杏仁薏苡甘草汤

【**原文温习**】病者一身尽疼，发热，日晡所剧者，名风湿。此病伤于汗出当风，或久伤取冷所致也。可与麻黄杏仁薏苡甘草汤。（二·21）

麻黄杏仁薏苡甘草汤方：麻黄（去节）半两（汤泡），甘草一两（炙），薏苡仁半两，杏仁十个（去皮尖，炒）。上剉麻豆大，每服四钱匕，水盏半，煮八分，去滓，温服，有微汗，避风。（编者按：本方剂量及煎法，疑是后人所定。《外台秘要》为：麻黄四两，甘草二两，薏苡仁半升，杏仁二两。上四味，㕮咀，以水五升，煮取二升，分温再服，汗出即愈。）

【**医案精选**】

风湿　黄某某，男，14 岁。南宁市民船户。1952 年 10 月间，颈项肿大，上及腮颊，状类虾蟆瘟，一身尽疼，微寒发热，日晡尤甚。脉浮软稍带数象，舌苔白薄粗腐，大便黄软，小便微黄。此乃风湿，非虾蟆瘟，前医以银翘散加减治疗无效。患者系船户，病前日中行船，帮同拉缆，汗出当风，日晡停船即于河中洗浴，《金匮要略》所谓"伤于汗出当风，或久伤取冷所致也"。一身尽疼，发热，日晡所甚则与风湿证候相符合，颈项肿大其副症也，故以麻杏薏甘汤加苍术。处方：麻黄 4.5g，北杏 4.5g（炒，杵），薏仁 12g，甘草 3g，苍术 9g。治其风湿为主。服药 5 剂，主症尽解，副症亦随之而愈。（蒋其学.《哈尔滨中医》1962；4–5：94）

编者按：患者一身尽疼，发热、日晡为甚，属风湿无疑。前医误认风湿为风温、颈肿为痄腮，治用银翘，故药效难期。按仲景法，进麻杏薏甘汤加苍术散风祛湿、清热消肿，5 剂而安。

【**临证指要**】麻杏薏甘汤可辨证治疗急性风湿热、风湿与类风湿关节炎、荨麻疹、急性肾炎、扁平疣等。方中薏苡仁为治疣专药（与大米混合煮食即可），用量为 50~60g。

【**实验研究**】该方中薏苡仁能增强机体免疫功能、抑制中枢神经系统等。基于网络药理学和分子对接方法研究，该方通过介导多条抗炎、免疫调节通路，如 TLR4/NF-κB 信号通路、JAK–STAT 信号通路等，起到治疗 COVID–19 的作用。该方治疗类风湿关节炎具有多成分 – 多靶点 – 多途径的作用特点，集中在抗炎、抗氧化方面。

麻黄细辛附子汤

【原文温习】少阴病，始得之，反发热，脉沉者，麻黄细辛附子汤主之。（301）

麻黄细辛附子汤方：麻黄二两（去节），细辛二两，附子一枚（炮，去皮，破八片）。上三味，以水一斗，先煮麻黄，减二升，去上沫，内诸药，煮取三升，去滓，温服一升，日三服。

【医案精选】

1. 太少两感证

（1）金鉴春日病瘟，误治二旬，酿成极重死症，壮热不退，谵语无伦，皮肤枯涩，胸膛板结，舌卷唇焦，身倦足冷，二便略通，半渴不渴，面上一团黑滞。前医所用之药，不过汗下和温之法，绝无一效。喻曰："此症与两感伤寒无异，但彼日传二经，三日传经已尽即死。不死者，又三日再传一周定死矣。此春温症不传经，故虽邪气留连不退，亦必多延几日，待元气竭绝乃死。观其阴症阳疾，两下混在一区，治阳则碍阴，治阴则碍阳。然法曰：'发表攻里，本自不同。'又谓：'活法在人，神而明之，未尝教人执定勿药也。'吾有一法，即以仲景表里二方为治，虽未经试验，吾天机勃勃自动，若有生变化行鬼神之意，必可效也。"于是以麻黄附子细辛汤，两解其在表阴阳之邪，果然皮间透汗，而热全清。再以附子泻心汤，两解其在里阴阳之邪，果然胸前柔活，而人事明了，诸症俱退，次日即食粥，以后竟不需药。只在此二剂，而起一生于九死，快哉！（此案后学宜反复详玩之。）（《续名医类案·卷五·疫》）

编者按：此案病情复杂难辨，医者抓住内外兼病之"两感"证特点，采取先"两解其在表阴阳之邪"，尔后"再以附子泻心汤，两解其在里阴阳之邪"（以方测证：既有里阳虚，又有邪实之里结）。此活用先表后里之法也。

（2）张某某，年42岁。住云南省昆明市武庙下南联升巷底。肾气素亏。于1929年9月2日返家途中，时值阴雨，感冒风寒而病。初起即身热恶寒，头疼体痛，沉迷嗜卧（即少阴病但欲寐之病情也），兼见渴喜热饮不多，脉沉细而兼紧象。舌苔白滑，质夹青紫。由于肾气素亏，坎阳内弱，无力卫外固表以抵抗客邪，以致寒风乘虚直入少阴，阻塞真阳运行之机，而成是状。以仲景麻辛附子汤，温经解表辅正除邪治之。黑附片36g，麻黄10g（先煮数沸，去沫），北细辛6g，桂尖13g。3日，服上方1剂即汗，身热已退，唯觉头晕，咳嗽，神怯。表邪虽解，肺寒尚未肃清，阳气尚虚，以四逆合二陈加细辛、五味子，扶阳温寒主之。黑附片50g，干姜26g，甘草10g，广皮10g，法夏13g，茯苓13g，北细辛4g，五味子2g。1剂尽，

咳嗽立止，食量增加，精神恢复，病遂痊愈。(《吴佩衡医案》第5页)

编者按：麻黄附子细辛汤旨在温经散寒，扶正祛邪，助阳解表，用于治疗少阴真阳本虚复感外邪的太少两感证，表里兼治，最为恰当。古今验案颇多，方证相对，必有疗效，读者识之。

（3）贾某某，男，30岁。初诊：1983年1月5日。主诉：身体素虚，寒冬之际，偶受风寒，以致无汗，恶寒较重，发热较轻，疲乏无力，嗜睡，口渴喜热饮，尿清长。诊查：脉象不浮反沉细。辨证：此为少阴证表邪未去故也。治法：拟以温经助阳，散寒解表之法。处方：麻黄15g，炙附子10g，细辛5g，甘草7.5g。水煎分三次服。二诊：1月6日。诸症悉减，精神亦佳，又服原方药一剂而愈。(《中国现代名中医医案精华·孙允中医案》)

原按：本病颇合《伤寒论》之"少阴病，始得之，反发热，脉沉者，麻黄细辛附子汤主之"。用麻黄发汗，附子、细辛温经回阳，甘草和中，使内外阴阳平衡而病除矣。

编者按：素体阳虚，寒邪直中少阴，则更伤其阳，故患者嗜睡，喜热饮。麻黄解表寒，附子、细辛辛温大热，助少阴阳气，扶正祛邪。甘草缓和药性，药证合拍，两剂而愈。

（4）杨某，男，40岁。于秋季五更下田劳动，上午十时余，阴雨大作，全身淋漓。返家后，寒战、发热，身痛腹胀，午饭未食。邀余诊之，见其发烧，静而不动，卧床轻吟，舌苔正常，其脉沉细，不迟不数。余踌躇数刻，确认此症为少阴表证（或太少两感证），遂开具麻黄细辛附子汤一剂，并令其午夜前服药。家属照嘱而做，次日余自往复诊，患者宛若无病，余严令其勿过劳作，待三日后再为操劳，否则劳复难医矣！(《门纯德中医临证要录》)

2. 太少两感，水湿内盛证 年某某，女，55岁。初诊：1978年2月22日。诊查：体肥痰盛易感，近因浴后受凉，恶寒无汗不发热，头身酸痛项强，咳嗽痰多而稀白，胸闷，动则喘作，静则喘止，头身面目浮肿，尿少色黄，口干不欲饮水，腹胀不思食，舌苔薄黄润滑，脉沉而缓。治法：投以麻黄细辛附子汤合五皮饮加味。处方：麻黄三钱，细辛一钱，熟附子五钱，茯苓皮五钱，生姜皮一钱半，大腹皮三钱，陈皮三钱，五加皮三钱，桔梗三钱，杏仁三钱，厚朴三钱。二诊：连服上方药三剂，小便畅利，微自汗出。守方减量，方中麻黄减为一钱半，细辛减为八分，熟附子减为三钱，余药不变，再进六剂。三诊：浮肿全消，喘咳痰除，脘腹不胀，饮食二便正常，唯感神疲乏力，有时心慌心悸。最后用参苓白术散加附子以善后。处方：党参一两，白术五钱，云苓五钱，山药五钱，莲子五钱，生苡仁五钱，扁豆五钱，砂仁三钱，陈皮三钱，桔梗三钱，炙甘草三钱，熟附子三钱。再进药十剂而痊愈。(《中国现代名中医医案精华·万友生医案》)

原按: 本例患者体肥痰盛,平素阳气不足可知。近因浴后受凉,寒湿外束太阳而内困少阴,故同时有恶寒无汗、项强头身痛等太阳表实证和无热恶寒脉沉等少阴里虚证。病机遍涉三焦:上焦肺气不宣而痰饮壅盛,故胸闷咳喘,痰白而稀;中焦脾气不运而湿邪困阻,故腹胀不思饮食而脉缓;下焦肾气不化而水液潴留,故头面四肢浮肿而尿少。因此,采用既解太阳之表,又温少阴之里的麻黄细辛附子汤为主。此方《伤寒论》列在少阴病篇,《金匮要略》则见于水气病篇(编者按:水气病篇为麻黄附子汤,实则麻黄附子甘草汤),它不仅能发表温里以两解太少之邪,且能行表里之水。并合五皮饮以行水消肿,又加桔梗、杏仁、厚朴以宣降肺气和疏运脾气。从其服药九剂而小便畅利、微自汗出、诸症悉除来看,因药证吻合,故能获得表里和畅、三焦通利的良效。

编者按: 本案于主方之上,加味虽多,但谨遵辨证论治的法则,理、法、方、药切合病情,故取得满意疗效。最后用"参苓白术散加附子以善后",防止水邪复作,可谓善始善终也。

3. 凭脉辨麻黄细辛附子汤证与四逆汤证 张氏仆病经五日,发热,脉沉微,口燥,烦躁不眠。曰:"发热为阳,脉沉微为阴,少阴症似太阳也。口燥烦躁,乃邪气内扰,当用麻黄附子细辛汤,以温少阴之经,而驱内陷之邪。"或以子身安得阴症?别商瓜蒌滋解之法,症益甚。再脉之,沉微转为虚散,已犯条款,不得已,唯四逆汤一法,或亦可挽回。遂连进二服,是夜得睡,明日热退脉起而安。(《续名医类案·卷一·伤寒》)

编者按: 此案论述简明,论理清晰。案语分辨麻黄细辛附子汤与四逆汤证之别:少阴伤寒而"脉沉微",可"以温少阴之经而驱内陷之邪"的温里表散方法。若脉由"沉微转为虚散",则病情由阴气衰弱转为虚阳有外越之势,其麻黄、细辛发散之药切不可用,"惟四逆汤"辛甘温热助阳法驱阴回阳,才能治阳虚发热证。此案论脉辨证,指导治疗,乃中医学之精华、之特色。《脉经》曰"脉理精微,其体难辨",这难免令人产生畏难情绪而不加深究,须知"天下无难事,只怕有心人",有志于中医者,知难而进,必成良医。

4. 失音 患者某某,女,38岁。素有肺结核,初以感冒,未予治疗,突然寒热止,声嘶,发音不扬,喉痛咳痰,深恐触发旧疾,于1974年4月25日就诊。舌质淡白少苔,脉象沉迟细弱,此因感冒失治,寒邪犯少阴经,拟麻黄附子细辛汤加味。处方:麻黄三钱,附片三钱,细辛五分,石菖蒲钱半,法夏三钱。越二日,患者来告,2剂服毕,音开痛止。续求治结核方,遂疏补肺益胃之剂,嘱其常服。(《新中医》1975;3:25)

5. 头痛、鼻流清涕

(1)头痛:张某,男,54岁,农民。于1989年8月4日就诊。自诉头痛7年之久，前额及两鬓为甚，遇冷加剧，头痛欲呕，饮食欠佳，口淡无味，小便清长，夜尿多，大便正常，脉沉紧，苔薄白。诊患者为风寒头痛，宜温经解表。方用麻黄附子细辛汤加味：麻黄10g，制附子10g，细辛6g，白芷10g，羌活10g。4剂而愈。（黄保楠.《甘肃中医》1998；2：17）

（2）流清涕：温某，男，43岁，农民，于1988年5月12日就诊。言其3年来不分冬夏，稍遇冷则鼻流清涕似水，不觉而滴，余无不适，无头痛。经五官科检查鼻部亦无异常，苔白而润，脉象沉紧，乃阳虚受寒而致，宜温阳散寒，方用麻黄附子细辛汤加味：麻黄10g，附子10g，细辛6g，苍耳子10g，辛夷10g。水煎服，连服6剂而愈。（同上）

6. 疲劳综合征、嗜睡症、心动过缓、低血压 用麻黄附子细辛汤加人参治疗疲劳综合征、气虚寒湿性嗜睡症，有血瘀者加水蛭、丹参甚效。麻黄附子细辛汤加人参、珍珠母、甘草治疗心动过缓或低血压，表现为胸闷、气短乏力、脉迟缓无力，服上药后，症状可明显改善，心率提高，血压上升并持久。（马山.《中医杂志》1992；4：5）

7. 小儿高热、危症（小儿病毒性肺炎） 王某，女，2岁。患儿高热、咳喘，时而抽搐，已十余日，住某医院诊断为小儿病毒性肺炎，曾大量用抗生素，并输血、输氧，体温一直在39.5~41℃，病情危重，邀余会诊。诊见：患儿高热，面色苍白，面微肿，印堂色青，口唇发绀，神识朦胧，咳喘急促，呼吸困难，身无汗，腹胀大，四肢厥冷，二便失禁。舌质淡苔少，脉沉细，指纹青紫。此为寒邪闭郁于表而发热，寒邪闭肺而咳喘，入里而伤于阳。治以兴阳解表，温经发汗。方用麻黄细辛附子汤治之。处方：麻黄3g，细辛1g，附子3g，1剂，水煎服。二诊：药后手足转温，头身微汗出，热势退却，体温降至37℃，喘促渐平。此阳气已复，表邪已解，但肺气未复。再服以生脉散加芦根、黄芪、玉竹1剂，继以党参、白术、茯苓、甘草、黄芪1剂，病愈出院。（《门纯德中医临证要录》）

原按： 小儿形气未充，脏腑娇嫩，感受外邪，传变较快，寒邪由表及里，最易损伤真阳，故以兴阳祛寒，放胆治之，取效于顷刻。

【临证指要】 麻黄细辛附子汤具有宣通温散之功效。许多疾病凡以脉弱、舌淡苔润等阳虚证为特点，或有外感寒邪的因素，皆可考虑以本方或适当加味治之。用之得当，疗效称奇！

【实验研究】

1. 抗炎 该方通过降低炎症因子的含量，抑制炎症反应，可改善肾阳虚外感小鼠的炎症反应。但是正常小鼠给予不同剂量的麻黄细辛附子汤后，心脏、肝脏和肾脏的功能出现失调，机体通过细胞转移、打破免疫应答的平衡，致使正常小鼠出现炎症反应。

2. 抗氧化、调节免疫 该方有保护变应性鼻炎小鼠线粒体免受氧化应激损伤的作用，可升高 SOD 活性，降低丙二醛的含量。体外研究发现，该方可减少 IL-17A，升高 IL-4、STAT6 mRNA 的表达，发挥其免疫调控作用。

3. 抗过敏 该方通过调控 NF-κB 信号通路和 cAMP-PKA 信号通路，使 AQP5 表达增加，能治疗变应性鼻炎。

4. 温经助阳散寒 该方可抑制灌服蓖麻油所致的小鼠腹泻，并能显著抑制因腹泻所导致的小鼠直肠体温的下降，提示本方确能温经助阳散寒。

5. 抗病毒 基于粪便代谢物组学分析，该方干预 H1N1 流感病毒感染小鼠的研究发现，其抗病毒作用机制与色氨酸代谢、维生素 B₆ 代谢、甘油磷脂代谢和三羧酸循环等代谢紊乱的回调作用有关。

麻黄附子甘草汤（麻黄附子汤）

【原文温习】少阴病，得之二三日，麻黄附子甘草汤微发汗。以二三日无里证，故微发汗也。（302）

水之为病，其脉沉小，属少阴。浮者为风。无水虚胀者，为气。水，发其汗即已。脉沉者宜麻黄附子汤；浮者宜杏子汤。（十四·26）

麻黄附子甘草汤方：麻黄二两（编者按：《金匮要略》为三两），甘草二两（炙），附子一枚（炮，去皮，破八片）。上三味，以水七升，先煮麻黄一两沸，去上沫，内诸药，煮取三升，去滓，温服一升，日三服。

【医案精选】

1. 小儿麻疹　阳虚感冒 余尝治上海电报局高君之公子，年五龄，身无热，亦不恶寒，二便如常，但欲寐，强呼之醒，与之食，食已，又呼呼睡去。按其脉，微细无力。余曰：此仲景先圣所谓少阴之为病，脉微细，但欲寐也。顾余知治之之方，尚不敢必治之之验，请另乞诊于高明。高君自明西医理，能注射强心针，顾又知强心针仅能取效于一时，非根本之图，强请立方。余不获已，书：熟附片八分，净麻黄一钱，炙甘草一钱。与之，又恐其食而不化，略加六神曲、炒麦芽等消食健脾之品。次日复诊，脉略起，睡时略减。当与原方加减。五日，而痧疹出，微汗与俱。疹密布周身，稠逾其他痧孩。痧布达五日之久，而胸闷不除，大热不减，当与麻杏甘石重剂，始获痊愈。一月后，高公子又以微感风寒，复发嗜寐之恙，脉转微细，与前度仿佛。此时，余已成竹在胸，不虞其变，依然以麻黄附子甘草汤轻剂与之，四日而藏。（《经方实验录·附列门人治验》）

原按：麻黄能开肺气，附子能强心脏，甘草能安肠胃，三者合则为麻黄附子甘草汤，能治虚人之受邪，而力不足以达邪者。……

曹颖甫曰：予治脉微细但欲寐者，往往以四逆汤取效。然姜生所治高姓小儿，实由太阳表证内伏少阴。故非麻黄不能奏功，断非四逆汤所能治。盖四逆汤仅能由少阴外达肌腠，以干姜、炙草能温脾胃，脾胃固主肌肉也。若改干姜为麻黄，方能由少阴直达肺部，而皮毛为之开泄，以肺主皮毛故也。观其证治三变，而始终不脱麻黄，其用心之细密，殆不可及。况身热而不恶寒，似无用麻黄之必要，此证竟毅然用之，其识解尤不可及乎。盖呼之则醒，听其自然则寐，有蒙蔽之象，故可决为非少阴本病，而为太阳内陷之证。且以小儿纯阳之体，不当有此少阴病故也。

编者按：本案之医理可引申发挥应用之，凡阳虚之人受邪，而力不足以达邪者，不论小儿、老人，皆可以麻黄附子甘草汤治疗。

2. 水气病二例

（1）熊某某，女，30岁。初诊：1963年3月16日。主诉：久患通身面目浮肿，小便不利，怯寒，口淡不思饮食，有时怔忡心悸而气上冲咽喉，夜寐不安。诊查：脉稍弦而按之弱。近因感冒，头项强痛。治法：投以麻黄附子汤加味。处方：麻黄三钱，熟附子五钱，炙甘草五钱，干浮萍三钱。仅服药一剂，小便即畅利，日行七八次，浮肿显著减退。再进药一剂，浮肿消退十之七八，头项强痛亦除。又进药四剂，浮肿基本消失，怔忡心悸大减，夜寐已安，胃纳亦开，脉已不弦，但仍怯寒。守方加重炙甘草为一两，更加桂枝三钱，党参五钱，红枣一两。又服药三剂，病乃基本痊愈。最后仍守上方加减以巩固疗效。（《中国现代名中医医案精华·万友生医案》）

编者按：本案病机为少阴阳虚不能化气行水，泛溢肌肤则水肿，水饮凌心则怔忡心悸，复感寒邪而见头项强痛。脏腑同病，故表里同治。方用麻黄附子汤仅加一味浮萍协助麻黄解表利水，效专力宏。水肿消退后更加党参、红枣培土制水，防止复发。需要说明：麻黄、附子、炙甘草三味组方，在《伤寒论·少阴病》篇命曰麻黄附子甘草汤，功用温经复阳"微发汗"，以治阳虚者感寒；在《金匮要略·水气病》篇命曰麻黄附子汤，功用为温阳"发其汗"，以治阳虚水肿者。以上所述，体现了中医学异病同治之大法，为一方治多病之例证。

（2）涂某某，女，55岁。初诊：1964年3月4日。诊查：喘咳，通身面目浮肿，小便不利，纳减，神疲。治法：投以射干麻黄汤。服药六剂，喘咳渐平，食增神旺，但浮肿依然。二诊：改投麻黄附子汤。处方：麻黄三钱，熟附子三钱，甘草三钱。仅服药一剂，小便即畅利，浮肿迅速消退。（《中国现代名中医医案精华·万友生医案》）

原按：熊案症见浮肿尿少，伴怯寒，头痛项强，口淡不思饮食，脉稍弦而按之弱，显属阴水寒湿伤阳、表里同病之证，故采用《金匮要略》水气病篇的麻黄附子汤加浮萍（亦为行皮肤之水以利尿消肿的良药）获得良效。但从涂案来看，麻黄附子汤不加浮萍亦当有效。又从熊案因怔忡心悸重用炙甘草（初用五钱，继用一两），并未妨碍消肿而且小便量大增来看，现代药理研究证明单味甘草所含甘草次酸，有促进水钠潴留而引起水肿的副作用，并不能代表甘草复方的功能。有人认为《金匮要略》水气病篇的麻黄附子汤，由于方中麻黄用量倍于甘草，利尿消肿作用占主导地位，所以有效；反之，如甘草用量倍于麻黄，就不一定有效，甚至有可能加重水肿。这种认识也与熊案方中甘草用量倍于麻黄（先是加一倍，后是加二倍）而获得利尿消肿良效的实践经验不相符合。当然不应因此而否定现代药理研究的成果。但是，仍然值得临床医生警惕，即凡水肿病症，如果没有必须用甘草的确证，就应该严加禁止，以杜后患。

编者按：本案先以射干麻黄汤蠲饮平喘，继用麻黄附子汤温阳发汗消肿，充分体现了辨证论治"抓主症"的重要性。

【临证指要】参见麻黄细辛附子汤条。

【实验研究】参见麻黄细辛附子汤条。

大青龙汤

【原文温习】太阳中风，脉浮紧，发热，恶寒，身疼痛，不汗出而烦躁者，大青龙汤主之。若脉微弱，汗出恶风者，不可服之。服之则厥逆，筋惕肉𬌗，此为逆也。（38）

伤寒脉浮缓，身不疼，但重，乍有轻时，无少阴证者，大青龙汤发之。（39）

病溢饮者，当发其汗，大青龙汤主之；小青龙汤亦主之。（十二·23）

大青龙汤方：麻黄六两（去节），桂枝二两（去皮），甘草二两（炙），杏仁四十枚（去皮尖），生姜三两（切），大枣十枚（擘），石膏如鸡子大（碎）。上七味，以水九升，先煮麻黄，减二升，去上沫，内诸药，煮取三升，去滓，温服一升。取微似汗。汗出多者，温粉扑之。一服汗者，停后服。若复服，汗多亡阳，遂虚，恶风，烦躁，不得眠也。

【医案精选】

1. 伤寒似少阴病　程某某，60岁。一日忽发寒热无汗，精神疲倦，神志较模糊。家人屡问所苦，才勉强答以自觉心烦，全身疼痛，难以转侧，有人认为是少阴证，须急用姜、附回阳。家属犹豫不决，请我诊治。我按他的脉象是浮而微数，摸他的两足胫又很热，遂断为大青龙汤证。因患者恶寒发热，无汗，脉浮数，大青龙证的症候群已具。虽然精神疲倦呈嗜睡状态和大青龙汤证的烦躁不得眠有异，但这是老年患病，精神不支的缘故，所以患者外表虽无烦躁现象，但却自觉心烦。本病容易被认为少阴病的原因，除上述精神疲倦而呈嗜睡，可被误认为少阴证之"但欲痹"外，尚有身体疼痛难以转侧的症状；但脉象浮而不微细，足胫温而不冷，则和少阴病有很大区别。本证因风寒外束，所以身疼不能转侧；阳热内郁，所以发热而烦，当用大青龙汤双解表里邪热。处方：生石膏30g，麻黄、桂枝、杏仁、生姜各9g，炙甘草6g，大枣5枚。水煎服。但考虑患者年老体虚，发汗太过，可能导致虚脱，因嘱其将药分作三次温服，每二小时服一次，如得汗出，即停服。果服二次，全身微汗出，所有症状完全消失。（沈炎南.《江苏中医》1963；2：38）

编者按：大青龙汤证由外寒内热而起，此证往往因邪热太盛，正为邪困，精神不支而出现类似少阴病的证候。此时应特别注意鉴别：大青龙汤证的身重是乍有轻时，而少阴病的身重是重无已时；大青龙汤证虽有神疲现象，但常伴烦躁，而少阴病则多为精神萎靡，非必见烦躁；大青龙汤证只是太阳表证，而少阴病为全身性虚寒证。此例高热发于年迈之体，虽有神志模糊、身重难以转侧等症，但仍以心烦、身痛、足胫热、脉浮数为主，故当属大青龙汤证。

2. 杂病无汗　杨某某，女，35岁，农民。1987年8月31日诊。缘于18年前患麻疹合并肺炎，治愈后，遗留周身无汗，沉重拘紧，两目肿如卧蚕，即使夏暑野外劳动，肌肤仍不汗出，甚或战栗起粟。近一年来日益加重，且时欲伸臂后仰，上肢拘紧而酸痛，虽经多方诊治，但无起色，遂来就诊。细察皮肤，汗毛倒伏，汗孔不显，舌淡暗、苔白腻微黄，脉滑。纵观患者脉证，病虽十几载，但疹后复感外邪，表气郁闭，汗不得泄是其基本病机。《内经》曰："其在皮者，汗而发之。"又忆医圣《伤寒论》有用大青龙汤治无汗表实之法；《金匮要略》更有"饮水流行，归于四肢，当汗出而不汗出，身体疼重"，治用大青龙汤之训。因拟大青龙汤加味。处方：麻黄12g，桂枝9g，杏仁9g，生石膏24g，炙甘草6g，生姜6g，大枣6枚，白芍9g，苍术9g。4剂，日1剂，以水900ml，煮取300ml，分3次温服。服药2剂，病无变化。患者自行将后2剂合煎，分3次服。药后胸背及上肢汗出如珠，上半身肢体顿觉轻快，汗孔显露。二诊：因下肢汗出较少，故以上方去白芍，加炮附子6g通达阳气。又服药6剂，下肢亦絷絷汗出，诸症悉除。（吕志杰.《北京中医药大学学报》1991；4：25）

编者按：《伤寒论》是一部以治疗外感热性病为主的典籍。其辨证论治的精神，为治百病之准绳。故历代医家不但用其治热病，而且用以治杂病，皆收良效。大青龙汤原本就是既治伤寒表实里热证，又治杂病溢饮的良方。笔者以此方治疗18年无汗症，乃师"异病同治"之大法，灵活变通而获效。柯韵伯说："仲景方可通治百病。"确为精辟阅历之谈，此例可见一斑。

3. 水肿（急性肾小球性肾炎）　邹某某，男，8岁。其母代诉：因发热（当时体温为39.5℃）2天，并见头面浮肿甚而在某医院就诊，经尿检后确诊为"急性肾小球性肾炎"，建议住院治疗。时值病儿父亲外出未归，家中无人照应，遂谢绝住院治疗而转诊于中医，查：患儿发热恶寒，口渴，面肿明显，小便短黄，舌尖红，苔白，脉弦滑数。诊为水肿病，属阳水，乃水湿之邪郁于表而兼里热之证，投以大青龙汤。一剂后恶寒发热均减，二剂后汗出热退，肿势渐消。二诊时仿越婢汤法，于方中去杏仁和桂枝，加芦根30g，白茅根30g，迭进三剂，水肿全消，诸症若失。嘱其尿检，结果正常。继用竹叶石膏汤加减三剂善其后。两年过后，该患儿并未外感而突发水肿，两目难开，口渴引饮，苔白脉数。余径投越婢汤加减，五剂而愈。数年后其母因病就诊，言其子病未复发。（《伤寒论临床应用五十论》第2版）

原按：由此案可悟，举凡外邪而水气居表，兼有热象者，当率先选用大青龙汤发越在表之水气和外邪。若外邪不甚而肿势急剧者，又当以风水之证而治以越婢汤为是。

编者按：裴氏此案将《伤寒论》治外因方与《金匮要略》治水气病风水方融会贯通，治疗"急性肾小球肾炎"取得良效。这显示了经方的无限生命力。谁说"古方不能治今病"？不得其要领也。

4. 溢饮　某女，32岁。主诉：患手肿臂疼之证，经久不愈，颇以为苦。经各种治疗，皆无效。诊查：诊时抬手诊脉亦觉吃力。脉浮弦紧，舌质红而苔水滑，二便饮食均可，经水亦调。问其病因，自述天冷洗衣，水凉而手寒，洗几次后，便觉臂疼手肿，酸楚不支。辨证：水寒之邪，郁遏阳气，不得宣泄，因而气滞水结，与"溢饮"之证相符。治法：其舌红而绛，身体又壮，故可发汗清热以祛饮。处方：大青龙汤原方。服药一剂即汗出而安。（《中国现代名中医医案精华·刘渡舟医案》）

原按：本案患者手臂肿疼为主要症状，一般多从行气化瘀、散风逐湿入手，但疗效不佳。细问病史，方知系受水寒之邪，而舌红苔水滑则为水气内停，水热互结之证，从而联系到溢饮，发汗清热，饮去热泄而安。

编者按：《金匮要略》痰饮咳嗽病篇第23条曰："病溢饮者，当发其汗，大青龙汤主之，小青龙汤亦主之。"水饮溢于四肢肌表，"当汗出而不汗出，身体疼重"（十二·2），或局部"手肿臂疼"，法当发汗以散"水寒之邪"。此即《素问·阴阳应象大论》所谓"其在皮者，汗而发之"之法的具体运用。本案患者水寒外侵，内有郁热，宜以大青龙汤主治之。

【**临证指要**】大青龙汤可辨证治疗感冒、流感、肺炎、麻疹、急性肾炎、支气管哮喘、流行性脑脊髓膜炎、汗腺闭塞症等病症。

【**实验研究**】

1. 解热　大青龙汤颗粒剂对脂多糖所致大鼠发热的解热作用显著，且药效持续时间长，其解热的主要物质为生物碱提取物、多糖、挥发油及石膏。方中石膏的主要成分硫酸钙，内服经胃酸作用，一部分变为可溶性钙盐，在小肠被吸收入血液中，可抑制神经应激性（包括体温调节中枢）和减少血液渗透性，故有解热、镇痛和抗过敏的作用。

2. 镇静 方中麻黄、桂枝、石膏三药合用，能促进汗及尿液的分泌。石膏在消化道起到吸附、中和毒素的作用，能减少病人中毒症状，减少传染病的并发症（脑水肿、心肌炎、神经性精神障碍），因其对神经肌肉有抑制作用，故对烦躁有镇静作用，对高热抽搐有一定的镇痉作用。

3. 抗炎 采用超高效液相色谱－四级杆飞行时间质谱技术和网络药理学的方法，研究大青龙汤药效物质基础，得到麻黄碱、去甲基麻黄碱、甘草次酸、对羟基苯甲酸、2－甲氧基苯甲酸 5 个核心成分，发现大青龙汤可能通过 MAPK、cAMP、cGMP-PKG 等信号通路，改善炎症反应等多种生理、病理过程发挥药理作用。

4. 降血压、平喘 对大鼠血压影响的研究发现，给予大青龙汤的酒浸液小量时，血压轻度上升；大量时则血压下降。该方治疗外寒内热证型小儿哮喘，可降低血清 IgE、IL-4、TNF-α，改善动脉血气指标。

5. 调节免疫 该方可通过调节流感病毒感染小鼠血 T 淋巴细胞亚群，调节血清及肺组织中 TNF-α、IFN-γ、IL-6、IL-10 水平，增强全身免疫，并抑制病变肺脏的过度免疫。

小青龙汤

【原文温习】 伤寒表不解，心下有水气，干呕，发热而咳，或渴，或利，或噎，或小便不利、少腹满，或喘者，小青龙汤主之。（40）

伤寒，心下有水气，咳而微喘，发热不渴。服汤已渴者，此寒去欲解也。小青龙汤主之。（41）

小青龙汤方：麻黄三两（去节），芍药三两，干姜三两，五味子半升，甘草三两（炙），桂枝三两（去皮），半夏半升（洗），细辛三两。上八味，以水一斗，先煮麻黄，减二升，去上沫，内诸药，煮取三升，去滓，温服一升。若渴，去半夏，加栝楼根三两。若微利，去麻黄，加荛花，如一鸡子，熬令赤色。若噎者，去麻黄，加附子一枚，炮。若小便不利，少腹满者，去麻黄，加茯苓四两。若喘，去麻黄，加杏仁半升，去皮尖。且荛花不治利，麻黄主喘，今此语反之，疑非仲景意。臣亿等谨按：小青龙汤大要治水。又按《本草》，荛花下十二水，若水去，利则止也。又按《千金》，形肿者应内麻黄，乃内杏仁者，以麻黄发其阳故也。以此证之，岂非仲景意也。

编者按：仲景书小青龙汤证上述两条之外，《金匮要略》还有三条，即第十二篇第 23 条、35 条与第二十二篇第 7 条。小青龙汤证的五种或然症及加减法中，"噎者，去麻黄，加附子"应深入领悟。小青龙汤证的基本病机是"伤寒表不解，心下有水气"，即外寒内饮。方中麻黄止咳平喘之功，取其辛温宣发向上向外之力，这种功力对发越外邪有利，而对下焦阳虚，水寒之气上逆所致的"噎"则不利（《金匮要略》第十二篇第36条："寸脉沉，尺脉微，手足厥逆，气从少腹上冲胸咽。"），故"去麻黄"之发越阳气，"加附子"之补助阳气，确为上工治本之加减法也。

【方歌】

小青龙汤桂芍麻，五味姜辛草半夏；

外寒内饮咳喘病，肺胀化热石膏加。

【医案精选】

1. 咳喘（慢性支气管炎、肺气肿）

（1）柴某某，男，53岁。1994年12月3日就诊。患咳喘十余年，冬重夏轻，经过许多大医院均诊为"慢性支气管炎"，或"慢性支气管炎并发肺气肿"。选用中西药治疗而效果不显。就诊时，患者气喘憋闷，耸肩提肚，咳吐稀白之痰，每到夜晚则加重，不能平卧，晨起则吐痰盈杯盈碗，背部恶寒，视其面色黧黑，舌苔水滑，切其脉弦、寸有滑象。断为寒饮内伏，上射于肺之证，为疏小青龙汤内温肺胃以散水寒。麻黄9g，桂枝10g，干姜9g，五味子9g，细辛6g，半夏14g，白芍9g，炙甘草10g。服7剂咳喘大减，吐痰减少，夜能卧寐，胸中觉畅，后以《金匮要略》之桂苓五味甘草汤加杏仁、半夏、干姜正邪并顾之法治疗而愈。（《刘渡舟临证验案精选》）

原按： 小青龙汤是治疗寒饮咳喘的一张名方，张仲景用它治疗"伤寒表不解，心下有水气"以及"咳逆倚息不得卧"等支饮为患。本案咳喘吐痰，痰色清稀，背部恶寒，舌苔水滑，为寒饮内扰于肺，肺失宣降之职。方中麻黄、桂枝发散寒邪，兼以平喘；干姜、细辛温肺胃，化水饮，兼能辅麻、桂以散寒；半夏涤痰浊，健胃化饮；五味子滋肾水以敛肺气；芍药养阴血以护肝阴，而为麻、桂、辛三药之监，使其去邪而不伤正；炙甘草益气和中，调和诸药。服用本方可使寒邪散，水饮去，肺气通畅则咳喘自平。

应当指出的是，本方为辛烈发汗之峻剂，用之不当，每有伐阴动阳之弊，反使病情加重。因此，刘老强调临床运用本方时尤须抓住以下几个关键环节：①辨气色：寒饮为阴邪，易伤阳气，胸中阳气不温，使荣卫行涩，不能上华于面，患者可见面色黧黑，称为"水色"；或见两目周围有黑圈环绕，称为"水环"；或见头额、鼻柱、两颊、下巴的皮里肉外之处出现黑斑，称为"水斑"。②辨咳喘：可见几种情况，或咳重而喘轻，或喘重而咳轻，或咳喘并重，甚则倚息不能平卧，每至夜晚则加重。③辨痰涎：肺寒金冷，阳虚津凝，成痰为饮，其痰涎色白质稀；或形如泡沫，落地为水；或吐痰为蛋清状，触舌觉凉。④辨舌象：肺寒气冷，水饮凝滞不化，故舌苔多见水滑，舌质一般变化不大，但若阳气受损时，则可见舌质淡嫩，舌体胖大。⑤辨脉象：寒饮水邪，其脉多见弦象，因弦主饮病；如果是表寒里饮，则脉多为浮弦或见浮紧，若病久日深，寒饮内伏，其脉则多见沉。⑥辨兼证：水饮内停，往往随气机运行而变动不居，出现许多兼证，如水寒阻气，则兼噎；水寒犯胃，则兼呕；水寒滞下，则兼小便不利；水寒流溢四肢，则兼肿；若外寒不解，太阳气郁，则兼发热、头痛等症。以上六个辨证环节，是正确使用小青龙汤的客观标准，但六个环节，不必悉具，符合其中一两个主证者，即可使用小青龙汤。关于小青龙汤的加减用药，仲景已有明训，此不一一重复。根据刘老经验，常在本方基础上加茯苓、杏仁、射干等药，以增强疗效。

小青龙汤虽为治寒饮咳喘的有效方剂，但毕竟发散力大，能上耗肺气，下拔肾根，虚人误服，可出现手足厥冷，气从少腹上冲胸咽，其面翕热如醉状等副作用。因此，本方应中病即止，不可久服。一旦病情缓解，即改用苓桂剂类以温化寒饮，此即《金匮要略》"病痰饮者，当以温药和之"的精神。

编者按： 刘渡舟先生应用小青龙汤之"六辨"宝贵经验来之不易，读者应高度重视。

（2）王某，男，40岁。患气管炎八年之久，三年前又检查为肺气肿。长期住院治疗。近来咳喘频频，痰多而稀薄，不能平卧。诊见：胸腹胀满，食少，小便少，眼睑及下肢浮肿，面目暗淡，情志不畅，舌嫩苔淡，脉象沉弦。此为寒饮久蓄，急需辛散除饮之治。遂投以小青龙汤加茯苓18g，令服两剂。服后喘满大减，已能平卧，小便利。又继服一剂，第四日夜间已能睡眠。继服苓甘五味姜辛夏杏汤三剂而诸症基本消失，后养息半月出院。（《门纯德中医临证要录》）

编者按： 门纯德先生以上治例，首以小青龙汤加茯苓（兼见"浮肿"，加之健脾利水），继服"苓甘五味姜辛夏杏汤"。如此转方之法，师承于医圣痰饮病篇之辨证论治也。先生对小青龙汤临床应用还谈了四点经验：①外感风寒引起的喘满、冷胀、浮肿，若兼有热者加生石膏15g；小便不利者加茯苓15g。②感冒并发气管炎喘息，咳、噎、干呕、痰多而稀薄者，其效甚捷。③风湿性关节炎，痛肿兼喘者。④流行性感冒，喘咳明显，痰液清稀者。

门纯德与刘渡舟两位先生，是同时代善用经方的名家。上述经验，弥足珍贵，理应学以致用。

2. 哮喘、痛经 韩某，女，42岁，1996年10月18日诊。患哮喘病15年之久，一年四季均有发病。近日因受凉而加重，头痛恶寒，喘息咳嗽，喉中痰鸣，胸部满闷，脉弦细无力，舌淡苔白润。拟标本兼治法。处方：熟地40g，当归18g，陈皮、半夏、茯苓、麻黄、细辛、干姜、五味子、炙甘草各9g，制附子、肉桂各6g。服药4剂，哮喘等症状好转。服药期间，正值月经来潮，既往痛经甚、血块多的情况此次亦明显减轻。（吕志杰.《实用中医药杂志》1997；5：33）

编者按： 久病哮喘，上盛下虚，取金水六君煎合小青龙汤加减治之而获效，并意外地起到了调经止痛之功。本方之所以对痛经亦有殊效，在于熟地、当归调补冲任，滋阴和血之功，以及小青龙汤温经散寒、活血祛瘀止痛之效，相得益彰。小青龙汤为外寒内饮（或虽未外感风寒，但因气候骤变引动伏饮）所致咳喘或哮喘病之主方，不论少儿、老人，方证相对，皆有灵验。

3. 小儿喘、满、呕、肿症 贺某，男，7岁。患百日咳七十余日，虽痉咳已减，但诸病缠身。诊见：颜面黄而浮肿，腹胀，下肢肿，虽不痉咳，但频频喘息，时而咳嗽干呕，时有痰涎吐出，时而索食，与之则不入口。余断为痰饮犯肺，久病伤脾。"喘""肿"为其主症，故先用小青龙轻剂，次日呕止喘大减。二诊，与服香砂六君子汤数剂。时过一周，其父代述，患儿已愈。（《门纯德中医临证要录》）

4. 含漱小青龙汤治疗咳嗽案 黄某，女，32岁，系有4个月双胞胎孕妇，由其丈夫陪同于2017年10月23日自外院而来我院就诊。主诉：半月前受凉卒发咳嗽，其状先咽部剧痒，随之连声咳嗽，直到咯出清稀泡沫痰后，方能缓解，如此反复发作。近1周又咳时尿漏，深以为苦。现病史：病后，曾在本市两家医院就诊，皆因有身孕，又咳时漏尿而遭婉拒用药。后经我治愈的病人介绍，专程远道来诊。辨证论治：察其面白失华，目胞微肿，闻其述证，稍有短气难续，咽痒难忍而咳（无咽部红肿疼痛），咳痰质稀色白，夹有泡沫，口淡不渴，咳时漏尿，饮食正常，无乏力、腰酸及腹痛症。舌淡胖苔白滑，脉来细滑而数。反复斟酌后，中医诊断为子嗽病，证型为痰饮证。治用小青龙汤合甘草干姜汤。处方：蜜麻黄3g，白芍6g，桂枝6g，法半夏9g，干姜6g，细辛6g，五味子6g，炙甘草12g，共3剂，水煎后去滓取汁，告之切勿内服，仅含漱药汁，不拘于时，以痒止为度，并及时联系，告知用药后情况。次日，病人来电告知：当天返家，即遵医嘱，频频含漱，直到咽痒消失，不复咳，安睡一夜，至今咳嗽未有发作，尿漏亦止。（周衡教授医案）

原按： 前医婉拒用药，并非无据，我亦受影响，反复斟酌者有三：一是《黄帝内经》早有"有故无殒"之训，为我增信。只要辨证精准，用药周全，不必疑虑。二是经历近年运用小青龙汤治咳嗽，积累了可靠经验，认为咽痒实为辨证关键。小青龙汤证之咽痒为局限于咽喉部剧痒，与普通感冒后余邪未尽的"风咳"不同，后者虽亦咽痒，但如微风拂过，痒不剧而泛漫不居，其痰黏少、较难咯出，与饮咳之清稀泡沫不同。三是考虑"胎前多热"，方用姜辛味夏辛热之品，为避免入血，影响胎儿，遂改用含漱之法，幸覆杯而愈，不胜欣慰！一隅之见，愿与同道分享，不当之处，尚祈指正。

编者按： 周衡教授是笔者相识多年德高望重的长者（其"简历"详见本丛书《仲景方药临证思辨录》）。上述治例，审病论治，善于抓主症，如"咳痰质稀色白"。其四诊合参，辨证准确，选方精当，针对怀孕，以汤剂"改用含嗽之法"颇有新意，且无后顾之忧矣。如上巧妙用法与"原按"思考三点，乃深思熟虑之所为，诚良师、良医也，足可师法。

【临证指要】小青龙汤具有外散风寒，内化肺饮，止咳平喘的显著功效，为治疗肺病寒饮咳喘（外寒内饮、支饮、伏饮）等症的祖剂、主方。该方偏于辛温发散，用之不当，有伐阴动阳之弊，故宜慎用，或随证适当加减用之。

【实验研究】

1. 抗炎　该方可显著降低小鼠肺部炎症水平评分，降低血清 IL-1β、TNF-α、TGF-β、COX-2 的含量，显著升高 IκBα 的含量，减轻 COPD 小鼠气道炎症和气道重塑。该方可抑制 ERK/JNK、p38 MAPK 信号通路活化，改善肺功能，治疗老年慢性支气管炎急性发作期。

2. 抗过敏　该方有抗组织胺作用，可提升血清中 TGF-β、IL-10，降低 IL-17，明显改善肺气虚寒型变应性鼻炎患者生活质量。

3. 平喘　该方对豚鼠离体气管之平滑肌有松弛作用，并有抗乙酰胆碱能神经作用，对支气管有解痉作用，其方中的解痉成分水溶性较差而乙醇溶性较好。

附方

桂苓五味甘草汤

【原文温习】青龙汤下已，多唾，口燥，寸脉沉，尺脉微，手足厥逆，气从小腹上冲胸咽，手足痹，其面翕热如醉状，因复下流阴股，小便难，时复冒者，与茯苓桂枝五味甘草汤。（十二·36）

茯苓桂枝五味甘草汤方：茯苓四两，桂枝四两（去皮），甘草三两（炙），五味子半升。上四味，以水八升，煮取三升，去滓，分温三服。

【医案精选】

肾虚咳喘　申（左），咳嗽气喘，卧难着枕，上气不下，必冲而上逆，脉象沉弦；谅由年逾花甲，先后天阴阳并亏，则痰饮上犯，饮与气涌，斯咳喘矣。阅前方叠以清肺化痰，滋阴降气，不啻助纣为虐；况背寒足冷，阳气式微，藩篱疏撤，又可知也。仲圣治饮，必以温药和之，拟桂苓甘味合附子都气，温化痰饮，摄纳肾气。桂枝八分，云苓三钱，炙甘草五分，五味子五分，生白术五钱，制半夏二钱，炙远志一钱，炒补骨脂五钱，熟附块五钱，怀山药三钱，大熟地三钱，核桃肉二枚。（《丁甘仁医案》）

编者按：丁氏为近代名医。本案以桂苓五味甘草汤加补肾药治之，上实与下虚兼顾，更加切实，乃善师仲景者。

【实验研究】桂苓五味甘草汤中桂枝具有强心、增加心脏输出量的作用；茯苓的乙醇提取物有使心脏收缩加强的作用；五味子能够调节血压中枢，使低者升，高者降，并能增强肾上腺皮质的功能；甘草具有肾上腺皮质激素样作用，可使患者体重增加，体力增强，食欲增进，血压升高。上述四味药合用可强心补肾。

苓甘五味姜辛汤

【原文温习】冲气即低，而反更咳、胸满者，用桂苓五味甘草汤去桂加干姜、细辛，以治其咳满。（十二·37）

苓甘五味姜辛汤方：茯苓四两，甘草三两，干姜三两，细辛三两，五味子半升。上五味，以水八升，煮取三升，去滓，温服半升，日三服。

【医案精选】

咳嗽 黄某某，女，67岁。2018年3月30日初诊。主诉：咳嗽间作1年。自诉于2017年5月因天气热而连续几天食储于冰箱中之梨与银耳，最后一天进食后出现咳嗽、有痰，但无发热。后因劳累，咳嗽加重，痰白、质稀，量多如水。几天后至省结核病医院就诊，予口服抗结核药2个月，咳嗽未好转；后至省人民医院就诊，未明确病因；再后又至某农垦医院住院治疗，曾行肺穿刺检查后确定无肺结核，此后连续吐血9天，于2017年6月出院。亦曾将胸液标本送京化验，检查出某种细菌，予进口新药阿法替尼，每次1片，日1次，连续服药10个月。刻诊：咯痰，色黄，质稀，量较前少；咳嗽时伴腹痛，以午后至日暮为甚，饮食畏生冷，大便稍稀，日一次，舌暗红、苔薄、微黄少津，脉沉弦，有躁数之象。查咽后壁偏紫红，有滤泡。辨证：过食生冷，损伤脾阳，土不生金，肺失宣肃。据舌暗红、咽部紫红，虑其阴虚有热，故予二方。

处方一：麦冬40g，姜半夏10g，山药20g，人参5g，甘草10g，北沙参10g，大枣10g。7剂，日1剂，水煎服。

处方二：茯苓30g，甘草10g，五味子10g，干姜5g，细辛5g，9剂，日1剂，水煎服。

4月17日二诊：自诉先将麦门冬汤7剂服完，服后自觉胸骨下段至胃脘发凉，吐痰较多而清稀，闻到异味咽中刺激感，痰咳有加重之势，便改服苓甘五味姜辛汤，服第一剂咳嗽即减轻，自觉胸中有温和感，痰由黄变白，大便渐复正常，食纳渐增。停药1周后，身体觉暖和，精力转佳，病情稳定。服中药期间同时服用前述阿法替尼30mg，日1次。建议停用西药阿法替尼。现舌质暗红、苔薄微黄，脉沉弦。据上述，嘱守苓甘五味姜辛汤原方7剂，并嘱注意饮食调养，忌生冷。（吕志杰医案）

编者按：此案宜深思者有三：首先，治病宜求因，患者过食生冷致咳，病因清楚，即"形寒寒饮则伤肺"，冰伏阳气，肺失宣肃则咳嗽；冷食损伤脾阳，失其运化则生痰饮，痰饮不除，则咳嗽迁延不愈，故有"脾不伤不久咳"之说。二是治病必求于本，笔者为两全计而开了二方，患者服了处方一病反剧，服用处方二立见好转。三是勤学经典，增长智慧，才是提高临床疗效之基础。

【实验研究】

1. 抗炎、调节免疫　基于网络药理学和分子对接的方法研究发现，苓甘五味姜辛汤治疗哮喘的核心成分包括槲皮素、山柰酚、β-谷甾醇、7-甲氧基-2-甲基异黄酮、美迪紫檀素等，作用于多靶点多通路，发挥缓解气道炎症、调节免疫和气道平滑肌等作用。

2. 抗COVID-19　基于网络药理学和分子对接的方法研究发现，该方通过与SARS-CoV-2 3CL水解酶和ACE2结合作用于AKT1、MAPK1、MAPK3等靶点，调节朊病毒病信号通路、非洲淋巴细胞瘤病毒感染通路、小细胞肺癌信号通路和非小细胞肺癌信号通路等，发挥抗COVID-19作用。

3. 止咳平喘　该方对老年急性加重期的慢性阻塞性肺疾病，可改善患者肺功能及血气指标。

桂苓五味甘草去桂加干姜细辛半夏汤

【原文温习】咳满即止，而更复渴，冲气复发者，以细辛、干姜为热药也。服之当遂渴，而渴反止者，为支饮也。支饮者法当冒，冒者必呕，呕者，复内半夏以去其水。（十二·38）

桂苓五味甘草去桂加干姜细辛半夏汤方：茯苓四两，甘草、细辛、干姜各二两，五味子、半夏各半升。上六味，以水八升，煮取三升，去滓，温服半升，日三服。

苓甘五味加姜辛半夏杏仁汤

【原文温习】水去呕止，其人形肿者，加杏仁主之。其证应内麻黄，以其人遂痹，故不内之。若逆而内之者，必厥，所以然者，以其人血虚，麻黄发其阳故也。（十二·39）

苓甘五味加姜辛半夏杏仁汤方：茯苓四两，甘草三两，五味子半升，干姜三两，细辛三两，半夏半升，杏仁半升（去皮尖）。上七味，以水一斗，煮取三升，去滓，温服半升，日三服。

【医案精选】

吐涎沫　叶瑞初君，丽华公司化妆部。初诊：二月十七日。咳延四月，时吐涎沫，脉右三部弦，当降其冲气。茯苓三钱，生甘草一钱，五味子一钱，干姜钱半，细辛一钱，制半夏四钱，光杏仁四钱。二诊：二月十九日。两进苓甘五味姜辛半夏杏仁汤，咳已略平，唯涎沫尚多，咳时痰不易出，宜与原方加桔梗。茯苓三钱，生草一钱，五味子五分，干姜一钱，细辛六分，制半夏三钱，光杏仁四钱，桔梗四钱。（《经方实验录》）

原按：叶君昔与史惠甫君为同事，患咳凡四阅月，问治于史。史固辞之，以习医未久也。旋叶君咳见痰中带血，乃惧而就师诊。服初诊方凡二剂，病即减轻。服次诊方后，竟告霍然。

苓甘五味加姜辛半杏大黄汤

【原文温习】若面热如醉，此为胃热上冲熏其面，加大黄以利之。（十二·40）

苓甘五味加姜辛半杏大黄汤方：茯苓四两，甘草三两，五味半升，干姜三两，细辛三两，半夏半升，杏仁半升，大黄三两。上八味，以水一斗，煮取三升，去滓，温服半升，日三服。

编者按：以上五条，实为一份上盛下虚支饮咳喘的诊治病历，详细记述了服小青龙汤以后的各种变化，具体反映了辨证论治的原则性与灵活性。由此可以更加明确小青龙汤的适应证及禁忌证，以及随证加减用药的规律。诸如平冲气用桂枝；化水止呕用半夏；虚人形肿不宜麻黄而用杏仁；支饮夹胃热者可用大黄等。如此药随证变，虚实标本兼顾的治疗方法，为我中医之大经大法，临证之纲要。

【临证指要】上述五方大多数药物均作用于肺心两脏，故临床多用于治疗慢性支气管炎、支气管哮喘、心源性哮喘等疾病。

【实验研究】该方中茯苓有利尿作用，五味子、杏仁、半夏、细辛、甘草皆具镇咳祛痰之效。大黄有抑菌功效。

小青龙加石膏汤

【原文温习】肺胀，咳而上气，烦躁而喘，脉浮者，心下有水，小青龙加石膏汤主之。（七·14）

小青龙加石膏汤方：麻黄、芍药、桂枝、细辛、甘草、干姜各三两，五味子、半夏各半升，石膏二两。上九味，以水一斗，先煮麻黄，去上沫，内诸药，煮取三升。强人服一升，羸者减之，日三服。小儿服四合。

【医案精选】

1. 炎夏咳喘

（1）孙某某，女，46岁。时值炎夏，夜开空调，当风取凉，因患咳嗽气喘甚剧。西医用进口抗肺炎之药，而不见效。又延中医治疗亦不能止。马君请刘老会诊：脉浮弦，按之则大，舌质红绛，苔则水滑，患者咳逆倚息，两眉紧锁，显有心烦之象。辨为风寒束肺，郁热在里，为外寒内饮，并有化热之渐。为疏：麻黄4g，桂枝6g，干姜6g，细辛3g，五味子6g，白芍6g，炙甘草4g，半夏12g，生石膏20g。此方仅服2剂，则喘止人安，能伏枕而眠。（《刘渡舟临证验案精选》）

编者按：本案为《金匮要略》之小青龙加石膏汤治例。原方石膏为二两，说明本方之石膏应为小剂量。刘渡舟先生认为，本方具有寒热兼顾之能，燥而不伤之优。凡小青龙汤证的寒饮内留，日久郁而化热而见烦躁或其他热象，如脉滑口渴，或舌红苔黄者，用之即效。

（2）宋某某，男，55岁。初诊：1978年6月19日。主诉：原有肺结核史，患哮喘病10多年。有肺气肿（胸部X线透视：肺纹理增粗、肺气肿、肺门淋巴结钙化）。近半个月来，喘咳发作，下午重。畏寒鼻塞，口干，服过氨茶碱10天无效。诊查：舌苔黄腻、脉象浮弦。辨证：属肺虚夹痰火，外束风寒。治法：先治其标，拟用小青龙加石膏汤加减。处方：麻黄5g，细辛3g，制半夏10g，生姜4g，五味子5g，桂枝7g，甘草5g，生石膏30g，北沙参10g，麦冬10g，苦杏仁10g。二诊：1978年6月21日。服上方药后哮喘较轻，但未完全停止，仍感畏风，口略干，脉舌如前，原法加筹。处方：麻黄7g，细辛4g，制半夏10g，干姜5g，五味子12g，葶苈子（包）12g，桂枝10g，生石膏30g，苦杏仁10g，炙兜铃7g，党参10g，北沙参10g，生甘草10g。第二方药服后，哮喘全平，改用扶正化痰善后。（《中国现代名中医医案精华·屠揆先医案》）

原按：本例之哮发作，因肺虚痰火、外感风寒所引起，先以攻邪为主，用小青龙加石膏汤加减，本例在服中药之前，已服过10天氨茶碱无效，服上面两个方药，哮喘平定，尤其第二方加重药量后，并增选化痰火药物，显效更速。说明用麻黄素或氨茶碱无效之病例，按中医辨证论治，用复方治之仍能有效。

编者按：本案的价值在于证实，多年的哮喘病，在西医无效时，中医治之得当，仍可取得良效。首诊"舌苔黄腻"，按理不宜加沙参、麦冬甘寒柔腻之品，加之与麻桂姜辛之温燥之品刚柔相济，相辅相成而取效。其二诊加入炙马兜铃，该药苦寒，炙之较宜。其功用为清肺降气，止咳平喘，清泄大肠等；再加葶苈子强心（现代研究）平喘，故疗效颇佳。

2. 小儿咳喘　冯某某，女，6岁。1961年3月14日会诊。腺病毒肺炎住院3周，发热，咳嗽气喘，发憋，面青白，下利，舌淡苔灰黑，脉滑数，肺部啰音较多。属内饮兼感，治宜宣肺。处方：麻黄1.5g，干姜0.9g，细辛0.9g，五味子（打）10枚，法半夏3g，桂枝1.5g，生石膏6g，炙甘草1.5g，杏仁10枚，白芍1.5g，大枣2枚。以水300ml煎，分三次温服。3月16日复诊：身微热，面红润，喉间有痰，胃口好些，大便次数已减少。舌淡苔灰黑已减，脉滑微数。治宜调和脾胃，理肺化痰。处方：法半夏3g，橘红2.4g，炙甘草1.5g，紫菀2.4g，五味子（打）10枚，细辛0.9g，苏子（炒）3g，前胡1.5g，生姜2片，大枣2枚。3月17日三诊：热退，喘憋减，精神转佳，食纳好，脉缓，舌淡苔减。继服前方而愈。（《蒲辅周医疗经验》）

原按：腺病毒肺炎，亦有属伤寒范畴者。此例患儿，据脉证属内饮兼感，先宜小青龙加石膏汤发散风寒、温化寒饮。药后肺气得宣，病情好转。继宜调和脾胃、兼化痰湿。采取了先宣后降的治疗原则。三诊热退，喘憋均减，精神转佳，食纳较好，病愈而康复。

【临证指要】参见小青龙汤条。

【实验研究】该方参见小青龙汤条，所加石膏的作用详见大青龙汤条中。

射干麻黄汤

【原文温习】咳而上气，喉中水鸡声，射干麻黄汤主之。（七·6）

射干麻黄汤方：射干十三枚（一法三两），麻黄四两，生姜四两，细辛三两，紫菀三两，款冬花三两，五味子半升，大枣七枚，半夏（大者洗）八枚（一法半升）。上九味，以水一斗二升，先煮麻黄两沸，去上沫，内诸药，煮取三升，分温三服。

【医案精选】

1. 哮喘

（1）冯仕觉，7月21日。自去年初冬始病咳逆，倚息，吐涎沫，自以为痰饮。今诊得两脉浮弦而大，舌苔腻，喘息时胸部间作水鸡之声。肺气不得疏畅，当无可疑。昔人以麻黄为定喘要药，今拟用射干麻黄汤。射干四钱，净麻黄三钱，款冬花三钱，紫菀三钱，北细辛二钱，制半夏三钱，五味子二钱，生姜三片，红枣七枚，生远志四钱，桔梗五钱。（《经方实验录》）

原按：拙巢注：愈。

曹颖甫曰：有张大元者向患痰饮，初，每日夜咯痰达数升，后咯痰较少，而胸中常觉出气短促，夜卧则喉中如水鸡声，彻夜不息。当从《金匮》例投射干麻黄汤，寻愈。又有杨姓妇素患痰喘之证，以凉水浣衣即发，发时咽中常如水鸡声，亦用《金匮》射干麻黄汤应手辄效。又当其剧时，痰涎上壅，气机有升无降，则当先服控涎丹数分，以破痰浊，续投射干麻黄汤，此又变通之法也。

编者按：曹颖甫先生，晚年署名拙巢老人。上述反复论证射干麻黄汤治疗"喉中水鸡声"有确切疗效。我辈由此应强化认识，注重应用。否则，舍良方而乱堆药，岂能取效！

（2）周某某，女，19岁。主诉：喘而上气，喉中水鸡声，遇寒即作，已有多年。诊查：脉息微弦，舌苔微腻。辨证：感寒引及伏饮泛溢，治节为病。治法：拟射干麻黄合苏葶法。处方：射干6g，净麻黄9g，细辛9g，五味子9g，洗半夏9g，炙紫菀9g，炙冬花9g，苏子6g，葶苈子8g，鲜生姜5g，红枣3枚。三帖。二诊：据述服药一剂即减，二剂痊愈。伊兄也有是病，第三剂伊兄服之亦愈。近因天阴气

冷，又有发作，但较前次为轻，要求再处原方。原方药三帖。(《中国现代名中医医案精华·吴考槃医案》)

原按： 射干麻黄汤、苏葶丸，俱是有效名方，合而用之，相须相使，相得益彰，其效如桴鼓。

编者按： 本案以射干麻黄汤原方加苏子、葶苈子，一剂知，二剂愈；伊兄服之亦愈。如此痼疾而有如上良效，值得效法。具体而言，若射干麻黄汤证，服之效果不佳者，可据本案经验加上苏葶丸。

2. **哮证（支气管哮喘）** 记得30多年前笔者在河北省中医院内科病房工作期间，收治一老年女性哮喘患者，先用的小青龙汤，效果不佳。晚上巡视病人时，在楼道都能听见哮鸣声，受到"咳而上气，喉中水鸡声，射干麻黄汤主之"之启发，然后改用射干麻黄汤，服之哮喘明显减轻。（吕志杰医案）

编者按： 临床观察与实验研究资料表明，射干麻黄汤对寒饮闭塞肺气所致的咳喘、哮证，不论是小儿还是成人患者，都有确切的疗效。原文"咳而上气，喉中水鸡声"一句，属"点睛"之笔。用西医学来解释，射干麻黄汤证的病变部位以支气管为主。这与本方君药射干的功效密不可分。《本经》谓射干"主咳逆上气，喉痹咽痛"。本方证与小青龙汤证相较：两方都治疗寒饮咳喘，但本方主治"喉中水鸡声"，以支气管病变为主；小青龙汤主治"心下有水气"，以肺实质病为主。

【临证指要】射干麻黄汤多用于治疗以支气管病变为主的寒性哮喘或咳喘。

【实验研究】

1. **平喘、止咳、祛痰** 通过网络药理学及分子对接技术筛选，发现该方通过"多成分 – 多靶点 – 多通路"治疗支气管哮喘。射干麻黄冲剂能促进酚红分泌入支气管，增加呼吸道的分泌与稀释痰液，有祛痰作用；并能松弛平滑肌，可对抗乙酰胆碱引起的平滑肌收缩作用而平喘。

2. **抗炎、抗氧化** 该方用于治疗小儿咳嗽变异性哮喘（寒性哮喘）、老年慢性支气管炎急性发作、成人重度支气管哮喘，可降低患者血清炎症因子的含量，减轻气道炎症反应和氧化应激。该方还能改善急性呼吸衰竭大鼠呼吸频次及血气水平、减轻大鼠炎症反应及氧化应激损伤及抑制肺组织细胞凋亡。

3. **调节免疫** 该方通过抑制 TGF-β1 蛋白表达，减少哮喘小鼠 Th17 细胞数，增加 $CD4^+CD25^+Treg$ 细胞数，进而调节免疫，延缓气道重塑。

厚朴麻黄汤

【原文温习】咳而脉浮者，厚朴麻黄汤主之。（七·8）

厚朴麻黄汤方：厚朴五两，麻黄四两，石膏如鸡子大，杏仁半升，半夏半升，干姜二两，细辛二两，小麦一升，五味子半升。上九味，以水一斗二升，先煮小麦熟，去滓，内诸药，煮取三升，温服一升，日三服。

【实验研究】抗炎、平喘作用。①该方辅助西药治疗慢性阻塞性肺疾病（COPD）加重期痰浊阻肺证患者，2周后FEV1、FVC、TLC、PEFpred%均高于治疗前（$P < 0.05$），增幅大于西药对照组。②该方治疗慢性支气管炎合并肺气肿患者，可使血清炎性因子水平下降，肺功能指标水平上升。还能通过抑制过敏性哮喘小鼠的肺泡巨噬细胞JAK2、肺组织中TRPA1表达，降低支气管肺泡灌洗液中IL-4、IL-13、PGD_2和SP水平，可抑制气道炎症反应。

越婢加半夏汤

【原文温习】咳而上气，此为肺胀，其人喘，目如脱状，脉浮大者，越婢加半夏汤主之。（七·13）

越婢加半夏汤方：麻黄六两，石膏半斤，生姜三两，大枣十五枚，甘草二两，半夏半升。上六味，以水六升，先煮麻黄，去上沫，内诸药，煮取三升，分温三服。

【医案精选】

1.肺胀（肺气肿？） 社友孙芳其令爱，久嗽而喘，凡顺气化痰清金降火之剂，几于遍尝，绝不取效。一日喘甚烦躁，余视其目则胀出，鼻则鼓煽，脉则浮而且大，肺胀无疑矣。遂以越婢加半夏汤投之，一剂而减，再剂而愈。余曰：今虽愈，未可恃也，当以参术补元，助养金气，使清肃下行，竟因循月许，终不调补，再发而不可救药矣。（《医宗必读》）

编者按：此案为明代著名医家李中梓的代表作《医宗必读》所附医案。此案发人深省，示人以大法于案语之中。潜心读之可知，此案病机必属上盛下虚，本虚标实，故以越婢加半夏汤治标救急，缓则"当以参术补元，助养金气"，以固根本。本篇治疗咳嗽上气七方皆以治标为主，缓则均应培本以收功。急则治标，缓则治本，医者皆知，但施治不当，仍然无效。如此案前医治法亦属治标，为何"绝不取效"？关键在法不妥，方不专，方证不对，故而无效。

2.哮喘（支气管哮喘） 傅某，男，15岁。1999年6月10日。自幼患咳喘病，多年来反复发作，常因外感风寒而诱发。发时咳嗽，喘息，甚则喉中哮鸣，或兼发热等表证。西医诊断：支气管哮喘。近4~5年来每年复发数次，常由笔者诊治，辨证以小青龙汤或射干麻黄汤加减治之，多3~5剂而愈。本次复发以小青龙加石膏汤治之，服药3剂，咳喘明显缓解，但仍感胸部憋闷，鼻流涕，脉沉滑，舌暗红苔薄黄。听诊：胸背部可闻及哮鸣音。以越婢加半夏汤再加厚朴宽胸利气。处方：

麻黄 15g，生石膏 60g，清半夏 15g，厚朴 24g，炙甘草 9g，生姜 30g，大枣 6 枚。水煎分每日 3 次温服。服 2 剂诸症缓解。（吕志杰医案）

3. **子肿** 刘某某，女性，35 岁。因妊娠 8 个月，全身浮肿，咳嗽气逼，入省妇女保健院，住院治疗已 7 天，曾服双氢克尿噻、利尿素，以及中药五皮饮加白术、当归、黄芪等剂，全身浮肿加剧，腹水增加，病情严重，正在考虑引产未决之际，经该院应邀会诊。诊得患者颜面及全身浮肿，恶风鼻衄，咳喘不已，呕逆不能食，大便尚通，小便短赤，舌苔白尖红，脉浮数有力，虽未见发热、口渴等症，而肺经风水交冲夹有胃热之候显然可见。遂从《金匮要略》风水论治。处方：越婢加半夏汤。净麻黄 4.5g，生石膏 12g，法半夏 6g，生甘草 3g，生姜 4.5g，红枣 4 枚，加杏仁 9g。连服 6 剂，虽汗出不多，而尿量增加，输出量大于输入量，每天高达 2900ml，全身浮肿消失，腹水亦除，体重由 61kg 减至 46kg，心肺正常，咳喘见平，饮食睡眠均恢复正常。（杨志一.《浙江中医杂志》1963；9：29）

编者按：本案虽非肺胀咳喘，但病机符合本方主治，故采取"异病同治"而获效。

【临证指要】越婢加半夏汤可辨证治疗肺病咳喘痼疾，复感外邪等病症，如慢性气管炎、肺气肿复感外邪者。

【实验研究】抗炎、平喘作用。该方对慢性阻塞性肺疾病急性加重期痰热郁肺证、风寒外束痰热内蕴证慢性支气管炎、老年社区获得性肺炎痰热壅肺证患者，均有较好的治疗效果，治疗后可明显改善肺功能。该方还能抗氧化、调节免疫。

越婢汤

【原文温习】风水恶风，一身悉肿，脉浮不渴，续自汗出，无大热，越婢汤主之。（十四·23）

越婢汤方：麻黄六两，石膏半斤，生姜三两，甘草二两，大枣十五枚。上五味，以水六升，先煮麻黄，去上沫，内诸药，煮取三升，分温三服。恶风者加附子一枚，炮。风水加术四两（《古今录验》）。

【医案精选】

1. **风水、皮水（急性肾小球肾炎）**

（1）朱某，男，14 岁，农民。三日前恶寒发热，继则头面四肢皆肿，腹胀、食差，口渴，心烦。医院检查：尿蛋白（+++）、颗粒管型、红细胞 3~4/HP，诊断：急性肾小球肾炎。因其家贫而无力住院，找余治疗。见身面俱肿，舌淡胖，脉稍沉稍数。此乃风水郁热相搏，以越婢加术汤，方用麻黄 6g，生石膏 15g，白术 10g，炙甘草 5g，生姜 6g，红枣 4 枚，水煎服 3 剂。二诊时，寒热去，浮肿消，尿蛋白仅有（＋），家人甚喜，余察其仍有食差、腹胀、微肿之症，嘱其继用前方与胃苓汤两方交替服用。6剂后，余症皆消，查尿常规正常。先后服药9剂，则安然无恙。

此类病例甚多，且不可让其现代诊断所困惑，如其对证施治，其效莫测。回忆1983年曾治一患者冯某，因下地劳动，被大雨浸淋，次日全身浮肿，高热不退，赴医院诊治。三日尿量共计600ml。诊见脉浮无汗，予麻黄10g，生石膏24g，炙甘草6g，生姜9g，大枣4枚，水煎服。服药当夜小便达2500ml，浮肿大消，身热退。后又以防己茯苓汤与上方各服两帖，服后，浮肿消失，化验已趋正常。（《门纯德中医临证要录》）

编者按：《金匮要略·水气病脉证并治》这一篇将水气病分为"四水"，其风水病的典型证候是越婢汤证（十四·23），病情进一步发展，周身水肿更加重，则为越婢加术汤证（十四·5），或防己茯苓汤证（十四·24）。上述治例，正是良医善用经方之例证。

（2）陆某，年逾四旬。务农为业。1954年6月病风水。时当仲夏，犹穿棉袄，头面周身悉肿，目不能启，腹膨若瓮，肤色光亮，恶风发热无汗，口微渴，纳呆溺少，咳嗽痰多，气逆喘促，不能正偃，倚壁而坐。前医迭进加减五皮饮，并配西药治疗，非惟无效，且见恶化，乃邀余往诊。一望显属风水重症，因审《金匮》辨水肿之脉，谓风水脉浮，此证寸口脉位肿甚，无从辨其脉之为浮为沉，然据其主诉及临床表现则属风水。即仿《金匮》越婢汤加味。方用：净麻黄18g，生石膏15g，粉甘草6g，飞滑石12g（分2次送服），鲜生姜4片，大枣12枚（擘）。嘱服后厚覆取汗。服后一小时许，周身皆得透汗，三更内衣，小便亦多，气机渐和，寒热消失，身肿腹胀随消十之八，病果顿挫，患者喜出望外。复诊寸口，可行切诊，脉濡滑，舌苔淡白，神色颇佳，较之初诊，判若两人，唯偶或咳嗽，肿胀余波未清耳。为疏方以五苓散加味，连进三帖而愈。追访，病未复发。（顾介真.《江苏中医》1965；11：2）

（3）崔某某，男，12岁。旬日来畏寒发热，开始眼睑浮肿，逐渐波及下肢及全身。遍体酸楚，咽喉肿痛，咳嗽，体温37.8℃，小便短赤。尿检：蛋白（＋＋＋），白细胞2~4/HP，透明管型（＋＋）。舌质红苔薄微黄，脉浮数。根据脉证属风邪袭肺，肺失宣降，不能通调水道所致。宜宣肺利水，越婢汤加减。麻黄6g，生石膏15g，白术6g，甘草3g，连翘15g，赤小豆30g，泽泻10g，白茅根60g，柴胡15g，赤芍10g。服药3剂后浮肿尽消，发热已退，咽喉肿痛消失。6剂后一切症状尽消，脉转缓和，尿检（－）。（《肾与肾病的证治》）

编者按：本案处方用药，为越婢汤合用麻黄连翘赤小豆汤之意，以治"瘀热在里"。其证候与尿检合参，为急性肾炎无疑。越婢汤治小儿急性肾炎效果尤佳。

2. 皮水 朱某某，男，24 岁。主诉：头面四肢浮肿，反复发作，已经 2 年。近 1 年来，用过健脾、滋肾中成药，浮肿未能控制。旋因肿势又起，请秦老会诊。诊查：诊见浮肿上半身偏重，尤其以头面及胸部明显，伴见胸闷烦热，咳嗽，不能平卧，口渴食少，两手皮肤干燥如泡碱水，小便短黄，脉象沉弦而数，舌净质淡。辨证：系脾失运化，肺失清肃。治法：治以越婢汤加减。处方：炙麻黄 3g，光杏仁 9g，紫苏 5g，生石膏 24g，赤苓 12g，通草 3g。服药 1 剂后，咳嗽较繁，咯吐黏痰。此为肺气宣通之佳兆。再服药 2 剂，咳稀，胸次舒畅。又服药 2 剂，烦热除，小便增多；最后改五皮饮合小分清饮，用桑皮、陈皮、茯苓皮、大腹皮、枳壳、苡仁、杏仁等调理而愈。（《中国现代名中医医案精华·秦伯未医案》）

原按： 根据《内经》所说"上肿曰风，足胫肿曰水"，纵观本例特点，似属"风水"，虽然没有外感症状，脉亦不浮而反沉。但依据患者每次起病特点，自觉先由中脘满闷开始，逐渐胸痞、气短、咳嗽，说明"诸湿肿满，皆属于脾"，病根仍在中焦。水气上逆，肺气窒塞，郁而为热，清肃之令不行，津液不能输布；病在于中，可用燥湿利尿，今逆于上，应结合宣肺顺气，故选用越婢汤法。秦老临床处方用药，非常灵巧，此案用麻黄开肺，不欲其发汗，故剂量较轻仅 3g，佐以紫苏辛香入肺脾两经，既能宣通上焦，又祛中焦湿浊，再以石膏、杏仁配合麻黄宣降肺气，清热除烦，赤苓、通草淡渗利尿。方小药精，收效迅捷。本例病程虽较长，但肾虚症状不明显，尚未波及下焦，故滋肾药用之过早过多，亦有碍于气行水行。

编者按： 本案为名医治验，可师可法。但从经典理论出发，其病名诊断值得商榷。《金匮要略》有"水气病"专篇，将该病分为风水、皮水、正水、石水四种证型。风水是指水气病初起，兼有表证，病位以肺卫为主；病情发展，水肿加重，表证已解，则为皮水，病位以脾为主；病程日久，失治、误治，则发展为正水证候。以上述分类为标准，本案应属皮水。风水主方之一是越婢汤；皮水主方之一是越婢加术汤。本案变通用之，尚属合理。

3. 暴发火眼（传染性结膜炎） 20 世纪 70 年代初，我区部分地区发生流行性红眼病，尤其在小学皆多发生，余查其双目红肿，畏光流泪，疼痛难忍，一家一户相继而发，余两小儿亦未逃脱。余思之，目睛属肺，目赤肿痛，流泪易感则属风火郁闭。根据"火郁发之"之理，先以"越婢汤"加蝉蜕 6g，用与吾儿，一剂轻，两剂愈，后以此方稍施增损，治于邻里者，皆多获效。（《门纯德中医临证要录》第 148 页）

编者按： 中医说的"暴发火眼"，又叫"红眼病"，多发于春夏季节，是一种急性传染性眼部疾病。根据不同的病因，可分为细菌性结膜炎和病毒性结膜炎两类，其临床症状相似，但后者为重。从上述治例经验可知，越婢汤治该病有快捷之良效。

4. 瘾疹（荨麻疹） 余常以越婢汤加蝉蜕 9g、萆薢 12g、白鲜皮 10g、僵蚕 6g，治疗荨麻疹，取效甚多。（《门纯德中医临证要录》）

编者按： 笔者治荨麻疹，多选经方麻黄连翘赤小豆汤。上述经验提示，治之以越婢汤加上四味药祛风止痒脱敏更切实。

【临证指要】 越婢汤可辨证治疗急性肾炎、流行性出血热（发热期）及外寒内热等病症。

【实验研究】 该方有解热、利尿、减轻肾损伤的作用，能明显降低大鼠血清清蛋白（ALB），明显升高血脂水平及 24 小时尿总蛋白（UTP），使阿霉素肾病模型大鼠的肾脏病理明显改善；透射电镜观察发现，该方对大鼠肾小球足突呈部分或弥漫性融合、单位长度基底膜上足突计数明显减少有显著改善作用，还可通过调节膀胱兴奋性表达来改善膀胱逼尿肌不稳定。

越婢加术汤

【原文温习】 里水者，一身面目黄肿，其脉沉，小便不利，故令病水。假如小便自利，此亡津液，故令渴也。越婢加术汤主之。（十四·5）

《千金》越婢加术汤：治肉极，热则身体津脱，腠理开，汗大泄，厉风气，下焦脚弱。（五·附方）

越婢加术汤方：麻黄六两，石膏半斤，生姜三两，甘草二两，白术四两，大枣十五枚。上六味，以水六升，先煮麻黄，去上沫，内诸药，煮取三升，分温三服。恶风加附子一枚，炮。

【医案精选】

水肿 兰女，14 岁，脉数，水气由面肿至足心，经谓病始于上而盛于下者，先治其上，后治其下。议腰以上肿当发汗，越婢加术汤法：麻黄（去节）五钱，白术三钱，杏仁泥五钱，石膏六钱，桂枝三钱，炙甘草一钱。（《吴鞠通医案》）

编者按： 此案"水气由面肿至足心"，正合风水由轻到重，水肿先上后下的发病规律，病至"一身面目洪肿"，则由风水演变为皮水。治依仲景方法，灵活变通，必有效果。上述越婢汤之治例应参阅。

【实验研究】 越婢加术汤方中之麻黄、白术均有明显而持久的利尿作用。该方通过影响阿霉素肾病模型大鼠肾组织 B7-1 的表达，调节免疫，改善肝、肾功能，降低 24 小时尿蛋白定量、SCr、血脂（CHOL、TG），升高血清 ALB，减轻肾小球肥大、系膜增生和肾小管病变。

甘草麻黄汤

【原文温习】 里水，越婢加术汤主之；甘草麻黄汤亦主之。（十四·25）

甘草麻黄汤方：甘草二两，麻黄四两。上二味，以水五升，先煮麻黄，去上沫，内甘草，煮取三升，温服一升，重覆汗出，不汗，再服。慎风寒。

【医案精选】

皮水（急性肾炎） 患者王某，男，3岁，1983年10月27日由儿童医院转来本院。患儿1周前发热，咽痛，经治热退，因汗出过多，其母用凉毛巾揩之，次日下午，患儿面目出现浮肿，到某院确诊为"急性肾炎"。用西药效微，转本院中医诊治。症见：睑如卧蚕，全身浮肿，头面、下肢尤甚，其睾丸肿大如小杯，尿二日来几闭，不欲饮食，呼呼作喘，病属《金匮》所云"气强则为水""风气相击"之证候。治以"启上闸开下流"之法，气行则水去矣。处方：麻黄15g，甘草15g。水煎，频频而少喂。患儿家长每十几分钟喂一匙，半剂尽，尿道口尿液淋漓，半小时后，第一次排尿约300ml，又隔45分钟，第二次排尿约700ml，此时喘促减，余嘱尽剂，夜间服5~6次，次日清晨，其肿大消，身渍渍汗出，改培土利湿剂善后。（顾兆农.《中医药研究杂志》1984；创刊号：22）

编者按：本案处方以两味药的单方小剂，如同单刀直入，切中要害，立见功效。当今之医，信乎？不信就谈不上用了！具体此案，其巧妙之处，在于对尿闭水肿小儿，采用"启上闸开下流"法，亦即"提壶揭盖"法。患儿幼小，少量频服，拨动气机，通调水道，尿利则水消矣。

【实验研究】

1. **抗炎** 甘草麻黄汤方可抑制二甲苯所致的小鼠耳肿胀，还可抑制大鼠棉球肉芽肿的形成。

2. **抗过敏** 该方可通过多种途径抑制过敏性哮喘，包括重塑哮喘气道，抑制支气管上皮细胞的间质化和减轻气道的炎症反应等。

3. **利尿** 麻黄具有利尿作用，甘草可以佐制麻黄。

文蛤汤

【原文温习】 吐后，渴欲得水而贪饮者，文蛤汤主之。兼主微风、脉紧、头痛。（十七·19）

文蛤汤方：文蛤五两，麻黄三两，甘草三两，生姜三两，石膏五两，杏仁五十枚，大枣十二枚。上七味，以水六升，煮取二升，温服一升，汗出即愈。

【**实验研究**】参见文蛤散条、麻杏甘石汤条。

类方串解

本章共 21 首方剂（其中附方 5 首），按其主治功效，可分为辛温解表、辛凉解表、扶正解表三类。按其病机与方药组成归类，可分为三大类：一是单纯表证，以麻黄汤为主方；二是表里同病，即表证兼有热、饮、水、湿等，以麻黄为主药，配伍清热、化饮、散水、除湿等药，以表里兼治；三是表证兼有阳虚，用麻黄配伍助阳药以扶正解表。

1. 治表证为主的麻黄汤类 本类方剂有麻黄汤与甘草麻黄汤。麻黄汤是开表逐邪发汗之峻剂，是外感风寒表实证之主方。甘草麻黄汤主治皮水，即水邪稽留于皮肤，故重用麻黄为主药，少佐甘草，取"辛甘发散为阳"之义，以发汗散水消肿，取法于《内经》所谓"其在皮者，汗而发之"之大法。

2. 表里兼治，以麻黄为主药的方剂 本类方证繁杂，共有 17 个方证，分述如下：①主治外感风寒，肺有郁热的大青龙汤和麻杏甘石汤。大青龙汤由麻黄汤倍麻黄、甘草，加石膏、生姜、大枣而成。麻杏甘石汤乃麻黄汤去桂枝，加石膏也。②主治风寒客表，水饮内停的小青龙汤与射干麻黄汤。由于小青龙汤为温散之剂，对于上盛下虚证用之不当，会引发变证，故《金匮要略》痰饮病篇有调治服小青龙汤后变证五方。不仅误用小青龙汤有如此变证，其他以发散为主的方剂误用之，皆可引发变证。故此五个方证为示人以法，学者应触类旁通。③主治外寒内饮，肺饮化热的小青龙加石膏汤、厚朴麻黄汤、越婢加半夏汤以及主治风水、皮水夹热的越婢汤、越婢加术汤。上述五方均以麻黄与石膏相伍为主药，外散风寒或水邪，内清郁热。④主治寒湿在表的麻黄加术汤、风湿在表的麻杏苡甘汤。这两方一是麻黄汤的加味方，一是麻黄汤的加减方。此外，还有一个治外寒内热的文蛤汤。

3. 主治表证兼阳虚的方剂 此类方有麻黄附子细辛汤、麻黄附子甘草汤（麻黄附子汤）。这两方都是针对阳虚之人，复感风寒而设。均以麻黄发汗散邪，以附子温经助阳，酌加细辛或甘草。如此方剂示人以法，凡虚人外感，应分别气虚、血虚、阴虚、阳虚以及五脏虚损之不同，适当采用扶正祛邪之法。后人师此大法，衍化了许多经验良方，应勤求博采之，以开拓思路，提高疗效。

总之，本类方剂都是以麻黄汤为主方，以麻黄为主药。根据具体病机、主症及兼夹症的不同，或加石膏以清热，或加白术、薏苡仁以祛湿，或加干姜、半夏、细辛、五味子、白芍以温肺（敛肺）化饮，或加紫菀、冬花以止咳，或加厚朴以利气，或加射干以利咽，或加小麦以护正，或加附子以扶阳，等等。如此加减化裁，力求方证相对，必取良效。

第四章　瓜蒂散、栀子豉汤类——吐剂

凡以涌吐药为主组成，具有涌吐痰涎、宿食、毒物、郁热等作用，以治疗痰厥、食积、误食毒物、热郁的方剂，统称为涌吐剂。属"八法"中的吐法，"十剂"中的宣剂。

涌吐剂的功用是使停留在咽喉、胸膈、胃脘的痰涎、宿食、毒物从口中吐出。适用于中风、癫狂、喉痹之痰涎壅盛，宿食停留胃脘，毒物尚在胃中等，由于病情急迫而急需采用吐法治之者。《医学心悟》说："吐者，治上焦也。胸次之间，咽喉之地，或有痰、食、痈脓，法当吐之。经曰：'其高者因而越之'是已。"

涌吐剂作用迅速，疗效确切，用之得当，可收立竿见影之效，但也易伤胃气，应中病即止。年老体弱、孕妇、产后等均宜慎用。

服涌吐剂后，其人不吐者，可用手指或翎毛探喉，或多饮开水，以催其吐。如果呕吐不止，可服用生姜汁少许，或服冷粥、冷开水等以止之；服了瓜蒂散而呕吐不止者，可服丁香末 0.3~0.6g 以解之。

服涌吐剂时，须令病人避风，以防吐后汗出体虚而患感冒。还要注意调理脾胃，食以糜粥自养，切勿骤进油腻及不易消化之物，以免重伤胃气。

栀子豉汤类五方之方后注皆说："得吐者，止后服。"故王子接说："栀豉汤，吐剂祖方也。……栀豉汤、瓜蒂散，宜可决壅也。瓜蒂散，吐上焦之重剂；栀豉汤，吐中焦之轻剂。"（《绛雪园古方选注·条目》）瓜蒂散为吐剂毫无疑问，而栀子豉汤类是否为吐剂，尚有争议（编者见解，详见本章"经方类解"）。现将本类方暂称之为吐剂。

瓜蒂散

【原文温习】病如桂枝证，头不痛，项不强，寸脉微浮，胸中痞硬，气上冲咽喉不得息者，此为胸有寒也，当吐之，宜瓜蒂散。（166）

病人手足厥冷，脉乍紧者，邪结在胸中，心下满而烦，饥不能食者，病在胸中，当须吐之，宜瓜蒂散。（355）

宿食在上脘，当吐之，宜瓜蒂散。（十·24）

瓜蒂散方：瓜蒂一分（熬黄），赤小豆一分。上二味，各别捣筛，为散已，合治之。取一钱匕，以香豉一合，用热汤七合，煮作稀糜，去滓。取汁和散，温，顿服之。不吐者，少少加。得快吐，乃止。诸亡血、虚家，不可与瓜蒂散。

编者按： 瓜蒂散中之瓜蒂为葫芦科植物甜瓜的果蒂。于6~7月间，采摘尚未老熟的果实，切取果蒂，阴干。《本经》："瓜蒂味苦，寒，有毒……病在胸腹中，皆吐下之。"

【医案精选】

一、古代医案五则

1. 痰厥 张子和治一人，痰厥不知人，牙关紧急。诸药不能下，候死而已。张见之，问侍病者曰："口中曾有涎否？"曰："有。"遂先以防风、藜芦煎汤，调瓜蒂末灌之。口中不能下，乃取长蛤甲，磨去刃，以纸裹其尖，灌于右鼻窍中，咽然下咽有声，复灌其左窍亦然，曰："可治矣。"良久，涎不出，遂以砒石一钱，又投之鼻中，忽偃然仰面，似觉有痛，斯须作哕，吐胶涎数升，颇腥。砒石寻常勿用，以其病大，非此莫能用动，然无瓜蒂，亦不可便用，宜消息之。大凡中风痰塞，往往止断为风，专求风药，灵宝、至宝，误人多矣。故刘河间治风，舍风不论，先论二火也。（《续名医类案·卷二·厥》）

编者按： 此为善用汗、吐、下祛邪法的先贤张子和之医案，以瓜蒂末、砒石灌于鼻取吐法，治中风急症，真神奇之法也！当今之医，还有如此之胆识者乎？

2. 寒痰 张子和治一妇人，心脐上结硬如斗，按之若石。人皆作痞治，针灸毒药，祷祈无数，如捕风然。一日，张见之曰："此寒痰也。诊其两手，寸关皆沉，非寒痰而何？"以瓜蒂散吐之，连吐六七升，其块立消过半。俟数日后，再吐之，其涎沫类鸡黄，腥臭特殊，约二三升。凡如此者三，以人参调中汤、五苓散，调服以平矣。（《续名医类案·卷十六·痰》）

编者按： 如此怪病，以先吐后调法收功，非先贤张子和者，谁能治之？

3. 伏饮 一妇从少年时，因大哭罢，饮冰困卧，水停心下，渐发痛闷，咸以为冷积，治以温热之剂，及禁食冷物，一闻茶气，病辄内作。如此数年，燎灸烧艾，疮孔数千。十余年后，小大便秘闷，两目如昏，积水转甚，流于两胁，世谓水癖，或谓支饮，硇（náo挠）、漆、棱、莪攻磨之药，竟施之矣。食日衰，积日茂，上至鸠尾，旁至两胁及脐下。但发之时，按之如水声，心腹结硬，手不可近者，月发五次，甚则欲死，已二十余年。张诊其脉，寸口独沉而迟，此胸中有痰。先以瓜蒂散涌痰五七升，不数日再越痰水及斗，又数日上涌数升。凡三涌三下，汗如水者亦三，其积皆去。以流湿饮调之，月余大瘥。（《续名医类案·卷十六·饮》）

编者按： 此案病因清楚，病情深重，反复发作"已二十余年"。其病机及发病特点，更像《金匮要略》痰饮咳嗽病篇之伏饮（水饮潜伏而反复发作）。如此病深日久者，"以瓜蒂散……凡三涌三下，汗如水者亦三"，久积之痰水从上吐、下泄、外散三个途径而去。如此良善简易之法，惜当今传承者罕见矣！

4. 留饮 张子和治一人，病留饮者数十年不愈。诊之，左寸脉三部皆微而小，右手脉三部皆滑而大。微小为寒，滑大为燥。以瓜蒂散涌其寒痰数升，汗出如沃。次以导水禹功去肠中燥垢亦数升，其人半愈。然后以痰剂流其余蕴，以降火之剂开其胃口，不逾月愈。（《续名医类案·卷十六·饮》）

编者按： 留饮者，水饮久留而不去也。这在《金匮》第十二篇有详细诊治。此案以先吐后下等法综合调治而愈。可知杂病不能只靠一法。

5. 头中寒湿 一人素病黄，忽苦头痛不已，发散降火历试无效。诊得脉大而缓，且一身尽痛，又兼鼻塞，乃湿家头痛也。投瓜蒂散一匕内鼻中，黄水去一大杯而愈。（《续名医类案·卷十六·头》）

编者按： 此案与《金匮要略》痉湿暍病篇第 19 条所述非常类同。

二、现代医案五则

1. 狂证（狂躁型精神病）

（1）薛某，男，34 岁。患精神病，半年后发展成为"狂躁型"。患者时而狂躁妄言，登高弃衣，不避亲疏，时而吼叫怒骂，狂奔乱跑，哭笑无常。脉象滑数而无力，舌尖红苔黄腻。此为痰火上扰，蒙蔽心神。遂以"瓜蒂散"加减：甜瓜蒂 3g、赤小豆 2g、郁金 6g，捣为细末过筛，令其次日晨，温开水冲服。约服后两小时，患者烦满不适，涌出大量黏性很强的顽痰，吐后精神疲惫，狂躁顿减，安睡两日。余又以自拟活化汤、温胆汤加胆南星调治月余而告愈，至今已十五年未复发。（《门纯德中医临证要录》）

（2）贾某，男，40 岁。初患病时，思想涣散，神志痴呆，言不由衷，继而出现狂躁、失眠、两目怒视、骂詈号叫、逾垣上房，甚至毁物伤人。诊其脉数而有力，唯寸独滑，舌红而苔黄。此乃痰火上扰清窍，急当"引而越之"，与瓜蒂散加郁金 6g。一服后吐出涎半盂，发狂止，诸症见轻，后又用越鞠丸汤、安神定志丸汤、血府逐瘀汤调治而愈，一直工作至今。（同上）

2. 胸中痰痞 张某，女，32 岁。自觉胸中满闷不舒，头昏目眩，心烦不安，同时欲呕则呕，脉滑疾，舌苔厚腻。此痰阻胸中，投以甜瓜蒂 3g、赤小豆 2g、郁金 3g、栀子 3g，捣为细末冲服。得吐后，诸症自除。（同上）

3. 痰热头痛 一齐姓男子，28 岁。近月余自觉头痛昏蒙，两目眩眩，胸膈痞闷，体乏纳呆，诊其脉弦滑，舌苔白腻。与服"瓜蒂散"加郁金（甜瓜蒂 3g、赤小豆 2g，郁金 8g），捣为细末冲服。一剂则得吐，吐后诸症若失，唯身体疲惫，静息两日而解。（同上）

原按：瓜蒂散加味方立意在涌吐顽痰，清心解郁而开窍，故在仲景"瓜蒂散"的基础上又加入味苦性寒的郁金，以行气解郁，清心开窍，祛化痰浊，从而起到了助瓜蒂去除实热顽痰之功，使久蔽之心胸得以开阔而心神得宁，胸廓得畅，则癫狂、焦躁、痞满自除。本方苦寒有毒，易伤人体正气，若素体虚弱，实热之象不重，以及痰涎不在胸膈者，禁用。

编者按：自古云"怪病多痰"。上述狂证、胸痞、头痛三病之成因与临床表现不同，但皆是一个"痰"字作祟，或痰火扰心，或痰阻胸中，或痰浊上蒙而致病。治病求本，治痰为要。古圣良方大法，现今已几乎废用矣！门纯德先生是自学苦读成才的现代名医，他的临床经验太难能可贵了！应学以致用，以治"怪病"。

4. 催吐而吐出胆结石　马氏，50岁。初诊：1986年4月15日。主诉：身体瘦弱，呕吐，吐物带黄色，上腹及右胁下部剧痛，按之有物，反复发作数年。诊查：苔白，便秘，脉弦。辨证：胃气上逆，肝胆不和。吐物带黄色，判断有胆石。治法：疏肝解郁，利胆排石。用厚朴三物汤排石止痛。处方：厚朴12g，酒军10g，枳实6g，鸡内金（生）8g，石韦12g，党参15g，乳香6g，没药5g，甘草6g。二诊：服药2剂后，呕吐加剧，随即吐出蚕豆大胆石一枚，腹痛顿减，呕吐停止。病有转机，再以补气血、助消化为法，方用八珍汤加减。处方：党参16g，茯苓10g，炒白术12g，当归10g，川芎10g，白芍15g，焦山楂8g，炒麦芽9g，炙草5g。三诊：服上方药2剂后，症状全部消失，病痊愈。（《中国现代名中医医案精华·张之亮医案》）

原按：排石止痛为治疗结石之常法。本案特点即在治疗上选用厚朴三物汤为基本方，取其理气导滞通腑之意，配以乳香、没药化瘀，鸡内金、石韦消石，两剂则结石出、呕吐止。最后以补气血、助消化而收功。

编者按：本案奇在以泻下之方，却起到了催吐排石之效。为何？笔者料想，处方之功，关键不在泻下，亦不在化瘀消石，而在方中乳香、没药之气味特异，入口后反胃，"呕吐加剧"，随之吐出胆石一枚。

【临证指要】 瓜蒂散涌吐可用于治疗食物或药物中毒、消化不良、精神性疾病、中风及某些呼吸系统疾患等。瓜蒂散鼻腔吹入法与口服法治诸黄，详见第二十五章之一物瓜蒂汤的相关内容。

【实验研究】 该方有催吐、抗肿瘤作用。实验动物内服瓜蒂的主要成分甜瓜素后，有呕吐及下利的症状，但皮下注射或静脉注射则无此反应。该方所致涌吐是甜瓜素刺激胃黏膜的感觉神经后，反射性地兴奋呕吐中枢而引起的呕吐和下利。体外研究发现，该方能抑制人食管癌 TE-1、EC-1、EC109、EC9706 细胞增殖、迁移、浸润、细胞克隆形成。

栀子豉汤

【原文温习】发汗后，水药不得入口为逆，若更发汗，必吐下不止。发汗吐下后，虚烦不得眠；若剧者，必反复颠倒，心中懊恼，栀子豉汤主之；……（76）

发汗，若下之，而烦热胸中窒者，栀子豉汤主之。（77）

伤寒五六日，大下之后，身热不去，心中结痛者，未欲解也，栀子豉汤主之。（78）

阳明病，脉浮而紧，咽燥，口苦，腹满而喘，发热汗出，不恶寒，反恶热，身重。若发汗则躁，心愦愦，反谵语。若加温针，必怵惕，烦躁不得眠。若下之，则胃中空虚，客气动膈，心中懊恼，舌上胎者，栀子豉汤主之。……（221）

阳明病，下之，其外有热，手足温，不结胸，心中懊恼，饥不能食，但头汗出者，栀子豉汤主之。（228）

下利后，更烦，按之心下濡者，为虚烦也，宜栀子豉汤。（375）

下之后，更烦，按之心下濡者，为虚烦也，栀子豉汤主之。（十七·44）

栀子豉汤方：栀子十四个（擘），香豉四合（绵裹）。上二味，以水四升，先煮栀子，得二升半，内豉，煮取一升半，去滓，分为二服，温进一服，得吐者，止后服。

编者按：陈亦人先生对栀子豉汤证治做了深入探讨，详见《〈伤寒论〉求是》第51页。

关于方后注"得吐者，止后服"之说，后世医家有争议。有人认为本证乃火郁于胸膈证，药后火郁得开，正气得伸，驱邪外出，故作吐而解。并指出火郁愈甚，懊恼愈重者，药后得吐的机会也愈多。亦有的注家不同意药后作吐之说，因为栀子、豆豉均无涌吐作用。还有人主张把"得吐者，止后服"改为"得汗者，止后服"，理由是本方为清宣之剂，而有解表作用。临床实践证明，服栀子豉汤有吐者，有不吐者，有汗出者，亦有不汗出者，故不可强调一面。

【医案精选】

1.寒热往来 胡晏年五十，病伤寒十六日不解。其症乍寒时，即以衣被厚覆，蒙头而卧，不胜其寒；乍热时，即撤去衣被，暴露其身，更用扇，不胜其热。如此一日夜十余次，医皆不识。万至，告以病状可怪，邀诊其脉。曰："不必诊，此易知耳。夫恶寒，病在表也，何以无头痛症？恶热，病在里也，何以无渴及便溺不利症？此病在半表半里，阴阳混乱也。阴气乘阳则恶寒，阳气乘阴则恶热。宜用小柴胡以治其半表半里之邪，栀子、豆豉以治其阴阳错杂之邪。"服之，寒热不再作而愈。（《续名医类案·卷一·伤寒》）

编者按：此案病者"伤寒十六日不解……乍寒……乍热……如此一日夜十余次"，此典型的邪入少阳病，以小柴胡汤主之可也。为何又合用栀子、豆豉呢？取之清透内陷之邪，以助小柴胡汤之力耶？

2. 失眠 白某某，男，40岁。主诉：患失眠已7个月，曾服各种中西安神药剂，均未获效。诊查：患者诉一身困倦无力，食欲不振，口腻乏味，总觉胸脘痞闷不适，小便黄而短。入夜心烦意乱，辗转床第，难以入睡，每夜只能睡二三小时，有时竟彻夜不能入睡。切其脉濡数，视其舌苔白腻。辨证：病属湿热阻于中宫，心肾不交之候，宜先治其病，病去则神安入睡，失眠不治而治，若单以宁心安神为治，则劳而无功矣。治法：宣导湿热下行，引水液上升，水火济，阴阳和，病必能愈。拟栀子豉汤加味治之。处方：淡豆豉12g，炒栀子12g，苡仁15g，杏仁9g，京半夏9g，带皮茯苓18g，川朴9g，藿香9g，酒芩9g，大豆卷50g，佩兰9g，鲜荷叶半张。3剂，每日1剂，水煎，分3次服。药尽3剂，诸恙皆除，能正常入睡。嘱忌食黄酒及醩糟，免再生湿热。（《中国现代名中医医案精华·熊寥笙医案》）

原按：本案为湿热壅阻中宫，心肾不交失眠证。栀子豉汤本不治失眠，为治余热留恋胸中之剂。白某失眠证，与栀豉汤证病机相符，故用之化裁而病愈。栀子苦寒能泻热，主治心中上下一切诸证。黑豆制而为豉，轻浮上行，化浊为清，其性味咸平，和胃，治湿热诸证。王孟英谓栀子豉汤为宣解秽浊之圣药，本案用以治湿热壅阻中宫之失眠，亦赖其宣解秽浊之力。

编者按：上述治例之疗效，取决于对湿热中阻这一病机的辨识，于栀豉汤中化裁加入化湿剂藿朴夏苓汤（厚朴、半夏、赤苓、香豉、藿香、白蔻仁、杏仁、茯苓、猪苓、泽泻、苡仁、通草）以切中"口腻乏味，总觉胸脘痞闷不适"之病情。原按引述"王孟英谓栀子豉汤为宣解秽浊之圣药"，为名医经验，值得记取。

3. 鼻衄、倒经 王某，女，19岁，本院学生。1989年11月10日诊。患者近3个月以来常鼻出血，服消炎止血药无效。近1周来出血量增多，甚则鼻孔中滴注而下，用棉球堵塞而不止。余诊其脉，觉寸关间滑数有力；继按其剑突下部位，诉有明显的憋闷及疼痛感；询其夜间睡眠近半年来一直翻覆辗转，心烦，历2小时始能入睡。遂疏方：山栀10g，淡豆豉10g。3剂，水煎服。3日后患者复诊，诉服1剂后，鼻出血即止；更有趣者，患者告曰，她已半年未来月经，服药1剂后，月经亦同时来潮。可见，患者鼻出血乃属"倒经"。此后，患者鼻出血未发，月经一直正常。（刘保和教授医案）

原按：由于本人疏忽，初诊时未问患者的月经情况。其实本病乃属倒经。由热郁胸膈之间，阻碍心火下降所致。《素问·评热病论》说："心气不得下通，故月事不来也。"栀子豉汤中栀子引心火屈曲下行，则心气即可下通于胞宫，经血自然得以通畅；淡豆豉宣散郁热，则心火、肺热亦得以宣散，不再上熏于鼻络，则鼻衄自可随之而止。

【临证指要】栀子豉汤"微苦以清降，微辛以宣通"，具有清透郁热之功。主治热病、杂病导致的胸膈（心肺胃肝）郁热证。临床表现为虚烦、懊恼及或然症，舌偏红苔微黄薄腻，脉滑或数或弦或浮者，皆可以本方或加减治之。

【实验研究】栀子具有保肝利胆、抗菌消炎、抗氧化、镇静、抗惊厥、抗肿瘤等作用。淡豆豉具有调节血脂、抗动脉硬化、降糖、抗肿瘤等作用。

1. 抗抑郁 该方可调节抑郁大鼠肠道菌群结构和代谢功能、修复受损的海马体和肝组织，改善抑郁样行为。该方对抑郁小鼠行为有改善效果，可抑制海马NLRP3活化，减少 IL-1β、IL-18 的释放，改善了突触损伤，增强神经可塑性。方中挥发油、环烯醚萜苷可明显升高抑郁大鼠血中多巴胺、5-羟色胺的含量。

2. 镇静催眠 基于网络药理学和质量源于设计理念的栀子豉汤提取工艺研究发现，该方可通过调节多信号通路发挥治疗失眠的作用。栀子豉汤能够使小鼠的翻正反射消失时间显著缩短，睡眠时间显著延长。

3. 抗氧化 该方可显著降低由谷氨酸诱导的细胞损伤，提高细胞存活率，减少 LDH 释放量，增加 SOD、GSH 活性，抑制 ROS 的生成。

4. 降血压、降血糖 该方可降低自发性高血压大鼠的血压，下调主动脉及心肌组织 AT1R mRNA 表达。该方可通过降低胰岛素抵抗模型大鼠的空腹血糖、血清胰岛素、糖化血红蛋白，增加胰岛素敏感指数，改善胰岛素抵抗，进而降低血糖。

5. 调节肠道菌群。该方维持肠道菌群平衡的能力比单味的栀子、淡豆豉强。

栀子甘草豉汤

【原文温习】发汗吐下后，虚烦不得眠，若剧者，必反复颠倒，心中懊恼者，栀子甘草豉汤主之。（76）

栀子甘草豉汤方：栀子十四个（擘），甘草二两（炙），香豉四合（绵裹）。上三味，以水四升，先煮栀子、甘草，取二升半，内豉，煮取一升半，去滓，分二服，温进一服，得吐者，止后服。

【实验研究】该方可通过增强食管下括约压力，制止胃肠内容物反流，提高食管组织的抗氧化能力，从而保护食管黏膜起到治疗反流性食管炎的作用。

栀子生姜豉汤

【原文温习】发汗吐下后，虚烦不得眠，若剧者，必反复颠倒，心中懊恼……若呕者，栀子生姜豉汤主之。（76）

栀子生姜豉汤方：栀子十四个（擘），生姜五两（切），香豉四合（绵裹）。上三味，以水四升，先煮栀子、生姜取二升半，内豉，煮取一升半，去滓，分二服，温进一服，得吐者，止后服。

【医案精选】

宿食 郑某某，胃脘痛。医治之，病不减，反增，大便秘结，胸中满闷不舒，懊恼欲吐，辗转难卧，食少神疲，历七八日，按其脉沉弦而滑，验其舌黄腻而浊，检其方多桂附香砂之属，此病系宿食为患，初只须消导之品，或可获愈。今迁延多日，酿成夹食致虚，补之固不可，下之亦不宜，乃针对心中懊恼欲吐二证，投以栀子生姜豉汤：生栀子9g，生姜9g，香豉15g。分温作两服，尽剂后（未发生呕吐）诸症均瘥，昨夜安然入睡，今晨大便已下，并能进食少许。（《伤寒汇要分析》）

【实验研究】参见栀子甘草豉汤条。

栀子厚朴汤

【原文温习】伤寒下后，心烦，腹满，卧起不安者，栀子厚朴汤主之。（79）

栀子厚朴汤方：栀子十四个（擘），厚朴四两（炙，去皮），枳实四枚（水浸，炙令黄）。上三味，以水三升半，煮取一升半，去滓，分二服，温进一服，得吐者，止后服。

【医案精选】

烦满 单某某，女，29岁。1994年1月10日初诊。素来性急善怒，稍不遂心，则抑郁满怀。产后坐月期间因琐事与家人生气，遂感心胸满闷，腹部胀满，以手按其腹部，咕咕作响，得矢气后则稍舒。病延三月，胸腹满闷不除，近日更增加心烦不宁，睡眠欠佳，嗳气频作，不欲饮食。曾服中药二十余剂不效。视其舌红、苔白腻，脉来稍沉。此气郁化火，扰于胸膈，迫及脘腹所致。治宜清热除烦，宽中除满。方选栀子厚朴汤。栀子12g，枳实12g，厚朴16g。服5剂胸腹满闷大减，自诉以手按腹，已无"咕咕"作响之声。心情转佳，嗳气消失。又称大便偏干，乃于上方加水红花子10g，大黄1g。又服3剂，胸腹宽，烦满除，胃开能纳，睡眠安然。又予丹栀逍遥散2剂，调理而愈。（《刘渡舟临证验案精选》）

原按：病起于气郁化火，火热扰于胸膈，累及脘腹，故致胸中烦闷，腹中胀满。病机属火郁虚烦之列，故以栀子厚朴汤清胸中之热以除烦，宽胃肠之气以消满而获良效。

【实验研究】该方具有抗抑郁、催眠、利胆、抑菌、增加胃肠节律性蠕动等作用，可治疗反流性食管炎。

栀子干姜汤

【原文温习】伤寒，医以丸药大下之，身热不去，微烦者，栀子干姜汤主之。（80）

栀子干姜汤方：栀子十四个（擘），干姜二两。上二味，以水三升半，煮取一升半，去滓，分二服，温进一服，得吐者，止后服。

【实验研究】网络药理学方法探讨栀子干姜汤药效物质基础及作用机制研究发现，该方对中枢退行性疾病、心血管疾病、糖尿病有治疗作用。

栀子柏皮汤

【原文温习】伤寒，身黄，发热，栀子柏皮汤主之。（261）

栀子柏皮汤方：肥栀子十五个（擘），甘草一两（炙），黄柏二两。上三味，以水四升，煮取一升半，去滓，分温再服。

【实验研究】

1. **抗炎、抗肝纤维化** 网络药理学方法发现，该方治疗肝炎具有抑制炎症反应和调节机体免疫的作用，可明显降低血清中转化生长因子 β，有抗肝纤维化的作用。

2. **护肝、抗氧化** 该方能够降低血清 ALT、AST 及肝组织中 MDA 的含量，提高肝组织中 SOD 活性，对免疫性肝损伤小鼠有保护作用、能改善 CCl_4 引起的小鼠肝细胞肿大、肝小叶中央区弥漫性多发性点状坏死和灶性坏死等症状。

3. **抗菌、利胆** 方中栀子和黄柏有广谱抗菌作用。该方能缓解肝内胆汁酸蓄积以及抑制 NLRP3 炎性小体活化、减少细胞焦亡，对 1%CA 饲料诱导肝内胆汁淤积症小鼠具有肝保护作用。该方临床用于治疗口服靶向药的皮疹、化疗后胆红素升高、煎汤灌肠治疗放射性肠炎，均获得较好疗效。

枳实栀子豉汤

【原文温习】大病差后，劳复者，枳实栀子豉汤主之。（393）

枳实栀子豉汤方：枳实三枚（炙），栀子十四个（擘），香豉一升（绵裹）。上三味，以清浆水七升，空煮取四升，内枳实、栀子，煮取二升，下豉，更煮五六沸，去滓，温分再服。覆令微似汗。若有宿食者，内大黄如博棋子大五六枚，服之愈。

【医案精选】

食复 吴蕴香之仆吴森，在越患感，旋杭日，鼻衄数升，苔黄大渴，脉滑而洪。孟英投白虎汤二帖而安。遽食肥甘，复发壮热，脘闷昏倦。孟英以枳实栀子豉汤而瘥。(《回春录新诠》)

【临证指要】 该方多用于治热病后劳复或食复证。

【实验研究】 参见栀子豉汤条。

类方串解

本章共 8 首方剂。按其主治功效，可分为以下三类。

1. 涌吐痰涎宿食的祖方——瓜蒂散。

2. 以栀子豉汤为主方的类方 有栀子豉汤、栀子甘草豉汤、栀子生姜豉汤、枳实栀子豉汤 4 方。栀子豉汤为主方、基础方。方中栀子与香豉合用，清宣泄心胸中无形之郁热。"若少气者"，加甘草以益气，名栀子甘草豉汤。"若吐者"，加生姜以止吐，名栀子生姜豉汤。若"大病差后，劳复者"，加枳实，并加重香豉用量，以行气调中开胃，名枳实栀子豉汤；"若有宿食者"，再加大黄以"调中化食"(《本经》)。

3. 以栀子为主药的类方 有 3 方。其中栀子干姜汤是用栀子清热，干姜温中，主治"伤寒……身热不去，微烦"，又误下伤中者。栀子厚朴汤以栀子清热，厚朴、枳实行气，主治"心烦腹痛，卧起不安者"。栀子柏皮汤以栀子与黄柏清热退黄，用甘草之甘以缓和苦寒之性，主治"身热、发黄"等症。

栀子豉汤类方是否吐剂，探讨如下：综合分析发现，其类方 7 首之太阳病篇 5 首方后注曰："得吐者，止后服。"再综合仲景书有关栀子豉汤证 7 条原文（76、77、78、221、228、375、十七·44）可知，栀子豉汤所治为热郁心胸证候，服之后"药力胜病"之势，即"火郁发之"之机，或有得吐者。如此之吐，非瓜蒂散之药物的直接作用，而是药力清透郁热的间接功用。但从栀子豉汤类或可致吐的结果而言，不妨将本类方称之为吐剂。

第五章 承气汤、十枣汤类——泻下逐水剂

凡以攻泻药物为主组成，具有通导大便、泻下积滞、攻逐水饮等作用，以治疗阳明里实和水饮内结的方剂，统称泻下逐水剂。属"八法"中"下法"的范畴。

里实证涉及的范围甚广，包括气滞、瘀血、停痰、积饮、食滞、便秘、虫积等诸多有形之邪所引起的病症，本章讨论以阳明里实和水饮内结为主的治疗方剂。

根据"其下者，引而竭之；中满者，泻之于内；……其实者，散而泻之"（《素问·阴阳应象大论》）的原则，便秘和水结均应以泻下法为治，使六腑通畅，气血调和。又根据热结、寒结、虚秘和水结的不同，泻下逐水剂又分为寒下、温下、润下、逐水和攻补兼施五类。

1. **寒下剂** 适用于热结里实便秘证。症见大便秘结，腹部胀满，疼痛拒按，潮热谵语，苔黄，脉实等。当以寒下法治疗。常以大黄、芒硝泻热通便为主，若兼气滞不行，多配以厚朴、枳实等以行气导滞，方如大承气汤等；若兼水热互结，则可与甘遂、葶苈子等配伍以攻逐利水，方如大陷胸汤等。

2. **温下剂** 适用于寒结里实便秘证。症见大便秘结，腹痛喜温，手足不温，甚或厥冷，舌苔白滑，脉沉紧等。当以温下法治疗。一般寒积里实者，多以附子与大黄为主组成方剂，如大黄附子汤；若寒实冷积，暴急发病者，则多以辛热峻下的巴豆为主组织成方，如三物白散。

3. **润下剂** 适用于肠燥便秘证。其证情有二：一种是热邪伤津，或素体火盛，肠胃津伤，以致大便燥结，小便频数的"脾约"证，治宜润肠与寒下法同用。常以麻仁、杏仁等与大黄同用组织成方，代表方如麻子仁丸。另一种是因肾阳素亏，或病后肾虚，关门不利而致，治宜温肾与润下法同用。常用肉苁蓉、当归等为主组成方剂，代表方如《景岳全书》济川煎，补经方之不逮。

4. **逐水剂** 适用于水热结聚或痰饮结聚的里实证。症见肺气喘满，心下痞坚，胸水，水肿，二便不利，形气俱实，脉沉实有力等。当以攻逐利水法治疗。常用大戟、芫花、甘遂等为主组成方剂，代表方如十枣汤、甘遂半夏汤等。

5. **攻补兼施剂** 适用于里实正虚而大便秘结之证。此时不攻则里实不去，不补则正虚无救，唯用攻补兼施之法，使攻不伤正，补不助邪，各得其所。可变通应用麻子仁丸、大黄甘草汤，以及后世《温病条辨》的新加黄龙汤、增液承气汤等。

泻下逐水剂是为里实证而设。若表证未解，里实不甚，应遵循先表后里的原

则。若表证未除，里实已成，宜用表里双解之法。对于年老体弱，病后津亏，产后血虚，以及亡血家等，虽有大便秘结，亦不可专事攻下，应攻补兼施，虚实兼顾。攻泻剂易耗损胃气，故得效即止，勿使过剂。孕妇当慎用本剂，以防堕胎。服攻泻剂后，不宜早进油腻及不易消化的食物，以防重伤胃气。

大承气汤

【原文温习】阳明病，脉迟，虽汗出不恶寒者，其身必重，短气，腹满而喘，有潮热者，此外欲解，可攻里也。手足濈然汗出者，此大便已硬也，大承气汤主之。……（208）

大承气汤方：大黄四两（酒洗），厚朴半斤（炙，去皮），枳实五枚（炙），芒硝三合。上四味，以水一斗，先煮二物，取五升，去滓，内大黄，更煮取二升，去滓，内芒硝，更上微火一两沸。分温再服。得下，余勿服。

编者按：《伤寒论》记载大承气汤首见于第208条，此外，在阳明病篇的第209、212、215、217、220、238、240、241、242、251~256等十五条原文中均明确论及大承气汤证；少阴病篇第320、321、322条论及少阴急下之证；厥阴病篇论及"厥深者热亦深……应下之"。上述表明，热病阳明腑实证及少阴病、厥阴病热甚伤阴，腑气不通者，皆应以大承气汤急下之。

《金匮要略》对大承气汤的应用有4篇：在第二篇第13条用之治疗痉病里热壅盛证；第十篇第13条治疗腹满里实证，第21、22、23条用之治疗宿食在肠证；第十七篇第37、38、39、40条用之治疗下利实热证；第二十一篇第3、7条用之治疗产后"胃实"证。上述表明，各种杂病，凡临床表现为里热成实者，均可考虑以大承气汤下之。

【方歌】

大黄芒硝炙甘草，调胃承气燥热消；

腑气壅滞小承气，枳朴大黄缓下好；

腑实重证大承气，枳朴硝黄峻下妙；

热病杂病胃家实，腑气一通乐逍遥。

【医案精选】

一、伤寒

1. 赤斑　一人病伤寒，他医皆以为痉证，当进附子，持论未决。伯仁切其脉，两手沉实而滑，四末觉微清，以灯烛之，遍体皆赤斑，舌上苔黑而燥如芒刺，身大热（苔黑不可凭为实，燥如芒刺则可凭矣。身大热为关键），神恍惚，多谵妄语。滑曰："此始以表不得解，邪气入里，里热极甚，若投附必死。"乃以小柴胡剂益以知母、石膏饮之，终夕三进，次日以大承气汤下之，调理兼旬乃安。(《名医类案·卷一·伤寒》)

编者按：所谓"病伤寒"之"寒"，非外寒，而是泛指病邪。赤斑、苔黑而燥（火极似水）、身大热、谵语等，皆热毒内盛，波及血分证候。治宜清泄内热、凉血解毒之法。清气宜白虎汤，泄热宜承气汤，清营凉血宜清营汤、犀角地黄汤，"四汤"之法合用，古（伤寒方）今（温病方）接轨，如余师愚清瘟败毒饮之例，大力清热于内，透热于外，泄热于下，所谓"入营犹可透热转气"之法也。如此治之，比"小柴胡剂"加味更切实，比"大承气汤下之"更周全，其疗效会更速，何至"兼旬乃安"？编者之意，非妄议古人，而是独立思考，学术争鸣。读者以为如何？

2. 厥证　张令韶治一妇人，患伤寒十余日，手足躁扰，口目动，面白身冷，谵语发狂，不知人事，势甚危笃。其家以为风，缚其手足。或以为痰迷心窍，或以为虚，或以为寒，或辞不治。张诊之，切其脉全无，问其证不知，按其身不热。张曰："此非人参、附子证，即是大黄、芒硝证，出此入彼，死生立判。"因坐视良久，聆其声重而且长（亦有中焦停食，而奄奄似不属者，亦下之而愈。见缪仲淳治姚平之案）。曰："若是虚寒证，到脉脱之时，气沉沉将绝，哪得有如许气力，大呼疾声，久而不绝？"即作大承气汤，牙关紧闭，挖开去齿，药始下咽，黄昏即解黑粪半床。次早脉出身热，人事亦知，舌能伸出而黑，又服小陷胸汤二剂而愈。(《续名医类案·卷一·伤寒》)

编者按：此案病情深重，虚实难判，"因坐视良久，聆其声重而且长"之特点，判断为实，以大承气汤泻下燥实后而真象显现。此案凭望诊、闻诊与上案凭舌诊、脉诊而辨明腑实证的经验告诫我们：临床上必须四诊合参，以辨明病情之本质。

3. 哕病　遽嵒（yán严）治一人伤寒，阳明内实，地道不通而发呃，其脉长而实，以大承气汤下之而愈。(《续名医类案·卷十四·呃逆》)

编者按：《金匮要略》第十七篇第7条曰："哕而腹满，视其前后，知何部不利，利之即愈。"哕，即呃逆。此案是遵从仲景书，依其法而处方也。

4. 阳明悍热证（昏迷）　黄某某，15岁。四日患发热，口渴，咳嗽，大便三四日一行，医十余日不愈，始延余诊。以大柴胡汤退热止咳，五月四日热退尽，可食饭，唯青菜而已。六日晚，因食过饱，夜半突然腹痛甚，手足躁扰，循衣摸床，撕咬衣物，越日午刻延诊。诊时手足躁扰，惕而不安，双目紧闭，开而视之，但见白睛，黑睛全无，其母骇甚，惊问何故？余曰："此阳明悍热也，剽悍滑疾之气上走空窍，目系为其上牵而黑睛为之抽搐，故只见白睛也。"其母曰："可治否乎？"余曰："急下则可医，如救焚之效，稍缓则无及也。"即立大承气汤一剂，嘱其速煎速服，务必大下乃有生机。其母畏惧，留余座医。三时服药，四时未下，再与大承气汤一剂，五时依然未动，再照此方加重其量，七时许，腹中雷鸣，转矢气，知为欲下之势，当乘机直鼓而下，唯大承气汤已服数剂，始欲下而未下，遂嘱其将全数药渣煮，半敷脐上，半熏谷道。不及二十分钟即下泥浆状黑粪一大盆。一般大承气所下为水，此连服数剂而仅下泥浆，其悍热之凶险可知。下后，手足安静，宁睡一宵。次早诊之，人事虽醒，两目依然白睛。悍热已退，大势安定，毋庸再下。但热极伤阴，燥极伤络，阴伤无以荣筋，故目系急而睛未下耳，当清热养阴为要。遂拟竹叶石膏汤去半夏加竹茹，或黄连阿胶汤，或芍药甘草汤加竹茹、丝瓜络，交替煎服，十五日黑睛仅露一线，十六七日再露一半。十八日晨，黑睛全露，并能盼顾自如，再调理数日而愈。（黎庇留.《广东医学·祖国医学版》1963；1：36）

编者按：本案属阳明热极危候。由于实热内结、气机痹阻则腹痛甚；热极神迷则手足躁扰，惕而不安；邪热牵引目系则黑睛上吊。医者诊为阳明悍热，曾三投大承气汤，并且在燥屎欲下未下之时，灵活地将药渣半敷脐上，半熏谷道，因势利导而收全功。此案作者匠心独运，临危取胜，可为后学效法。

5."实实"误治案

（1）虞恒德治一人，三月间得伤寒证，恶寒发热，小便淋涩，大便不行。初病时，茎中出小精血片，如枣核大，由是众医皆谓房事所致，遂作虚证治，而用补中益气等药，七八日后，热愈甚（用补而热愈甚，当思转矣），大渴引饮，胃中满闷，语言错乱。召虞诊视，六脉俱数甚，右三部长而沉滑，左手略平，亦沉实而长。虞曰："此大实大满证，证属阳明经，宜大承气汤。"众皆惊愕，虞强作大剂，连进二服，大泻后，热退气和而愈。十日后，因食鸭肉太多，致复热，来问虞，教用鸭肉烧灰存性，生韭汁调下六七钱，下黑粪一碗许而安。（《名医类案·卷一·伤寒》）

编者按：二便病变为邪热内蕴所致的实证，大承气汤泄热通大便，方中之药大黄既"下瘀血"（《本经》）又能泄"州都"之瘀热。

（2）虞恒德治一人，病伤寒阳明内实，医以补药治之，而成咳逆，十日后，召虞诊其脉，长而实大，与大承气汤大下之，热退而咳亦止。（《名医类案·卷四·咳逆》）

编者按：阳明内实误补而咳者，以肺与大肠相表里，若肠腑不通，肺失肃降，故"咳逆"于上。以承气通腑泄热，釜底抽薪，肺气宣肃恢复而"咳亦止"。《金匮要略》首篇首条最后引述"经曰：虚虚实实……"，大意是说：虚证如用泻法，则虚者更虚；实证如用补法，则实者更实，故"虚虚实实"概指误治。应"无虚虚，无实实"（《灵枢·九针十二原》），"补不足，损有余"，才是正治。

6.大承气汤证杂治案
一人四月间得伤寒证，恶寒（太阳经），发大热而渴（阳明），舌上白苔。三日前，身脊（太阳），百节俱痛，至第四日，唯胁痛而呕（少阳），自利（三阳合病皆自下利）六日，来请虞治。诊其脉，左右手皆弦长而沉实且数甚。虞曰："此本三阳合病，今太阳已罢，而少阳与阳明仍在。"与小柴胡合黄连解毒，服三服，胁痛呕逆皆除，唯热犹甚。九日后，渐加气筑，痰响声如拽锯，出大汗，退后而身复热愈甚。法当死。视其面上有红色。洁净而无贼邪之气，言语清亮，间有谵语，而不甚含糊。虞故不辞去，而复与治，用凉膈散倍大黄，服二服，视其所下，仍如前自利清水，其痰气亦不息，与大承气汤合黄连解毒汤二服，其所下亦如前。虞曰："此盖热结不开而燥屎不来耳。"（此纯清水，方可断燥屎，然前云舌白苔，亦须细审。白苔为痰，想九日痰喘身热愈甚，此时舌苔亦黄）后以二方相间，日三四服，每药又各服至五帖，始得结屎如肥皂子大者十数枚，痰气渐平，热渐减，至十五日，热退，气和而愈。（《名医类案·卷一·伤寒》）

编者按：首先说明，医案中括号之内容，为原文所有。此案似乎辨证不确，治法不精。编者以为：病初曰"本三阳合病"，但"发大热而渴……诊其脉左右手皆弦长而沉实且数甚"，此"热结在里"之大柴胡汤证。却先后"与小柴胡合黄连解毒……凉膈散倍大黄……与大承气汤合黄连解毒汤……二方相间……始得结屎……十数枚……而愈"。先后四方，用之杂乱，选方不精也，如小柴胡汤之参、草、枣甘补，不宜也；黄连解毒汤（连、芩、柏、栀）之苦寒燥湿清热，且主药黄连又"厚肠胃"，不当也；凉膈散虽以调胃承气汤三味泄热，而配伍的栀子、薄荷、黄芩、连翘及竹叶等，乃清透胸膈之热，于阳明腑实证何宜？唯大承气汤为方证相对之方，惜用之不专，以至于应急下之病症，却延续"至十五日"始燥屎得下才愈。所幸患者素体健壮，才经得起如此"折腾"。若体弱者如此，则不知如何矣！

二、内科急症

1. **热实痉厥** 李某之妻，30余岁。素日体壮无病，忽于某日上午挛急抽搐，龂齿握拳，不省人事，召余急诊，见：呼吸粗壮不匀，牙关紧闭，神志不清，触其腹硬而胀，脉实而大。急予"大承气汤"一帖，令立即煎服。余亲自给患者掀齿喂药，约二时许，患者渐渐苏醒，全身诸症消失，即可下床自如活动。（《门纯德中医临证要录》）

编者按：《金匮要略》痉湿暍病篇第13条曰："痉为病，胸满口噤，卧不着席，脚挛急，必龂齿，可与大承气汤。"上述治例与经文所曰主症特点切合，病机相类，守经训，以大承气治之，疗效称奇！经典之价值可见一斑。

2. **急性肠梗阻** 仝某，男，40岁。正值劳动时突然腹痛，蜷屈俯卧，嚎叫不已，抬至公社医院，诊为"急性肠梗阻"，因医院条件太差，不能施行手术救治。此时，余正在此地巡回医疗，应邀诊之。见：面赤身热，腹痛拒按，其脉洪大滑数，遂予"大承气汤"令速煎服。不足一小时，患者下床欲便，便后安然如常。（《门纯德中医临证要录》）

编者按：上述急症，现今条件差的医院必转到大医院而施行手术……古圣救急良方被束之高阁，古圣先贤定会叹息不已！

3. 便秘、腹痛（粘连性肠梗阻） 赵某某，男，27 岁。初诊：1982 年 12 月 22 日。主诉：西医诊断为粘连性肠梗阻。诊查：平素嗜纳牛羊肉，经常便秘腹痛。脉弦，苔薄。辨证、治法：此属手足阳明腑实也。治与承气汤。处方：生军 10g（后下），玄明粉 10g（冲），川朴 15g，枳实 10g，木香 10g，败酱草 15g，红藤 15g，皂角针 10g，青皮、陈皮各 10g，2 剂。二诊：12 月 24 日。药后便下黏腻燥矢甚多，腹痛已瘥，脉弦，苔薄腻。再予击鼓前进。处方：当归 10g，川朴 10g，枳实 10g，皂角针 10g，败酱草 15g，青皮、陈皮各 10g，制半夏 10g，生苡仁 30g，木香 10g，制川军 10g（后下），5 剂。（《中国现代名中医医案精华·何承志医案》）

原按：此例系粘连性肠梗阻所致的腹痛，因热结于内，气血瘀滞，腑气不通，故见大便秘结，腹胀且痛，属阳明腑实，治宜清热攻下，用大承气汤类加味，方中大黄泄热攻下燥矢，玄明粉软坚破结，川朴、枳实破气导滞，加青皮、陈皮、木香行气止痛，败酱草、红藤清肠解毒，皂角刺辛散温通，能消肿托毒行瘀。药后得下多量黏腻燥屎，肠热得清，气行瘀散，故腹痛即止。二诊时改以当归活血，小承气理气通便，木香、青皮、陈皮理气行滞，用半夏和胃，苡仁利湿、清泄余邪，使肠运气机畅通，病获痊愈。

编者按：本案为不典型的阳明腑实证。嗜纳肉食为其病因。以大承气汤加味治之，转录于此，意在提醒临床医生，对于便秘、腹痛而属于腑实者，应以承气法为主治之。

4. 年迈肠结 程某某，男，82 岁。主诉：年高体弱，曾因肠梗阻两次手术，体质更为虚弱，近七日又未解大便。诊查：腹部胀痛拒按，恶心呕吐，矢气全无，无寒热及口干。血压 180/100mmHg，脉象弦动（按：原著如此，疑为"劲"之误），苔黄厚燥少津，舌质暗红。辨证：证属阳明腑实，热结肠阻。治法：拟《张氏医通》之黄龙汤主治。处方：党参 24g，当归 12g，枳实 12g，厚朴 12g，大黄 9g（后下），玄明粉 9g（冲泡不煎）。二诊：一剂药后大便即解，自觉症状完全消失。再以和中导化法调理善后。拟增液汤合保和丸化裁。处方：沙参 15g，寸冬 9g，玄参 15g，生地 15g，枳壳 9g，莱菔子 9g，山楂、神曲各 9g，茯苓 12g，法夏 9g，天花粉 12g，3 剂。（《中国现代名中医医案精华·王建孚医案》）

原按：患者年逾八旬，曾因肠梗阻两次手术，此次复发，故取黄龙汤，即大承气汤加党参、当归二味。盖党参补气健脾且能振奋肠胃功能，当归补血活血润肠，一助气，一补血，气血双补寓于大承气之扫荡攻坚之中，因而既有无坚不摧之效，又适于年高体弱者服用。张子和曾说："有实邪当攻邪，邪去则复正。"又说："攻邪当就其近而驱之。"此乃张老之卓见。如墨守老年便秘只可润不可攻之成规，安能取得事半功倍之效?

编者按: 年老体虚,又因"肠梗阻两次手术",则更伤元气! 体虚当补,腑实当攻;攻与补,完美之法也。医圣有如此之方法,如麻子仁丸,师之法而变通方药,名曰"黄龙汤",更切合病情,故一剂腑气通邪实去,转方以扶正收功。

5. 高年伤食 笔者以大承气汤治高年者伤食案,见本丛书第5集(《仲景方药临证思辨录》)。

6. 六年不寐凭脉定虚实案 钱国宾治陕西喻少川,久以开毡店居杭,体厚刚健,偏嗜炙爆,性躁动肝气,年逾五旬,终夜不寐者六年,用痰火气血之药多矣。早晨诊候,寸关洪浮有力,若坚实之象,唯两尺脉大。熟思之,以脉论,肥人当沉,今六脉洪浮有力;以症论,上身怕热,足反畏冷;以药论,清补俱已尽服。《难经》曰:"人之安睡,神归心,魄归肝,意归脾,志藏肾,五脏各安其位而寝。"且夜属阴主静,日属阳主动,阴阳和平,安然痊寐。此六年不睡,乃阳亢症也,当大泄其阳,使阴气渐复,则寐矣。用大承气汤加大黄二两,泄十余行,其人昏倦,睡数日方醒,进以粥食愈。(《续名医类案·卷二十一·不眠》)

编者按: 此案凭脉判断"经夜不寐者六年……乃阳症也",用大承气汤"大泄其阳,使阴气渐复,则寐矣"。此平脉辨证之功夫也,非有胆有识者,岂能以承气之法治失眠之病耶?"早晨诊脉",乃遵《内经》诊法,《素问·脉要精微论》曰:"诊法常以平旦,阴气未动,阳气未散,饮食未进,经脉未盛,络脉调匀,气血未乱,故乃可诊有过之脉。"

三、妇科、儿科、皮肤病

1. 九月怀胎浊气冲心案 陆养愚治一妇,孕九月,大小便不通,已三日,忽胎上冲心,昏晕数次。诊之,脉洪大而实,谓当下之,与服大承气汤一剂,少加木香、豆仁。村医见用大黄两许,摇头伸舌,其良人有难色。乃谓之曰:"余坐汝家,待其得生始去。"始安心煎服。一二时许,二便俱行,去黑矢极多,胎亦无恙。乃留调气养荣汤二剂而不服,数日后小水不利,乃煎服之而愈,月余产一男。(《续名医类案·卷二十四·胎前·疟疾》)

编者按: 仲景书有产后"胃实"用大承气汤法,此案"孕九月"而脉证俱为"胃家实",以承气下之"胎亦无恙"。此即《内经》所谓"妇人重身,毒之何如?……有故无殒,亦无殒也。"

2. 痘证 一儿季春出痘,七朝顺朗,亢极便秘,狂烦,舌有黑苔刺,痘空处隐隐有黑点,此感疫失解也。先用大承气汤治之,次以理气血而愈。(《续名医类案·卷二十七·痘症·疫疠》)

3. 小儿急惊风(小儿急性脑炎) 韩某,男,6岁。睡前活泼如常,忽于夜间十一点突发高热，时有抽搐，忽而头项后倾，四肢强直痉挛，欲吐而吐不多，问之不语，家长急于救治，半夜叫门召余。诊时抽搐已减，双脉滑数有力。诊断为小儿急惊风，急与川大黄、芒硝、枳实、厚朴各3g，生石膏24g，令其赴本地一家"日夜药店"取药，速煎服之。次日余前去复诊，患儿始睡，其家长云：当夜把药煎好服之，约临晨四时半诸症缓解，渐渐入睡。触其脉象小滑，令其醒后服下二煎即可。几日后，患儿全家前来致谢，患儿已活泼如常。（《门纯德中医临证要录》）

编者按：上述病危急症，家长必焦急万分！得遇良医，一剂大承气加味快速煎服转危为安。如此清下之法，神奇之方，古圣遗训，我辈失传，愧对祖先，苍生不幸也。

4. 燥实咳嗽 张某某，男，3岁。主诉：患儿受凉伤食，发热汗出，气逆咳嗽，病已七日。曾服疏表宣肺之剂多付，病有增无减，每日午后壮热尤甚，彻夜咳嗽不休，不能合目。诊查：小便黄少，大便秘结三日。舌苔微黄而燥，指纹色紫，脉滑数。辨证：此表邪不解，外感夹滞，入里化热而成阳明燥实。治法：当上病下取，釜底抽薪，急下存阴，以拯救津液。宜大承气汤急下之。处方：大黄6g，炒枳实6g，厚朴6g，芒硝6g，玄参3g，甘草3g。一剂，水煎，分三次服。上方药服一剂，当晚咳嗽大减，能食且入睡。翌晨得大便，下燥屎一次。午后咳嗽、高热亦平，竟一剂收功。（《中国现代名中医医案精华·熊寥笙医案》）

原按：《素问·咳论》："五脏六腑皆令人咳，非独肺也。"然其病变皆主于肺，以肺主气而声由此出，故咳嗽之病，无不聚于胃而及于肺。本案患儿因外感夹滞合病咳嗽，为表里俱病之候。病在里而求之于表，非但治之不效，且辛温伤津，后患无穷。肺与大肠相表里，肺已移热于大肠，热与积滞搏结，则其治不可重肺而遗肠。大承气汤本不治咳，但因其病本在肠，故一下而壮热、咳逆、便秘悉解。经方之妙用不可以迹象求，而在医者之心悟。此可与智者道，难与一般言也。

编者按：幼儿不知冷热饥饱为常态，家长应多加照管。患儿受凉伤食，七日后标在肺而本在肠，如此"病在里而求之于表"，则治之无功。"病本在肠"，以大承气汤泻下燥实，一剂而收功者，方法之妙用，且小儿脏器清灵，随拨随应也。

5. 顽固不愈湿疹 余以大承气汤加减化裁治疗数十例重度湿疹，效果甚好，具体方药如下：川大黄9g，芒硝9g，枳实9g，厚朴6g，蝉蜕9g，赤芍9g，金银花15g，桃仁9g，麻黄5g，水煎温服。治例：魏某，男，42岁。自述患湿疹已七八年，时轻时重，经多方求治不愈。诊见前后胸背部血疹成片，面部紫红疹粒布满，双臂外侧（伸侧）湿疹皆是，瘙痒难忍，时常抓破，尤其食辛辣刺激物之后，其状更甚。诊其脉象沉实有力，即与上方治之，服药三剂后，面部湿疹明显减轻，且瘙痒大减。又令其隔日一剂服之，半月后湿疹痊愈。（《门纯德中医临证要录》）

原按：此类病证系湿热郁滞犯及血分，症状往往较重，临床常以"热""滞"

"郁""实"为辨证要点予以施治。

编者按：热郁于内，"鬼门"阻滞。病在外，取之内。泄热于里，透邪于表，内外相通，湿热毒邪无附着之所也。正合"夫诸病在脏，欲攻之，当随其所得而攻之"（《金匮要略》一·17）之意也。

【临证指要】西医学所述的许多疾病，凡具有阳明腑实重证或热毒内盛者，皆可借助大承气汤攻下之功去除病邪以愈疾。例如：传染性疾病（乙脑、菌痢、肝炎、肝昏迷等）、消化系统疾病（多种原因引起的肠梗阻、急性胰腺炎、胆道感染、胆石症等）、呼吸系统疾病（急性呼吸窘迫综合征、顽固性哮喘、肺心病急性发作等）、心脑血管疾病（脑梗死、脑出血、冠心病等）、妇科病、儿科病、五官科病（牙痛、鼻衄、口疮、目赤等），等等。方证相对，腑气一通，一通百通，热毒遂去，诸病可除。

【实验研究】

1. 促进胃肠运动 该方具有增加肠蠕动、增加肠胃容积、改进肠管血液循环及降低毛细血管通透性等作用。

2. 解热 该方对 LPS 所致发热及脑膜炎发热均有很好的退热效果。

3. 抗炎 该方干预急性肺损伤大鼠，可降低血清促炎因子，升高抗炎因子，并可降低急性胰腺炎患者炎症因子水平，从而抑制炎症反应，以及调节血清淀粉酶水平。

4. 抗胰腺纤维化 通过抑制大鼠胰腺组织 Wnt/β–catenin 信号通路的激活，该方对大鼠胰腺纤维化具有明显改善作用。

5. 调节免疫 该方能提高外周血血清 IgA、IgG、IgM 水平，提高胸腺指数和脾脏指数，对脓毒血症大鼠有免疫调节和免疫保护作用。

6. 减轻脑水肿 该方能减轻脑水肿，起到促进脑出血手术患者术后神经功能恢复的作用。

7. 消肿止痛 大承气汤药粉外敷联合红外线照射治疗胫腓骨骨折患者，能减轻患者的肢体肿胀程度和疼痛程度，其疗效优于单纯红外线照射。

8. 调节肠道菌群 该方可降低哮喘小鼠肠道大肠埃希菌和肠球菌的含量、提高乳酸杆菌的含量，恢复肠道菌群结构。

小承气汤

【原文温习】阳明病，脉迟，虽汗出不恶寒者，其身必重，短气，腹满而喘，有潮热者，此外欲解，可攻里也。……若腹大满不通者，可与小承气汤，微和胃气，勿令致大泄下。（208）

小承气汤方：大黄四两（酒洗），厚朴二两（炙，去皮），枳实三枚（大者，炙）。上三味，以水四升，煮取一升二合，去滓，分温二服。初服汤当更衣，不尔者尽饮之。若更衣者，勿服之。

编者按：小承气汤与大承气汤一样，首见于《伤寒论》第208条，此外还有第209、213、250、251、374条；《金匮要略》对小承气汤的应用只有第十七篇第41条论及。大承气汤、小承气汤、调胃承气汤等三方，俗称"三承气汤"。《伤寒论》对此三方的区别应用很有分寸及讲究，三承气汤均以大黄为主药，大承气汤主治痞、满、燥、实、坚俱全之阳明热结重证，攻下之力颇峻；小承气汤不用芒硝，枳、朴用量亦减，且三味同煎，故攻下之力较轻，主治阳明热结之轻证；调胃承气汤不用枳、朴，虽后纳芒硝，但大黄与甘草同煎，故攻下之力较上二方缓和，主治阳明燥实而痞满不甚之证。李中梓说："承气有三种，用者大须审酌，必真有大热大实者，方与大承气汤；小热小实者，可与小承气汤；若但结热而不满坚者，仅与调胃承气汤，此为合法适宜也。若病大而以小承气攻之，则邪气不伏；病小而以大承气攻之，则正气必伤。"（《伤寒括要》卷下）

【**医案精选**】

1. 下利　同社王月怀，伤寒至五日，下利不止，懊忱目胀，诸药不效。有以山药、茯苓与之，虑其泻脱。余诊之，六脉沉数，按其脐则痛，此协热自利，中有结粪，小承气倍大黄服之，得结粪数枚，诸证悉安。（《医宗必读》）

编者按：本案与仲景所述"下利谵语者，有燥屎也，小承气汤主之"之病机、证候正相符合。"下利"者，燥屎内结而清水旁流也；"懊忱"与"谵语"者，皆热扰神明所致也；脉象沉数与腹诊"按其脐则痛"，为阳明腑实证无疑。故以小承气汤倍用大黄治之而愈。

2. **妊娠疫痢**　江某之妻。主诉：怀孕9个月，下痢腹痛，脓血稠黏，壮热凛寒，里急后重，痛苦莫名，便次频数，难以计数，嗳气呕吐，六七日未进食。曾经中西医诊治，病情如故。诊查：舌苔黄厚、脉数。辨证：此乃疫痢，病情十分危险。余认为肠内湿热郁积，肠壁溃烂；身壮热者乃病邪炽盛，正如前人所谓："热不休，死不治。"处方：荆芥8g，连翘9g，川朴6g，枳实6g，半夏6g，蔻仁2.5g，川连6g，黄芩9g，当归9g，白芍9g，甘草6g。连服上方药两剂，病不少减。病家亲友均谓黄连、半夏有碍妊娠，不宜再服，而病日剧，小腹疼痛，片刻难恶（按：原著如此，疑为"忍"之误），痛声震邻。余谓："病尚可好，非用大黄不可，盖大黄有强大清肠解毒作用，但恐病家怀疑见阻，难收全活之功。"得允，即将前方去荆芥、蔻仁，加大黄9g。嘱其每隔三小时服药一次，一剂二煎分两次服，一昼夜连服四剂。次日腹痛大减，下痢次数也减少；脉洪滑，呕止思食，苔仍黄厚。将原方去半夏，嘱其一昼夜仍服药四剂。至第三日，腹痛全无，脓血亦止，遂将大黄减为 6g，一昼夜服三剂。至第四日，大便正常，但苦虚努挣扎，患者此时反要求酌加大黄。余曰："此即肠中热毒将去之良好征象，不得再加大黄。"余反将大黄减为 5g，黄连减为 3g，日只服药一剂。第五日改用当归、白芍、银花、甘草、黄芩、枳壳，日一剂，连服二剂，竟得母子安全。(《中国现代名中医医案精华·肖俊逸医案》)

原按：孕妇用药每多禁忌，但有是病而用是药，则何禁忌之有？无如吹毛求疵，故意与医者为难之事，时有所闻，于是医者为求慎重计，于治病处方，不求有功，但求无过，至于治疗孕妇，更无论何病，先存保胎之想，虽明知病当用攻，攻则病去胎安，然转念万一不效，必招怨谤，瞻前顾后，唯有投以安全之药，方能寡过，效与不效，原不计及。殊不知病当攻而不攻，不攻则病进，病进则胎堕；当攻则攻，攻下得当，才可以退病保胎，而用补不当，反致坠胎。故临证须明保胎之理，不可偏执。

编者按：本案例甚好！真好！首先是四诊合参，辨证准确，"但恐病家怀疑见阻"，处方该用大黄而未用，服两剂无效；二诊时与家属明言，疫病热毒郁积肠中，"非用大黄不可"荡涤之，病家理解、同意后，放胆用大黄，服用的剂量、服法、疗效之次日、三日、四日、五日等情况，讲述得清楚明白。于"原按"中表达了如何做一名敢作敢为、勇于担当的良医，令人肃然起敬！本案对治疗与保胎的关系，处理得恰到好处，即"有是病而用是药"也。

3. 妊娠高热 胡某某，女，24 岁。主诉：1976 年 8 月 21 日至 28 日持续高热（40~41℃），前医拟诊外感风热或暑热，服辛凉解表与清热解暑之剂，体温未降。西医检查未见异常体征。前后曾用安痛定、强力霉素、病毒灵、"201"注射液、强的松、氢化可的松、氯霉素、保泰松等治疗罔效，建议转上级医院治疗。患者有习惯性流产史（堕胎二次），今乃第三胎，妊娠 8 个月，持续高热 8 天，体质极度虚弱，唯恐路远天热，乘车震动，发生意外。乃请余诊治。诊查：诊得高热烦躁，大渴喜冷饮，面赤气粗，大便干结，脉疾数，舌红苔黄燥。辨证：脉证合参，诊为热在气分，兼邪结阳明。治法：治以清热泻火，攻里通下为主，少佐益气生津之品。用白虎人参汤合小承气汤加减。处方：党参 13g，石膏 60g，天花粉 20g（代知母），竹叶 13g，川朴 7g，枳实 7g，白芍 13g，麦冬 17g，连翘 13g，甘草 3g，大黄 10g（泡开水饮）。每隔六小时服药一次，两日服四剂。服第三剂后，大便泄泻十余次，随后体温降至正常。诸症均除，唯久热伤阴耗气，精神疲惫，微咳汗多，口稍渴，予竹叶石膏汤加陈皮、黄芩，连服七剂，调理善后恢复健康。后足月顺产一男。(《中国现代名中医医案精华·肖俊逸医案》)

原按：本例乃热毒蕴结，毒深热重，毒邪一日不除，则发热一日不退，所以必须用重剂大黄为主，日夜追服，以清肠解毒，驱邪外出。泻下毒除，热退病除。但大黄为妊娠所忌，医多惧用，本例既孕 8 月，又有习惯性流产，更使人不敢用大黄，即使用之，也不敢重剂日夜追服，如此则杯水车薪，无济于事，故认证用药务要准确，方能保证疗效。

编者按：本案辨证准确，方药得当，胆大心细，使妊娠高热转危为安。其疗效之显著，在于清热方与泻下法并用，协同增效也。张锡纯善用生石膏，其经验是重用石膏可取泻下之功。此案重用石膏之清热与大黄之泄下，为取效之关键。

【临证指要】小承气汤与大承气汤的临床应用类似，但所主治的病证较轻。凡由于胃肠里热结实而引起的便秘、下利、腹胀、腹痛、胃脘痛、呃逆、呕吐、眩晕、热厥、蛔厥、黄疸、喘证、痫证、食积、不寐等，均可用本方加减治疗。

【实验研究】

1. 促进胃肠运动　该方通过增加 MTL 和 Ghrelin、抑制 NO 和 VIP、降低胃内色素相对残留率、提升小肠葡聚糖酶推进率，从而改善大黄所致脾虚小鼠的胃肠动力不足。

2. 抗炎　该方通过 NF-κB/IκB 信号通路，调控 TNF-α、IL-6 和 IL-1β 等炎症因子的释放，治疗大鼠术后肠梗阻。该方可降低肺、肠组织中炎性介质的表达，以促进烟熏法复制慢性支气管炎模型大鼠的支气管症的治愈。

3. 保肝　该方通过阻止内质网、线粒体的损伤，促进蛋白质合成及提高细胞的有氧代谢，从而促进细胞的修复，恢复肝细胞的功能，起到对四氯化碳肝损伤大鼠肝脏的保护作用。

4. 减轻脑水肿　该方能够减轻重型颅脑损伤（sTBI）大鼠的急性期脑水肿，抑制炎性因子表达，减轻 sTBI 继发炎症反应。

调胃承气汤

【原文温习】伤寒，脉浮，自汗出，小便数，心烦，微恶寒，脚挛急，反与桂枝欲攻其表，此误也。……若胃气不和，谵语者，少与调胃承气汤。（29）

调胃承气汤方：大黄四两（去皮，清酒洗），甘草二两（炙），芒硝半升。上三味，以水三升，煮取一升，去滓，内芒硝，更上火微煮令沸，少少温服之。

编者按：调胃承气汤首见于《伤寒论》第 29 条，此外，还有第 70、94、105、123、207、248、249 条。综合研读之便可认识到，仲景用调胃承气汤有两法：一是"少少温服之"，意在荡除燥热，调和胃气；一是"顿服之"，则重在泄下燥热内结。

【医案精选】

1. 随证变法救治案　郭雍治一人盛年恃健，不善养，因极饮冷酒、食肉，外有所感，初得疾，即便身凉自利，手足厥，额上冷汗不止，遍身痛，呻吟不绝，偃卧不能转侧，心神俱无昏愦，不恍惚，请医视之，治不力。言曰："此症甚重，而病人甚静（静字细玩），殊不昏愦，身重（寒湿）不能起，自汗自利，四肢厥，此阴证无疑也。又遍身痛，不知处所，出则身如被杖，阴毒证也，当急治之。医言缪矣，不可听。"郭令服四逆汤，灸关元及三阴交，未知，加服九炼金液丹（一味硫黄），利厥汗症皆少止，稍缓药艾，则诸证复出，再急灸治，如此进退者三，凡三日两夜，灸千余壮，服金液丹亦千余粒，四逆汤一二斗，方能住灸汤药，阳气虽复，而汗不出，证复如太阳病（证复如太阳，当以附子理中汤加石膏。仿《名医杂著》治法），未敢服药，以待汗，二三日，复大烦躁饮水，次则谵语，斑出热甚（三日后始烦渴见斑热甚，当细审斑之为阳为阴而用药），无可奈何，复与调胃承气汤，得利，大汗而解。阴阳反复，有如此者，前言烦躁不可投凉药，此则可下证具，非止小烦躁而已，故不同也。（《名医类案·卷一·伤寒》）

编者按：此案病因病机，跌宕起伏，诊治经过，启发心思。首日患者病因：盛年体健，不善慎养，暴饮（冷酒）暴食（肥腻肉食）而内伤，又外有所感，表里同病。二曰证候：诸症所见，"阴证无疑"。过度伤阳，阴盛至极，故曰"阴毒证也"。三曰治法：以祛除阴寒，恢复阳气为当务之急，故针药并施，协同增效，内服四逆汤，外灸关元及三阴交，"未知"者，法非不善也，以阴寒太盛矣！故加服火中精之良药——硫黄（张锡纯颇有经验，《张锡纯活用经方论》专列附录论之），如此专方专药＋温灸，强力助阳攻邪，"凡三日两夜"，终于迎来曙光！四曰机转：患者放任恣意，自残阳气，制造"寒冬"；良医慈悲，以良药召唤"春天"，其"阳气虽复，而汗不出"者，以春寒未尽，束缚卫阳也。本可用温煦方药发汗透邪，但"未敢服药"，以造成阳气蕴结于内而生热，热盛"复大烦躁饮水，次则谵语，斑出"等，此阳复太过至极，《伤寒论》厥阴病篇有论述。医圣大经大法："观其脉证，知犯何逆，随证治之。"故"复与调胃承气汤"泄热。里热去，卫阳通，故"大汗而解"。联系原文，此案颇似《伤寒论》第29条随证变法救治过程，可为范例之一，又可进一步证实仲景书源于实践也。

2. **阳厥** 喻嘉言治黄长人犯房劳，病伤寒，守不服药之戒，身热渐退。十余日外，忽然昏沉，浑身战栗，手足如冰（乃热深厥亦深也）。亟请喻至，一医已合就姜、附之药矣。见而骇之，诊毕，再三辟其差谬。主人自疑阴症，言之不入，又不可以理服。乃与医者约曰："此一病，药入口中，出生入死，关系重大，吾与丈各立担承，倘用药差误，责有所归。"医者云："吾治伤寒三十余年，不知甚么担承。"喻笑曰："有吾明眼在此，不忍见人活活就毙，吾亦不得已也。汝不担承，待吾用药。"主家方安心请治。与以调胃承气汤，约重五钱，煎成热服半盏，少顷又热服半盏。其医见厥渐退，人渐苏，知药不误，辞去。仍与前药服至剂终，人事大清。

忽然浑身壮热（厥止则阳回，复现热症），再与大柴胡一剂，热退身安。门人问曰："病者云系阴症见厥，先生确认为阳症，而用下药果应，其理安在？"答曰："其理颇微，吾从悟入，可得言也。凡伤寒病初起发热，煎熬津液，鼻干、口渴、便秘，渐至发厥者，不问可知其为热也。若阳症忽变阴厥者，万中无一，从古至今无一也。盖阴厥得之厥症，一起便直中阴经，唇青面白，遍身冷汗，便利不渴，身蜷多睡，醒则人事了了，与伤寒传经之热邪转入转深，人事昏惑者，万万不同。诸书类载阴阳二厥为一门，即明者犹为所混，况昧者乎。如此病，先犯房劳，后成伤寒，世医无不为阴症之名所惑，往往投以四逆等汤，致阴竭莫救，促其暴亡，尚不知悟，总由传派不清耳。盖犯房劳而病感者，其势不过比常较重，如发热则热之极，恶寒则寒之极，头痛则痛之极。所以然者，以阴虚阳往乘之，非阴盛无阳之比，况病者始能勿药，阴邪必轻，旬日渐发尤非暴症，安得以阴厥之例为治耶？且仲景明言：'始发热六日，厥反九日，后复发热三日，与厥相应，则病旦暮愈。'又云：'厥五日，热亦五日，设六日当复厥，不厥者，自愈。明明以热之日数定厥之瘥期也。'又云：'厥多热少则病进，热多厥少则病退。'厥愈而热过久者，必便脓血发痈。厥应下而反汗之，必口伤烂赤。先厥后热，利必自止。见厥复利，利止反汗出咽痛者，其喉为痹。厥而能食，恐为除中；厥止思食，邪退欲愈。凡此之类，莫非热深发厥之旨，原未论及于阴厥也。至于阳分之病，而妄汗妄吐妄下，以致势极。如汗多亡阳，吐利烦躁，四肢逆冷者，皆因用药差误所致，非以四逆、真武等汤挽之，则阳不能回，亦原不为阴症立方也。盖伤寒才一发热发渴，定然阴分先亏，以其误治，阳分比阴分更亏，不得已从权用辛热，先救其阳，与纯阴无阳，阴盛格阳之症，相去天渊。后人不窥制方之意，见有成法，转相效尤，不知治阴症以救阳为主，治伤寒以救阴为主（此一语，为治传经症之秘旨）。伤寒纵有阳虚当治，必看其人血肉充盛，阴分可受阳药者，方可回阳。若面黧舌黑，身如枯柴，一团邪火内燔者，则阴已先尽，何阳可回耶？故见厥除热，存津液元气于十一，已失之晚，况敢助阳劫阴乎？证治方云：'若证未辨阴阳，且以四顺丸试之。'《直指方》云：未辨疑似，且与理中丸试之。亦可见从前未透此关，纵有深心，无可奈何耳。因为子辈详辨，并以告后之业医者云。"（《续名医类案·卷一·伤寒》）

编者按：此案对诊治过程谈论详细，细细读之，发人深省，其中要点，大略有五：首先是面对病人"药入口中，出生入死"的"担承"精神，令人钦佩！第二，明确了阳厥（由阳证渐至发厥）与阴厥（初得之便表现厥冷证候）的辨别方法。第三，学从仲圣，深明"热深发厥之旨"。第四，临证"若证未辨阴阳"，不得已，可采用试探之方以辨之。第五，阳厥治"以调胃承气汤……煎成热服"法，此恐寒药治热证发生格拒，如此之法，非为通便，意在泄热，亦"火郁发之"之大法也。

3. 误补致实 一妇人素有虚弱之症，后患伤寒。一医以为阴虚发热，用滋阴之药，命食鸡子火肉，而病更甚。所用皆玉竹、骨皮、丹皮、归、芍之类，十余日，死症悉具。延张至，其人已死。张请视之，气虽绝，而脉尚在且带滑。曰："此症不死，乃误服补药，使邪不解，胃络不通，胃家实也。幸正气未败，可治，少顷果苏（亦以厥故）。"用调胃承气汤，一服而结粪解，诸症愈。次日大汗如雨，此虚象也，用人参三钱，芪、术、枣仁各五钱而愈。（《续名医类案·卷一·伤寒》）

编者按： 此案医家凭脉以决生死，泻实而起死回生！

4. **胃脘痛（十二指肠溃疡）** 杨某某，女，32岁。1987年3月17日诊。胃脘痛反复发作8年，消化道钡餐证实为十二指肠溃疡。今春胃痛复发，服益气、养阴、制酸、止痛等药20余剂，效差。现胃脘部灼热样持续性疼痛，夜间痛甚，喜按，恶心不欲食，食已即吐，口干苦不欲饮，大便9日未行，溲黄，舌红苔薄黄，脉弦细。证属胃阴不足，肠腑不通。拟胃痛治肠，通腑治标法。处方：大黄12g，炙甘草、芒硝各6g，白芍18g。以水600ml，煎取200ml，放入芒硝，再微煎令沸，分5~6次少少温服之。服药，当晚大便通，便下如羊屎，便后胃痛减，食已不吐。改拟甘寒养阴润肠以治本。（吕志杰医案）

编者按： 此例患者胃虚而肠实，本着"六腑以通为用""以通为补""胃宜降则和"等法则，用调胃承气汤加白芍治之，胃肠和降，大便通，痛减吐止。妙在少与频服，则承气之剂为调胃之方。

5. **妊娠哮喘** 王某某，女，成人。初诊：1970年初秋。主诉：患支气管哮喘，住某院内科经用西药不效，请余会诊。诊查：患者发作时，呼吸异常困难，胸高气粗，端坐呼吸，痰黄稠黏，汗出淋漓，面色青紫。四肢发凉，日夜不得安枕，痛苦不安。口渴，舌苔黄厚而腻浊，脉象弦滑有力。辨证、治法：根据脉舌症分析，属于热哮，痰热实证。当用定喘合剂。处方：防风6g，荆芥6g，连翘9g，麻黄4.5g，薄荷3g，川芎4.5g，当归6g，白芍6g，山栀8g，白芷8g，大黄8g，芒硝12g，条芩9g，滑石12g，甘草6g，胡莲子9g。此时患者妊娠3个月，方内大黄、芒硝均为孕妇忌用，有坠胎之虞。若用其他方剂，疗效不显。而病人又十分痛苦，不能再事拖延，坐视不救。审其脉证，只有定喘合剂适宜，最后从挽救病人出发，大胆使用该方，且每剂大黄用到24g，芒硝用至18g。服药后，每日泻10余次，解下凉粉冻样粪便甚多。泻后，哮喘立见好转，精神稍振，饮食增加，服上方药十余剂后，哮喘显著减轻，可以平卧入睡。守方服药20余剂后，病竟痊愈，胎儿无恙。至产期，在本院安全分娩。本案共计服大黄约500g，芒硝近500g。（《中国现代名中医医案精华·肖俊逸医案》）

编者按： 本案之价值，首先是四诊合参，明辨病机。第二是根据肺与大肠相表里之中医独到理论，肺病治肠，以调胃承气汤为主方，重用硝、黄，"守方服药20余剂"而愈重症哮喘。第三是《内经》之经典理论，使医者有了对妊娠哮喘者胆敢用泻下法之"底气"。

6. 热实而"烦"与小儿宿食病 我曾用调胃承气汤治疗一些"烦"的病人，他并不是栀子豉汤方证的心中懊恼的烦，而是"热实"的烦，脉象有力，有的大便还干，欲解除此烦，必须用调胃承气汤。还有就是人们常说的小孩"吃多了"，晚上睡觉不安宁，晨起面部不干净，有时吃东西呕吐，小量用点调胃承气汤效果很好，我一般用大黄、芒硝、甘草各 6g。总之，此方证的特点是轻微的实热。（《门纯德中医临证要录》）

编者按：上述经验，有两个要点：一是应用经方要善于抓住要点。《伤寒论》论及调胃承气汤证者有 8 条，其中 3 条论到"烦"，第 207 条曰："阳明病，不吐，不下，心烦者，可与调胃承气汤。"需要明确，调胃承气汤有两种不同服法，详见前原文方药后之"编者按"。二是应用经方要活学活用。门氏用调胃承气汤调治小孩"吃多了"，即伤食证，《金匮要略》第十篇曰治宿食病"当下之"，可谓恰到好处。特别是宿食结于胃肠之重者，"少少温服之"，通便泻实（宿食），肯定比一般的消食方药效果要好。

【临证指要】调胃承气汤主治燥热结实所致的各种病症。

【实验研究】

1. 促进胃肠运动 该方可增加肠蠕动，减轻脓毒症患者的胃肠损伤。

2. 抗炎 该方能明显降低血清 IL-6、TNF-α、NF-κB、TLR9 和 MIP-1α 水平，改善百草枯中毒导致的急性肺损伤患者的氧合情况，抑制病情进展。

3. 调节免疫 该方具有改善肠源性脓毒症大鼠模型的 CD4$^+$/CD8$^+$T 淋巴细胞比例，降低免疫炎症的功能，能修复肠黏膜屏障，且灌肠疗法要优于灌胃疗法。

4. 调节肠道菌群 该方通过增加双歧杆菌、乳酸杆菌及降低肠杆菌、肠球菌，以治疗老年髋部骨折术后胃肠功能失调。

5. 改善微循环、抗凝 该方通过对肠源性脓毒症大鼠血液流变学指标和凝血功能的影响，减少炎症反应造成的损伤。

厚朴三物汤

【原文温习】痛而闭者，厚朴三物汤主之。（十·11）

厚朴三物汤方：厚朴八两，大黄四两，枳实五枚。上三味，以水一斗二升，先煮二味，取五升，内大黄，煮取三升，温服一升。以利为度。

【医案精选】

1. 腹痛（急性胰腺炎） 王某某，男，42 岁。腹部胀痛 3 天。几天来腹部胀痛，拒按，日益加重，连及胃脘、两胁，嗳气不止，呕吐黏痰，口干口苦，脉弦数。西医诊断：急性胰腺炎。此为湿热夹食滞交结肠胃，通降失常。法当行气通腑。处方：川厚朴18g，炒枳实12g，生川军6g。水煎服。服药2剂后，大便2次，先干后溏，脘、腹胀痛及嗳气、呕吐大减，黄厚苔转薄。守原意减其用量再进：厚朴6g，枳实6g，熟川军4g。2剂。三诊：服药后，日行软便2次，腹胀痛已除，嗳、呕亦止。唯仍觉胃脘痞闷，食少。转为健脾和胃，用枳术汤：炒枳实6g，炒白术12g。3剂。药后症状消退。（夏锦堂医案）

2. 用厚朴三物汤守方重剂治疗急腹症3则

（1）单纯性肠梗阻　男，57岁，1993年3月20日就诊，有胃痛史20余年，间歇性发作，伴烧心泛酸，有时大便呈黑色。4天前突然发热恶寒、头身疼痛，2天后寒热渐平，但腹痛胀满，呈阵发性加剧，呕吐频作，每因进食或饮水而诱发，呕吐物初为食物和黏液，后为黄绿色液体，经X线腹部透视，发现肠腔内有大量气体和液平面。诊断：完全性单纯性肠梗阻。建议立即手术治疗，病人惧怕手术，邀吾师赵广安诊治。症见：患者烦躁不安，腹胀、疼痛，自觉有气体在腹内冲动，达右上腹时疼痛剧烈，大便2天未行，亦无矢气，小便量少色赤。切诊腹痛拒按。听诊肠蠕动音高亢。舌质略赤，苔黄燥，脉沉滑。辨证：初为寒邪袭表，入里化热，与胃肠郁热搏结，致使肠道燥屎内结而腑气不通。《金匮要略》云："痛而闭者，厚朴三物汤主之。"急用厚朴三物汤通腑下气、泄热导滞。处方：厚朴100g，枳实30g，大黄15g（后入）。水煎分2次服。1剂后腹中矢气频频，随后泻下燥屎及黏液。3剂后诸症消失，再予健脾和胃药3剂调理而愈。

（2）幽门梗阻　男，49岁。1994年4月1日及6日早消化道钡餐透视，确诊为"幽门梗阻"。7日在我院行胃大部切除术，术后6天出现腹胀满，进食、饮水均引起呕吐，左下腹扪及坚硬团块，压痛，体温38.9℃，大便9日未行，亦无矢气，形羸神困，舌红苔黄燥，脉沉滑。X线腹部平片示：横结肠和降结肠积存大量硫酸钡。诊断"钡剂填塞结肠"。迭用胃肠减压、灌肠、抗痉挛等治疗，罔效。此乃钡剂与肠内宿热积结，治宜通腑行气、泄热导滞。处方：厚朴100g，枳实60g，大黄30g（后入），玄明粉20g（冲服）。水煎服。2剂后排出坚硬钡剂6枚及粪液约500ml，3剂后又排出钡剂如枣大4枚及粪液约200ml，体温降至36.3℃，诸症消除。X线腹部透视未发现异常。

（3）粘连性肠梗阻　男，55岁，1996年10月28日收住院。患者1993年3月因溃疡病在本院行胃大部切除。术后曾因"粘连性肠梗阻"住院2次。1996年10月27日又突感腹部胀闷、脐周隐痛、恶心纳呆，继则阵发性全腹疼痛，拒按，腹中雷鸣，伴呕吐、口渴，小便色黄，大便3日未行，舌质红，苔黄少津，脉弦细。证属腑气不通，津亏肠燥。处方：厚朴100g，枳实60g，大黄15g（后入），生地黄、玄参、麦冬各30g。水煎服。服药3剂，腹痛减轻，恶心呕吐止，大便2次，

上方改厚朴为 60g，去大黄，5 剂而愈。（张宗圣.《山东中医杂志》1997；8：375）

原按：厚朴三物汤是仲景为治大便闭结不通、腹满痛而设。从药物组成看，此方以厚朴为主药，以行气除满为主，现常用以治疗腑气不通之急腹症。吾师赵广安主张其用量要大，《金匮要略》原方厚朴用量为八两，按一两约等于现代 13.9g 计，约 110g。所以赵老师一般用量为 100g，相当于常用量的 6 倍。再者大黄一定要后入，配合厚朴、枳实行气泻下。临床应用厚朴三物汤除注重剂量外，还可进行加味配伍，如例 2 加玄明粉，寓大承气汤之意，用以软坚散结；例 3 加增液汤生津润燥，增水行舟。此方所治病证，多属急证、重证。因此辨证要准确，用药要谨慎，密切观察病人。另，厚朴、枳实、大黄三药皆有促进肠蠕动作用，像肠套叠引起的肠梗阻、肠道化脓性病变应禁用或慎用。

编者按：上述三则案例以厚朴三物汤治急证、重证取得良效，首先是辨证准确，方药得当，而敢于重用厚朴等也是取效之关键。

3. **产后乳痈并发肠结** 杨某某，女，24 岁。入院日期：1982 年 8 月 3 日。主诉：产后乳痈 50 天不愈。近 4 天全腹胀满疼痛难忍，呕吐，大便秘结，多次用滋阴通便之剂无效，故住我院治疗。入院第二天，病情加重。诊查：症见全腹绞痛拒按，呕吐频作，既无大便，亦无矢气。舌质红，苔黄腻，脉弦数有力。查白细胞 21600/mm³，分叶 73%。辨证：此乃产后乳痈并发肠结。治法：立理气通闭泻实法。方用厚朴三物汤加味。处方：厚朴 40g，川军 5g，枳实 15g，木香 5g，煨皂角 3g，白芷 5g，桃仁 5g，柿蒂 15g，川楝子 15g，羌活 10g。服药 1 剂，阵阵腹痛，有排便感，但欲便不得。上方去羌活、白芷，加荔枝核、橘核各 50g，附子 10g，生地 25g，玄参 25g。服药 3 剂后，排出黑褐色便多次，量多，腹痛大减，病情大有好转。查白细胞 9800/mm³。前方去皂角、附子、荔枝核、橘核，加石斛 30g，玉竹 15g，扁豆 15g 以生津养胃。再以四君子汤善其后，饮食增进，二便复常，1 周后痊愈出院。（《中国现代名中医医案精华·任继学医案》）

原按：本例乃因气机受阻、邪气内结所致。不应拘于产后之虚，不用攻凉之品，而应遵《内经》"有故无殒"之旨。今重用厚朴、木香、枳实行气导滞散满，佐以皂角通便之妙，共收通闭导泻、行气荡实之效，诸结乃解。此即"通则不痛""痛随利减"之理也。

编者按：本案腹痛、呕吐、无大便，舌脉皆邪实之象。查白细胞亦炎性病变。本该行气通腑法，反"多次用滋阴通便之剂"，岂能取效？！首方"服药 1 剂"未效，二方加减方更切病情，"服药 3 剂后"泻下量多，邪去病安矣。本案乃产后之体虚与腑实并见，故治应兼顾。

【临证指要】厚朴三物汤主治阳明腑实证气滞为甚的病症。

【实验研究】该方具有促进胃肠运动、抗炎、解热作用。该方用于行腹部外科手术之后发生早期肠麻痹的患者，可增加血清胃泌素的含量，有效改善患者胃肠运动功能。该方用于腹腔手术后肠梗阻模型大鼠，可抑制 iNOS 的产生，减轻炎症反应，还对阳明病发热大鼠的退热效果显著，大鼠肛温下降明显。

厚朴大黄汤

【原文温习】支饮胸满者，厚朴大黄汤主之。（十二·26）

厚朴大黄汤方：厚朴一尺，大黄六两，枳实四枚。上三味，以水五升，煮取二升，分温再服。

【临证指要】该方主治与"三承气汤"、厚朴三物汤类似。

【实验研究】该方具有促进胃肠运动、抗炎、清洁肠道、解热等作用。该方可通过上调 IL-10 和 IL-4，下调 IL-6、TNF-α，下调肺组织 NF-κBp65 蛋白表达，改善大鼠肺功能及免疫炎症反应，从而延缓 COPD 的进展。

大黄甘草汤

【原文温习】食已即吐者，大黄甘草汤主之。（十七·17）

大黄甘草汤方：大黄四两，甘草一两。上二味，以水三升，煮取一升，分温再服。

编者按：大黄甘草汤方证应与该篇相关原文互参，前第6条提出"病人欲吐者，不可下之"，是因邪有外出上越之机，故当因势利导而使用吐法，即《内经》所谓"其高者，因而越之"；本条是邪热冲逆证，因实热阻于胃肠，腑气不通，胃气上逆而呕吐，故当用攻下，即所谓"欲求南熏（和暖的风），先开北牖（yǒu 友），窗户）"之意。可见仲景治呕，是随机立法，变化灵活，学者自当融会贯通，不可执一而论。

【医案精选】

1. 呕吐（胃癌） 曾治一胃癌患者，男，56岁，农民。身体消瘦，呕吐不能食，舌红苔黄腻，脉滑。以大黄 12g，甘草 6g，加入清热化湿药，服药 3 剂呕吐渐轻。（吕志杰医案）

编者按：细读《本经》中大黄记载，体会到大黄是治疗消化系统疾病的要药，贵在一个"通"字，即泻腑实、利水谷、破积聚的功效，可以辨证治疗消化系统功能性和器质性病变所致的呕吐。

2. 小儿"食已即吐"

（1）1971年，在大同段市角（我旧居附近），有一白姓居民的儿子，7岁，因呕吐不止在市某医院住院治疗，经各种办法不效。后患者在其邻居布某（我曾治愈其狂证）的介绍下，前来请我去医院会诊。诊见：患儿双目略有下陷，体温不高，食已即吐，寸脉滑大，即认为上焦有实热，遂给予"大黄甘草汤"：大黄一钱半，甘草一钱。嘱其先少许抿点（不要大口喝下，以免引起幽门痉挛），停顿3~5分钟后，将其全部喝下。一付后，当天就未吐，到了第二天也没吐，于是中午就出院了。

（2）还有一例一岁的患儿，喝水、米汤及母乳也要吐出，我就予以大黄甘草汤：大黄二分、甘草一分，用开水稍泡后，喂后即愈。（《门纯德中医临证要录》）

原按：一定要记住此方证的特点是"食已即吐"，就是吃完了就吐，而不是慢性的吐，如痰饮的吐、肝胆病人的吐、胃癌的"朝食暮吐，暮食朝吐"。

编者按：大黄甘草汤之煎服法为，"以水三升，煮取一升，分温再服"。上述治例，都是针对具体病情的变通活用之法。例二为一岁患儿，不仅剂量轻少，"用开水稍泡后"喂之，取大黄黄连泻心汤"以麻沸汤二升渍之须臾"温服之义。如此用法，取其气味俱薄，轻扬清淡，"轻可以去实"（《汤液本草》）也。还要明确，本草书虽曰大黄苦寒，取优质大黄开水泡温，亲口尝之，苦味甚微，又与"至甘"之甘草少许佐之，并无苦味，如上则幼儿易于接受。

3. 新生儿疾病　民间流传，小儿初生即以大黄甘草煎药液拭口并饮之，能起到祛胎毒、洁脏腑、防治新生儿疾病的作用。近年来，我们在临床实践中用此方治疗新生儿疾病，取得了显著疗效，现简述如下。

（1）**不乳**　新生儿出生24小时尚不能吮乳者，即为病态，称为"不乳"。因在出生过程中吞入秽浊郁积肠胃，或因胎粪不下，秽热壅结，气机不运，腑气不通，导致不乳。症见烦躁，面赤，啼哭声粗，大便不通或兼呕吐，腹部胀满，舌苔黄厚，指纹紫滞。可用本方。如张某，男，出生56小时，不吮乳，呕吐，烦躁，腹胀、面赤，舌苔黄厚，指纹紫。证属秽热积于肠胃而致不乳，处方：大黄5g，甘草3g。1剂，大便通，始吮乳，"六腑以通为顺"，诸症消失，病愈。

（2）**锁肚**　新生儿一般在生后12~24小时排出胎粪，若48小时仍不排便，则属病态，称为"锁肚"。症见烦躁啼哭，面赤，唇干，腹胀，无大便，小便短赤。属胎热壅结肠胃。用本方加川朴，以燥湿散满，泄热通便。如刘某，出生3日，未排胎粪，吮乳即吐。检查：发育正常，哭声响亮，烦躁不安，面赤，唇红，口干，腹胀，小便量少色黄，指纹紫。证属胎热壅结，腑气不通。方用：大黄5g，川朴3g，甘草3g。服后即见排出黑褐色胎粪。1剂痊愈。

（3）**黄疸**　新生儿黄疸有生理性与病理性两种。属生理性的，多在生后2周左右消退，小儿一般情况良好，不伴其他临床症状，不需治疗。属于病理性的，黄疸出现早，消退晚，或见日益加深，并伴其他症状，必须及时查明原因，积极治疗。因湿热郁蒸引起的阳黄，黄疸颜色鲜，兼有小便深黄，大便秘结，腹胀，不欲吮乳，舌苔黄腻等症状，可用本方合茵陈蒿汤加味。如赵某，女，21天，生后4日出现黄疸，精神佳，吮乳好，10日黄疸消退。近5日来患儿发热，黄疸再现且日渐加深，色鲜如橘。精神差，不吮乳。大便色白如陶土，小便深黄如浓茶。舌苔黄腻，证属湿热熏蒸。方用大黄5g，茵陈12g，栀子6g，茯苓6g，泽泻6g，甘草3g。服3剂，大小便正常，黄疸渐退，食欲大增。继服5剂，痊愈。（周青云.《河南中医药学刊》1995；3：23）

原按： 大黄甘草汤仅大黄、甘草两味药组成。大黄性味苦寒，有泻热毒、祛瘀血、荡涤肠胃积垢、推陈出新的作用；甘草性味甘平，有和中缓急、润肺、解毒、调和诸药的作用。二者配伍，泻中寓补，通中寓守，攻下而不伤胃，实为治疗小儿诸疾的良药。通过临床实践，我们认为，凡胃肠实热，腑气不通的诸症，只要认证准确，随证加减，投以本方，均可收到良好效果。

编者按： 大黄甘草汤方药剂量配伍巧妙：重用大黄四两为君，少用生甘草一两为佐药，功能通大便，泄实热，肠通而浊气下行，胃和则呕吐自止。

【临证指要】 大黄甘草汤为主辨证治疗胃肠实热，火邪上冲所致的呕吐、目痛、鼻衄、口疮、牙痛与新生儿不乳、便秘、胎黄、鹅口疮等疾病，均取得满意疗效。

【实验研究】

1. 促进胃肠运动 该方灌肠治疗脓毒症并发肠功能障碍的疗效显著，可明显改善肠功能障碍。

2. 减低化疗副作用 该方用于鼻咽癌的顺铂化疗后，能够改善患者恶心呕吐、腹痛腹胀、便秘等症状，提高患者舒适度。对非小细胞肺癌化疗患者，可减轻胃肠道反应，有效提高免疫功能，改善生活质量。

3. 减轻镉污染危害 该方能较好的减轻染镉所致的肝脏和肾脏损伤。

4. 保肝、抗炎 该方可抑制 NF-κB 的表达，降低 IL-6、TNF-α，升高 IL-10，改善重症急性胰腺炎并发肝损伤。

大黄附子汤

【原文温习】 胁下偏痛，发热，其脉紧弦，此寒也，以温药下之，宜大黄附子汤。（十·15）

大黄附子汤方：大黄三两，附子三枚（炮），细辛二两。上三味，以水五升，煮取二升，分温三服；若强人煮取二升半，分温三服。服后如人行四五里，进一服。

【医案精选】

1. 腹痛

（1）急性肠梗阻　患者王某，男，19岁。他是孤儿，靠帮人放羊为生。平素一日三餐常以冷水就馒头，某日突发剧烈腹痛伴呕吐，被送往医院。当时我在广灵县医院工作，当人们把他抬到医院的前一天，他已从口中吐过粪了。来院后西医诊断为"急性肠梗阻"。当时病人腹痛难忍，因疼痛剧烈还曾用头撞墙。当时是1953或1954年，县医院尚不能输液、手术，于是医院准备用车将他送往市医院治疗。当将患者抬上车时，他痛得翻转打滚，面色苍白。我急忙上前触诊，脉已细得快触不到了。当时几个西医大夫说："送已经来不及了，让门大夫给看看，服中药行不行了？"我当时就开了一剂"大黄附子汤"。开方时，我与当时一个较熟的大夫说用三钱附子、三钱大黄。他说："要用就用它五钱吧。"后来就听从他的建议，附子和大黄各用了五钱，细辛二钱。急抓回煎好后，就准备与服。因当时患者呕恶欲吐，我就嘱其先服灶心土（水泡），之后紧接着服了汤药，服后果然未吐。服药2小时后，患者又翻来覆去、疼痛难忍，诉说有些下坠之紧迫感，似有便意。还未等护士端来便盆，他已排下很多大便，其中呈硬块状的干粪有十余块，且粪水结杂。患者便后腹部松快了，但出现气短、乏力等症，遂静脉推注葡萄糖补充能量，且嘱其静卧休息。下午时，患者就能慢慢进点汤水了。后经调养数日，痊愈出院。（《门纯德中医临证要录》）

另例，余一学生在某县医院工作，来函述用大黄附子汤救治一位患肠梗阻的八十岁老翁，亦一剂而通。（《门纯德中医临证要录》）

原按： 宋·窦士材说："保命之法，艾灸第一，丹药第二，附子第三。"余有同感。景岳云"附子、大黄为药中之良将"，余体验凡大症、危症，往往得此二味可收厥功。

编者按： 以上对王某病情的叙述言语生动，其望诊、其平脉、其处方用量的商讨、其服药后疗效之描述，以及一块黄土（灶心土）止吐之神效！皆令人印象深刻，如同病人就在面前。此案再次证明，中医药治危急症之快捷，如此宝贵经验应细细品味，学以致用。《景岳全书》卷四十八《本草正》说："人参、熟地者，治世之良相也；附子、大黄者，乱世之良将。……"张氏将上述4种药称为"药中四维"，也有的称之为"四大金刚"。四药功用之要：人参补气第一、熟地滋补第一、附子温阳第一、大黄泻下第一。用之得当，皆救急解困之良药也。

（2）巨结肠症（麻痹性肠梗阻）　许某，男，53岁。因患不全性肠梗阻已行2次手术，现已形成"巨结肠症"，就是肠子比胃大，即升、降结肠拧成结，把内容物都留在横结肠中。患者因腹痛发作来找我诊治，我也给予"大黄附子汤"，患者当时四肢逆冷，属脾肾阳虚，以肾阳虚为主。此方以附子扶了肾阳，细辛沟通肾阳到达末梢，在此基础上肠部的循环好了，再拿大黄长驱直入通泄大便，病自然就会好的。以后凡遇腹痛，则常服此方，一服即效。如服药后出现腹痛加重，则加生白芍12g，以减轻由于肠蠕动增强后导致的腹痛加剧。此方对麻痹性肠梗阻，或叫功能性肠梗阻效果更好，机械性肠梗阻一般用大承气汤。且应谨记用"大黄附子汤"时，不能画蛇添足，不能再额外加枳实、厚朴等药。（《门纯德中医临证要录》）

（3）粘连性肠梗阻　王某某，男，45岁，1989年8月初诊。主诉：腹痛1年，加重1天。病史：患者1年前因急性坏死性肠炎曾作手术治疗，此后下腹部经常隐痛不舒，遇寒加重，伴腹胀、肠鸣，多次以手术后肠粘连给以对症治疗。昨天因贪食凉物下腹疼痛剧烈发作，腹部胀满、恶心呕吐、未解大便，矢气亦无。腹部透视见多个液平面，外科诊为"粘连性肠梗阻"，拟行手术治疗，病人要求中药治疗。患者急性病容，面色萎黄，痛苦呻吟不止，腹痛拒按，身寒肢冷，舌质色暗、舌苔白厚而腻，脉象沉紧。证属寒实内结，腑气被阻，不通则痛。治宜温中散寒，泻下腑实，佐以缓急止痛，方用大黄附子汤合芍药甘草汤。处方：大黄15g，制附子15g，细辛5g，白芍30g，炙甘草9g。2剂，将水煎二次药液，一次顿服。服药一次，大便得通，泻下黏浊粪便甚多，腹痛顿减；2剂后腹痛消失，一如常人。后来腹痛曾又发作过，病人自用上方2剂痊愈，随访2年，未再复发。（周念兴.《中医杂志》1992；5：23）

编者按：术后由于肠粘连而导致肠梗阻在所难免，且手术次数越多越易肠粘连。粘连不能解除，其症状不能缓除，只有手术、再手术！上述治例与许多医家经验，以及笔者的治例均表明中医药能免除反复手术之苦。

（4）寒实腹痛　史某，男，50余岁。腹痛三年之久，遇寒即发。疼痛时自觉右侧脐旁上冲，撞及胁肋，难以忍耐，甚者连日而发，呕吐秽物，多处医治，未能奏效。诊见：胁下偏痛，脉象沉紧，询其大便三四日一行。治与大黄附子汤一剂，服后小息，下矢气，欲便，便后腹痛减。又用大黄附子汤轻剂加延胡索9g、生白芍12g，一剂而愈。（《门纯德中医临证要录》）

编者按：上述治例，类似大黄附子汤方原文所述主症、主脉特点。原方治之而症减，又加味方之延胡索止痛可治标，白芍既"止痛"（《本经》），又如大黄有通便之功（参见《伤寒论》辨太阴病篇之桂枝加大黄汤方原文），故疗效更佳。

2.胁痛（肋间神经痛）　钟某某，女，50岁。主诉：左胁疼痛已7天，不大便3天，曾经西医诊断为"肋间神经痛"。检查：体温正常，左胁疼痛处无红肿，脉弦紧，舌滑无苔。余曰："此乃阴寒凝聚，阳气被郁以致胁下疼痛，应予温下。"乃给大黄附子汤：锦生军24g（后下），黑附子24g，北细辛4.5g。水二碗，煎成大

半碗。翌日复诊：据云服药后泻下2次，胁疼已基本消除。（黄展鹏.《广东中医》1960；1：13）

编者按：患者病左胁痛，大便不通，脉沉紧，此系寒凝经络，冷积肠间所致。予以温下之大黄附子汤，服后便泻2次，寒消积去，胁痛遂止。

3. 腿痛（下肢静脉曲张疼痛）　自1994年以来，运用经方大黄附子汤热敷患肢，治疗因下肢静脉曲张引起的腿痛56例，均收到较好的效果，治疗方法：大黄60g，附子60g，细辛30g。加水至500ml，武火煎至300ml。将两条干净毛巾浸入药液中，取出后迅速热敷于双侧患肢上。毛巾凉后再浸入药液中加热，缠绕在患肢上，反复3~5次。此法每晚睡前应用，治疗后将双脚垫高入睡。每日1次，7天为1个疗程。如治付某，女，48岁，干部，1994年1月27日就诊。主诉：双下肢水肿疼痛1个月。患者有双下肢静脉曲张史5年，近日因劳累，双腿开始疼痛，后渐发水肿，需服止痛药后方敢行走。就诊时患者腿痛，入夜更甚，足不能着地行走，双小腿水肿发凉。中医辨证：寒滞经脉，脉络痹阻。处方：大黄60g，附子60g，细辛30g。煎汤后用毛巾裹腿热敷。1个疗程疼痛减轻，水肿渐消。2个疗程疼痛消失，行走自如。后又巩固1个疗程。追访患者至今未再复发。（李蜜蜂.《河南中医》1998；6：342）

编者按：大黄附子汤采用上述热敷疗法简便易行，又无服药之忧，可效法。

【临证指要】大黄附子汤为主可治疗寒实内结所致的多种消化系统疾病，如肠梗阻、阑尾炎、胆囊炎、胆石症等。对睾丸肿痛、附睾结核等生殖系统疾病亦有良效。该方尚可外敷以治病。

【实验研究】

1. **调节肠道运动**　该方通过促进胃动素的分泌、提高ICC细胞的活性及MTL-R的表达，改善SAP大鼠的肠道动力障碍。

2. **保护肾功能、抗肾间质纤维化**　该方可延缓慢性肾衰竭大鼠的肾间质纤维化，可降低肌酐、血尿素氮，保护肾脏功能。

3. **抗炎、降酶、调节肠黏膜通透性**　该方通过下调血清内毒素、淀粉酶、DAO及IL-1β，上调血钙的含量、ZO-1、Occludin、Claudin-1表达，减轻肠黏膜机械屏障的损伤，达到治疗早期重症急性胰腺炎的目的。

4. **抗休克**　该方可减轻失血性休克后急性肺损伤的程度，有效防治失血性休克的进展。

大黄牡丹汤

【原文温习】肠痈者，少腹肿痞，按之即痛如淋，小便自调，时时发热，自汗

出，复恶寒，其脉迟紧者，脓未成，可下之，当有血。脉洪数者，脓已成，不可下也，大黄牡丹汤主之。（十八·4）

大黄牡丹汤方：大黄四两，牡丹一两，桃仁五十个，瓜子半升，芒硝三合。上五味，以水六升，煮取一升，去滓，内芒硝，再煎沸，顿服之，有脓当下，如无脓，当下血。

【医案精选】

1.**肠痈（急性阑尾炎）** 张某某，男，25岁。昨天始自上腹部至脐周阵发性疼痛，位置不固定，恶心欲吐，乏力。数小时后腹痛转移并固定在右下腹部，且振寒，发热。乡村医生按"急性阑尾炎"予以抗生素治疗。今日病情加重，来门诊要求配合中药治疗。查其右下腹压痛；腰大肌试验阳性。脉滑数，舌红苔薄黄。体温39.2℃。大黄牡丹汤加减：大黄、牡丹皮、桃仁、赤芍各12g，红藤30g，芒硝6g（后下煎数沸）。水煎分每日4次温服。服药1剂，腹泻3次，腹痛等诸症减轻。原方去芒硝，加甘草6g，连服4剂，症状消失。适当加减，再服3剂，巩固治疗，以防复发。（吕志杰医案）

编者按： 上述编者治例，是较典型的急性肠痈患者。治取良效，不足为奇。大黄牡丹汤是自古以来治疗急性肠痈的主方。目前大量临床报道表明，本方适当加行气活血、清热解毒药，治疗急性阑尾炎有确切可靠的效果（关于非手术治疗急性阑尾炎的远期疗效观察、注意事项及防止复发的问题，详见《伤寒杂病论研究大成》之"大论心悟"）。配合局部外敷或针刺，病情重者应用抗生素，则疗效更快更好。疗效不好者，应掌握手术指征，及时手术。

2.**妊娠晚期患肠痈** 朱某，女，32岁。妊娠8月余，患急性阑尾炎，右下腹疼痛阵发性发作，并波及胎动，医院建议手术治疗，一并剖腹取胎，患者不从，家属急召余等会诊，见其身热面赤，脉滑而数，右下腹疼痛拒按，而其已三日未行大便。余大胆予川大黄6g，牡丹皮9g，桃仁9g，冬瓜子30g，芒硝6g，金银花40g，败酱草30g，令速煎取服之。午间服药后，诸症未变，次日凌晨解出大便，症状减轻，按压阑尾部仍有痛感，体温已至37℃，遂令其煎取金银花60g，蒲公英30g，日三服，三日后体温正常，诸症消失，腹胎平安。（《门纯德中医临证要录》）

原按： 此例孕妇所患，常理禁用下药，但"有故无殒，亦无殒也"。认证准确，放胆清下，确收捷效。

编者按： 上述治例，妊娠已临产期而患肠痈病急，四诊表现本为大黄牡丹汤证，《内经》虽有"妇人重身，毒之何如？""有故无殒，亦无损也"（《素问·六元正纪大论》）之圣训，但明哲保身者，亦不敢为也。得遇良医，胸怀仁心，胆大心细，敢作敢为，彰显了中医救急之疗效！

3. 少腹痛，带下（附件炎、盆腔炎）　杨某，女，37 岁。少腹双侧抽痛，时轻时重，黄带黏稠，浸淫刺痒，少腹有压痛，四月不愈，口服多种抗生素及外阴洗涤，疗效不显。西医诊断为附件炎、盆腔炎。余先与大黄牡丹皮汤加金银花 20g、蒲公英 20g、延胡索 9g 治之，服药六剂，黄带明显减少，腹痛亦减轻。后又以上方为基础方，将川大黄减至 6g，加生薏仁 30g，继服六剂后基本告愈。（《门纯德中医临证要录》）

4. 少腹痛，高热（宫腔脓肿）　张某之母，61 岁。脐下腹胀大痛四日，高热烦满，腹痛剧烈，急住院诊治。西医与抗生素不效，准备剖腹探查。其子闻及，心情焦急，当夜邀余会诊。诊见：少腹中央胀起，如孕胎儿，疼痛拒按，周身高热，面赤口渴，六脉洪大滑数。余料定此为湿热壅毒之重症，应急予救治，即以川大黄 9g，桃仁 10g，冬瓜子 30g，芒硝 6g，牡丹皮 12g，金银花 90g，令其当夜取药煎服。午夜时分，服下一大碗汤药，服后不足两小时，小腹胀痛加甚，愈来愈烈，坐卧不安，顷刻间痛势下坠，欲便，刚端及便盆，却从阴道内迸出一大堆脓血，秽臭难忍，之后诸症解除。以后数日，西医方确诊为宫腔脓肿。众医实感惊叹，若施手术，后果不堪设想。（《门纯德中医临证要录》）

编者按：上述妇人病危症三例，门纯德先生皆审病辨证，以大黄牡丹汤原方加味，均取得转危为安之良效。以大黄牡丹汤泄热"消炎"，加味重用金银花 40g 至90g 值得重视。门氏用"解毒剂治疗热毒证"者数种，如白血病继发铜绿假单胞菌感染性败血症、血栓闭塞性脉管炎继发感染性败血症、肝脓肿、脾脓肿等，都是在审病辨证论治的处方中重用金银花等清热解毒药，金银花的用量，少用 40g，最多用至 210g（肝脓肿）。若用之量少，则譬如"杯水车薪"，无济于事也。

门氏运用大黄牡丹汤的丰富经验，上述之外，还以该方为主治疗子宫肌瘤初期（该方酌减大黄用量，加夏枯草、三棱、莪术、土鳖虫制成丸剂，长期服用）、男科病（急性尿道炎、前列腺炎、睾丸炎、附睾炎等）及肛门周围炎（该方加金银花、败酱草、生薏仁、蒲公英、山甲珠）。

【临证指要】大黄牡丹汤是治疗急性阑尾炎的专方，肠痈未成脓、轻度化脓及阑尾周围脓肿，不论老幼、妊娠期，均可应用。此外，对多种妇科病、泌尿系统疾病、肝脓肿、肺脓肿等，只要是以瘀热毒盛，腑气不通为主要病机者，亦均可以本方为主治之。

【实验研究】

1. 调节肠道运动　该方可降低炎症因子 TNF-α、IL-6 的含量，明显增加小肠推进率，减轻早期炎性肠梗阻模型大鼠术后的肠黏膜损伤程度。

2. 保护肝功能　该方通过调控 PI3K/Akt/NF-κB 信号通路，使 AMS、ALT、AST、CRP 的含量不同程度降低，ChE 的含量升高，可明显减轻急性胰腺炎大鼠的肝损伤。

3. **抗炎、镇痛** 该方可抑制 PI3K/AKT 信号通路，减轻肺组织病理损伤，抑制细胞凋亡及炎症反应，对急性胰腺炎大鼠有较好改善作用。该方可以增加腹膜粘连大鼠血浆 t-PA 的含量，降低血浆 PAI 的含量，使腹膜粘连减轻，并有镇痛作用。

4. **调节肠道菌群** 该方能在一定程度上恢复肠道菌群多样性及部分肠道细菌的丰度，调节机体微环境，治疗炎症性肠病。

麻子仁丸

【原文温习】趺阳脉浮而涩，浮则胃气强，涩则小便数，浮涩相搏，大便则硬，其脾为约，麻子仁丸主之。（247）

趺阳脉浮而涩，浮则胃气强，涩则小便数，浮涩相搏，大便则坚，其脾为约，麻子仁丸主之。（十一·15）

麻子仁丸方：麻子仁二升，芍药半斤，枳实半斤（炙），大黄一斤（去皮），厚朴一尺（炙，去皮），杏仁一升（去皮尖，熬，别作脂）。上六味，蜜和丸，如梧桐子大，饮服十丸，日三服。渐加，以知为度。

【医案精选】

脾约证 刘某某，男，28岁。大便燥结，五六日一行。每次大便困难异常，往往因用力太过而汗出如雨。口唇发干，以舌津舐之则起厚皮如痂，撕则唇破血出。其脉沉滑，舌苔干黄，是属胃强脾弱之脾约证。因脾荣在唇，故脾阴不足，则唇燥干裂。为疏麻子仁丸一料，服之而愈。（《伤寒论通俗讲话》）

【实验研究】

1. **调节肠道运动** 该方中小承气汤具有增进肠道推进功能，有抗病原微生物、抗炎、解热、利胆、清除肠内容物等作用；麻子仁、杏仁有润滑性缓泻作用；芍药有解痉、镇痛、抗炎等作用。

2. **调节免疫** 该方可提高淋巴细胞增殖能力，尤其是提高 T 淋巴细胞亚群 $CD4^+$、$CD8^+$ 百分数和 $CD4^+/CD8^+$ 比值，提高小鼠胃液蛋白酶活性，能有效提高便秘型小鼠的通便功能。

3. **调节糖脂代谢、保护肾功能** 该方能够降低糖尿病模型大鼠的空腹血糖和血脂，改善血流变各项指标，并且有保护肾脏功能的作用。亦可治疗糖尿病性便秘、控制血糖、改善胰岛素抵抗。

大陷胸汤

【原文温习】太阳病，脉浮而动数，浮则为风，数则为热，动则为痛，数则为虚，头痛发热，微盗汗出，而反恶寒者，表未解也。医反下之，动数变迟，膈内拒痛，胃中空虚，客气动膈，短气躁烦。心中懊憹，阳气内陷，心下因硬，则为结胸，大陷胸汤主之。若不结胸，但头汗出，余处无汗，剂颈而还，小便不利，身必发黄。（134）

伤寒六七日，结胸热实，脉沉而紧，心下痛，按之石硬者，大陷胸汤主之。（135）

伤寒十余日，热结在里，复往来寒热者，与大柴胡汤。但结胸，无大热者，此为水结在胸胁也，但头微汗出者，大陷胸汤主之。（136）

太阳病，重发汗而复下之，不大便五六日，舌上燥而渴，日晡所小有潮热，从心下至少腹硬满而痛不可近者，大陷胸汤主之。（137）

伤寒五六日，呕而发热者，柴胡汤证具，而以他药下之，柴胡证仍在者，复与柴胡汤，此虽已下之，不为逆，必蒸蒸而振，却发热汗出而解。若心下满而硬痛者，此为结胸也，大陷胸汤主之；但满而不痛者，此为痞，柴胡不中与之，宜半夏泻心汤。（149）

大陷胸汤方：大黄六两（去皮），芒硝一升，甘遂一钱匕。上三味，以水六升，先煮大黄，取二升，去滓，内芒硝，煮一两沸，内甘遂末。温服一升。得快利，止后服。

编者按：从上述第134、135、136、137条及149条五条原文来看，结胸病位有高低，邪结在胸者，颇类似"渗出性胸膜炎"的发病过程。若邪结在腹，如原文所说的"心下痛，按之石硬"（135），甚至"从心下至少腹硬满而痛，不可近者"，这又是何病呢？笔者认为，这与多种病变导致胃、肠穿孔而造成的"局限性腹膜炎"或"弥漫性腹膜炎"之腹诊特点非常类似，后文有验案为证。

【医案精选】

1.结胸证病位不同二案

（1）结胸在胸（渗出性胸膜炎） 康某，男，52岁。身体素健，十一月间，因患伤寒而发热，恶寒，头痛，身倦，虽服疏表发汗之剂，不汗出，而冷热不解。五六日胸部骤觉满闷疼痛，口干苔腻，饮食减少，两脉弦滑，寸部尤甚。根据其发病的过程，现有的症状，系结胸证。因病情不重，拟小陷胸汤与之，连服2剂，病情不少减，而胸部疼痛不能就枕，同时有肢身发冷热，呼吸困难，心中烦躁等，凭脉审症，系典型的大陷胸汤证。为了进一步确诊，遂令其赴医院就诊，经过西医反复检查，胸部透视，确诊为胸膜炎。谓胸腔积液颇多，影响肺之呼吸，故气短不足以息，遂疏加味大陷胸汤与之。处方：大黄10g，瓜蒌仁24g，芒硝10g，广郁金10g，制甘遂面1.5g(冲服)。示病人甘遂面宜早晨空腹时服，因其对胃刺激性颇强，如食后服之，不但效果不好，有时可能引起呕吐。服药后，水泄7次，胸部硬满轻松，而呼吸亦觉通畅，饮食增加。因此药药性剧烈，连服恐伤中气。遂令其服此药1剂后，继服疏胸和胃之药2剂。俟胃气稍复，再以加味大陷胸汤与之。交替服用3次，而胸中硬满消失，疼痛亦较前顿减，呼吸自如后，以疏胸通络清热之剂，调理而愈。后至医院检查，经过透视，证明胸腔积液已全部消失，身体恢复正常。(《伤寒论临床实验录》)

原按：结胸证，古人认为是外邪因误下之后，陷入胸中。热邪内陷，是造成结胸的主要原因。水的停潴，是热邪致病的产物。经验证明，方中甘遂用法以送服药末（如原法）为佳，若煎服用量10g亦不如药末1.5g之疗效。

（2）结胸在腹（十二指肠溃疡并发穿孔，弥漫性腹膜炎）　李某某，男，18岁，学生。1975年9月24日急诊入院。主诉：持续性上腹剧痛2小时，呕吐1次（约100ml）。有胃痛史3年，经常发作，近1周来发作频繁，每于饥饿及进食后引起上腹作痛，经治疗无效。体检：体温37℃，脉搏84次/分，血压130/80mmHg。舌红苔白，脉弦滑。呻吟不已，屈曲卧位。头颈、心肺正常。腹式呼吸消失，全腹均有明显紧张，上腹有明显压痛及反跳痛，肝脾触诊不满意。肝浊音界消失，移动性浊音（-）。肠鸣音弱，脊柱、四肢（-）。实验室检查：白细胞13000/mm³，中性粒细胞94%，腹腔穿刺为黏稠黄色脓性液体（15ml），反应呈碱性，镜检见脓球满视野，红细胞1~2/HP。X线检查：右膈下有游离气体。西医诊断：十二指肠溃疡并发穿孔，弥漫性腹膜炎。中医辨证：水热互结，证属结胸。治疗经过：24日晚10时住院，给予禁食、胃肠减压、输液、针刺止痛、半坐位。25日体温38.3℃，全腹痛减轻，满腹均有肌紧张表现，压痛、反跳痛以下腹为重。肠鸣音未恢复。舌苔黄腻。处方：生甘遂面0.9g，大黄0.6g，芒硝0.3g。三味共为细末，一次服下。1日2次。26日服药后，稀便4次，腹痛减轻，腹膜炎体征消失，体温渐退，再服上药1次，逐渐恢复。（北京市第六人民医院外科中西结合病房.《急腹症通讯》1977；1：7）

编者按：据上述医院外科报道，用甘遂硝黄散治疗急性腹膜炎40例，治愈38例、中转手术、死亡2例；治疗肠梗阻40例，治愈38例，中转手术1例，死亡1例。

2. 膈间留饮　温某某，女，52岁，社员。患者平素喜饮冷水，四肢关节常感酸痛。1973年10月26日初诊。见少腹至心下痞满胀痛，拒按，心中懊恼，起卧不安，大便秘结，口渴，舌燥苔黄，脉寸浮关沉。察其形素盛，必多痰湿，且喜冷饮多年，属膈间留饮为患，水与热互结心下，治宜大陷胸汤泻热逐水。处方：甘遂一钱半（醋炒），大黄四钱，芒硝三钱。水煎去渣，温分二服。10月30日复诊：自诉药后得快利，胸腹满痛顿减，诸症减轻。仍照原方半量加味连服3剂，病情好转，停药数日，诸症复见。如此反复2次，此乃顽饮根固，药力不足，续与前方1剂。次日得悉药后心中懊侬比前更甚，坐立不安，患者以反应严重，试进稀粥一小碗，以求暂安。突然倾吐清水数碗，此后诸症悉平。半月后追访，痞消便畅，康复如常。（《新中医》1974；5：31）

编者按：此案为杂病结胸证，意在攻下留饮，却吐之而愈，值得研究（三物小白散方后注曰：服药之后"病在膈上必吐，在膈下者必利"）。

【临证指要】大陷胸汤可辨证治疗肠梗阻、急性胰腺炎、急性胃炎、胸腔积液、急性腹膜炎，以及肝、肾疾患引起的腹水。

【实验研究】

1. **抗炎**　该方用于急性胰腺炎模型大鼠，能有效减少促炎因子的含量，降低胰腺损伤。

2. **导泻、利尿**　大陷胸汤有很强的导泻、利尿作用。方中大黄是分泌性泻下药物，能兴奋胃肠道平滑肌，有增进肠管蠕动功能，使肠内水分增加，从而起到泻下作用；芒硝是渗透性泻下药物，主要含有硫酸钠，在肠内溶解后成高渗钠盐液，由于渗透压的作用，保持肠内有大量水分，同时扩张肠管，反射性地增强肠蠕动而致泻；甘遂也属分泌性泻下药物，其主要泻下成分为不溶于水的黄色树脂状物质，故用时多直接将药粉冲服。

3. **保护肾功能**　该方对氯化汞所致家兔急性肾功能衰竭有明显保护效果，能减轻病损程度，抑制血中尿素氮的明显升高，抑制胸、腹水形成，保持尿量。

大陷胸丸

【原文温习】病发于阳而反下之，热入因作结胸；病发于阴而反下之，因作痞也。所以成结胸者，以下之太早故也。结胸者，项亦强，如柔痉状，下之则和，宜大陷胸丸。（131）

大陷胸丸方：大黄半斤，葶苈子半升（熬），芒硝半升，杏仁半升（去皮尖，熬黑）。上四味，捣筛二味，内杏仁、芒硝合研如脂，和散，取如弹丸一枚。别捣甘遂末一钱匕，白蜜二合，水二升，煮取一升。温，顿服之。一宿乃下；如不下，更服，取下为效。禁如药法。

【医案精选】

伏饮　天津罗某某，素有茶癖，每日把壶常饮，习以为常。身体硕胖，面目光亮，每以身健而自豪。冬季感受风寒后，自服青宁丸与救苦丹，病不效而胸中硬痛，呼吸不利，项背拘急，俯仰为难。经人介绍，乃请余诊。其脉弦而有力，舌苔白厚而腻。辨为伏饮踞于胸膈，而风寒之邪又化热入里，热与水结于上，乃大陷胸丸证。为疏：大黄6g，芒硝6g，葶苈子9g，杏仁9g。水二碗、蜜半碗，煎成多半碗，后下甘遂末1g。服1剂，大便泻下2次，而胸中顿爽。又服1剂，泻下4次。从此病告愈，而饮茶之嗜亦淡。（《新编伤寒论类方》）。

编者按："伏饮"病名见于《金匮要略》痰饮病篇第11条，为"膈上病痰"之证候。

【实验研究】本方具有调节肠道运动、抗炎等作用。参考大陷胸汤条。

己椒苈黄丸

【原文温习】腹满，口舌干燥，此肠间有水气，己椒苈黄丸主之。（十二·29）

己椒苈黄丸方：防己、椒目、葶苈（熬）、大黄各一两。上四味，末之，蜜丸如梧子大，先食饮，服一丸，日三服，稍增，口中有津液。渴者加芒硝半两。

【医案精选】

1. 鼓胀　朱某，男，25岁。春间患风寒咳嗽，寝至全身浮肿。医用"开鬼门"法，浮肿全消，但咳嗽仍紧，腹感胀满，又用六君子汤加姜、辛、味，温肺健脾，咳得减而腹更胀大，行动则气促。易医亦认为虚，疏实脾饮，服后胀不减，胸亦甚觉痞满，经治十余日无效，迁延半年，腹大如鼓。吾夏月治其邻人某之病，因来诊。按脉沉实，面目浮肿，口舌干燥，却不渴，腹大如瓮，有时胀满延及膻中，小便黄短，大便燥结，数日一行，起居饮食尚好，殊无羸状。如果属虚，服前药当效，而反增剧者，其为实也明矣。审病起源风寒，太阳表邪未尽，水气留滞，不能由肺外散，反而逐渐深入中焦。与太阴之湿合而为一，并走肠间，辘辘有声，而三焦决渎无权，不从膀胱气化而出，积蓄胃肠而成水鼓。当趁其体质未虚，乘时而攻去之。依《金匮》法，处方：己椒苈黄丸（改汤）。此以防己、椒目行水，葶苈泻肺，大黄清肠胃积热，可收快利之效。药后水泻数次，腹胀得减。再2剂，下利尤甚，腹又逐消，小便尚不长，用扶脾利水滋阴之法，改用茯苓导水汤配吞六味地黄丸，旬日而瘳。（《治验回忆录》）

2. 肥胖症，水肿（糖尿病合并肾病）　笔者曾用己椒苈黄丸治例二则。

（1）60多岁女性患者，形体肥胖，动则气喘，胸腹四肢憋胀，二便不利。察其正气不衰，湿浊壅于周身（胖人多湿），故以己椒苈黄丸四味药各24g，改为汤剂，服药后二便通利，憋胀等症遂减轻。

（2）亦是治一60多岁女性患者，患糖尿病合并肾病，周身面目洪肿，按之如泥，频频吐涎沫，小便少，大便难。用己椒苈黄丸各 18g，煎汤分每日 3 次温服，泻下止后服。约一日后才泻下，量多盈痰盂，水肿顿消。但数日后浮肿又甚，此元气虚衰，很难救治！本方只能治标，不能固本也。（吕志杰医案）

【临证指要】 己椒苈黄丸可治疗饮邪结聚，壅塞不通所致的多种病症。

【实验研究】

1. **强心** 动物实验证明，该方中葶苈子的醇提取物有强心作用，对衰竭的心脏可增加输出量、降低静脉压，但均需较大剂量才能引起以上强心苷样作用。该方的水煎液对家兔离体肠管有兴奋作用，且该作用不被 M 受体阻断剂阿托品所抑制。

2. **利尿** 该方水煎液对麻醉家兔有轻微的利尿作用。

3. **调节免疫** 在西医临床治疗的基础上，己椒苈黄丸辅助治疗肺癌伴肺栓塞（PE），可明显改善临床症状，控制 PE，改善生活质量，提高患者免疫功能。

大黄甘遂汤

【原文温习】 妇人少腹满如敦状，小便微难而不渴，生后者，此为水与血俱结在血室也，大黄甘遂汤主之。（二十二·13）

大黄甘遂汤方：大黄四两，甘遂二两，阿胶二两。上三味，以水三升，煮取一升，顿服之，其血当下。

【医案精选】

1. **产后水与血俱结在血室** 霍某某，女，农民。主因产后半个月，情志变异，哭笑无常，就诊于 1990 年 10 月 1 日。患者产后小腹一直发胀，有下坠感，小便微难，不疼不痛无出血；偶发情志变异，哭笑无常，舌质胖紫暗，脉弦。素无痼疾。曾服药无效。查《金匮》大黄甘遂汤证，恍然悟之，此证属水血互结血室。遂用：甘遂 1.5g，大黄 12g，阿胶 6g。嘱其水煎分 4 次服完，每日 2 次。病人疑药少力微，分 4 次不足以生效，自作主张顿服之，后半夜小便数次，泻出大量水样便，腹胀消失，诸证骤减。随访半年，再无他变。（王若华.《中医药研究》1996；3：46）

编者按： 产后多虚多瘀，治以扶正祛邪是常法。今产后却用峻攻之甘遂、大黄，此为变法。仲景远在一千八百年以前就以辨证论治为主，知常达变，总结出如此绝妙之法，真乃医家之圣也。

2. **经行落水而水与血俱结在血室** 龚某某，女，28 岁。病由经行时，赴塘边洗衣，失足落入水中，月经即止。因而小腹胀满如鼓，剧痛不已，前阴肿，二便不利。此水与血瘀留而不去故也。治宜逐水祛瘀，佐以补虚养血。处方：大黄 12g，甘遂 6g，阿胶 6g，3 剂。复诊：服上方后，大便下如米泔水，小便下血水，腹胀渐消，但小腹仍痛。此水结已解而瘀未化也，治宜逐瘀。处方：大黄 10g，虻虫

5g，水蛭10g，桃仁6g。3剂。三诊：连服上方，药后下瘀血块甚多。嗣后经色逐渐如常，但小腹稍有疼痛，以小建中汤加当归，数剂痊愈。(《湖南省老中医医案选·廖仲颐医案》)

【实验研究】 该方具有导泻、利尿、减轻肝纤维化作用。能上调肝硬化大鼠腹膜AQP-1的表达，发挥其利尿作用；能抑制贮脂细胞的激活和转化，减少成纤维细胞的生成，对CCl_4导致的小鼠肝纤维化有明显的治疗作用。

十枣汤

【原文温习】 太阳中风，下利，呕逆，表解者，乃可攻之。其人漐漐汗出，发作有时，头痛，心下痞硬满，引胁下痛，干呕短气，汗出不恶寒者，此表解里未和也，十枣汤主之。(152)

脉沉而弦者，悬饮内痛。(十二·21)

病悬饮者，十枣汤主之。(十二·22)

咳家其脉弦，为有水，十枣汤主之。(十二·32)

夫有支饮家，咳烦胸中痛者，不卒死，至一百日或一岁，宜十枣汤。(十二·33)

十枣汤方：芫花(熬)、甘遂、大戟各等份。上三味，各别捣为散，以水一升半，先煮大枣肥者十枚，取八合，去滓，内药末。强人服一钱匕，羸人服半钱，温服之，平旦服。若下少病不除者，明日更服加半钱。得快下利后，糜粥自养。

编者按： 伤寒与杂病互参，中医与西医汇通，《伤寒论》第152条所述饮停胸胁证候，即《金匮要略》痰饮咳嗽病篇所述的"悬饮"。悬饮病十枣汤证与西医学所述的"胸膜炎"颇类似。其病因复杂，以结核性胸膜炎最多见，病初表现为干性胸膜炎，进一步发展则为渗出性胸膜炎。十枣汤对渗出性胸膜炎有良效。现代学者有的将十枣汤中三味药等量为末，装入空心胶囊，服1.5~4.5g，1日1次，清晨空腹枣汤送服。如此服法，可减轻其伤胃呕吐、腹痛等不良反应。用量以中病为度（服药后大便日泻5~6次），不可连续服用。

【医案精选】

1.悬饮（渗出性胸膜炎） 刘君一，中医也。患胸膈胀满，气促喘急，面微浮肿，自服宽胸调气药不效。转请西医诊治，诊断为"胸腔积液"。胸腔积水甚多，曾抽水数百毫升，暂获轻松，但不久又原状。自觉疗效不高，来我所详述病程，要求治疗。按脉弦滑，胸脘胀痛，喘息不安。西医诊断为胸水，亦即中医之悬饮内停，病名虽殊，其理则同。此为中阳不振，水不运化，结聚胸膈，因而胀痛，呼吸转侧，均觉困难。在治疗上，唯当峻攻其水，十枣汤、大陷胸丸，皆为本证方剂。

但大陷胸汤适合胸水及肠胃积热而大便不利者。本病仅为水饮结胸，肠无积热，则以十枣汤为宜：甘遂 2.4g，大戟、芫花各 3g。研末，另大枣 10 枚煎汤送下，分 2 次冲服。服竟，峻下四五次，连服 2 日，胸不胀满，气亦不喘，此由胸腔积水已经逐荡而从大便去也。后以《外台》茯苓饮健脾利水，续服半月，遂告无恙。(《治验回忆录》)

2. 黑疸，石水（肝硬化腹水）

（1）席某，男，71 岁，农民。腹胀腹痛，便秘，尿少，视其腹部胀大，下肢肿硬，阴囊浮肿，医院诊断为肝硬化腹水。患者已 7 日无大便，遂以"十枣汤"0.6g，一日两次，以救其急。患者服后，便通溲增，三日后，腹水、阴囊及下肢肿胀消失。后以胃苓汤交替一贯煎调治，病渐好转，亦能干些轻活。(《门纯德中医临证要录》)

编者按："肝硬化腹水"的病因之一是由黄疸病演变而成。《金匮要略》黄疸病篇所论述的"黑疸"之证候特点及预后，与肝硬化腹水颇类似，互参后便知。详见其第 7、14 条。

（2）程某某，男，39 岁，于 1959 年 10 月 4 日初诊。即日入院。去年曾患黄疸型肝炎，继患肿胀，诊断为"肝硬化腹水"。近又旧患复发，黄疸肿胀并作，肝功能检查：凡登白试验直接弱阳性、麝香草酚浊度试验 24 单位、脑磷脂胆固醇试验（++++）、高田反应（+++）、黄疸指数 60 单位。腹围 102cm，目黄，溲黄而少，肿胀连及胸脘，肢肿以两腿为甚，胸痞呕逆，右肋下作痛，舌红苔白，脉滑数。用利胆退黄，化湿行水诸药治疗 1 个半月，黄疸指数降至 25 单位，腹围缩至 97cm，效果仍不满意。考虑水已积聚，不攻而逐之，则水邪无从宣泄，将有溃决泛滥之虞，且病延虽久，体质尚未大虚，轻剂恐不足以愈重病。遂于 11 月 19 日用十枣丸 4.5g，服后吐泻出黏痰、稀水甚多，肿胀大减，腹围缩至 90cm，腹部颇觉宽舒，饮食由每餐一二两稀粥，骤增至一顿食五两多。此属邪去则正安，胃气旺盛的佳兆。嗣于 11 月 24 日至 11 月 29 日又用十枣丸 2 次，每服后必下稀水七八次。11 月 30 日检查：腹围 87cm，黄疸指数 12 单位，肝功能亦有所改善。西医检查：肝大两指半，质软。计自 1959 年 11 月 19 日至 1960 年 1 月 26 日，2 个多月当中，先后用十枣丸 8 次，水始泄尽。在这过程中，间用四逆散、逍遥散、金铃子散等以疏肝理气。常用健脾补肾方法，如香砂六君、桂附八味等相间互用，取攻补兼施之义，以调治之，腹围逐渐递减，最后缩至 73cm 而愈。为巩固疗效，用健脾补肾方，以善其后。三月份肝功能检查正常。(张莘家.《新中医》1975；1：40)

编者按：水邪流于胁下为悬饮，浸渍肌腠为水肿，两者异病同源，理无二致。若论治法，水不去则温补无益。故水肿后期，狂澜莫制之势已成，则非攻不克。十枣汤逐水消肿有推墙倒壁之力，用治本病，恰到好处。但在应用时，要分辨虚实，攻补得当，或先攻后补，或先补后攻，或攻多于补，或补多于攻，或寓攻于补，或寓补于攻，随机应变，灵活掌握，才能收效。本案虽黄疸水肿并作，但形气尚实，故采取以攻为主的治则，方用十枣汤改为丸剂则攻逐之力较和缓，并且攻补兼施，间用疏肝理气，健脾补肾之剂，终获缓解。

中医治病以辨证为主，不可拘于西医病名而脱离了辨证论治的法则。上述治案可谓善于把辨病与辨证相结合的范例。

3. 心包积液 一男性战士，心悸、短气、咳喘、胸痛、不能平卧，痛苦之极，X 线检查心影呈烧瓶状扩大，诊断为心包积液。施以大戟、芫花、甘遂为末，各等份共 1.5g，以红枣十枚煎汤清晨空腹送下，服后 1 小时许，腹痛难忍，起卧不安，先吐渐尿，后腹泻半日反复数次，午后方安，自感身体十分疲惫，心悸、短气明显好转，已能平卧。次日 X 光胸片示：心包积液已不存在，后以"己椒苈黄丸"维持 1 周，病情未见发展。(《门纯德中医临证要录》)

编者按：笔者近 10 年（2012~2022）应聘于海南省中医院，每周门诊、查房。查房的三个病区之一是"心病病区"，心病之重者，"心包积液"为常见的病症。上述以十枣汤治之可消除"心包积液"，但目前很难用之，三味逐水药已很难寻求了！

4. 鼓胀 文某之妻，40 岁。初诊：1942 年冬。主诉：已连生七胎，此次产后全身水肿已半年，多方医治无效。诊查：诊见腹大如鼓，并现青筋，全身水肿，形体消瘦，色淡神疲，食思不振，口唾痰涎，溺少便溏，舌苔薄白，脉软绵无力。治法：乃投以扶脾化滞、温阳行水之剂。药后腹胀稍减，渐思饮食，但病终不除。二诊：某夜，患者闻家人夜宵声，闻其腊味甚香，强索食之，并连进稀粥两大碗，食后不能运化，至黎明时延余急诊。视之腹胀难忍，坐卧不宁，欲吐不得，欲便不能，喘息抬肩，呼吸困难，痛苦万般。其脉滑数，苔白腻。此乃水饮内停，复因暴饮暴食，损伤脾胃所致。非急下得水不可解，乃投以十枣汤。处方：大戟、甘遂、芫花各等份，醋炒研细末，以大枣十枚煎汤冲服 1.5g。予二包，每包 1.5g，嘱咐其先服一包，如不泻，半日后再服一包。其夫嫌病重药轻，竟两包顿与服之。一时许泻下如注，不能自约，家人惊恐万状，急复求治。事已至此，余嘱其平卧，置便桶于臀下，慎勿搬动，并以大剂参、芪浓煎频服，泻下污物约一便桶，水肿渐消，以调理脾胃剂收功。(《中国现代名中医医案精华·蒋日兴医案》)

原按：此案患者因其体虚，初以健脾行水之剂以图缓效，病终不除。照理虽不宜贸然峻下，但因复伤于暴饮暴食，非急下泻水而不可解，故断然以十枣汤投之，但当谨慎从事。不料其家人急于求成，顿投倍量之药，几酿大祸。可见医者与病家之间务须相互合作，以期严遵医嘱，免出差错，特别是使用峻猛之剂尤当如此。

5. 实热痰喘 本县东关吴姓妇，20 岁，怀孕 7 个月患热病，曾经中西治疗未见好转，迁延 20 余日，症状日趋严重，旋由某君介绍余诊治。当时病者高热（体温 39.5℃），咳喘，痰涎壅盛，大便秘结。余初投以香苏饮合凉膈散 2 剂，未见效；继即用十枣汤，服 1 剂后大便始通，但他症未减。次日余邀请张荣光同志会诊，均认为前药用量太轻，遂将甘遂、大戟、芫花各加 0.6g（即各用 3g），服后泻下甚多，喘平，痰减，热退，胎亦无故。（邵武.《福建中医药》1958；3：42）

编者按：患者因痰热阻肺，肺失宣降而发暴喘、便秘、高热不已等。因其病重且急，故虽属有孕之躯，亦应予十枣汤，泄热逐饮。《内经》曰："有故无殒，亦无殒也。"初因病重药轻，效果不著，后放胆用之而获显效。

【临证指要】目前以十枣汤治疗渗出性胸膜炎、小儿肺炎、胃酸过多症均取得较好疗效，对消除腹水及水肿亦有肯定疗效。

【实验研究】

1. 导泻、利尿　网络药理学方法研究发现，十枣汤中化合物可能调节多条信号通路，起到抗肝硬化腹水的效果。研究表明，若十枣汤方中甘遂入煎剂，则其致泻及消除胸水作用明显减弱。这提示十枣汤有效成分可能难溶于水或者可能易被加热破坏，证明仲景煎服法有科学道理。

2. 减轻肺纤维化　该方可改善博来霉素所致大鼠肺纤维化。

3. 毒性　长期服用十枣汤可造成大鼠急性肝细胞损伤、肾损伤，但停药后可恢复；对大鼠胃、小肠未见明显损伤。

甘遂半夏汤

【原文温习】病者脉伏，其人欲自利，利反快，虽利，心下续坚满，此为留饮欲去故也，甘遂半夏汤主之。（十二·18）

甘遂半夏汤方：甘遂大者三枚，半夏十二枚（以水一升，煮取半升，去滓），芍药五枚，甘草如指大一枚（炙）。上四味，以水二升，煮取半升，去滓，以蜜半升，和药汁煎取八合，顿服之。

【医案精选】

留饮　张小菊，女，14 岁。前以伤食胀满作痛，服平胃散加山楂、神曲、谷麦芽之类得愈。未期月，胃又胀痛而呕，有上下走痛感觉，但便后可稍减，再服前方不验，辗转半年未愈。夏月不远百里来治，且曰："绵绵无休止，间作阵痛，痛则苦不堪言，手不可近。服破血行气药不惟不减，且致不饮食，是可治否？"问曰："痛处有鸣声否？"则曰："有之。"此病既非气血凝滞，亦非食停中焦，而为痰疾作痛，即《金匮》之留饮证也。盖其痰饮停于胃而不及胸胁，则非十枣汤所宜。若从其胃胀痛，利反快而言，又当以甘遂半夏汤主之。是方半夏温胃散痰，甘遂逐饮，又恐甘遂药力过峻，佐白蜜、甘草之甘以缓其势，复用芍药之苦以安中。虽甘草、甘遂相反，而实则相激以相成，盖欲其一战而逐留饮也。服后痛转剧，顷而下利数行，痛胀遂减，再剂全瘳。（《治验回忆录》）

编者按：方中甘遂与甘草并用，为"十八反"之一。须知十八反始于汉代以后，而汉代尚无十八反之说。是否相反，全在制方之妙。据现代动物实验表明：甘遂与甘草配伍，如甘草的用量与甘遂相等或少于甘遂，则无相反作用，有时还能减轻甘遂的副作用，但如甘草的用量大于甘遂，则有相反作用，且配伍的甘草愈多，毒性越大。（转引自《中药大辞典》第574页）其相反毒性作用的产生，可能是甘草的甘缓作用（大量甘草可造成水钠潴留），虽然缓和了甘遂的峻下之性，同时也使甘遂的毒性成分不能随泻下排出体外而潴留于体内，故发生中毒反应。

【临证指要】甘遂半夏汤可治疗痰饮积聚，阳气不通所致的腹水、鼓胀、水肿、咳嗽喘息、胃脘痞痛、闭经等病症取得疗效。

【实验研究】

1. 导泻、利尿作用　该方水提取液对家兔有显著的利尿作用。甘遂与甘草配伍能够调节水液代谢，通过影响 K^+ 的排出发挥作用。动物实验证实，甘遂与甘草是否相反，与二者剂量比例相关，甘草用量等于或小于甘遂时，无相反作用；甘草用量大于甘遂时，有相反作用。

2. 毒性问题　该方长期服用可导致大鼠肝损伤，白细胞数量增高，对大鼠肝功能及肝组织形态学的影响存在着剂量依赖性，但损伤具有可逆性。

三物小白散

【原文温习】寒实结胸，无热证者，与三物小陷胸汤，白散亦可服。（141）

三物小白散方：桔梗三分，巴豆一分（去皮心，熬黑，研如脂），贝母三分。上三味，为散，内巴豆，更于白中杵之，以白饮和服。强人半钱匕，羸者减之。病在膈上必吐，在膈下必利。不利，进热粥一杯；利过不止，进冷粥一杯。

《金匮要略》第七篇附方之《外台》桔梗白散：治咳而胸满，振寒脉数，咽干不渴，时出浊唾腥臭，久久吐脓如米粥者，为肺痈。

桔梗、贝母各三分，巴豆一分（去皮，熬，研如脂）。上三味，为散，强人饮服半钱匕，羸者减之。病在膈上者吐脓血，在膈下者泻出。若下多不止，饮冷水一杯则定。

【医案精选】

寒实结胸　郑某某，七十余岁，素嗜酒，并有气管炎，咳嗽痰多，其中痰湿恒盛。时在初春某日，大吃酒肉饭后，即入床眠睡，翌日不起，至晚出现昏糊，询之瞠目不知答。因不发热，不气急，第三天始邀余诊，两手脉滑大有力，满口痰涎粘连，舌苔厚腻垢浊，呼之不应，问之不答，两目呆瞪直视，瞳孔反应正常，按压其胸腹部，则患者蹙眉，大便不行，小便自遗，因作寒实结胸论治。用三物小白散五分，嘱服三回，以温开水调和，缓缓灌服。二次药后，呕吐黏腻胶痰，旋即发出长叹息呻吟声。三次服后，腹中鸣响，得泻下两次，患者始觉胸痛，发热，口渴，欲索饮等。继以小陷胸汤两剂而愈。（叶橘泉.《江苏中医》1961；8：40）

　　编者按：嗜酒之体，痰湿素盛；醉后入睡，寒凉外加，以致寒痰互结胸腹，成寒实结胸证。治用桔梗白散，先吐后泻，寒痰渐解，阳郁得伸，热象毕露，续以小陷胸汤清热涤痰而愈。

　　【临证指要】三物白散（《外台》桔梗白散）为治疗急症、怪病的神方。凡寒实内结所致的痰饮结胸、肺痈成脓及其他病证属于痰实为主者，皆可用本散治疗，使病在膈上者吐之而去，在膈下者泻利而出，一举荡除邪气，药不嫌其峻，缓剂则无功也。为了慎重起见，对本散应先从小量开始（每次 0.3~1g）。若泻利不止，《伤寒论》明文"进冷粥一杯"。《外台》则曰："饮冷水一杯则定。"

　　【实验研究】该方具有导泻、调节免疫、诱发细胞凋亡作用。方中巴豆具有抗炎、抑菌、镇痛、抗癌、调节免疫等作用。体外实验证明，三物小白散可显著活化巨噬细胞，促进增殖、提高吞噬能力，上调 Th1 型细胞因子 IL-1β 的表达。该方能诱发 H22 细胞凋亡。

三物备急丸

　　【原文温习】三物备急丸方：原注见《千金》。司空裴秀：为散用亦可，先和成汁，乃倾口中，令从齿间得入，至良验。（二十三·3）

　　编者按：孙思邈《备急千金要方·卷十二》说："张仲景三物备急丸，司空裴秀为散用，治心腹诸卒暴百病方。"据此可证"三物备急丸"本为仲景方。

　　三物备急丸方：大黄一两，干姜一两，巴豆一两（去皮心，熬，外研如脂）。上药各须精新，先捣大黄、干姜为末，研巴豆内中，合治一千杵，用为散，蜜和丸亦佳，密器中贮之，莫令歇。主心腹诸卒暴百病，若中恶客忤，心腹胀满，卒痛如锥刺，气急口噤，停尸卒死者，以暖水若酒，服大豆许三四丸，或不下，捧头起，灌令下咽，须臾当瘥，如未瘥，更与三丸，当腹中鸣，即吐下便瘥。若口噤，亦须折齿灌之。

　　【医案精选】

　　1. **肠梗阻**　患者张某，男，24岁，农民。因腹痛腹胀便秘于 8 月 29 日来急诊住院。患者 29 日午饭饱食后即去劳动，突感腹部绞痛甚剧，并伴腹胀，继则呕吐，吐后痛得以暂缓，俄顷又剧，吐亦加频，初吐为食物，继为清水，最后则作干吐，渴饮水即吐，腹部逐渐胀大，起病以来未矢气排便，平素体健。检查：体温37.2℃，脉搏68次/分，腹胀大如鼓，可见肠型及蠕动波，有压痛，肌紧张不明显，肠鸣音亢进，余无异常。拟诊为急性肠梗阻（小肠空肠段扭转）。在禁食、输液、注射抗生素等处理下，同时请老中医黎鹤轩先生会诊。根据患者卒然腹痛，腹胀如鼓，便秘，舌苔白滑，脉象沉迟。辨证系阴寒积滞结于肠胃，暴病属实，治宜温下。用三物备急丸5粒（2.3g）。服后不久，肠鸣音加强，疼痛先剧烈，随即缓解，自觉有气在肚内走动，约5分钟后再服上药3粒，服后不久，觉肛门坠胀，解出少量稀便，大量矢气，腹痛、腹胀逐渐消失，继服调养之剂，三天出院。该院用此药丸治过本病十余例，均获良效。（符开智.《云南中医杂志》1982；2：27）

2. **中恶病** 1978年夏，气候炎热酷烈。某日，我因暴饮冷水，午后卒然脘腹胀痛难忍，喜热拒按，痛如锥刺，虽得热敷而痛不减。先后服理中丸、藿香正气水、十滴水等药皆不效。腹痛逐渐加重，四肢厥冷，口唇发青，有暴厥之势。危急之时，幸得一栓剂，塞入肛门，须臾，腹中雷鸣，有便意感，即便出稀水便升许；随之腹痛顿减，半小时后，腹痛已愈。追访此药，得知出自民间一位老叟祖传之方。凡遇寒冷痼结肠胃之中恶病，即将"大黄、干姜、巴豆"三味药制成栓剂，塞入肛门，无不应手取效。

寒结肠胃之中恶病，即指由于寒邪侵袭以致突然心腹胀满，剧痛如锥刺，气急牙关紧急之症。多因饮食不调，过食生冷，或暴饮暴食，食停肠胃，寒结于中，以致上焦不行，下脘不通，故卒然心腹胀痛，甚至气急口噤暴厥。当此之时，非巴豆之峻利不能开其闭；非大黄之荡涤不能消其食；更加干姜之守中，使邪去而脾阳不伤，此方配伍精当，疗效甚捷。我按老叟之法，配制成栓剂，凡亲属及邻里患此疾患，即按此法治之，果有奇效。继之，用于临床，几年来用此药治疗寒结肠胃之中恶病百余例，皆治愈。

三物备急栓制法：大黄、干姜、巴豆各等份，将大黄、干姜研细末，巴豆去壳，捣仁为泥，去油成霜（呈微黄色），三药和匀，炼蜜为丸，每枚含纯药1~1.5g，密器中贮存备用，勿使泄气，勿令干燥。用法：凡患寒结肠胃之中恶病，即可取此药一枚放入肛门2cm深处，须臾当泻下而愈。若不泻，可更入一丸。注意事项：①巴豆必须将油去尽，制成霜，方可配制。②凡用此药，必须除外急腹症，确属寒结肠胃之中恶病，方可用之。（刘维强.《中医杂志》1988；2：66）

编者按：案中所谓"老叟祖传之方"，即三物备急丸之方药组成与制丸法，只不过改口服为"塞入肛门"的栓剂，如此则更安全而便于应用。刘氏用之"治疗寒结肠胃之中恶病百余例"的宝贵经验，足供效法。

【临证指要】原文云"主心腹诸卒暴百病"。古代医家或用原方，或适当加减，用之很广。现代临床用三物备急丸主治消化系统疾病，有报道（符开智.《云南中医杂志》1982；2：27）用本方治疗肠梗阻疗效显著。其通下之力，远在承气辈之上。其优点是比汤剂快，药量少，体积小，可避免或减轻腹胀呕吐，病人乐于接受，服法简便，价格低廉。梗阻解除后，宜用健脾益气之品善后。应用本方注意事项：①本方为攻逐峻剂，方中巴豆辛热有毒，作用猛烈，对于消化道的刺激极强，故非体质强壮、寒实积聚者不可妄用。②孕妇、年老体衰者禁用。③如服后泻下不止，可食冷粥以止之。

【实验研究】该方具有调节肠道运动、抗炎作用。有研究证明，该方对危重症患者胃肠功能障碍有明显的治疗作用，能早期去除肠道细菌移位、保护胃肠黏膜屏障，减少多器官功能衰竭的发生率和病死率。该方对家兔离体小肠运动能提高肠管紧张性，加强收缩，其作用较单味巴豆为强。

类方串解

本节共 17 首方剂，按其主治功效，可分为寒下、温下、润下、逐水四类。按其方药组成归纳，可分为如下四类。

1. 以大黄为主药的承气汤类　本类有大承气汤、小承气汤、调胃承气汤、厚朴三物汤、厚朴大黄汤、大黄附子汤、大黄甘草汤、大黄牡丹汤及麻子仁丸 9 方。①大、小、调胃承气汤等三方所主，均属阳证、里证、热证，即阳明腑实证，皆有潮热或发热、心烦、汗出、大便秘结、谵语等症状。然大承气汤证痞满燥实皆重，同时因里实较盛，累及神明，所以呈现独语如见鬼状，循衣摸床，目中不了了，睛不和等。用大黄、芒硝、厚朴、枳实等四味药相配伍，协力增效，相得益彰，攻下之力峻猛，为泻下剂之代表方。腑实证较轻以痞满为主者，减去芒硝，只用大黄、厚朴、枳实，名小承气汤。腑实证以燥实为主者，减枳、朴，加炙甘草，名调胃承气汤。邹澍说："三承气汤中，有用枳、朴者，有不用枳、朴者；有用芒硝者，有不用芒硝者；有用甘草者，有不用甘草者；唯大黄则无不用，是承气之名，固当属大黄。"（《本经疏证·卷十一》）此说很有道理。②厚朴三物汤、厚朴大黄汤两方之药与小承气汤相同，只是具体病机不同，故方药剂量有所变通，方名亦为之变。③大黄甘草汤专为胃热上冲，食已即吐而设。本方重用大黄为君通腑气，少佐甘草和胃气，如此单捷小剂，用之得当，立竿见影。④大黄附子汤主治寒实内结证。方中大黄与附子、细辛相伍，寒温并用，为温下代表方。⑤大黄牡丹汤乃承气汤变通之剂，方以大黄、芒硝泻热通腑药与桃仁、丹皮凉血活血药以及瓜子相伍，治疗营血瘀结于肠之肠痈脓未成者。⑥麻子仁丸亦为承气汤变通之方，主治脾阴不足并肠中燥热的脾约证。故方以小承气泻肠中之热，麻仁、杏仁、芍药益脾阴之虚，合而用之，恰合病机。

2. 大黄与逐水药共用的承气汤类 本类有大陷胸汤、大陷胸丸、己椒苈黄丸、大黄甘遂汤 4 方。①大陷胸汤证与大承气汤证皆属实热证，两方皆用大黄、芒硝二药。但大陷胸汤证为水热互结于胸膈脘腹的证候，以胸、膈、脘、腹的疼痛为主症，疼痛拒按，按之板硬，故用硝、黄泄热开结，特用甘遂以泻下逐水。大承气汤证既有日晡潮热、谵语、烦躁、多汗或手足多汗等热毒内盛的证候，又有腹满痛、绕脐痛、大便燥结等腑气不通的证候，故除用硝、黄泄热通便外，特用枳实、厚朴行气消满以畅腑气。②大陷胸丸证和大陷胸汤证皆为水热互结的大结胸证，两方亦皆用大黄、芒硝二药，但大陷胸汤为配伍甘遂，大陷胸丸为配伍葶苈子、杏仁。"汤者，荡也，荡涤邪秽，欲使其净尽也。丸者，缓也，和理脏腑，不欲其速下也。大陷胸丸以荡涤之体，为和缓之用，盖以其邪结在胸，而至如柔痉状，则非峻药不能逐之，而又不可以急剂一下而尽，故变汤为丸，煮而并渣服之，乃峻药缓用之法。峻则能胜破坚荡实之任，缓则能尽际上迄下之邪也"（尤在泾《伤寒贯珠集·卷二》）。③己椒苈黄丸证为饮结肠间，致使气机阻滞，腑气壅塞不通，而见腹满肠鸣，大便秘结，更因气不化水，津液不能转输上承，而见小便不利，口舌干燥，甚则身体浮肿，故治以己椒苈黄丸。方用大黄通大便，防己、椒目利小便，取葶苈子泻肺者，以肺与大肠相表里，为腑病治脏之法。④大黄甘遂汤证"为水与血俱结在血室"而阴血不足。故本方用大黄意在"下瘀血"，甘遂逐停水，阿胶养阴血以扶正气，可谓以攻为主，攻补兼施之方。

3. 不用大黄的逐水剂 本类有十枣汤、甘遂半夏汤、三物小白散 3 方。①十枣汤为逐水剂中最峻者，主治水饮停于胸胁的悬饮证。方中"甘遂、芫花、大戟，皆辛苦气寒而禀性最毒，并举而任之，气同味合，相须相济，决渎而大下，一举而水患可平矣。然邪之所凑，其气已虚，而毒药攻邪，脾胃必弱，使无健脾调胃之品主宰其间，邪气尽，而元气亦随之尽。故选枣之肥大者为君，顾护脾土，且制水气之横，又和诸药之毒，既不使邪气之盛而不制，又不使元气之虚而不支，此仲景立法之尽善也"（柯琴《伤寒来苏集·伤寒附翼》）。②甘遂半夏汤与十枣汤均可治疗痰饮病，均为峻下攻邪之剂，同用泻下逐水之甘遂，但二者病机、病位、病证、方药配伍有所不同。前者病属留饮，饮邪久留心下胃肠不去，致使阳气不通而出现伏脉，不经攻下而欲下利，利后反感舒适，是饮邪欲去，但因大部分饮邪仍盘结在心下，故而心下仍感痞胀坚满，治以甘遂半夏汤因势利导，攻逐留饮。后者病属悬饮、支饮，由于饮邪结聚胸胁，咳引胁下痛，伴见干呕、短气、不得卧，大便秘结或不畅等症，故以峻下逐水之十枣汤。③三物小白散证与大陷胸汤证皆为邪气结滞的结胸证，皆有胸胁心下硬满疼痛拒按的实证表现，但大陷胸汤证为水热互结，有热证，可伴见舌上燥而渴、日晡所小有潮热、心烦、心中懊憹、但头汗出等热象，故用大陷胸汤泄热逐水破结。而三物小白散证为寒邪与痰饮相结的寒实证，有寒象，诸如畏寒喜暖、舌淡苔白厚腻、脉沉迟等，故用三物小白散温下寒实。方中"贝母善开心胸郁结之气，桔梗能提胸中陷下之气，然微寒之品不足以胜结硬之阴邪，非巴豆之辛热斩关而入，何以使胸中之阴气流行也"（柯琴《伤寒来苏集·伤寒附翼》）。

4. 三物备急丸　本方既非以大黄为主的承气汤类，亦非大黄与逐水药共用剂，而是将苦寒泻下之大黄与辛热峻下之巴豆相畏同用，并用干姜温阳守中，三味合用为丸，共奏攻逐寒积之功，以作备急救危之用，为神奇之良方也。

第六章　下瘀血汤类——活血消癥剂

　　活血消癥剂具有通畅血脉、化瘀消癥的功能，是治疗血行不畅、瘀滞内停为主要病证的一类方剂。

　　活血消癥剂是依据《素问·阴阳应象大论》"疏其血气，令其条达，而致和平""血实者宜决之"，以及《素问·至真要大论》"坚者削之""留者攻之""逸者行之"等法则组方。临床主要用于瘀血阻滞所致的胸腹疼痛、癥积包块、痈肿、蓄血、经闭、痛经、产后恶露不下等。常用的药物有桃仁、红花、桂枝、大黄、䗪虫、水蛭、鳖甲等。代表方如桃核承气汤等七方。后世医家继承和发扬了仲景活血消癥方法，创制了许多新方，如王清任《医林改错》之血府逐瘀汤、补阳还五汤等。

　　活血消癥剂乃克伐之剂，逐瘀过猛或使用日久，均可伤正，故宜兼顾调补，或间隔使用，或制成丸剂，使消瘀而不伤正。另外，本类方药对月经过多及孕妇等当慎用或禁用。

桃核承气汤

　　【原文温习】太阳病不解，热结膀胱，其人如狂，血自下，下者愈。其外不解者，尚未可攻，当先解其外。外解已，但少腹急结者，乃可攻之，宜桃核承气汤。（106）

　　桃核承气汤方：桃仁五十个（去皮尖），大黄四两，桂枝二两（去皮），甘草二两（炙），芒硝二两。上五味，以水七升，煮取二升半，去滓，内芒硝，更上火微沸，下火，先食温服五合，日三服。当微利。

　　【医案精选】

　　1. 蓄血证　住毛家弄鸿兴里门人沈石顽之妹，年未二十，体颇羸弱。一日出外市物，骤受惊吓，归即发狂，逢人乱殴，力大无穷。石顽亦被击伤腰部，因不能起。数日后，乃邀余诊。病已七八日矣，狂仍如故。石顽扶伤出见。问之，方知病者经事二月未行。遂乘睡入室诊察，脉沉紧，少腹似胀。因出谓石顽曰，此蓄血证也，下之可愈。遂疏桃核承气汤与之。桃仁一两，生军五钱，芒硝二钱，炙甘草二钱，桂枝二钱，枳实三钱。翌日问之，知服后黑血甚多，狂止，体亦不疲，且能啜

粥，见人羞避不出。乃书一善后之方与之，不复再诊。（《经方实验录》）

原按：狂止体不疲者，以病者体弱不甚，而药复适中病也。即使病者体气过虚，或药量过剂，致下后疲惫者，不妨用补剂以调之。病家至此，慎勿惊惶，反令医者不克竟其技也。

2. 狂证（狂躁型精神病）

（1）李某，男，26岁，工人。发病已半月，身体壮实，呼吸气粗，面红口渴，语无伦次，哭笑无常，烦躁不安，狂跑登高，经常彻夜不眠，舌质红紫有瘀点、苔燥黄，脉洪大。先予滋阴潜阳、安神宁心之品未效。后以桃仁承气汤（桃仁12g，川军24g，芒硝9g，桂枝6g，炙甘草6g），2剂，水煎服。服药后大便略溏，奔走减少，可少卧片刻，躁动亦略平息，但仍有言语颠倒之时。上方川军减为9g，桂枝减为3g，又2剂，症状大减。继服《金匮要略》防己地黄汤3剂，滋阴抑阳、养血除热以善其后，症状消失而疾病痊愈，至今十余年未见再发。（《门纯德中医临证要录》）

（2）贺某，女，41岁，农民。其症披头散发，谩骂哭叫，有时赤身裸体，手舞足蹈，形体较瘦，面色红赤，口干唇燥，大便秘结，每于月经前诸症见剧。予桃核承气汤易桂枝为苏木10g，服药3剂后，证情日减，而后痊愈。（《门纯德中医临证要录》）

编者按：上述治例两则，四诊所见，皆热瘀血分，扰及心神，神经错乱，轻者烦躁不安，甚至谵语昏狂，神明失常。治病求本，该方"主用桃仁以利瘀，承气以逐实，使血分之结热，亟从下夺……"（《伤寒寻源·下集》）。瘀热下夺大半，例1转方以防己地黄汤（见第五篇）善后。如此转方之法，为活学善用经方之良医也。

3. 龋齿牙痛

（1）李某，男，46岁，炊事员。左下二臼齿腐蚀成黑洞，疼痛难忍，坐卧不安，面色红，大便干。方以桃核承气汤加味（桃仁10g，川军10g，桂枝6g，芒硝6g，炙甘草6g，银花12g，蝉蜕6g，生地10g，丹皮10g），仅服药两剂，牙痛消失，半年后小痛，自服上方一剂痛止。遂将上方常备，每痛时一服即效。（《门纯德中医临证要录》）。

（2）郭某，男，9岁，学生。满口牙齿发黑色，有的牙根已腐蚀，常因牙痛哭闹，嚎叫不已。给予桃核承气汤原方，药量减半，加银花10g，蝉蜕3g，丹皮6g，一剂痛止。（《门纯德中医临证要录》）

原按：此证多属阳明热实，兼有血瘀。桃核承气汤可起到止痛、消肿、缓解症状的作用。

编者按：中医学特别强调整体观念，牙齿局部瘀热，该方加味通腑气以泄热，凉血活血以逐龋齿局部之瘀热（牙齿被腐蚀而残缺之炎症）。笔者曾有切身体验，某些原因导致上火牙痛，处方服药，腑气以通，牙痛随轻。

4. 闭经与倒经　王某，女，22岁，学生。经水一年未行，时面赤、心烦、口唇干燥、头昏头痛，大便秘结，舌黄、边有紫斑，脉沉。方以桃核承气汤加怀牛膝12g，红花10g，两剂。五日后经水来潮。后每月如期服此方一剂，又三月，月经按期而至，诸症自除。(《门纯德中医临证要录》)

原按： 余常以桃核承气汤，大黄减半加怀牛膝15g，治疗倒经（代偿性月经），以此汤活血消瘀、引血下行，其治疗效果亦较为满意。

又按： 桃核承气汤不仅是治疗下焦蓄血证的主方，临床还可用于多种疾病，尤其是稍事加减，对于治疗上部及皮肤等血热瘀阻经脉的病证，效果都比较满意，且易于掌握。临证应用时，关键在于抓住"瘀""热"这两个辨证要点。人体不论哪一个器官和部位，凡因瘀热互结，造成的气血运行受阻、脏腑功能失常，均可用此方活血化瘀，清热泻实以治疗。

上述治例之外，余还常以桃核承气汤原方加入萆薢、蝉蜕、银花、麻黄、土茯苓治疗急性湿疹；原方硝、黄减半，加入银花、连翘、蝉蜕、麻黄治疗痤疮、脂溢性皮炎、毛囊炎；以原方加入怀牛膝、红花、生石膏、麻黄治疗酒渣鼻；以原方加入薏仁、茜草、麻黄治疗风湿性结节性红斑；以原方加入苏木、土鳖虫、三七治疗跌打损伤、瘀血内积、身痛不能转侧等，效果均较满意。还以原文大黄减半，加入蝉蜕、银花、麻黄、荆芥、白蒺藜子，治疗沥青中毒性皮炎，隔日一剂，5剂痛痒大减，再服5剂，全身症状消失。

应该注意的是，桃核承气汤多用于体质壮实的患者，气血虚弱者慎用，本方不宜久服，有外感证者不可用，服药期间，忌食辛辣、油腻食物。

编者按： 上述"又按"三段内容，是笔者将门氏原书内容略作文字调整及修饰，适当组合的结果。此项内容如此，前后凡是引录的门纯德先生该书之经验，都做了上述工作，特此说明。

5. 瘀血阻滞胎动不安证　田某，女，38岁，是我的老伴。当年她怀四小子时，怀孕五月，突然下部出血，血量多，鲜血、黑血夹杂，流产先兆症状很明显。她平素火气大，易生气，面色紫红，此为一派瘀象。自述腹痛向上冲（一般流产的疼痛，有下坠感），脉大有力。我当时就大胆地用了轻剂"桃仁承气汤"：桃仁三钱，川军二钱，芒硝二钱，甘草二钱，桂枝二钱。服药后第二天早上，下血就减少了，到了下午血就止住了，腹痛上冲感亦消失。后来一直到足月，四子得以顺产。(《门纯德中医临证要录》)

编者按： 上述治例，读之真有点儿惊心动魄！案语客观逼真，令人印象深刻。若非胆大心细，经验丰富之良医，岂敢用此攻瘀之方治妻子流产先兆之急症？也只有良医才能彰显经方之良效。中医的传承与弘扬呼唤有胆有识，敢于担当的如门纯德先生这样的"国医大师"也。

【临证指要】临床凡是瘀热互结的病症，皆可使用桃核承气汤。例如：精神病，脑外伤，胸、腰椎骨折并发肠麻痹，妇产科疾病，皮肤病，不明原因之血尿，血瘀腰痛，高血压及轻度脑出血病人等。

【实验研究】

1. 调节肠道菌群　该方对重症急性胰腺炎（SAP）大鼠的肠道功能有良好的改善作用，可减轻炎症反应，改善肠道菌群，抑制 SAP 病情的恶化。

2. 抗炎、保护心肌　桃核承气汤含药血清可以促进损伤内皮细胞新生。该方可通过抑制 NLRP3 炎症小体激活，降低 FBG、TC、TG，明显改善 EF、FS，可以减轻糖尿病心肌病大鼠的心肌组织病理学损伤。

3. 保护肾功能、调节糖脂代谢　该方可明显改善慢性肾衰竭大鼠的贫血状态及肾功能、肾纤维化，能有效防治糖尿病大鼠的大血管病变，降低血糖、血脂。

4. 调节免疫　该方能减少 CLP 大鼠外周血和脾脏中淋巴细胞凋亡，提高 $CD3^+$、$CD4^+$ 细胞的免疫水平，发挥其调节脓毒症免疫抑制的作用。

5. 抗凝　桃核承气汤联合规范西医方案治疗急性下肢深静脉血栓形成，能够早期有效缓解患者症状，降低 D- 二聚体，改善生活质量，同时能够降低血栓后综合征发生率，提升近远期总体治疗效果。该方中桃仁醇提取物有抗凝血作用及较弱的溶血作用，在 23 种活血祛瘀药中，其增加血流量的作用最强，镇痛作用也较好；桂枝能促进血液循环；大黄、芒硝能增加胃肠运动，改善肠道的血液循环及减少毛细血管通透性。

6. 预防脑卒中　该方可能通过下调 ESR1、NOS3 来预防脑卒中。

抵当汤

【原文温习】太阳病六七日，表证仍在，脉微而沉，反不结胸，其人发狂者，以热在下焦，少腹当硬满，小便自利者，下血乃愈。所以然者，以太阳随经，瘀热在里故也，抵当汤主之。（124）

抵当汤方：水蛭（熬）、虻虫（去翅足，熬）各三十个，桃仁二十个（去皮尖），大黄三两（酒洗）。上四味，以水五升，煮取三升，去滓，温服一升。不下，更服。

编者按：抵当汤（九）证见于第 124、125、126 条与后文 237、257 条，以及《金匮要略》第二十二篇第 14 条，分别论述了瘀血发狂、瘀血发黄、瘀血发热、瘀血善忘、瘀血大便硬及妇人瘀血"经水不利下"等诸证特点，这是瘀血病辨证论治的重要内容。

【方歌】

水蛭虻虫抵当汤，峻攻桃仁与大黄；

重证蓄血或久瘀，轻证桃核承气方；

下焦瘀热少腹硬，精神失常病发狂。

【医案精选】

1. 蓄血证 凌东阳患伤寒，已经汗下，身体外不热，扪之则热极，不能食而饥不可忍，及强进稀粥，即胀不可任，必用力揉之一二时，始下大腹，甫下，又饥不能支，大便五六日不行，而少腹不硬满。医以汗下身凉，而用开胃养血顺气剂，病日甚。诊之，两寸关浮数，两尺沉数有力，曰："此蓄血症也。因下之太早，浊垢虽去，邪热尚留，致血结成瘀。胃中饥甚者，火也。食即胀者，邪热不杀谷也。揉下仍饥者，胃中空涸，邪热尚在也。法宜清上焦之热，去下焦之瘀，而后议补。"或曰："许学士谓血在上则喜忘，血在下则发狂，今云瘀血，何以无此症耶？"曰："成无己固深于伤寒者也，谓不大便六七日之际，无喜忘如狂之症，又无少腹硬满之候，何以知其有蓄血？盖以脉浮数故也。浮则热客于气，数则热客于血，下后浮数俱去，则病已。如数去而浮仍在，则邪热独留于卫，善饥而不杀谷，潮热及渴也。浮去而数仍在，则邪独留于荣，血热下行，血得泄必便脓血。若大便六七日不行，血不得泄，必蓄在下焦而为瘀，须以抵当汤下之，此前贤之成案也。"乃用淡盐汤送抵当丸三钱，取咸走血之意，以去荣中之结热；随浓煎人参汤，调凉膈散五钱，以去卫中之结热。用人参汤者，病久数下，恐元气不能支也。如此两日，结血去，浮热解，饮食进。后以清气养荣汤，调理旬日而愈。(《续名医类案·卷一·伤寒》)

编者按：此案病情少见，医者平脉辨证，讨论精详。治法对营中结热、卫中结热及元气已虚之不同病情，分别处方联合治之。如此方法，曲应病情，授人以活泼心法也。

2. 闭经发狂 文某，女，20岁。主诉：婚后数年未怀孕，但月经一直正常，病人自认为是身体虚弱而致不孕。因求子心切，乃长期服温补中药，并注射各种西药补针，后忽然停经不行，误认为受孕，更多服补药，多打补针以求保胎。停经3个月后，病人常觉烦躁不安，面赤舌燥，通宵失眠，精神兴奋异常，自言自语，滔滔不绝。某日外出路上突然发狂，后日夜狂闹，啼笑无常，高歌大叫，不辨亲疏。诊查：察其面红目赤，舌质紫暗，大便秘结，下腹痞硬拒按。辨证：诊断为瘀热闭经导致"蓄血发狂"之证。治法：方用抵当汤合桃仁承气汤加减。处方：虻虫9g，水蛭9g，桃仁9g，红花9g，大黄12g，䗪虫9g，芒硝12g（分2次冲）。上方药连服7剂，每日泻下秽臭棕色粪便多次，狂势渐得抑制，不再胡闹哭骂，但仍精神异常，不辨亲疏。乃改用血癥方加减。处方：大黄9g，桃仁9g，红花9g，当归9g，赤芍 9g，川芎 9g，三棱 9g，莪术 9g，五灵脂 9g，生蒲黄 9g，丹参 15g。服上方药 7 剂后，月经始通，但量少色黑。继服原方药（大黄减至 6g）8 剂后，经量增多，色泽较红，腹痞好转，但神志仍恍惚。改用活血通络、豁痰开窍之剂。先用汤药，后改用膏方，约经半年，方得月经正常，神智恢复。（《中国现代名中医医案精华·朱师墨医案》）

原按：患者年轻气壮，常进温补，而致热入血室，与血相搏，蓄积于下，扰动于上，终成经闭发狂之疾。治疗则非逐瘀破血而莫属。抵当汤、桃仁承气汤均为攻逐瘀血之剂，为治"蓄血"之主方。两方合用，相得益彰。服药虽少，但起效神速，足见用药准确、迅速，是治疗危重病症的关键所在。

编者按：育龄男女，结婚之后，生理功能正常，本可自然怀孕。"因求子心切"，误用补药与西药，而致瘀热闭经，表现"蓄血发狂"证候，抵当汤为得当之方。对如此病因所致之"瘀热"病候，既要药治，又须心理疏导以治"心病"，故"约经半年"，才得康复。

3. 阳痿（勃起功能障碍） 郭某某，男，50 岁。2012 年 5 月初诊。主诉：阳痿 2 年。有性要求，但每于房事时则不能成功，遍服补肾壮阳药不效。既往史：高血压病史 5 年（服用氨氯地平片、卡托普利等），患者 2 年前曾患"多发性腔隙性脑梗死"，此后出现阳痿、阳事不举，并遗留左侧肢体麻木、间断性活动不利。现阳痿，自觉四肢发胀，肢体活动可，夜尿增多（每晚 5~6 次），舌质暗红发紫、舌下络脉瘀滞，苔厚，脉弦细。血压：150/88mmHg。多普勒示：阴茎动脉血流下降。西医诊断：勃起功能障碍；高血压（3 期）；脑梗后遗症。中医诊断：阳痿；中风（中经络）。辨证：瘀血阻络，肾气亏损。以补阳还五汤合抵当汤补肾活血通络。处方：黄芪 30g，当归 15g，赤芍 30g，川芎 15g，地龙 30g，桃仁 10g，虻虫 6g，水蛭粉 3g（冲服），生大黄 5g。每日 1 剂，水煎，早晚分服。服 7 剂后出现晨勃，但举而不坚，夜尿次数明显减少（每晚 1~2 次）；服 25 剂后有成功性生活，遂改上方为丸剂，连服半年后随访一切正常。（范秉均医案）

原按：阳痿病多从肾虚、肝郁论治。本例根据叶天士提出的"久病入络"之说，从络辨治，结合辨证治以补气活血通络。络病为病邪深入脏腑血络，以络脉阻滞、闭塞为特点。患者中风后出现阳痿，乃因肝肾不足、肝阳上亢致卒中后，气虚鼓动无力，血液瘀滞于络脉，络脉失去气血的温煦、滋养，导致"宗筋弛纵"。多普勒报告阴茎动脉血流下降，说明与动脉硬化有关。抵当汤以搜邪剔络、疏通络脉，合用补阳还五汤益气活血。全方攻补兼施，重在通络，切中病机，故取得疗效。

4. 便秘 牛某，男，47 岁，半年前因车祸导致肋骨骨折，L_4 椎压缩性骨折，L_{3-4} 椎间盘突出。外伤痊愈后出现经常性便秘。现 3 天未排便，伴腹痛、腹胀，略烦躁，汗出，口干，舌紫红，舌下络脉瘀滞，苔黄，脉弦细略数。中医诊断：便秘。辨证：血脉瘀阻，肝郁气滞。治以活血逐瘀，疏肝理气。用抵当汤加味，处方：桃仁10g，虻虫6g，水蛭粉3g（冲服），生大黄10g，炒枳壳15g，甘草6g。服药6小时后排便，头干结后为软便，第2天又排便1次，腹痛、腹胀消失，改以麻仁滋脾丸合逍遥丸调理善后。（范秉均医案）

原按： 便秘的病位虽在肠腑，但久病涉及多个脏腑为病。无论何种原因影响到大肠"传导……变化"失常，都会导致便秘。患者外伤导致瘀血内阻，血瘀碍气，肠腑不通，故以抵当汤加味治之而取效。

【临证指要】抵当汤可辨证治疗热病蓄血证、妇人闭经、痛经、精神分裂症、癫痫、狂犬病、血吸虫病、跌打损伤等病症。本方为攻逐瘀血之峻剂，体弱者慎用，孕妇禁用。

【实验研究】

1. **改善微循环、抗凝** 该方可有效缓解糖尿病心肌病患者临床症状，改善血流动力学指标；早期干预可增强VEC间黏附连接，增强血管稳定性，改善血管通透性，延缓糖尿病大血管病变的发展。该方能显著降低全血黏度、血浆黏度及红细胞压积，亦降低纤维蛋白原的含量。通过老年期血管性痴呆治疗实验研究表明，该方有改善记忆作用，并改善血液流变学和微循环。这证实了治"久瘀血……喜忘"（237）的宝贵经验。

2. **调节细胞凋亡、保护神经细胞** 该方能调控大鼠脑组织中 *Bax*、*Bcl-2* 及 *Caspase3* 凋亡相关基因表达。可抑制过度的内质网应激损伤，对脑出血半暗带区的神经细胞有保护作用，能减轻细胞凋亡，从而达到治疗急性脑出血的效果。

3. **调节糖脂代谢** 该方具有降脂效应，可有效抑制大鼠实验性颈动脉损伤后再狭窄。可升高血清脂联素水平，降低血清瘦素水平，对胰岛素抵抗模型大鼠发挥调节糖脂代谢作用。

4. **调节免疫** 该方可使 ICAM-1 和 VCAM-1 表达减少，延缓糖尿病大鼠视网膜病变的发展。可降低慢性前列腺炎大鼠的前列腺组织匀浆中 TNF-α、IL-6、IgG 的含量，从而改善免疫功能。

抵当丸

【原文温习】伤寒有热，少腹满，应小便不利，今反利者，为有血也，当下之，不可余药，宜抵当丸。（126）

抵当丸方：水蛭二十个（熬），虻虫二十个（去翅足，熬），桃仁二十五个（去皮尖），大黄三两。上四味，捣分四丸。以水一升，煮一丸，取七合服之。晬时当下血，若不下者，更服。

【医案精选】

闭经 常熟鹿苑钱钦伯之妻，经停九月，腹中有块攻痛，自知非孕。医予三棱、莪术多剂，未应。当延陈葆厚先生诊。先生曰：三棱、莪术仅能治血结之初起者，及其已结，则力不胜矣。吾有药能治之。顾药有反响，受者幸勿骂我也。主人诺。当予抵当丸三钱，开水送下。入夜，病者在床上反复爬行，腹痛不堪，果大骂医者不已。天将旦，随大便，下污物甚多。其色黄白红夹杂不一，痛乃大除。次日复诊，陈先生诘曰：昨夜骂我否？主人不能隐，具以情告。乃予加味四物汤调理而瘥。（《经方实验录》）

曹颖甫曰：痰饮证之有十枣汤，蓄血证之有抵当汤丸，皆能斩关夺隘，起死回生。近时岐黄家往往畏其猛峻，而不敢用，即偶有用者，亦必力为阻止，不知其是何居心也。

【临证指要】与抵当汤略同。

【实验研究】参见抵当汤条。

下瘀血汤

【原文温习】师曰：产妇腹痛，法当以枳实芍药散，假令不愈者，此为腹中有干血着脐下，宜下瘀血汤主之；亦主经水不利。（二十一·6）

下瘀血汤方：大黄三两，桃仁二十枚，䗪虫二十枚（熬，去足）。上三味，末之，炼蜜和为四丸，以酒一升，煎一丸，取八合顿服之，新血下如豚肝。

【医案精选】

产后恶露不畅 杨某某，32岁。产后四月，恶露行而不畅，有时夹有血块，少腹胀满、拒按、脘闷恶心，自觉有气上冲，舌质红、右边缘有紫斑，苔灰白。病乃恶露瘀阻难行，有瘀血上冲之势。治当急下其瘀血。方以下瘀血汤加味：大黄6g，桃仁10g，䗪虫6g，当归10g，川芎6g，赤芍10g，牛膝10g，甘草5g。连服2剂，恶露渐多，夹有紫血块，腹痛减轻。守原方改桃仁6g，大黄4g，加艾叶3g。再服2剂，腹痛解除，胀满消失，病即痊愈。（张谷才.《辽宁中医杂志》1980；8：13）

【临证指要】参考抵当汤。

【实验研究】

1. 抗炎、保肝降脂 该方通过抑制中性粒细胞浸润及炎症反应，减轻酒精引起的脂肪生成，促进脂肪酸氧化，具有保护肝脏的作用。下瘀血汤及其乙酸乙酯部位组分可有效治疗MCD诱导的小鼠非酒精性脂肪性肝炎，改善肝脏脂质代谢，抑制炎症反应及血管新生。

2. 抑制肝、肾纤维化 该方能抑制肝星状细胞活化，并诱导其凋亡，调控巨噬细胞功能、抑制肝窦毛细血管化、抗脂质过氧化等，可通过多途径发挥抗肝纤维化作用。下瘀血汤对腺嘌呤致肾纤维化大鼠具有保护作用。

3. 保护肾功能 该方可通过下调 AQP2 明显改善肾组织病理损伤。可降低血糖、增加 SOD 活性和 NO 的含量，保护肾脏，延缓糖尿病肾病的发生。

4. 调节细胞凋亡 该方可抑制裸鼠肝癌细胞移植瘤的生长，促进移植瘤细胞凋亡。

5. 抗凝 该方具有改善热结血瘀模型大鼠血液流变学、血管内皮细胞损伤和微循环的作用。

鳖甲煎丸

【原文温习】病疟以月一日发，当以十五日愈，设不差，当月尽解；如其不差，当云何？师曰：此结为癥瘕，名曰疟母，急治之，宜鳖甲煎丸。（四·2）

鳖甲煎丸方：鳖甲十二分（炙），乌扇三分（烧），黄芩三分，柴胡六分，鼠妇三分（熬），干姜三分，大黄三分，芍药五分，桂枝三分，葶苈一分（熬），石韦三分（去毛），厚朴三分，牡丹五分（去心），瞿麦二分，紫葳三分，半夏一分，人参一分，䗪虫五分（熬），阿胶三分（炙），蜂窝四分（炙），赤硝十二分，蜣螂六分（熬），桃仁二分。上二十三味，为末，取煅灶下灰一斗，清酒一斛五斗，浸灰，候酒尽一半，着鳖甲于中，煮令泛烂如胶漆，绞取汁，内诸药，煎为丸，如梧子大，空心服七丸，日三服。

【医案精选】

疟母（脾大） 张某，男，34 岁。两年来患三日疟，反复发作。今夏，病发至秋，病尚未愈。形体消瘦，面色萎黄，肢体无力，脘闷腹胀，饮食不佳，脾肿大，肋下 4cm。疟来先恶寒怕冷，随即发热，体温 38℃上下，2 小时后汗出热退。脉象稍弦，舌苔薄白。邪在少阳留恋不解，痰湿内蕴，气滞血瘀，结于右肋。治当先截其疟，后治其痞。方拟鳖甲汤加减。处方：鳖甲 15g，柴胡、黄芩、半夏各 10g，常山、槟榔、草果各 6g，生姜 3 片，大枣 2 枚。于疟发前服药。服药 3 剂，疟发停止。随用鳖甲煎丸，以治其癥结。每日服鳖甲煎丸 30g，分 3 次服。连服 2 个月，疟未发作，脾肿大缩小为肋下 2cm。再服鳖甲煎丸 1 个月，疟发根本控制，脾肿大缩小为 1cm。形体渐壮，饮食增加，病已痊愈。嘱常服鳖甲煎丸，以消余癥，防其再发。（张谷才.《辽宁中医杂志》1980；7：1）

原按：鳖甲煎丸除用治疟母外，现在常用它治疗各种慢性病引起的肝脾肿大，如慢性肝炎、肝硬化以及血吸虫等病导致的肝硬化均有消除症状、缩小肝脾的作用。但须注意应久服不断，才能获效。

至于急性病脾肿大，或急性肝炎肝肿大，或发热不解，可用本方减味，将丸剂改为汤剂。取柴胡、黄芩和解清热；鳖甲软坚消痞；赤芍、丹皮、大黄凉血泄热；䗪虫、桃仁活血化瘀，有解热、缩小肝脾作用。

编者按：鳖甲煎方药23味，其个别药稀缺难寻，且炮制讲究，自行制丸不易。好在现今有制好的现成药出售，可自行购买之，以发挥鳖甲煎丸"专功"之疗效。

【临证指要】鳖甲煎丸原治病疟日久不愈而致之疟母。其病因病机为正虚邪实，气滞血瘀，故凡由此而引起的癥瘕、积聚、瘰疬、闭经、经血不调、肿胀、痛证、痰核等，均可用本方加减治疗。

【实验研究】

1. 抗肺纤维化 该方通过抑制肺组织中促纤维化炎性因子分泌，降低 MMP 活性和 Hyp 的含量，改善肺纤维化大鼠肺部损伤和肺纤维化症状。

2. 抑制肝癌 体外实验研究证明，该方可抑制 DEN 诱导肝癌大鼠的上皮间质转化；还可调控肝癌细胞 Hep3B 的增殖转移。

3. 保肝、抗肝纤维化 该方能显著降低单核细胞相关促炎性因子和 MCP-1 分泌，减低促纤维化细胞因子分泌，减少肝纤维化过程中单核细胞的浸润，从而缓解肝纤维化。

4. 抗动脉粥样硬化 该方对动脉粥样硬化大鼠有降血脂、降低 ICAM-1 表达、减轻血管内皮病变程度的作用。

5. 调节肠道菌群 该方能够改善 NAFLD 模型大鼠的肠道菌群紊乱，有效降低肠道通透性，显著降低肝细胞损伤。

大黄䗪虫丸

【原文温习】五劳虚极羸瘦，腹满不能饮食，食伤、忧伤、饮伤、房室伤、饥伤、劳伤、经络营卫气伤，内有干血，肌肤甲错，两目暗黑。缓中补虚，大黄䗪虫丸主之。（六·18）

大黄䗪虫丸方：大黄十分（蒸），黄芩二两，甘草三两，桃仁一升，杏仁一升，芍药四两，干地黄十两，干漆一两，虻虫一升，水蛭百枚，蛴螬一升，䗪虫半升。上十二味，末之，炼蜜和丸小豆大，酒饮服五丸，日三服。

编者按：条文所谓"缓中补虚"的治法比较费解，故历代注家有不同认识。喻昌说："仲景施活人手眼，以润剂润其血之干，以蠕动唼血之物行死血，名之曰缓中补虚，岂非以行血祛瘀，为安中补虚上着耶？"（《医门法律》）笔者以为，从大黄䗪虫丸的方药组成、剂量、剂型及服法可知，本方实为峻药缓攻，补益阴血之剂，即以攻瘀通络为主，以甘润补虚为辅，目的在于渐消瘀血，恢复正气。通过攻补兼施，中焦脾胃的功能恢复，自然腹满消除，饮食能进，气血生化有源，则内外久瘀证候会逐渐缓解。

【方歌】

干血大黄䗪虫丸，三军协力齐作战；

峻药缓攻补阴血，桃杏芩芍地黄甘；

干漆蛴螬虻水蛭，顽疾怪病此方堪。

【医案精选】

1. 闭经

（1）王某，女，28岁，未婚，住北京市海淀区。闭经3个月，肌内注射黄体酮无效。患者常感周身乏力，心烦，性情急躁，少腹拘急，大便干结不爽，小便赤黄，口唇干燥，不时舐润。望其两目暗青，面色不荣，皮肤干燥角化，舌色红绛，无苔，中有裂纹，脉沉。刘老辨为血热相搏，日久变成干血内结。治当泄热逐瘀，嘱病人购服同仁堂产的大黄䗪虫丸180g，每次6g，一日服3次。二诊，服药不久，月经来潮，周期5天，经量中等，颜色暗红，其他诸症亦随之减轻。视其舌色仍然红绛，脉沉而略涩，此乃干血尚未尽化，瘀热犹存之象，令其仍服大黄䗪虫丸。观其诸症皆愈，又疏"圣愈汤"一方（党参、黄芪、生地、川芎、白芍、当归）3剂，以善其后。（《刘渡舟临证验案精选》）

原按：本案闭经缘于五劳虚极，内有干血，俗称"干血劳"。《金匮要略》认为，"干血劳"多因"食伤、忧伤、饮伤、房室伤、饥伤、劳伤、经络营卫气伤"，导致瘀血内留，日久则成为"干血"，干血内结，不但使新血不生，而且郁久化热，则更耗阴血。故本证特点是虚瘀并存，大实而有羸状。值得注意的是，本方毕竟破血逐瘀之品较多，而补虚扶正之品不足，故待干血尽则应补虚巩固之，正如《张氏医通》所说："待干血行尽，然后纯行缓中补虚收功。"所以，本案又用圣愈汤善治其后。

（2）石某，女，19岁。患者16岁月经来潮，18岁初月经渐少，后即经闭不行，形体日渐消瘦，面色㿠白，饮食减少，精神衰弱，头眩心悸，诸医有从气血虚弱论治，常服八珍、归脾汤；有从虚寒论治，用温经汤等诸药乱投，月经不行，形体更瘦，少腹拘急不舒。脉象迟涩，舌中有紫斑。病久气血内损，治宜补气养血。但月经不行，瘀血内阻，新血不生。因此治当通瘀破瘀。治仿《金匮》大黄䗪虫丸，攻补兼施，汤丸并进，久服方能达到气血恢复、月经通行的目的。处方：当归、党参、白术、熟地各10g，桃仁、䗪虫、红花各6g，甘草4g，大枣5枚，川芎6g。两日服1剂。大黄䗪虫丸每服4g，日服3次。原方加减共服2个月，形体健壮，面渐红润，月经已行 1 次，量少。原方既获显效，再服 1 个月，经行正常，病即痊愈。（张谷才.《辽宁中医杂志》1980；7：1）

原按： 大黄䗪虫丸现在临床中多用于久病正虚，血瘀成块，或久病不解，妇女月经不行等症。目前对于肝脾肿大、阑尾脓肿用之均有一定的疗效。至于因腹部手术引起的肠粘连、腹中疼痛，或按之有块，或腹拘急，甚则腰背不能直立，可用本方去干漆、虻虫、蛴螬，加川芎、乳香、枳壳理气行滞，将丸剂改为汤剂内服，如瘀血祛除，则气机舒通，粘连自解，诸症自除。

2. 脉痹（下肢血栓性静脉炎） 胡某某，男，32 岁，左小腿肚发红、肿胀、灼热、疼痛，并有 15cm 长硬性索状物，痛而拒按，足向背侧弯曲时，小腿肚疼痛加剧，难以行走，并伴轻度发热，全身不适，脉滑而数，曾经某医院诊断为"左下肢血栓性静脉炎"。先拟四妙勇安汤加味十多剂，症稍有减轻，但静脉硬索状物无明显好转，且稍走路症即加重，局部又红肿热痛，后改用大黄䗪虫丸直攻其血栓，每次服 1~2 丸（初服大便稀，后则大便正常），日服 3 次，连服 6 盒，条索状物变软，且缩短至 10cm，红肿热痛等症大减，又继服 8 盒，硬性索状物消失，诸症痊愈，走路活动无不适感觉，至今 8 个月未复发。（薛平定.《新中医》1974；2：35）

编者按： 患者小腿局部红肿热痛，有硬条索状物，显系瘀热阻络之候。先予四妙勇安汤解毒和营，其效不著；后改进大黄䗪虫丸搜剔经络瘀凝，始逐渐痊愈。

【临证指要】 大黄䗪虫丸可治疗瘀热内结日久，耗伤阴血所致的多种病症。

【实验研究】

1. 抗纤维化 该方能促进肝星状细胞凋亡、降低肝损伤、抑制肝纤维化；又能改善肺纤维化大鼠的肺功能指标，抑制肺纤维化；还能改善难治性肾病综合征的肾功能，减轻肾间质纤维化程度及改善高凝状态。

2. 抗凝、溶栓、改善微循环 该方能抑制血小板聚集、降低血浆凝血因子的活性、使聚集后的血小板逐渐解聚，起到抗凝、抗血管内血栓形成及溶血栓的作用。该方能改善微循环、降低血液黏度；并能保护血管壁内膜，改善心肌血流量。

3. 抗炎、降脂、抗动脉粥样硬化 该方能降血脂、减少炎性因子的释放、消融斑块，抑制动脉粥样硬化，还能减低炎症反应、抑制凝血酶的活性、减轻脑水肿，改善脑缺血或脑出血对脑组织造成的病理损害。

4. 降糖、抗胰岛素抵抗 该方能降低血糖、升高胰岛素抵抗模型大鼠的血清脂联素水平、降低血清瘦素水平、提高胰岛素敏感性。

5. 抗氧化、抗衰老 该方能缓解 H_2O_2 诱导大鼠肝星状细胞氧化应激，还能清除衰老机体产生的过多自由基，提高抗过氧化过程，延缓衰老。

6. 调节免疫、抗肿瘤 该方能调节免疫功能、抑制肿瘤血管生成、影响肿瘤细胞转移、抑制细胞增殖、诱导细胞凋亡、逆转细胞耐药，对肝癌、胃癌、肺癌、胰腺癌、妇科肿瘤、慢性粒细胞性白血病等均有较好疗效。

7. 促进肠蠕动、减轻肠粘连 该方具有缓和而持久的增强肠蠕动作用，并能促进大鼠腹腔血块吸收，减轻肠粘连。

8. 促进创面上皮修复 该方能提高患者血浆 EGF 水平，能促进外伤性组织损伤愈合。

总之，大黄䗪虫丸对肺、脑、心、肝、肾等脏器病变及血脉病变，具有"活血通络，峻药缓攻，补益阴血又攻瘀而不伤正"的功效。

桂枝茯苓丸

【原文温习】妇人宿有癥病，经断未及三月，而得漏下不止。胎动在脐上者，为癥痼害。妊娠六月动者，前三月经水利时，胎也。下血者，后断三月衃也。所以血不止者，其癥不去故也，当下其癥，桂枝茯苓丸主之。（二十·2）

桂枝茯苓丸方：桂枝、茯苓、牡丹（去心）、芍药、桃仁（去皮尖，熬）各等份。上五味，末之，炼蜜和丸，如兔屎大，每日食前服一丸。不知，加至三丸。

【医案精选】

1. 癥病（子宫肌瘤）

（1）张某某，45 岁。半年前发现腹部有一肿块渐增，并伴有腹痛、月经不调、白带多等症。近来肿块日益增大，约有 8cm×8cm×10cm 大小，经妇科检查，确诊为子宫肌瘤，建议手术治疗。患者拟大医院手术，但因床位太紧，故先试以中药治疗，以桂枝茯苓丸合当归芍药散剂制丸药一付，服用一月。服完后，到妇科检查，肿块缩小到 3cm×3cm×5cm，已无做手术之必要，又照前方继服二付丸药，肿块消失，诸症痊愈。（《经方发挥》）

原按："癥"与西医学的"子宫肌瘤"很相似，是妇科常见的一种良性肿瘤，中医认为是气滞血瘀久而成块。临床上多表现为月经量多，经期延长，月经周期缩短，以及不规则的阴道出血。肌瘤较大时，可以在腹部摸到肿块。采用上述合方治疗本病，常可使结块缩小，甚至消失。如癥块较大，积留时间过久，此方恐难以胜任，当考虑手术摘除。

编者按：据本案作者赵明锐先生的经验，桂枝茯苓丸与当归芍药散合用，药效更为完整，治疗范围更为广泛。二方合用，可治疗妇科多种疾病，诸如痛经、经闭、月经不调、崩漏、癥瘕结聚等。只要确属寒凝血滞、瘀血内阻，或湿滞血瘀，其主要症状为少腹痛、拒按，下血紫暗，血内有块，下血块后疼痛减轻，遇寒则甚，得热痛减，或白带过多，腰困，下肢浮肿等，皆有卓效。其可使闭者通，崩者止，实属奇妙。又将此方试用于因上节育环后，有腹痛出血、白带多反应者，也屡用屡效。服此方治瘀血，一部分患者排出少量瘀血块，一部分患者则不排出，考虑是机体吸收。用本方治疗妇女崩漏等证，从未发现因祛瘀活血而引起血出不止的情况。

（2）唐某，女，45岁。子宫体部有一个8cm×6cm大小的肌瘤。每至月事行则下血不止，少则七八日，多则十几日，且色黑量多。患者面色苍白，唇白无华，神疲乏力，心慌气短，腰困腹痛，少腹拒按，小便频数，脉沉滑，舌淡苔白。予以桂枝茯苓丸汤，桂枝10g、生白芍12g、茯苓12g、丹皮10g、桃仁10g，加土鳖虫6g，山甲珠12g。水煎饭前服三剂。一剂后，少腹痛甚，嘱其继服。三剂毕，从阴道流出黑色瘀血数块后疼痛大减。后又与桂枝茯苓丸合自拟夏枯消瘤丸（桂枝、生白芍、茯苓、丹皮、桃仁、三棱、莪术、甲珠、川贝母、玄参、煅牡蛎、煅花蕊石、夏枯草等），共为丸剂。先后服用近2月，而下血止，腹痛除。经查：瘤体萎缩。（《门纯德中医临证要录》）

编者按：几十年来计划生育之少生育与B超检查的普及，子宫肌瘤的发生率相当常见，常见于30~50岁女性，若无症状，无须治之。月经异常而增多延长是其主要症状，经血不止又量多，势必失血过多而贫血，治疗原则，首选保守治疗。上述治例，如此大的肌瘤，治用经方与验方相合，活血软坚，丸剂缓攻，取得疗效，免除了手术之苦，又可防止复发，可师可法也。

2. 疢瘕（卵巢囊肿） 钱女，28岁。主诉：左少腹胀而隐痛已半年余，经妇科检查诊为"左卵巢囊肿"。患者因不愿手术而来我院求治。诊查：病者婚后3年未育，月经愆期，经期小腹胀痛较甚，经水暗紫有瘀块，乳房作胀，左侧少腹胀甚隐痛，有时仍可扪及包块。近半年来小腹渐有胀大之势。诊其舌暗红，薄苔，脉弦，小腹轻度膨大，腹壁软，左侧少腹隐约可扪及一长形块状物。辨证：诊为疢瘕，乃肝失疏泄，肝经气滞血瘀，水湿内结为患。治法：治以活血化瘀、利水湿以消散癥块法。方用桂枝茯苓丸加味。处方：桂枝9g，茯苓30g，赤芍12g，丹皮10g，桃仁10g，丹参10g，延胡10g，川楝子9g，制香附9g，川芎9g，土鳖虫9g。水煎服，日1剂。服药3个月，痛经明显好转。服药4个月，小腹胀痛基本消失。妇科检查，囊肿显著缩小。带原方出院继服药1个月，再经妇科检查，囊肿消失。给服当归补血汤合少腹逐瘀汤（每月经期服7剂）。服药2个月后，月经正常无痛经。半年后，经妇科检查已怀孕2个月。（《中国现代名中医医案精华·王希知医案》）

编者按：本案的经验表明，以桂枝茯苓丸（汤）为主方，适当加味，坚持服用数月，对"卵巢囊肿"确有可靠疗效。

3. 胞漏（先兆流产） 1976年曾治一小学女教师，26岁，婚后5年不孕，经以解郁消愁汤（笔者经验方）治疗而受孕。但怀孕后2个月阴道即出血。西医诊为先兆流产，以西药治疗无效，遂又邀本人诊治。查其左少腹部按之悸动而痛，断其乃瘀血所致。瘀不去则胎必不安，果断疏以桂枝茯苓丸原方，每味药各 10g，水煎服。1 剂后阴道下一紫黑血块，2 剂后血竟止，终于顺产一足月女婴。（刘保和医案）

原按： 左少腹压痛或悸动而痛是桂枝茯苓丸腹诊特点。

4. **更年期综合征** 康某，女，48 岁。近半年来，头痛头昏，性情暴躁，两肋憋胀，失眠健忘，目赤面青，有时耳鸣目眩，焦虑不安，月经一二月，或二三月一行不定，量时多时少，色黑有块，少腹胀痛，每至行经前诸症更甚。脉象弦滑，舌紫暗。诊为：更年期综合征。予桂枝茯苓丸汤：桂枝 9g，生白芍 12g，茯苓 12g，桃仁 9g，丹皮 12g，加柴胡 10g，当归 12g，生地 15g。5 剂，水煎饭前服，每日 1剂。药毕，诸症见轻。后行月事，流出血水伴瘀血数块，后诸症逐渐消失，月经就此而终止。（《门纯德中医临证要录》）

编者按： 《素问·上古天真论》曰："女子……七七，任脉虚，太冲脉衰少，天癸竭，地道不通，故形坏而无子也。" 所谓 "七七" 49 岁许 "地道不通"，即月经停止来潮，进入绝经期（更年期）。绝经期的主要特点是月经紊乱，量少后延，数月不来，乃至闭经，随之伴有阴阳失调之潮热汗出，心悸头晕，心神不安，肝郁焦躁等轻重不同症状。调治之方法，笔者常以经方甘麦大枣汤（无淮小麦用浮小麦代之）、百合地黄汤、酸枣仁汤及时方丹栀逍遥丸、温胆汤等审病辨证论治，或有疗效。上述治例，从 "瘀" 论治，取得疗效，为之丰富了治疗方法。应与患者说明：更年期综合征是女性人生之生、长、壮、老的一个必然阶段。"七七" 49 岁是大略时间，可早几年、晚几年，症状有轻有重，服药可缓解症状，但难有速效，总要有一定的时期才能过去，应正确面对，安心静养，合理饮食，适当活动，快乐人生。

5. **高血压** 朱某，女，34 岁。患高血压近 5 年，血压常在 170/100mmHg 左右。患者素体肥胖，颜面较红，口唇微紫，头痛如刺，心烦失眠，月经推迟，量少色暗，脉象弦滑，舌质暗，苔薄黄。予以桂枝茯苓丸汤加味：桂枝 9g，茯苓 12g，生白芍 12g，桃仁 9g，丹皮 10g，石决明 12g，当归 12g，川芎 9g，丹参 12g。水煎服，2 剂后诸症大减，又令服 3 剂则诸症渐除，查血压 150/90mmHg。后血压偶有反复，但诸症不显，嘱其服用一些降压药，结合体育锻炼，血压一直较为平稳。（《门纯德中医临证要录》）

编者按： 高血压之成因有二：一是遗传因素；二是不良生活习惯。前者不能选择，后者完全可以避免。若不早期控制，势必导致心、脑、肾等合并病症，到那时 "半死半生" 了，悔之晚矣。

【临证指要】桂枝茯苓丸主治妇产科疾病（子宫肌瘤、宫外孕、异位妊娠亚急性期、慢性盆腔炎、慢性附件炎及多种胞络瘀阻所致的妇科血证）及瘀血所致的各科疾患。

【实验研究】

1. **抗凝、改善微循环** 该方能降低血液黏稠度、改善血流动力学及流变学，恢复正常的血液循环。

2. **保护神经功能** 该方既能改善缺血性脑梗死的神经损伤症状，又能有效改善认知功能，降低胆碱能的分泌，对脑血管病之轻中度的认知功能障碍疗效佳。

3. **抗肝纤维化、抗氧化** 该方能降低肝血管的血流阻力、阻止病理性血管增生、改善肝组织血液流变学、抑制氧化应激，起到抑制肝纤维化的作用。

4. **调节内分泌** 该方用于多囊卵巢综合征伴胰岛素抵抗（PCOS-IR）大鼠，通过参与内分泌水平、卵巢形态学、颗粒细胞凋亡和自噬相关蛋白的调控，可治疗PCOS-IR 大鼠的排卵障碍。

5. **改善肺功能** 该方能减轻慢性阻塞性肺疾病之急性加重期症状，改善肺功能。

6. **抗炎、抗肿瘤** 该方能降低机体内各炎症指标，对子宫内膜异位症、慢性盆腔炎、自身免疫性脑脊髓炎等均疗效显著。又能通过促进线粒体途径凋亡、增强肿瘤免疫、抑制血管因子、阻滞细胞周期及逆转多药耐药等多种作用，改善卵巢癌动物模型及细胞模型的病理状态。

此外，制剂学研究表明，该方丸剂与煎剂之成分的含量不同，其丸剂的含量（桂皮醛、芍药苷、苦杏仁苷等）比煎剂的含量高。

附方

硝石矾石散

【原文温习】黄家，日晡所发热，而反恶寒，此为女劳得之；膀胱急，少腹满，身尽黄，额上黑，足下热，因作黑疸，其腹胀如水状，大便必黑，时溏，此女劳之病，非水也。腹满者难治。硝石矾石散主之。（十五·14）

硝石矾石散方：硝石、矾石（烧）等份。上二味，为散，以大麦粥汁和服方寸匕，日三服。病随大小便去，小便正黄，大便正黑，是候也。

【临证指要】该方是为黑疸而设。黑疸与西医学所述肝硬化相类。目前用于治疗肝硬化腹水，亦有用该方治疗急、慢性肝炎及钩虫病。

【实验研究】对肝内胆汁淤积模型大鼠，该方有很好的降低血清中 TBIL、DBIL、ALT、TBA、ALP，改善 Na^+-K^+-ATP 酶活性作用，有利胆、抗肝损伤、抗炎作用。

红蓝花酒

【原文温习】妇人六十二种风，及腹中血气刺痛，红蓝花酒主之。（二十二·16）

红蓝花酒方：红蓝花一两。上一味，以酒一大升，煎减半，顿服一半，未止再服。

【实验研究】红花药理作用多样且广泛，具有降压、抗心律失常、抗缺氧、补充微量元素、调节生殖和免疫功能、抗肿瘤等作用。

类方串解

本章方剂有正方7首，附方2首，共9首。正方7首按其主药组成与主治功效分类，可以归纳出如下几点规律：

1. 本章7首方剂中都用桃仁。可知桃仁为活血化瘀的主药。

2. 本章7首方除桂枝茯苓丸外，其他6首都用桃仁与大黄。可知大黄不但是"荡涤肠胃"的主药，而且是"下瘀血"的要药。

3. 本章7首方中有5方是把草木类药（大黄、桃仁）与虫类药（其中有3方用䗪虫；3方并用水蛭与虻虫；1方并用䗪虫、水蛭、虻虫；此外还用鳖甲、鼠妇、蜣螂、蛴螬等）并用。5方主治病证分别为：①抵当汤、抵当丸：主治下焦蓄血重证。②下瘀血汤：主治产后"腹中有干血着脐下"。③鳖甲煎丸：主治疟邪假血依痰，"结为癥瘕，名曰疟母"。④大黄䗪虫丸：主治虚劳病"内有干血"。上述四种方证，或为蓄血急症，或为久瘀重症，故以草木类活血药与虫类化瘀药并用，相得益彰，攻逐瘀血之功更著。此外，主治下焦蓄血轻证的桃核承气汤与主治妇人癥病的桂枝茯苓丸都用桂枝，可见桂枝不只是解表药，并且是和营行瘀药。

4. 本章7首方中有2方将攻瘀与补正药并用：一是鳖甲煎丸，方中用干姜之温中阳，阿胶、芍药之养阴血，人参之益元气等。二是大黄䗪虫丸，方中重用干地黄、芍药滋养阴血，桃仁、杏仁"润以濡其干"，且用甘草，显然为"缓中补虚"，扶助正气而设。上述两方之法表明，正虚邪实者治应扶正与泄实兼顾，此千古不移之法也。

5. 附录2方：红蓝花酒有活血之功；硝石矾石散有消癥之效，故列于本类中。

第七章 柴胡汤类——和解剂

"和解"一词，始见于金人成无己《伤寒明理论》："伤寒邪气在表者，必渍形以为汗；邪在里者，必荡涤以为利；其于不外不内，半表半里，既非发汗之所宜，又非吐下之所用，是当和解则可矣。"这是和解法和和解剂的最早含义。

后人认为，"和者，和其不和也；解者，解化之，使之不争而协其平者也"。即不论外感内伤，凡病之不专在表，不专在里，不专于虚，不专于实，不宜单纯使用汗、下、温、清、补、泻之药，而须诸法配合运用者，皆属"和解"的范围。诚如戴北山所说："寒热并用之谓和，补泻合剂之谓和，表里双解之谓和，平其亢厉之谓和。"（《广瘟疫论》）故和解剂寓有"调和"之义。"和解"在广义上讲包括调和营卫、表里双解、和解少阳、透达膜原、调和肝脾、疏肝和胃、调和肠胃、分消上下等。用药多寒热并用，补泻兼施，上下同治，升降合剂，作用较为平和。但和解剂毕竟是祛邪安正的一类方剂，平和之中皆有针对性，切不可因其平和，在辨证不清的情况下作敷衍之用，以免贻误病人。

本章主要讨论和解少阳方法。

小柴胡汤

【原文温习】少阳之为病，口苦，咽干，目眩也。（263）

伤寒五六日，中风，往来寒热，胸胁苦满，默默不欲饮食，心烦喜呕，或胸中烦而不呕，或渴，或腹中痛，或胁下痞硬，或心下悸、小便不利，或不渴、身有微热，或咳者，小柴胡汤主之。（96）

血弱气尽，腠理开，邪气因入，与正气相搏，结于胁下，正邪分争，往来寒热，休作有时，默默不欲饮食，脏腑相连，其痛必下，邪高痛下，故使呕也，小柴胡汤主之。服柴胡汤已，渴者属阳明，以法治之。（97）

伤寒中风，有柴胡证，但见一证便是，不必悉具。凡柴胡汤病证而下之，若柴胡证不罢者，复与柴胡汤，必蒸蒸而振，复发热汗出而解。（101）

小柴胡汤方：柴胡半斤，黄芩三两，人参三两，半夏半升（洗），甘草（炙）、生姜（切）各三两，大枣十二枚（擘）。上七味，以水一斗二升，煮取六升，去滓，再煎取三升，温服一升，日三服。若胸中烦而不呕者，去半夏、人参，加瓜蒌实一枚；若渴，去半夏，加人参合前成四两半，栝楼根四两；若腹中痛者，去黄芩，加芍药三两；若胁下痞硬，去大枣，加牡蛎四两；若心下悸、小便不利者，去黄芩，加茯苓四两；若不渴、外有微热者，去人参，加桂枝三两，温覆微汗愈；若咳者，去人参、大枣、生姜，加五味子半升，干姜二两。

编者按： 以上原文转录了少阳病提纲证（263），小柴胡汤主治证候与或然症（96），该方证的病因病机（97）、运用该方的原则及其扶正达邪之机转（101）。

在《伤寒杂病论》中，小柴胡汤证分布甚广，《伤寒论》有关原文共19条，其太阳病篇最多，计12条（37、96、97、98、99、100、101、103、104、144、148、149），其他篇依次为：阳明病篇3条（229、230、231）；少阳病篇2条（265、266）；厥阴病篇1条（379）；阴阳易差后劳复病篇1条（394）。《金匮要略》有关小柴胡汤证的条文是：黄疸病篇第21条；呕吐哕下利病篇第15条（与《伤寒论》第379条文字相同）；产后病篇第2条。

综合分析上述条文的分布可以认定：小柴胡汤为治疗少阳病的主方，而并非仅限于少阳病。其证治"上可及于头目，中可见于胸胁，下可达于血室，外可解太阳之表，内可和阳明之里"（《伤寒论临床应用五十论》第104页）。小柴胡之所以有如此广泛之用途，就在于本方功能调理枢机，通畅三焦，扶正达邪。随证加减，可表可里，可气可血，变化无穷。上述第96条方后注中列举的七个加减之法，乃举例而言。《伤寒论》中的第103、104、107、147条四个小柴胡汤类方，何不就是小柴胡汤的加减之法？而第146条的柴胡桂枝汤，则是小柴胡与其他方的合方应用。后世医家师小柴胡汤随证加减之法、合方变通应用之成绩，详见下列医案与《伤寒杂病论研究大成》古今医案。

【方歌】

小柴胡汤半参黄，扶正祛邪甘枣姜；

外感内伤诸般病，根系少阳此方良；

阳明合病加芒硝，大柴胡治胆腑方。

【医案精选】

编者按： 小柴胡汤为古今医家应用最广泛的经方之一，用之治疗内、妇、儿、外及五官科等各科病症。在笔者编著的《伤寒杂病论研究大成》、主编的《仲景方药古今应用》之【医案精选】一项，皆收录了很多古今应用小柴胡汤的医案。下面仅为新的医案。

1. 内伤与外感相杂 刘某某，女，60岁。主诉：患者曾患脑溢血，住院治疗三月余，西医误用冬眠灵（氯丙嗪）过量，而致全昏迷，全瘫痪，大小便自遗，不能言语，亦不能进食。每日进流质食物和服药均用鼻饲。一日感冒，发热汗出，呕吐不止，服西药热不解，呕益剧。家属要求中医会诊。辨证、治法：初投桑菊饮一剂，汗止热解，唯呕吐仍不止，延至第四日，鼻饲任何流质物均不受，入胃后即刻喷涌而出。复诊沉思良久，计无所出，忽忆及《伤寒论》原文第 101 条云："伤寒中风，有柴胡证，但见一证便是，不必悉具。"又第 96 条有"心烦喜呕"之文，喜呕尤为少阳病之特征，姑与小柴胡汤一剂以观后效。处方：柴胡 6g，党参 9g，姜半夏 9g，黄芩 9g，生姜 3 片，炙甘草 6g，大枣 3 枚。一剂，水煎，分三次鼻饲。药由饲管入胃，未立即喷出，呕吐遂止，二三次药鼻饲毕，能照常鼻饲一切流质食物及药水。（《中国现代名中医医案精华·熊寥笙医案》）

原按： 本案为少阳胆热犯胃，胃气上逆呕吐证，故用小柴胡汤一剂而呕吐止，经方之奇效，叹为观止矣。本方适应证极为广泛，日本汉方医家亦称此方为万病良方，治疗呕吐，此其一端耳。

编者按： 本案是以"方证相对论"具体运用之典范！仲景书原文曰："呕而发热者，小柴胡汤主之。"本案患者"感冒，发热……呕吐不止"，这与经文十分切合。原按说"本案为少阳胆热犯胃"，而食已即吐，案中径舍舌脉，判断病机舌脉是相对客观的依据，临证还是四诊合参更为稳妥，读者不可不知。

2. 类伤寒

（1）少阳坏证　黄某某，女，53 岁。初诊：1975 年 5 月。主诉：病人右胁及腹部突发剧痛，寒热往来，呕不能食，目睛发黄，口苦咽干，小便黄少，由某某医院诊断为化脓性胆管炎。经汗下失治，已数日未进饮食。诊查：目前神色衰败，身体重困，转侧亦无力，语音低微不清，时发谵语，视物昏花，双目若定，大便失禁。脉象弦细欲绝，舌质灰黑少津，上布干黄腻苔。治法：方用小柴胡汤加减。处方：白晒参 9g，柴胡 15g，枯黄芩 12g，白芍 12g，茵陈 12g，枳壳 12g，法半夏 9g，生姜 3 片，大枣 4 枚，甘草 6g。二诊：病人服上方药 4 剂后，诸症大减，腹泻停止，能进饮食，自觉全身稍有力气，能坐起诉说病情。近两日睡眠甚差，脉稍转有力，舌上津回。前方白晒参、柴胡、枯黄芩、枳壳，甘草各减 3g，加入牡蛎、龙骨潜阳以敛精气。处方：白晒参 6g，柴胡 12g，枯黄芩 9g，白芍 12g，茵陈 12g，枳壳 9g，法半夏 9g，生姜 3 片，大枣 4 枚，牡蛎 12g，龙骨 9g，甘草 3g。患者后登门相告，服上方药 4 剂后，诸症即消失，只感身体衰弱，后注意饮食调养而恢复正常。1977 年初，又患此病，仍以小柴胡汤合四逆散加减，服数剂即愈。（《中国现代名中医医案精华·李斯炽医案》）

原按： 从其胁腹剧痛，寒热往来，口苦，咽干，目眩，呕不能食等症，显系邪在少阳。其目睛发黄，小便黄少，为湿热郁于半表半里所致。本应以清利少阳湿热、和解表里为治，但前医竟以发热为感冒症状而妄用汗法。《伤寒论》少阳病篇中早有"发汗则谵语"之戒，而前医又以发热谵语、口苦咽干、小便黄少、目睛发黄等症为瘀热在里，妄用下法，以致洞泻不止，大便失禁，汗下两损阴阳，不但前症未解，加之数日未进饮食，脏腑精气本已无生化之源，再加病邪与药物之耗伤，故出现神色衰败，身重无力，语音低微，双目若定等危险症状，其脉象弦细欲绝，舌质灰黑少津，上布干黄腻苔，亦符合少阳湿热、气阴两损之症。《伤寒论》说："凡柴胡汤证而下之，若柴胡证不罢者，复与柴胡汤。"故治仍应以小柴胡汤为主方。此种虚中夹实之证，若过于扶正，则有壅邪之弊，过于祛邪，则有损正之虞，故以白晒参两补气阴；重用柴胡、黄芩以和解少阳，以白芍和营养阴、缓解腹痛；用茵陈以驱湿热，用枳壳以疏理肝脾，用法半夏以降逆止呕，加生姜、大枣、甘草和中以调营卫。

编者按：本案初病本为柴胡证，医者误诊误治，"经汗下失治"后，患者病情复杂，虚实错综。幸遇良医，李斯炽先生以《伤寒论》经典原文为指导，慧眼识辨"气阴两损"之虚象与"少阳湿热"之实候，仍以驱邪与扶正兼顾的小柴胡汤为主方，本原文而又不为所泥，据情加入四逆散以遂肝主疏泄之功，服"4剂后，诸症大减"，二诊又随证变通处方，再服4剂而愈。此真得仲景法之妙手也！

（2）呕吐　胡某某，女，15岁。主诉：患者一年多来，每月必发呕吐1次，先吐水，后吐食物，曾服中西药，均无效。近半年来，病发加勤，一月二三次，发则粒米不进，唯卧床休息二至三日，慢慢缓解。去某医院检查，诊断为神经性呕吐，服药半月效不显，远道就诊于予。诊查：当时适值病发后五日，精神困乏，胃纳甚差，胸胁苦满，时欲呕逆，口苦，苔薄白，舌质边微红，六脉弦细。辨证：诊毕细问其每当发病前有何预兆，曰：病发前均出现外感症状，冷热阵阵发作，似疟非疟。予曰：得之矣，此病乃足少阳胆经之证，治以小柴胡汤加味。处方：柴胡9g，党参12g，姜半夏9g，酒炒黄芩9g，炙甘草3g，生姜3片，大枣5枚，黄连3g，吴萸1.5g。3剂，每日1剂，水煎，分3次服。医嘱：此方无论病已发或未发，均可服用。后随访：药服3剂，病发稀疏，呕吐减轻，连服药一月，两年之病，一月而愈，后未复发。(《中国现代名中医医案精华·熊寥笙医案》)

原按：本案为少阳气郁而不伸，故用小柴胡汤加味以转输气机，加吴萸、黄连者，因口苦舌红，肝胆郁结已有化火之势，用之以清肝也。

编者按：本案特点有二：一是呕吐有发作性；二是每发生呕吐之前先有少阳证候。《素问·阴阳离合论》云："太阳为开，阳明为阖，少阳为枢。"少阳为枢，枢机不利的主要特点，就如门之枢纽，影响正常开阖，为病则表现为少阳证。本案"小柴胡汤证"之"往来寒热、胸胁苦满、心烦喜呕、默默不欲饮食"一应俱全，唯以呕吐为主耳！细微之症，全在诊查，案中问出呕吐前"冷热阵阵发作"，"但见一证便是"，何况少阳病之主症"往来寒热"已具，故投小柴胡汤而取捷效。

（3）淋证　罗某某，女，36岁。主诉：5天前出现尿频、尿急、排尿不畅，溲黄，继之发热而尿频尿急加重，尿道热涩疼痛，胁腹胀痛，恶心纳差。诊查：舌苔薄黄、中后部黄腻，脉弦滑数。查体温 38.5℃；膀胱区轻压痛；血白细胞 13600/mm³，中性 82%，淋巴 18%。尿镜检：白细胞 15~25/HP，红细胞 0~3/HP，蛋白（+），尿培养为大肠埃希菌，西医诊断为泌尿系感染。辨证：膀胱湿热。治法：清热利湿。处方：柴胡 30g，黄芩 15g，半夏 10g，生姜 3 片，生甘草 3g，黄柏 10g，生地榆 15g。二诊：服药 3 剂，体温恢复正常，尿频尿急尿痛锐减。三诊：又服上方药 3 剂，症状消失，尿常规镜检转阴，尿培养也转阴。嘱再服上方药 6 剂以巩固疗效。（《中国现代名中医医案精华·王永炎医案》）

原按： 此案辨证为湿热下注膀胱而见发热溲黄、尿痛、排尿不畅，故以小柴胡加黄柏、地榆清利湿热，故而收功较速。

编者按： 叶天士《临证指南医案》将淋浊合为一篇，并提出"淋属肝胆，浊属心肾"的思想，此实乃发前人之未发也！叶氏《医案》说："厥阴内患，其症最急，少腹绕前阴如刺，小水点滴难通，环阴之脉络皆痹，气化机关已息。"肝胆互为表里，肝胆湿热循经下注，可致淋病证候。故"淋属少阳"，治从肝胆着手，为治本求源之法也。本案处方无误，但病机未明，故笔者发明之，望明哲批评。

3. 胸痛（胸膜炎）

（1）杨某，男，48 岁。患干性胸膜炎。自觉胸痛，吸气时加重，稍有咳嗽，痰吐不利，经常感冒。已近三月不愈，经服异烟肼多日，略有小效，但胸痛不减，遇劳则加重。诊其脉弦细小数，询之咽干口燥，胸痛胁胀。拟小柴胡汤加味，令服 5 剂。服后胸痛解除，脉象略和，后与参苓白术散健脾益气，逐渐痊愈。（《门纯德中医临证要录》）

（2）李某，男，36 岁。胸痛，胸闷，呼吸困难。经医院检查，诊为湿性胸膜炎，一度住院治疗，疗效不显。遂请中医治之。予处方：柴胡 12g，黄芩 15g，党参 9g，半夏 9g，炙甘草 6g，牡蛎 15g，全瓜蒌 30g，葶苈子 9g，茯苓 12g，枳壳 6g，金银花 30g，蒲公英 15g，川贝母 6g，延胡索 6g，生姜 9g，大枣 4 枚，水煎服。令服 6 剂。服后胸闷大减，胸痛解除。又令服 5 剂，基本获愈出院。（同上）

原按： 胸膜炎属感染性疾患，若干性者，可予小柴胡汤加金银花 15g，连翘 12g，枳壳 6g，天花粉 9g，牡蛎 12g，玄参 15g，全瓜蒌 15g 治疗；若湿性者，本方加金银花 15g，蒲公英 15g，茯苓 12g，牡蛎 15g，川贝母 9g，葶苈子 6g，防风 10g，黄芩量加倍治疗。此类病例甚多，以上只是例举两例。

4. 热入血室

（1）张某琴，女，24 岁，未婚。初诊：1972 年 9 月 13 日。主诉：素体尚健，于十数天前，因劳动后汗出受风，入夜即觉周身酸痛，凛然畏寒，时值月经正行而骤止，自服姜糖水一碗，覆被取汗。得汗后，身疼虽减，而热势仍炽，腋下体温 39.8℃，经某卫生院诊为感冒，予肌内注射安痛定（阿尼利定），口服解热镇痛类药物。之后体温虽降，但仍午后阵发寒热，腋下体温37.4℃，且心烦易怒，幻觉幻听，耳边常闻戏谑谩骂之语，因之或暴怒骂詈，或嬉笑不禁，昼轻夜剧，睡卧不宁，某医院诊为"神经症"，予冬眠灵等镇静药不效。诊查：询之，胁腹胀痛不欲按，口苦泛恶不思食。舌红、苔薄黄，脉弦细而数。辨证：热入血室。治法：拟清热透邪，和解肝胆，凉血化瘀，镇静安神。处方：软柴胡6g，嫩青蒿9g，条黄芩9g，清半夏9g，淡竹茹9g，粉丹皮9g，细生地9g，赤芍药9g，生龙齿24g，合欢皮12g，淮木通4.5g，地骨皮12g。2剂。二诊：9月17日。服上方药2剂，寒热发作已减，神识转清，幻听消失，夜寐转佳，继又自服2剂，阴道见有少量出血，黑紫色，胁腹疼痛顿除，体温正常，诸恙悉定。唯觉乏力咽干，食欲不振，脉弦细，苔薄白少津。再以前方加减。处方：软柴胡8g，条黄芩9g，淡竹茹9g，太子参12g，肥玉竹9g，润玄参9g，炒稻芽16g，干佛手9g，粉甘草3g。3剂。上方药服后，其病霍然痊愈，嘱食物调养数日可恢复工作。（《中国现代名中医医案精华·哈荔田医案》）

原按： 本例汗出被风，经行骤止，寒热往来，发于午后，口苦心烦，泛恶纳少，乃邪热内陷，少阳枢机不利之故。肝与胆相表里，肝脉绕阴器、抵少腹、布两胁，胆热不泄，浸及于肝，搏结于血，故见胁腹胀痛不欲按，肝热及心，神明被扰，故幻觉幻听，喜怒无常，又因病在血而不在气，故昼轻夜剧。本病病机系由外邪化热，内陷血室，胆热及肝，热搏于血，扰动神明所致，故治以和解肝胆、清热凉血、安神镇静为法，方用小柴胡加青蒿、丹皮、生地、赤芍等，和解少阳，凉血化瘀，两祛其邪，使无形邪热从少阳透达，令有形血由下而出；加合欢皮、木通、龙齿等，清心热，镇静安神。不用参、枣者，以其邪势未艾，恐有闭门留寇之虞。四剂后诸症已解，邪祛正衰，见有乏力、纳少、咽干等症，始予和解少阳以利枢机，益气养阴鼓荡余邪，斯为善后之计。

编者按： 小柴胡汤是治疗热入血室之经典主方，临床方证相对，可用原方，笔者有验案。但病因虽同，病情有变，又应随证加减，以切病情，本案便是。哈氏为天津市妇科名医，经验丰富，本案可师。加味之药乃《傅青主女科》清经汤加减也。

（2）黄姓妇。主诉：患温热病，周身赤疹布达时，经潮忽至，神昏谵语，耳聋脉数，热度骤增，而疹点亦呈异色。辨证：此系邪热陷入血室，瘀热交凝。治法、处方：拟小柴胡汤，去人参、姜、枣，加入丹参、赤芍、归尾、桃仁、楂肉、丹皮、益母草等。上方药服两帖，神清，而疹点复转红润，经尽热减。越数日，疹靥肌和，病渐就痊。（《中国现代名中医医案精华·周筱斋医案》）

原按： 此案与《伤寒论》"妇人伤寒，发热，经水适来，昼日明了，暮则谵语，如见鬼状者，此为热入血室"一条，适相符合，而治疗之法，仲师取小柴胡汤，从少阳解。但小柴胡汤仅可清泄无形之热，焉能攻逐有形之瘀？"随其实而取之"亦仲师之训。爰宗斯旨，于方中加入丹参、丹皮、桃仁等活血祛瘀之品，使无形之热与有形之瘀同祛，故能热退神清，疹靥而病愈。

编者按：本案证候特点，非经水适来、适断之时，邪热影响血室者，而是"患温热病"在先，然后经至，此为因温热而致，还是适逢经期，经本该至，案中没有交代，但经见则神志出现异常，且热增疹异，邪入血分则无疑，其证候颇似《金匮要略》妇人杂病篇第4条所述，治则"当刺期门，随其实而泻之"。本案去小柴胡汤中补益药，加凉血逐瘀之品，亦是"随其实而泻之"之法也，故服药2剂而神清热减，化险为夷。

5. 瘰疬　黄某，男，40岁。初诊：1983年夏。主诉：患者从胸至胁肋部遍生瘰疬达数十枚之多，大者如指头，小者如黄豆，时已半载，不痒不痛，按之坚实，推之能动，状如串珠。诊查：脉弦，苔薄黄腻。辨证：两胁为少阳经所过，湿痰阻滞经络，遂生瘰疬。治法：治宜和解少阳，化痰软坚。方用小柴胡汤加减。处方：柴胡24g，黄芩9g，甘草5g，炮甲珠6g，花粉9g，生姜3片，生牡蛎20g（先煎），皂角刺6g，夏枯草9g。浓煎，每日1剂，分3次服。连服药十余剂后瘰疬全消。（《中国现代名中医医案精华·蒋日兴医案》）

原按：患者长期从事邮递员工作，日行数十里，长年累月，"久行伤筋"，肝主筋，病当责之于肝。肝阴亏损，虚火内动，炼液为痰，痰结为瘰疬。而足厥阴肝经属肝络胆，上贯膈，布胁肋，故痰湿阻于肝之经络而在胁肋部生瘰疬。小柴胡汤为和解少阳之主方，原方主治胁下痞硬。本例用此方去大枣加生牡蛎以化痰软坚，加甲珠、皂刺等味以清肝火散热结。全方共奏和解少阳，化痰软坚之功。使用古方贵在灵活运用，只要增减适宜，异病亦可同治。

编者按：本案以小柴胡汤加减治瘰疬，取得良效之要何在？在于原文的加减法之一："若胁下痞硬，去大枣，加牡蛎四两……"这又告诫学子熟读背诵经典原文的至关重要性。

【临证指要】小柴胡汤是《伤寒论》中治疗少阳病的主方。本方功能和解表里、调和阴阳、疏利肝胆、调节上下升降，为扶正达邪之总方，故应用范围颇为广泛。本方不仅用于外感发热性疾病，还广泛运用于内、外、妇、儿、五官诸科的多种疾病的治疗。但是，本方不论用于治疗何种疾病，其病机、主症必须与本方证相合，然后以小柴胡汤原方或适当加减，方能取得良效。

【实验研究】该方毒性很小，具有显著的抗炎、保肝利胆、抗肝纤维化、解热、镇痛、解痉、镇静、抗抑郁、抑瘤、抗惊、增强非特异性抗感染免疫、抑制变态反应等作用。其解热、抗炎、增强免疫等作用可缓解寒热往来征象；其抗炎、保肝、解痉及镇痛等作用，可缓解"胸胁苦满"症（在日本则以腹诊中季胁下有抵抗、压痛为特点）；其镇静抗惊，促进消化分泌、镇吐等作用，有助于默默不欲食和心烦喜呕症状的治疗。对柯萨奇 B3m 病毒感染乳鼠，小柴胡汤有保护心肌及调节细胞免疫作用。

大柴胡汤

【原文温习】太阳病，过经十余日，反二三下之，后四五日，柴胡证仍在者，先与小柴胡汤；呕不止，心下急，郁郁微烦者，为未解也，与大柴胡汤下之则愈。（103）

伤寒十余日，热结在里，复往来寒热者，与大柴胡汤；……（136）

伤寒发热，汗出不解，心中痞硬，呕吐而下利者，大柴胡汤主之。（165）

按之心下满痛者，此为实也，当下之，宜大柴胡汤。（十·12）

大柴胡汤方：柴胡半斤，黄芩三两，芍药三两，半夏半升（洗），生姜五两（切），枳实四枚（炙），大枣十二枚（擘）。上七味，以水一斗二升，煮取六升，去滓再煎，温服一升，日三服。一方，加大黄二两。若不加，恐不为大柴胡汤。

编者按：大柴胡汤是古今医家常用的经方之一，而对于该方之证候，古今医家解读不一，笔者曾撰文"大柴胡汤证是少阳腑证辨"，将其结论转录如下：大柴胡汤证的病因病机病位是太阳病传入少阳，邪热蕴结于胆腑。其治法是和解少阳，清泄里热，使在经之邪假道太阳汗之，在腑之热假道阳明下之。大小柴胡汤皆主治少阳病"半在表半在里"（148）之证候，属于半表则为经，属于半里则为腑。大柴胡汤治重于"半里"，故曰"下之"。若结合西医学来分析，仲景所述大柴胡汤证很可能是急性胆囊炎或胆囊结石等证候，临床实践亦证实大柴胡汤对胆囊疾患等急腹症有良效。理论必须联系实际，因此，为大柴胡汤证正名是有必要的。

【医案精选】

一、伤寒、疫病

1. 大小柴胡汤脉证不同　一人病伤寒，心烦喜呕，往来寒热，医以小柴胡与之，不除。许曰：脉洪大，而实热结在里，小柴胡安能去之。仲景云："伤寒十余日，热结在里，复往来寒热者，与大柴胡汤。"三服而病除。大黄荡涤蕴热，伤寒中要药。王叔和云："若不用大黄，恐不名大柴胡，须是酒洗、生用为有力。"（《名医类案·卷一·伤寒》）

编者按：《伤寒论》第265条曰："伤寒，脉弦细，头痛发热者，属少阳。……""属少阳"句下，《伤寒总病论》《南阳活人书》作"属少阳，宜小柴胡汤"。所述"脉弦细"，为"血弱气尽，腠理开，邪气因入，与正气相搏"（97）之脉；此案所见"心烦喜呕，往来寒热"，为少阳病正邪分争之症。而患者"脉洪大"为"热结在里"之纯实脉象，故以虚实兼顾的小柴胡汤"与之不除"，而"与大柴胡汤下之则愈"（103）。下之者，下其里热也。两方相较：小柴胡汤去人参、炙甘草之甘补，加枳实、芍药、大黄之苦泄，则为大柴胡汤。

2. 少阳与阳明腑证分辨　江应宿治休宁潘桂，年六十余，客淳安，患伤寒，亟买舟归。已十日不更衣，身热如火，目不识人，谵语烦躁，揭衣露体，知恶热也。小便秘涩，腹胀，脉沉滑疾，与大柴胡汤，腹中转矢气，小便通，再与桃仁承气汤，大下黑粪，热退身凉而愈。（《名医类案·卷一·伤寒》）

编者按："患伤寒……已十余日不更衣"等诸般证候，为阳明腑证，法当急下，宜承气汤，却"与大柴胡汤"，方证不大切合，故需"再与桃仁承气汤大下……而愈"。须知三阳病皆有经证与腑证：太阳病之腑证是膀胱蓄水证；阳明病之腑证是阳明腑实证。少阳病之腑证为何？编者认为是少阳胆郁热证（如胆囊炎、胆结石等）。所谓"与大柴胡汤下之则愈"（103）者，意在使胆腑之郁热假道阳明而去除。三阳病腑证，仲圣各有主治之方，用之不当则疗效不佳。此案江氏是否选方不当呢？我们尊重古代名医，但不可盲从。

3. 蓄血发狂　李某，年二十。主诉：尝患热病，其父延诊之。质病情于其母。母曰：儿初病，苦身热，且寒栗，服药曾取汗，不得瘥，嗣转往来寒热，神志错乱，时有谵妄，如醉如痴。诊查：近榻视之，病者兀坐床次，二目不转，神若木鸡，问之不答，近之则怯走。父母劝谕再再，始允临床诊视。抚其肌表，并无大热，但发蒸汗。捺其腹，脘胁膨满，少腹急结畏按。舌质绛，苔黄燥裂。脉沉实弦滑。询及二便之通闭。母答谓：四五日不大便，溺绝少，色重黄。辨证：以为病初邪犯太阳，失治化热，内窜阳明，而少阳之证犹未罢；热甚化火，灼伤脏络，血淖泽而结于下焦。治法：治非少阳、阳明并解、逐瘀泻实不为功。余作大柴胡加芒硝汤方，增入桃、丹、郁金之属。仅服药二剂，便通腹软，谵妄不发，脘畅胁舒。损其量，再投之，精明有神，问对有序矣。（《中国现代名中医医案精华·马骥医案》）

原按：李子之疾，起自太阳不解，内犯于少阳。表虽解，然往来寒热、心下痞硬，少阳之诸证未除，且五六日不大便，阳明之里已成实矣。其所以谵妄失志，当由热集于里，伤及营血，上僭君主，致神明懵乱。若血为热败而淖泽，在腹必下于膀胱之位，而为少腹急结矣。大柴胡汤为少阳阳明之专剂，和少阳兼泻里实，加桃、丹、郁金、芒硝之属，则凉血破瘀之功尤著焉。

编者按：本案之"主诉、诊查"对发病过程的询问，对四诊与腹诊的审查，堪称精细，为学习之样本。凡是负责的医者，皆应如此。其"辨证、治法"及方药，更有创意。因为，蓄血发狂者，仲景书以抵当汤为主方。本案却以大柴胡汤加味治之，"仅服药二剂"即大见功效。究其疗效原理，以大柴胡汤非少阳病专治方，方中主药柴胡亦非少阳病专治药，而该方、该药为泄热逐瘀，"推陈致新"之方药也。如此功用的认识，必须求源于《本经》。本案处方再加入芒硝等4味药，更增强了泄热逐瘀之功效，故疗效显著。《名医别录》曰芒硝"破留血……通经脉……推陈致新"，本丛书之《祖药良方治验录》收录了张锡纯经验，即用芒硝治"癫狂"三则。总之，先圣后贤经验都证实芒硝治"癫狂"之专功特效。

4. 疫病颐毒睾肿　王姓，男，年三十余。主诉：1959年春，龙江地域颐毒流行，群居之所，罹者尤多，松江北岸染斯疫者，一工区间竟达百十人。王姓者，山左人，体颇健，患斯疾势特重，收容入院救治之。诊查：其证寒热互作，热多寒少，渴索冷饮，耳目聋瞑，呕不纳食。两颐下洪肿，其热灼手，痛掣肩背不可忍。双睾热肿，大可及拳，重坠痛甚。脉洪大滑数。舌赤唇焦，苔燥龟裂。询知大便已三许日未下，溲赤而短甚。辨证：余以为疫毒染自口鼻，贯膈入及募原，窜走三焦。治法：三焦者，隶属少阳，治必和解少阳，清火解毒，始克有济。乃书大柴胡加石膏汤方，益以连翘、大青叶、忍冬花、栀子数品，使一日煎服二剂。服药尽，发战汗，热势顿挫。增减前方。再入桃、丹，服药五六剂，颐睾赤肿渐消。减其制，续服之，经二周，诸症悉除，欣然离院矣。（《中国现代名中医医案精华·马骥医案》）

原按：前贤对养生、防病，经验丰富，特于传染之疫病，已早具卓见。如《素问·刺法论》曰："五疫之至，皆相染易，无问大小，病状相似。"《内经》中对保精全神之论，尤贯彻乎始终。若"邪之所凑，其气必虚""邪之所在，皆为不足""正气存内，邪不可干"等等，可谓要言不烦矣。王某所染之疫气，当自口鼻染易而来，其势之速，窜及三焦。上则耳目聋瞑，口渴引饮，两颐下洪肿赤热，痛彻肩背；中则心烦懊恼，呕不纳食；下则两睾肿大，痛不可耐。余以为三焦隶属少阳，且其寒热互作，亦为少阳之主证，故酌柴胡剂而取意外迅效焉。

编者按：本案乃疫病流行之际，染疫毒之气"自口鼻染易而来"，其势凶险，流传颇速，窜及上、中、下三焦，周身皆毒热炽盛证候，其两颐、双睾洪肿热甚。马氏"以为三焦隶属少阳"，治从少阳病主方选之，以大柴胡汤疏泄热毒为主，更加清热解毒之药，方专力宏，二剂见效，五六剂显效，"经二周诸症悉除"。这与当前新型冠状病毒所致的感染，虽非不同之疫病，但中医药之独特疗效则应予以足够重视。

二、杂病或急症

1. 腹痛

（1）急性胆囊炎　王某某，男，27岁，工人。于1960年2月18日入院。患者于7天前发生畏寒发热，心窝部剧痛，而呕吐及腹泻水样粪便。经打针止痛2天无效，第 3 天起出现右上腹疼痛，时或加剧，并发现两目发黄。5 年前有类似病史，经服草药治愈。体检：体温 38.4℃，脉搏 78 次/分。巩膜黄染，心、肝、脾均无异常，两肺有少量干性啰音，右上腹及心窝部腹肌较紧张，有抵抗及压痛。化验：白细胞 13200/mm³，中性 82%；黄疸指数 50 单位，总胆红素 1.8mg%，凡登白试验阴性，其余各项肝功能均正常。入院诊断：急性胆囊炎。即予禁食，输液，注射青、链霉素及用吗啡、阿托品、针刺等止痛，病情未见好转，且于 21 日体温升至 39.5℃，脉搏 92 次/分。22 日用柴胡、黄芩、半夏、枳实、大黄、芍药、老姜、红枣、甘草、延胡索、川楝子。水煎服治疗。服药 3 剂后，体温降至正常，食欲日增。3 月 1 日停用青霉素。3 月 3 日黄疸指数 10 单位，总胆红素 0.1mg%。3 月 5 日右上腹疼痛及腹肌紧张消失。于 3 月 15 日痊愈出院。共住院 25 天，服药 22 剂。（黄银富.《福建中医药》1961；3：4）

编者按：《金匮要略》黄疸病篇说："诸黄，腹痛而呕者，宜柴胡汤。"本案可谓典型例证。

（2）急性胰腺炎　孙某某，女，65 岁。初诊：1975 年 10 月 20 日。主诉：本月 14 日自觉左上腹部剧烈疼痛，体有发热，恶心呕吐。前往某医院急诊，查尿淀粉酶 256 单位。诊断为"急性胰腺炎"。留院观察 4 天，因治疗无效而自动出院。诊查：目前发热 38℃左右，脘腹胀痛，多日来粒米未进，大便秘结，环唇麻木。今晨测体温 38.5℃，血压 100/70mmHg。X 线胸透：左肋角有少量积液。既往有高血压史，曾高达 240/120mmHg。脉细，苔黄厚腻。治法：治拟清热导滞。处方：柴胡 9g，炒黄芩 9g，生川军 9g（药汁泡），玄明粉 9g（冲），枳实 9g，木香 5g，蒲公英 15g，地丁草 15g，败酱草 30g，炸酱草 30g，连翘 12g。二诊：10 月 22 日。药后得便三次，身热减退（今日测体温 37.4℃），腹痛已减，胸闷好转，已思纳谷，每餐吃稀饭一碗。脉沉细，苔黄腻减退。再拟原法加减。原方去生川军、玄明粉、木香，加银花 9g，柴胡 9g 改 6g，赤芍 9g。三诊：10 月 24 日。身热尽退，今日测体温 35.8℃，精神好转，纳谷亦增，睡眠已酣。脉细，苔薄腻。治拟和胃化湿，理气清热。处方：佩兰、藿梗各 9g，赤苓 9g，半夏 8g，陈皮 6g，泽泻 12g，丹参 9g，香附 9g，苏罗子 9g，蒲公英 15g，地丁草 15g，谷芽、麦芽各 12g。前后服药 7 剂，自觉症状完全消失，精神亦振，纳谷已香。（《中国现代名中医医案精华·朱锡祺医案》）

原按：本病中医辨证为湿热蕴结，痹阻不通，气机闭塞。治宜通腑气，泄热结，通里导滞。参考南开医院清胰汤，取大柴胡汤加味，和解少阳，泻下开结而治之。方中柴胡、黄芩、枳实、木香，乃取大柴胡汤意行气，破气，消积，和解少阳；生军、玄明粉，乃取调胃承气汤之意，荡涤胃肠湿热浊垢；蒲公英、地丁草、连翘、炸酱草、败酱草、丹参，清热解毒，消肿排脓，活血解瘀。服药 2 剂后，大便 3 次，身热已退。六腑以通为用，二诊去生军、玄明粉，加赤芍凉血活血；柴胡为和解少阳退热之品，因身热已退，故由 9g 改 6g，取其疏肝引经之意。最后以芳香化湿，疏散和中，佐以清热解毒而收功。

编者按：本案为遵"六腑以通为用"之旨，结合西医诊断，以中医辨证论治的方法，治疗急腹症的成功案例。一诊取大柴胡汤意并合入调胃承气汤，以通腑祛邪为要。虽说"取大柴胡汤加味"，实则处方为加减，大柴胡汤证病机的点睛之笔为"热结在里"四个字。这个"里"，既可是"胆"，又可是"胰腺"。主症与病情相同，异病同治可也。处方中加入清热解毒、消肿排脓、活血解瘀之品，则又是参照今人对"急性胰腺炎"的病机认识而来，继承古人之学而又有所发展、提高以增强原方之疗效，足可借鉴。

（3）肠梗阻　龚某，女，48岁。曾患慢性肾炎、糖尿病，做过胆结石切除手术。1个月前做右胸部结核球切除手术。术后低热、腹痛，已 11 日不大便，近 2 日，日晡时常出现视物不清、寻衣摸床之症。患者面色萎黄、轻度浮肿、全身疲惫不堪、卧床不起，自觉心烦口苦、咽干，恶心呕吐、不能进食，喜冷饮，右侧腹胀痛拒按，脉弦而数，舌黄燥起芒刺。诊为"肠梗阻"。遂以柴胡 6g，黄芩 9g，党参 9g，半夏 9g，生白芍 12g，川大黄 6g，芒硝 6g，枳实 6g，生姜 9g，红枣 4 枚，水煎服。令其服一煎，便通即止。服药后 3 小时，便出燥屎五六枚，腹胀痛顿消，即能下床，小息后，食米粥一碗。嘱其便后即服玄参 60g，小红参 6g，麦冬 15g，当归 9g，1 剂。后以饮食调养而康复。（《门纯德中医临证要录》）

编者按：上述治例，年龄较大，两种慢性病、两种病手术切除。如上病情，体质必虚，目前四诊表现，亦有虚象，但腹痛拒按，十一日不大便及舌脉特点，为腑实证无疑。处方以小剂量大柴胡，加芒硝以加强通腑泻实之功，加党参以照顾体虚也。服药便下燥屎，腹证顿消，以食调养，并以养阴补虚药善后。如此霸道、王道之法，良将、良相之方，非良医难为也。

（4）麻痹性肠梗阻　老妇文氏，70 岁。1 年前曾患化脓性胆囊炎，经手术治愈。术后体质一直虚弱，腹胀腹痛，大便二三日一行，近五六日由于大便不行而腹痛加剧，赴医院诊治。西医诊为"麻痹性肠梗阻"，须手术治疗，家属不愿再施手术，遂邀余治之。脉象弦紧，治与"大柴胡汤"加芒硝 6g，令其晚饭前服之。不至午夜，患者腹痛欲下，便出燥屎稀便一堆，诸症解除，唯头晕、短气，次日又与"补中益气汤"加减治之而愈。（《门纯德中医临证要录》）

编者按：上述治例患急腹症术后大便不通、腹痛腹胀等，"麻痹性肠梗阻"所致也。如上证候本可以用承气汤，而大柴胡汤加芒硝，即有承气汤之功，且柴胡疏达肝气，"治心腹肠胃中结气"（《本经》），白芍"治邪气腹痛……止痛"（《本经》），黄芩"治诸热"（《本经》）消炎，姜枣和胃气，诸药合用，功效更周全。由于体虚，故标实解除，以补虚收功。

2. **胁痛**

（1）胆石症、急性胆囊炎　田某，女，61岁。患"胆石症""胆囊炎"。每遇劳累或生气均引起胆区剧烈疼痛，呕吐不止，往来寒热等症。近来胆囊炎又急性发作，召余诊之，见：呕吐不止，寒热往来，胆区呈阵发性绞痛，并放射至肩背部憋痛，头部冷汗涔涔，脉弦数。即以"大柴胡汤"加金银花60g两剂治之，服后，诸症渐平。（《门纯德中医临证要录》）

编者按：急性胆囊炎引起的胆区绞痛，即右上腹或右胁痛，向右肩背放射痛。上述治例之价值，一是症状典型；二是以大柴胡加重量之金银花。门氏用金银花的经验见前第四章之大黄牡丹汤的相关内容。

（2）慢性胆囊炎　李某某，女。患慢性胆囊炎，右季胁部有自发痛与压痛感，常有微热，并出现恶心，食欲不振，腹部膨满，鼓肠嗳气，脉弦大。投以大柴胡汤加味：柴胡12g，白芍9g，枳实6g，川军6g，黄芩9g，半夏9g，生姜15g，大枣4枚（擘），金钱草24g，滑石12g，鸡内金12g。连服7剂，食欲渐佳，鼓胀嗳气均大减。再进原方4剂，胁痛即轻，唯微热未除，改用小柴胡汤加鳖甲、青蒿、秦艽、郁金治之。（《岳美中医案集》）

编者按：本例乃少阳经脉壅滞，胆热犯胃。用大柴胡汤疏通少阳，泻下积热，服十余剂诸症基本消失，唯微热不已，继以小柴胡汤调理。

3. **黄疸，胸痛（急性胆囊炎、胆石症、阻塞性黄疸）**　那某某，男，52岁。初诊：1965年2月8日。主诉：两旬前吃油腻食物后，突然胸中疼痛阵作（尚可忍受），饮水或进食后加重。近日疼痛加剧，全身发黄瘙痒，白睛发黄，口干苦。大便正常，尿色赤，西医诊断为急性胆囊炎、胆石症、阻塞性黄疸。诊查：舌质淡红少津，苔全部剥脱呈镜面舌（光莹舌）。右上腹近右胁处按之痛甚、拒按，脉象沉细。肝功能化验：黄疸指数30单位，谷丙转氨酶390单位，麝香草酚浊度试验6单位。辨证：黄疸（阳黄）。证属肝胆湿热郁阻，胆热腑实证。治法：清利湿热，利胆通腑。以大柴胡汤合茵陈蒿汤加减。处方：柴胡12g，黄芩10g，半夏12g，白芍20g，大黄15g，茵陈30g，栀子10g，延胡索12g，香附10g，良姜4g，甘草12g，郁金10g，玄明粉12g（冲服）。进上方药两剂后水泻4次，胸痛大减。又连服药两剂，胸痛消失。原方将玄明粉减为6g，又连服药12剂，黄疸消退，舌上渐生薄白苔而润。于2月26日出院后门诊治疗，原方去大黄继服药35剂，复查肝功能正常。胆囊造影报告：未见结石影像，胆囊浓缩功能正常。（《中国现代名中医医案精华·原明忠医案》）

原按：本例在辨证中抓住两个要点：①其痛在胸，病本在胆。②脉舌表现为虚象，而症状表现为实证。因患者病程短，体质好，且无气血不足及胃气阴虚之症可寻，故判定脉舌之虚是为假象，当舍之。若以脉舌之虚为据，不敢施以攻下，必贻误病机。故必须对脉舌症状详加分析，除假象，抓住本质，始能切中病情。特别是光莹舌（镜面舌）出现于实证之中，更属罕见，应当慎审，仔细辨别。辨证要点是：根据右上腹近右胁处是胆之区域，按之痛剧而拒按，故断定病本在胆腑，再加黄疸之出现，更无疑义。若以《素问·刺禁论》谓："肝生于左。"《难经》所说"肝之积名曰肥气，在左胁下"，而误认为肝在左胁，胆附于肝之短叶间，而胆亦在左胁下，据此判断病位，必然贻误病情。全方旨在利胆通腑以清肝胆之湿热，药证相符，故见效较快。③本例用大柴胡汤合茵陈蒿汤加减主之，其中柴胡、黄芩、茵陈、栀子、郁金皆入肝胆，具有利胆腑、清湿热、退黄疸等功用，得理气活血之香附、延胡索则能增强利胆作用而止痛。白芍、甘草则有平肝解痉止痛作用；玄明粉、大黄通泻胃肠之积热而利胆，止痛尤速，即"通则不痛"；半夏燥湿，与茵陈同用则增强清胆利湿退黄疸功用；良姜性温为反佐。

编者按： 本案之主症特点是先突发"胸痛"，后表现"黄疸"。其黄疸之病因是"胆结石阻塞"所致，而胸痛之根亦在于"胆"病也。如此病因病机与主症特点，在《金匮要略》黄疸病篇第21条明文曰："诸黄，腹痛而呕者，宜柴胡汤。"医圣真乃高明也！早已认识到，有的黄疸病伴有"腹痛而呕者"，病位在少阳胆，治用柴胡剂，具体是用大柴胡，还是用小柴胡，临证时随机选用即可。"原按"分析，对四诊不合之取舍，很有见地，其舍舌脉之"假象"而"抓疾病本质"，以实证论治，为良医之本色也。然对《素问·刺禁论》之"肝生于左"的理解值得商榷。原文云"肝生于左，肺藏于右"显然不是说肝肺在体内的部位，而是以五行配属五脏的方法，言肝肺之功能也。人背北面南，左为东，东方属木，主生发，肺藏于右，理同此。研习经典，可望文生义乎？

【临证指要】大柴胡汤治疗"热结在里"所致的胆囊炎、胆石症、急性胰腺炎、急性肝炎、慢性肝炎、急性阑尾炎、慢性阑尾炎、急性胃炎等病症。

【实验研究】该方具有调节胃肠功能、保肝利胆、抗胃溃疡、调节胃肠激素及菌群、抗胰腺纤维化等作用，对急性胰腺炎有保护作用，并能减轻胰岛素抵抗、保护胰岛 β 细胞、降血脂、降血压、降尿酸、促进血管内皮功能、抗动脉粥样硬化、抑制脂肪肝、改善钙与磷的代谢，且有抗炎、抑菌、解痉、解热、镇痛、镇吐、改善神经功能、双向调节血液流变学等作用。

柴胡加芒硝汤

【原文温习】伤寒十三日不解，胸胁满而呕，日晡所发潮热。已而微利，此本柴胡证，下之以不得利，今反利者，知医以丸药下之，此非其治也。潮热者，实

也。先宜服小柴胡汤以解外，后以柴胡加芒硝汤主之。（104）

柴胡加芒硝汤方：柴胡二两十六铢，黄芩一两，人参一两，甘草一两（炙），生姜一两（切），半夏二十铢（本云五枚，洗），大枣四枚（擘），芒硝二两。上八味，以水四升，煮取二升，去滓，内芒硝，更煮微沸，分温再服。不解，更作。

【医案精选】

1. 婴儿梗阻性黄疸　陈某，男，8月余。初诊：2019年12月8日。主诉（家长代诉）：出生半个月后现黄疸至今。患儿为早产儿（32周），出现黄疸之际，大便色白。因此3次住院，第一次在海南省某省级医院（小儿内科1个月，转外科1个月，此间在全麻下行剖腹探查、胆囊造瘘、胆管造影，术后予保肝、退黄、抗感染、胆道冲洗等治疗）、第二次为广州中山大学某附院、第三次又在海南省某医院住院，黄疸一直不退，故来就诊。三次住院诊断分别为梗阻性黄疸、胆汁淤积、婴儿肝炎综合征，以及全身诊断：心肌酶谱异常、新生儿低钾血症、中度贫血、营养不良、凝血障碍、电解质代谢紊乱、高氨血症、低血糖等十余种。住院期间有西医断言，此婴儿黄疸很难消除，还有的说，患儿需到北京、上海大医院手术换肝。

刻诊：身形瘦小，精神萎靡，周身、巩膜黄染，舌略红，苔薄白；哭声不够响亮；生后母乳喂养，因病重住ICU时停母乳10天，大便干结，每天使用开塞露才能排便；寸口脉不清晰（心率130次/分），指纹紫暗。腹部望之膨隆，按之柔软，但按压腹时有痛苦表情，右肋下可触摸到肝脏。

我几十年来主攻内科，兼治妇人病，偶治小儿病，对此黄疸痼疾，为首次诊治。勉为其难，唯尽心耳！首诊虑既为黄疸病，又大便干结，故以茵陈蒿汤治之，然经三诊却无效。四诊不得不考虑改弦易辙。思患者系早产儿，必先天脏腑功能未充盛，又三用清利无形湿热之剂而不效，结合西医"梗阻性黄疸"的诊断，推测肝胆必有有形之邪阻滞。治法应扶正与祛邪兼顾，小柴胡汤自是对症之方，又忆及《本经》曰："朴硝，味苦寒，无毒。治百病，除寒热邪气，逐六腑积聚、结痼、留饮，能化七十二种石……"；《名医别录》曰："芒硝，味辛，苦，大寒。主治五脏积聚……推陈致新。"则芒硝为对症之药，如此一方一药之组合，即小柴胡加芒硝汤。芒硝以消有形之积滞阻结，小柴胡汤以调理枢机。方证相对，服7剂黄疸开始消退。昔林亿于《金匮要略方论·序》云："尝以对方证对者，施之于人，其效若神。"此言诚不我欺也！守方略为加减，又服药14剂，黄疸进一步好转，终至黄疸退尽。《灵枢·九针十二原》曰："言不可治者，未得其术也。"此案可证也。

本案患儿病情复杂，全身病变与局部病变互见，而局部病变以"梗阻型黄疸"与"胆汁淤积"为主。与此局部病变相对应，取芒硝"逐六腑积聚、结痼"与"治五脏积聚……推陈致新"之功。此患儿疗效，彰显其奇效！

总之，本案的治疗，得益于古圣良方良药之精心组合，从而获得了神奇疗效。

若不师医圣之经方，不究神农之本草，不审病辨证论治，则何以竟经方之功，发挥祖药之效？喜余暗想：婴儿稚子，哺于母乳，不食五谷，但所用之药，辛甘酸苦咸五味俱全，患儿竟服之不惧，此岂非天意乎？（吕志杰医案。上述为节录，整体内容详见《仲景方药临证思辨录》第二章第七节）

2. 急性胆囊炎，胆结石（自拟化石丹） 芦某，女，58岁。右上腹部疼痛拒按，口苦、恶心、呕吐苦酸水，往来寒热，体温39℃，平时腹胀、背憋痛、便秘，脉弦数有力。B超诊为"胆结石、急性胆囊炎"。处方：柴胡12g，黄芩15g，半夏9g，党参9g，炙甘草6g，香附10g，郁金12g，片姜黄10g，金银花30g，芒硝6g，生姜9g，红枣4枚。水煎服3剂。服后诸症基本消失，唯心口疼痛、喜温喜按，再给予桂枝加芍药汤3剂，疼痛消失，食量渐增，后以自拟化石丹服用，数年来安然无恙。（《门纯德中医临证要录》）

原按： 此类病证，余常施以小柴胡汤加味，多有效验。

编者按： 笔者总结发现，门纯德先生应用小柴胡汤治诸病，一般是加味而不减味。上述治例，加味很必要，特别是加入芒硝，如此通肠利胆，邪有出路，再加其他"四味"则更好。

门氏说：自拟"化石丹"是在《金匮要略》之"硝石矾石散"的基础上加以改良而来。药物组成：焰硝（火硝）60g，郁金60g，好肉桂30g，上药捣为细末过箩，每次服6g，午、晚饭后各1次，主治：胆石症。我从1982年到现在（1983年）用此方治疗了13~14例胆石症患者，临床症状消失，经检查：有的胆结石已消失，有的结石体积已缩小或数目已减少。（《门纯德中医临证要录》）

3. 热入血室（疟疾） 郑某某，女，29岁，工人。患者因月经来潮忽然中止，初起发热恶寒，继即寒热往来，傍晚热更甚，并自言乱语，天亮时出汗，汗后热退，又复恶寒，神倦，目赤，咽干，口苦，目眩，胸胁苦满，心烦喜呕，不欲饮食，9天不大便，脉弦数，舌苔白。经某医院血液检查疟原虫阳性，诊断为"疟疾"。按疟疾治疗无效。追询病史，据云，结婚已多年，未曾生育，过去月经不正常，一般都是推迟三四个月来潮一次，经期甚短，经量又少，继即恶寒发热，虽经服药治疗，但未能根治。此次也是月经来潮后出现寒热的。处方：柴胡9g，黄芩9g，半夏9g，党参9g，生姜9g，炙草6g，大枣6枚，芒硝9g（另冲）。加清水2杯，煎取八分杯，一次服。当日上午10时服药后，下午4时许通下燥屎，所有症状解除。后嘱购买当归流浸膏常服，月经即复正常。至今4年未见复发，并生育2个女孩。（陈全忠.《福建中医药》1964；1：43）

编者按： 本例西医曾诊为疟疾，按疟疾治疗无效，可见本证的发生并非由疟原虫引起。据脉证分析，其寒热如疟发于月经中止之时，且已9天不大便，显系热入血室兼燥屎内结之候。予柴胡加芒硝汤和解少阳兼下燥屎而愈。

【实验研究】该方中小柴胡汤的现代药理作用请参见小柴胡汤条。现代研究证实，芒硝含大量的硫酸钠，少量的氯化钠、氧化镁、硫酸钙等无机盐。硫酸钠在水中虽可溶解，但其中某些离子不易为肠壁吸收，在肠内形成高渗状态而阻止肠内水分的吸收，从而使肠内保持大量水分，肠内容物稀软，引起肠蠕动亢进而致泻。因其不刺激肠壁，故热性病或其他脏器有炎症性便秘时，皆可使用。其高渗性及导泻作用，既可抑制细菌在肠道内的繁殖及促进毒素的排出，又可防止细菌及腐败产物导致的中毒反应。由于芒硝的作用及柴胡、黄芩的抗炎、抑菌、抗过敏的联合作用，对于一些细菌、病毒及其他致病性微生物引起的发热性疾病兼有便秘时，用此方治疗效果极佳。

柴胡桂枝汤

【原文温习】伤寒六七日，发热，微恶寒，肢节烦疼，微呕，心下支结，外证未去者，柴胡桂枝汤主之。（146）

《外台》柴胡桂枝汤方：治心腹卒中痛者。（十·附方）

柴胡桂枝汤方：桂枝一两半（去皮），黄芩一两半，人参一两半，甘草一两（炙），半夏二合半（洗），芍药一两半，大枣六枚（擘），生姜一两半（切），柴胡四两。上九味，以水七升，煮取三升，去滓。温服一升。

【医案精选】

1. 感冒，便秘 农民谢某某，25岁。先病感冒未解，寻又大便不利多日，但腹痛不胀。诸医偏听主诉之言，皆斤斤于里证是务，频用大、小承气汤。大黄用之半斤，芒硝达乎四两，且有投备急丸者，愈下而愈不通，病则日加剧矣。病家惧，因征及余。诊脉浮而略弦，问答不乱，声音正常。据云：口苦胁痛，多日未食，最苦者两便不通耳。细询左右，则谓："患者日有寒热，寒时欲加被，热则呼去之，两月来未曾见汗。头身时痛，常闻呻吟，是外邪尚未尽也？"吾闻之恍然有悟。是病始由外感未解而便闭，屡下未行。乃因正气足以驱邪，邪不内陷，尚有外出之势，故下愈频而气愈闭，便愈不通，此由邪正之相持也。如医者果能缜密审辨，不难见病知源。从其腹不胀不痛，即知内无燥结，况发热恶寒之表证始终存在，岂可舍表以言里。假使因误下而表邪内陷，仍不免于结胸，可酿成其他之变证，为害曷可胜言。幸其人体力健，抗力强，苟免如此。今当依据现有病情，犹以发汗解表为急，表去未有里不和者。症见脉弦口苦，胸胁胀满，病属少阳，当用柴胡和解；头身疼痛，寒热无汗，病属太阳，又宜防、桂解表。因拟柴胡桂枝汤加防风。服后温覆汗出，病证显然减轻。再剂两便通畅，是即外疏通内畅遂之义。遂尔进食起行，略事培补，日渐复元。（《治验回忆录》）

编者按：病者寒热无汗，头身时痛，属太阳；胸胁苦满，口苦，咽干，便秘，属少阳。前医不审病因，一见便秘，即行攻下，以致愈下愈结，前后俱闭。更医改弦易辙，辨证论治，用柴胡桂枝汤化裁，外解表邪，内运枢机，二剂外邪已解，上焦得通，津液得下，胃中不燥，二便通利，诸症消失。

2. 寒热往来 邻妇王氏，年三十余。主诉：尝患寒热，久不瘥。其夫偕来乞诊之。妇谓：病发于两月前，初时状类冒风，周身酸楚，继则头疼，寒热互作，再则汗出身凉。如此者，日辄四五发，迁延日久，多方求医弗效。询以证之余绪。云：病后心烦口苦，胸胁㵉胀，呕而纳少，每欲太息，唯二便尚可。诊查：观其舌，质赤而苔白。脉则细弦微数。抚其肌表，尚乏热候。辨证：循求其理：盖缘初婴风邪，荏苒失治，内犯少阳，邪气沉滞，深伏难去，而外证未尽解。治法：治当太少兼顾，解少阳加以和表，拟以柴胡桂枝汤，佐以恒山二钱。着日服一剂，俟证将发与之，覆被取微汗。首剂尽，即获效，寒热日一发。三剂竟，寒热解，邪已服矣。其夫来舍致谢。（《中国现代名中医医案精华·马骥医案》）

原按：王妇寒热久不解者，当属太少并病，邪滞于少阳。其初乃由太阳受邪，内传于少阳，以邪气轻微，未成大患。当前之寒热，乃太少之邪将欲自解，而正虚不能鼓邪外出耳。余用柴胡桂枝汤，重在和解少阳使邪仍从表除。合桂枝汤意在调卫和营，祛太阳留滞之余邪。加恒山者助柴胡以除伤寒寒热之邪，斯太少之证可并解矣。

编者按：本案初发为太阳病，迁延2个月，演变为少阳证，"而外证未尽解"，实为比较典型的柴胡桂枝汤证。服药在"证将发与之"，则为疟病服药法；又"覆被取微汗"，又是桂枝汤服法。可见马氏研习仲景书之功。恒山，即常山，为治疟病专药，《本草纲目》曰："常山、蜀漆有劫痰截疟之功，须在发散表邪及提出阳分之后，用之得宜，神效立见。"本案患者虽非疟疾，但发病久，且"寒热互作……舌质赤而苔白"，湿遏热伏病机已现，用常山"劫痰"，可谓专药专用，单刀直入，也是取捷效之关键。已故黑龙江中医药研究所的张琪教授，对常山的使用，亦有此识见和经验。

3. 特发性水肿 徐某某，女，38岁，农民，2012年2月8日就诊。主诉：周身浮肿伴恶寒头晕1年，加重3天。自诉于3年前因生气而出现周身浮肿，伴两胁胀痛，小便不利，屡治不效。示其处方，乃五苓散、真武汤、金匮肾气汤、五皮饮之类，选服而无效。后到县人民医院就诊，查血尿常规及肝肾功能均无异常，诊为"特发性水肿"，予螺内酯口服，时轻时重，迁延至今。3天前因外出受凉，出现恶寒、喷嚏、流清涕，水肿加重，故来就诊。刻诊：颜面虚浮，双眼睑肿甚，双下肢指凹性水肿，乏力纳差，便秘，小便艰涩不畅，咽干，头晕，舌淡红苔薄白，脉浮弦。诊为：三焦气滞，水液输布失常。方用柴胡桂枝汤：柴胡15g，黄芩15g，党参 15g，清半夏 12g，炙甘草 6g，生姜 20g，大枣 20g，桂枝 15g，白芍 15g。日 1 剂，水煎 2 次兑在一起分 2 次温服。药尽 3 剂后复诊，周身水肿消退近半，小便爽利，时闻肠蠕动音，偶转矢气，大便昨日已行，食纳稍增，恶寒消除，舌淡苔薄白，脉浮缓。此三焦通利佳兆也，守方续进 3 剂，肿消余症亦悉除。半年后随家人来就诊告知，病愈后未复发。（马洪仕医案）

原按：水肿病，临床多从肺、脾、肾三脏入手论治，本例患者，前医治疗思路大抵如此，效果不佳，可知病不在此三脏。当时忆及《伤寒论》有云"阳明病，胁下硬满，不大便而呕，舌上白苔者，可与小柴胡汤，上焦得通，津液得下，胃气因和，身濈然汗出而解"（230 条）。可知小柴胡汤有畅利三焦的作用，又因其有恶寒流涕之风寒外感的症状，故用柴胡桂枝汤，实即小柴胡汤加桂枝、白芍。桂枝，《本经疏证》谓"其用有六：曰和营，曰通阳，曰利水，曰下气，曰行瘀，曰补中"。芍药，《神农本草经》谓之"利小便，破坚积"。桂枝用于五苓散，芍药用于真武汤，皆取其利水之功也。复与畅利三焦的小柴胡汤合用，机宜相投，故取捷效。

编者按：此案以 6 剂柴胡桂枝汤治愈特发性水肿，确实用得好！疗效的机制，除了原案所分析之外，还与治病求因有关，患者"前因生气"而水肿，又"因外出受凉……水肿加重"，柴胡桂枝汤对这两种病因为的对之方，故取佳效。

4. 夜半抽搐 张某，女，10 岁。初诊：1982 年 7 月 9 日。主诉（其母代诉）：患儿夜半抽风，已历二年之久，抽后吐清口水甚多，但神志清楚，不似病证，平时常吐稠痰，食欲正常，二便自调，睡眠亦佳。诊查：苔根黄，舌尖红，脉弦细数。辨证：营卫失调，血不濡筋。治法：调和营卫，输转少阳，潜镇息风。小柴胡汤合桂枝汤加味。处方：柴胡 10g，黄芩 10g，党参 30g，半夏 15g，炙草 10g，桂枝 10g，白芍 30g，大枣 15g，龙骨 30g，牡蛎 30g，地龙 10g。上方药连服 3 剂，追踪访问，迄今未发。（《中国现代名中医医案精华·倪宣化医案》）

原按：夜半属丑、寅、卯，即厥阴病欲解，阴尽阳生，阴阳更替之时。《素问·阴阳离合论》曰："厥阴之表，名曰少阳。"又曰："少阳为枢。"《伤寒论·厥阴篇》337 条云"凡厥者，阴阳气不相顺接，便为厥，厥者手足逆冷者是也。"患儿稚阴稚阳，易虚易实，不能适应阴阳交替，以致清阳不升，精血不能濡养筋膜而发生抽搐，浊阴不降而呕吐清水，其症状虽不同于手足逆冷，而抽搐之病机则与"阴阳气不相顺接"相同。故用输转少阳、调和营卫之小柴胡汤合桂枝汤加潜阳息风之品，而获得满意疗效。

编者按：本案以时间医学为指导，用"阴阳气不相顺接"来阐释病机，以经典原文指导选方，并适当加味，仅服药 3 剂，即治愈夜半抽搐患儿，此经方之神功也。笔者提示，从经典条文可知，小柴胡汤与桂枝汤，皆可治定时发作之病症，本案可为佐证之一。患儿 10 岁，方中党参、白芍、龙骨、牡蛎均用至 30g，是否用量过大？有待研究。

5. 腹痛 何某某，男，12 岁，海南万宁人。2022 年 1 月 22 日初诊：腹痛 1 年余。1 年前因腹痛去海南省级某西医医院就诊，以腹痛待查住院。肠镜检查取病理诊断：黏膜慢性炎（常见胃肠道等症状，如腹痛、食欲下降等），淋巴组织稍显增生。因治之腹痛不愈，出院后又到某部队医院就诊，亦查无结果，治之腹痛不愈。多方求治，腹痛时轻时重，影响上课，因此休学 1 年，经人推荐，今日来就诊。问之腹痛前饮食不节，喜吃肉食。腹痛发作后，多在饭后半小时加重，有时夜间亦腹痛，食欲尚可，大便日 1 次而不成形。腹诊：腹部压痛，左侧明显。脉沉弦略滑，舌偏红少苔。以柴胡桂枝汤加味，处方：柴胡 10g，黄芩 5g，清半夏 10g，人参 5g，桂枝 10g，白芍 15g，炙甘草 10g，生姜 5g，大枣 10g，黄精 15g。14 剂，日 1 剂，水煎分 3 次温服。嘱进食要温和、好消化，忌食生冷、油腻、肉食、海鲜之物。

2022 年 2 月 20 日复诊：患儿父亲说服用上方 14 剂，腹痛发作逐渐减少减轻，现腹痛消失几天了，已恢复上学，询问是否还需要服药。守初诊方去黄芩，取 10 剂，隔日 1 剂，巩固治疗。告之要饮食有节，以和脾胃。（吕志杰医案）

编者按： 有病必有因，患儿饮食不节，吃肉多而损伤脾胃也。西医查无结果，对症治疗，不能治本，故腹痛不愈。治之选取柴胡桂枝汤者，以患儿正处少年，取小柴胡汤升发少阳之气，并调和脾胃；方中重用白芍，取桂枝加芍药汤之意。《伤寒论》第 279 条曰："本太阳病，医反下之，因而腹满时痛者，属太阴，桂枝加芍药汤主之；……"加黄精者，取小建中汤之意，因药房无饴糖，故以甘润平和补脾之黄精代之。如果要问，为何复诊时去黄芩？因《伤寒论》第 96 条之小柴胡汤方的六个加减之一是："若腹痛者，去黄芩，加芍药三两。"尤在泾注释说："黄芩苦寒，不利脾阳，芍药酸寒，能于土中泻木，去邪气，止腹痛也。"仲景书中凡腹痛者，必用芍药。《本经》明文芍药"主邪气腹痛……止痛"。本案患儿因腹痛已休学 1 年，西医查无结果、治无良策。中医治病求因、去因，审病以经方专药治之而愈。

【临证指要】 柴胡桂枝汤可辨证治疗感冒、慢性肝炎等肝胆疾患、胃肠病、癫痫、神经症、更年期综合征等病症。

【实验研究】 该方为桂枝汤与小柴胡汤的合方，其药理作用不限于小柴胡汤和桂枝汤药理作用的简单叠加，而是在两方的基础上又有新的功效。该方具有抗癫痫效果，但其作用特点非同于一般的抗癫痫药和镇静药，还可通过降低兴奋性氨基酸水平，增加抑制性氨基酸水平，增强自由基清除，阻止过氧化物生成，减少 NO 神经毒性，治疗 Fmr1 基因敲除小鼠听源性惊厥。另有实验表明，该方有一定的麻醉作用。

柴胡桂枝干姜汤

【原文温习】伤寒五六日，已发汗而复下之，胸胁满微结，小便不利，渴而不呕，但头汗出，往来寒热，心烦者，此为未解也，柴胡桂枝干姜汤主之。（147）

柴胡桂姜汤：治疟寒多微有热，或但寒不热。（四·附方）

柴胡桂枝干姜汤方：柴胡半斤，桂枝三两（去皮），干姜二两，栝楼根四两，黄芩三两，牡蛎二两（熬），甘草二两（炙）。上七味，以水一斗二升，煮取六升，去滓，再煎，取三升，温服一升，日三服。初服微烦，复服，汗出便愈。

【医案精选】
胁痛（肝炎）　刘某某，男，54岁。患肝炎而腹胀作泻，不欲饮食，胁痛及背，服药无数，效果不显。某君请余为治，脉弦而缓，舌淡苔白。此乃肝病及脾、脾阳先衰之象，为疏柴胡桂枝干姜汤：柴胡12g，黄芩4.5g，炙甘草9g，干姜9g，桂枝9g，天花粉12g，牡蛎12g。凡四服而腹胀与泻俱止，饮食较前为多，精神亦有好转，后以肝脾共调，佐以利湿之品，转氨酶日趋正常而告愈。（刘渡舟.《新中医》1979；2：36）

【实验研究】该方有改善甲状腺功能、抗抑郁、促进消化液分泌、改善糖耐量作用。

柴胡加龙骨牡蛎汤

【原文温习】伤寒八九日，下之，胸满烦惊，小便不利，谵语，一身尽重，不可转侧者，柴胡加龙骨牡蛎汤主之。（107）

柴胡加龙骨牡蛎汤方：柴胡四两，龙骨、黄芩、生姜（切）、铅丹、人参、桂枝（去皮）、茯苓各一两半，半夏二合半（洗），大黄二两，牡蛎一两半（熬），大枣六枚（擘）。上十二味，以水八升，煮取四升，内大黄（切如棋子），更煮一两沸，去滓，温服一升。本云：柴胡汤，今加龙骨等。

【医案精选】
1. 狂证　张某某，男，20岁。初诊：1966年12月5日。主诉：数年前曾患发狂证多日。1966年11月其病复发，狂走妄行，善怒，甚则欲持刀行凶。同年12月5日就诊于余。诊查：哭笑无常，时发呆痴，伴头昏、耳鸣、失眠、多梦、心悸、两鬓有掣动感、两手震颤，渐然畏寒，四肢冷，面部热，口渴喜饮，大便秘结。唇红，苔白，脉弦细数。治法：投以柴胡加龙骨牡蛎汤去铅丹。处方：柴胡12g，黄芩10g，法半夏10g，党参10g，生姜10g，红枣3枚（擘），桂枝10g，茯苓 12g，龙骨 12g，牡蛎 12g，大黄 8g。服药 4 剂，狂止证退，改以温胆汤加味。处方：竹茹 15g，枳实 10g，法半夏 10g（打），茯苓 10g，陈皮 10g，炙甘草 8g，龙骨 12g，牡蛎 12g，枣仁 10g（炒，打），石菖蒲 8g，龟甲 10g。服药数剂，其病痊愈，至今未复发。(《中国现代名中医医案精华·李今庸医案》)

原按：《素问·灵兰秘典论》说："胆者，中正之官，决断出焉。"《灵枢·九针论》说："胆为怒。"胆实痰郁，失其中正之用，无以正常决断，则善怒，甚则欲持刀行凶。胆主筋，司运动，其脉行于头面两侧，绕耳前后，故其狂走妄行、两手震颤、两鬓有掣动感而头昏、耳鸣。肝藏魂，胆为肝之府而为肝用，故失眠、多梦。胆气通于心，心神失守，故其哭笑无常、时发呆痴而心悸。胆气郁而不伸，其阳郁结于内，则面部热、口渴、大便结、唇红、脉弦细数。其阳不达于外，则四肢冷而淅然恶寒。柴胡加龙骨牡蛎汤升发胆气、化痰、定神明。服药后怒止证退；再以温胆汤加龙骨、牡蛎、石菖蒲利窍化痰安神而收功。

编者按：本案之"原按"引经据典阐述胆腑的生理功能，并四诊合参，求证本案患者痰热郁胆致狂的病机，有理有据。用柴胡加龙牡汤解郁清热利胆，机宜相投，故取捷效，不愧为当代研究仲景之学名家。用本方治疗此类神志病已成医界共识，原方中铅丹有毒，且不易得，临床有以生铁落代之者，供读者参考。

2. **精神分裂症** 陈某某，女，3 岁。主诉：因受精神刺激而患精神分裂症，每夜不能安睡，家人轮流陪守。曾服大量氯丙嗪之类镇静剂无效。诊查：切其脉弦。处方：柴胡加龙骨牡蛎汤原方。只进药二剂则病证大减。据患者及其家属反映，初服汤液后能安静酣睡，可见其疗效之卓著。(《中国现代名中医医案精华·刘渡舟医案》)

原按：邪气内迫、心阳内伤而烦躁者，宜桂枝加龙骨牡蛎汤；邪气内陷，胸闷惊烦，谵语，尿不利者，乃是柴胡加龙骨牡蛎汤证。本案患者脉弦，可知属柴胡加龙骨牡蛎汤证。

编者按：本案以柴胡加龙牡汤治 3 岁幼儿"精神分裂症"，仅 2 剂则显效，诚经方之神也。刘渡舟先生是现代研究仲景医学公认的名家，学验俱丰。徐灵胎说"此方能下肝胆之惊痰"，李今庸先生说该方"升发胆气，化痰，定神明"也。

3. **郁证（抑郁症），震颤（帕金森病）** 杨某某，女，62 岁，北京人。初诊：2018 年 2 月 9 日。主诉：心中苦涩难以言表，伴两手颤抖 2 年余。2 年前因此在北京多家大医院就诊，先后诊断为"抑郁症""帕金森氏病"，给予抗抑郁药治疗至今，病无改善，来海南前曾服中药 60 余剂，亦无效果，故来就诊。刻诊：行走迟缓，两手颤抖，愁苦貌伴虚浮，语声沉缓，自诉晨起及上午易发心慌（家属称当时心率快，服用倍他乐克可缓解）；焦虑，健忘，气短，易紧张、口臭、便秘（3～4天一次，干燥如羊屎，必要时需要用开塞露）；心下痞闷，吃补药人参类则上火；

忽冷忽热，易冒冷汗。舌暗红苔黄燥，右脉微细欲绝，左寸脉弱，关、尺沉缓弦细。治用真武汤，病无改善，四诊合参，考虑为郁证，以柴胡加龙骨牡蛎汤治之。处方：柴胡20g，黄芩15g，法半夏10g，桂枝5g，茯苓15g，大黄10g，生龙骨、生牡蛎各20g（打碎），当归15g，生姜10g，大枣10g，炙甘草6g。上方4剂，每剂煎服3次，分每日3次温服。2月1日（腊月二十六）三诊：患者从三亚专程来海口复诊，面带笑容，自诉服药后诸症好转。大便每日1次，但仍较干，忽冷忽热消失，手颤等诸症减轻。并喜曰："都说中药效果慢，我这不好得很快吗？"连夸此方效果好，我亦喜于言表。效不更方，再取药9剂，于春节前后服之，正月初六复诊。（吕志杰医案）

编者按：本案患者，初诊整体印象为情绪消极，以虚象为主，加之右脉微细欲绝，结合面目虚浮，以命门火衰，心阳不振论治，用真武汤温阳兼化阴寒之水，然药后效果不佳。故思《伤寒论》第107条曰："伤寒八九日，下之，胸满烦惊，小便不利，谵语，一身尽重，不可转侧者，柴胡加龙骨牡蛎汤主之。"又据许多临床医家以该方治杂病之精神异常为主的证候，诸如惊怖、惊悸、气厥、癫狂（神经症、精神分裂症）、季节性精神异常及小儿舞蹈症、梦惊、癫痫等病症，都取得可喜的疗效，故改用此方治疗。考虑患者自诉服用人参则易"上火"，此为虚不受补，治宜缓图，故去人参，专事解郁清热通腑，加炙甘草以调和药性，结果取得意外之奇效！究其原因，还是处方用药切合患者寒热虚实错杂的根本病机，这不仅使抑郁症好转，帕金森病亦缓解。所谓治病必求于本，本正则源清，于此可见一斑也。从上述经验可以领悟：凡精神异常类病变，辨证论治疗效不佳，符合本方证特点者，可以考虑以本方为主治之。不久前听一个专家讲座说：最新研究表明，长期便秘为帕金森病成因之一，此案为一例证也。

4. 心悸失眠（更年期综合征） 杨某，女，51岁，农民，2009年4月21日初诊。主诉：心悸、失眠，伴气短、烘热汗出3年。自诉3年前因生气而出现月经先后不定期，心悸易怒，失眠多梦，头晕乏力，气短，时烘热汗出，血压忽高忽低。到县中医院就诊，心电图检查无异常，诊为"更年期综合征"，予更年康片和归脾丸，2周后月经闭止，而余症不除，故来就诊。刻诊：面色萎黄不泽，神疲气怯，时惊惕，小便黄赤，舌红苔黄厚而腻，脉左弦细而数，右弦滑而数。诊为：肝火痰热，心之气阳不足。治法：清肝利胆化痰，宁心安神。方用柴胡加龙骨牡蛎汤加减。处方：柴胡15g，黄芩15g，生晒参12g，清半夏15g，生姜15g，大枣20g，桂枝15g，茯苓15g，茯神15g，大黄12g（后下），生龙骨、生牡蛎各20g，珍珠母、石决明各20g（上四味打碎先煎20分钟），浮小麦30g。5剂，每日1剂，水煎2次，兑在一起分2次温服。复诊：心悸、汗出、乏力、易怒等症均明显好转，夜能安睡6小时。唯心中时有惊惕，舌转淡红，苔变薄白，脉转和缓。原方加龙眼

肉 15g, 再进 5 剂, 后来告知, 诸症悉除。(马洪仕医案)

原按: 更年期综合征属临床常见病,《素问·上古天真论》云: "女子二七肾气盛, 天癸至……七七任脉虚, 太冲脉衰少, 天癸竭。" 可知本病的基本病机是肾气不足, 天癸竭导致阴阳水火失衡, 如果患者素有痰瘀阻滞, 则表现为虚实寒热错杂, 据此, 笔者常以本方作为基本方, 加减化裁运用, 可以取得满意疗效。

【临证指要】柴胡加龙骨牡蛎汤除用于外感热病外, 还辨证治疗杂病, 如神经症、神经衰弱、植物神经功能紊乱、癫痫 (徐大椿《伤寒论类方》说 "此方能下肝胆之惊痰, 以之治癫痫必效")、精神分裂症、脑震荡后遗症、小儿惊厥、舞蹈病、心脏疾患等病症。方中铅丹有毒, 现今一般不再用之, 可用生铁落 (一般用 30g)代之亦有效。

【实验研究】该方有镇静、抗痉挛、抗抑郁、降低体温、保肝降脂、抗氧化、抑制胃食管反流、抗心肌纤维化作用, 并有较好的调节心自主神经功能、改善心肌细胞传导性、防止动脉硬化等作用。

类方串解

本章共 6 首方剂, 均系由小柴胡汤加减变化而成; 病机皆有少阳枢机不利之共性; 证候均有往来寒热, 胸胁满闷, 脉弦等相似之处; 组成上均有柴胡、黄芩二味药。柴胡汤类可分为以下几种证型:

1. **少阳经证** 小柴胡汤证为典型的少阳经病, 病在少阳一经, 其证候以口苦、咽干, 目眩, 往来寒热, 胸胁苦满, 默默不欲饮食, 心烦喜呕, 苔薄白或微黄, 脉弦细为特征。

2. **少阳腑证** 古今文献多认为大柴胡汤证是少阳与阳明合病。编者经过对大柴胡汤证的病因、病机、病位、病症、治法及方药反复考究, 撰文认为 "大柴胡汤证是少阳腑证", 即西医学所述的 "急性胆囊炎" 或 "胆石症" 证候。详见内文提示。

3. **少阳兼阳明里实证** 柴胡加芒硝汤证本为 "柴胡证" 兼里热成 "实", 误用 "丸药下之"。治之采取先后治法, 即 "先宜服小柴胡汤以解外, 后以柴胡加芒硝汤主之" 疏理气机, 而重点在泻阳明 "实" 热。

4. **少阳兼太阳表证** 柴胡桂枝汤证为表证未解, 邪犯少阳, 症见发热、微恶风寒、肢节烦疼等表证, 并见微呕、心下支结之少阳病证, 舌苔多薄白, 脉多弦中带浮。

5. **太少并病及误下寒中证** 古今文献有些医家认为, 柴胡桂枝干姜汤证为少阳邪陷兼水饮内停证。编者思考原文与以方测证, 认为本方证本是太阳病, "已发汗而复下之", 邪传少阳并寒下伤中证候。

6. 少阳兼心神被扰证　柴胡加龙骨牡蛎汤证为太阳病误下，邪入少阳，病邪弥漫，心神被扰之证候。以胸满烦惊，小便不利，谵语，一身尽重，不可转侧为特点。

第八章 白虎汤、黄芩汤类——清热剂

凡以清热药为主组成，具有清热、泻火、凉血、解毒等作用的方剂，统称为清热剂。属于八法中的"清法"。

清热剂用于治疗里热证，《素问·至真要大论》所谓"热者寒之""温者清之"是清法的理论依据。清热剂的作用，张介宾概括为："寒方之制，为清火也，为除热也。"（《景岳全书·寒略》）里热证在病机上分为温、热、火三类，一般是温盛为热，热极似火，三者程度不同，而属性皆为里热。

里热证从部位上划分，大体上有气分、血分、脏腑等区别，故治法相应分为：清气分热、清血分热、气血两清、清脏腑热、清虚热五类，本章主要讨论清气分热之白虎汤类与清脏腑热之黄芩汤类。

白虎汤

【原文温习】 伤寒，脉浮滑，此表有热，里有寒，白虎汤主之。（176）

三阳合病，腹满，身重，难以转侧，口不仁，面垢，谵语，遗尿。发汗则谵语；下之则额上生汗，手足逆冷。若自汗出者，白虎汤主之。（219）

伤寒，脉滑而厥者，里有热，白虎汤主之。（350）

伤寒脉浮，发热无汗，其表不解，不可与白虎汤。……（170）

白虎汤方：知母六两，石膏一斤（碎），甘草二两（炙），粳米六合。上四味，以水一斗，煮米熟汤成，去滓，温服一升，日三服。

编者按： 原文第176条所述"里有寒"之"寒"字当理解为"邪"。在仲景时代，"寒"字与"邪"字可以通用，可以互释。但必须明白，仲景之书的"寒"字有广义与狭义之分，是广义的，还是狭义的，要具体分析。《伤寒杂病论》书名之"寒"字，肯定是广义的。原文之中反复论述的"伤寒"之"寒"，多是泛指邪气，是广义的，或是专指寒邪，是狭义的。此条曰"里有寒，白虎汤主之"这个"寒"字专指热邪。

白虎汤证之成因有三："有由直中天时之热而起者，有由自身积热而起者，有非直起于热，而由寒化热者……"（《经方实验录》）

【医案精选】

一、热病

1. 三阳合病

（1）光禄卿吴玄水患伤寒，头痛腹胀，身重不能转侧，口中不和，语言谵妄，有云表里俱有邪，宜以大柴胡下之。余曰：此三阳合病也，误下之，决不可救。乃以白虎汤连进两服，诸症渐减，更加花粉、麦门冬，二剂而安。（《医宗必读》）

（2）一人伤寒六日，两脉微弱不起，面垢遗尿，自汗谵语，身重不能转侧。此三阳合病，汗、下两不可用。仲景云："腹满身重，口不仁而面垢，谵语遗尿，自汗者，白虎汤主之。"盖三阳合邪，至遗尿谵语，其中州扰乱，真气与津液并伤可知。故仲景复云："发汗则谵语，下之则额上生汗，手足逆冷。"以汗则偏于阳，而津液益伤；下则偏于阴，而真气复损。唯白虎一法，解热而不碍表里。但三阳病，其脉当浮大，而反微弱不起者，以邪热郁遏不得外达，非阳衰脉微之比，但清其壅热，而脉自起矣。用大剂白虎，一服便得大睡，再剂神清脉起。与补虚清热而痊。（《续名医类案·卷一·伤寒》）

2. 伏暑发疹

柴屿青治陈勾山舅人梁大患疹，身热谵语，口渴遗尿。服药增剧，求治。两脉沉伏，意其疹尚未透，拟用消毒饮子。不信，势已濒危，复求诊，脉尚如故，探其舌，燥裂生刺，且面垢唇焦，始信为伏暑（即伏气也，发于阳明，故现以上诸症）实热之症。急投白虎汤二剂，病解而脉始洪矣。故临症者，脉既难凭，尤当察其舌也。（《续名医类案·卷四·热病》）

编者按：案语最后说"临症者，脉既难凭，尤当察其舌也"。此临床经验之真言。"其舌燥裂生刺"，显然为燥热之象。而"身热谵语，口渴……唇焦"等，皆热盛于内证候。热壅于内，其"两脉沉伏"，细心寻按，其沉伏应为搏指有力之脉，只不过非典型的洪数之象。诊脉师法仲景，望舌当学叶氏。

3. 温疫（乙脑）

（1）金某某，男，6岁。初诊：1957年8月21日。主诉（家长代诉）：患儿三日前突然发热、头痛，继而高热，测体温在40℃上下，不思饮食，烦躁不安。昨起呕吐频作，嗜睡，时躁动抽搐，间发谵语。经西医穿刺做脑脊液化验，确诊为乙型脑炎。诊查：唇口干燥，脉弦滑数。因诊病时患儿牙齿紧咬，故舌苔未察。测腋温39.7℃。辨证：证属暑温偏热。治法：治宜辛凉重剂，佐以凉开法。主以大剂量白虎汤加减。处方：石膏120g，知母9g，甘草9g，银花15g，连翘15g，另以安宫牛黄丸1丸，溶于汤药中，分5次鼻饲。二诊：服上方药2剂，体温即降至38℃，惊厥呕吐已止，能进饮食，但仍有时谵妄不识人，大便五日未解。脉沉数有力，舌苔黄燥。此为阳明里热仍实，宜合调胃承气取釜底抽薪之意。处方：石膏

60g，玄参 9g，甘草 4.5g，酒军 9g，玄明粉 4.5g，连翘 12g，忍冬藤 15g，莲子心 9g，紫雪丹 1.2g。三诊：上方药服 1 剂后，大便已通，体温降至 37.5℃，神志完全清楚，谵语已除。继以上法，减其制，并佐养阴之品，调理旬日而愈。(《中国现代名中医医案精华·刘志明医案》)

编者按：本案对 6 岁幼儿，以重剂白虎汤，主药生石膏用至 120g，若对先圣（张仲景）后贤（余师愚）处方剂量未把握，一般不敢如此放胆用之。初诊方虽有效，但二诊时已表现为阳明里实热证，非以承气法泻下不可，服之后腑气通而体温降，转危为安矣。本案经方与温病方合用，此乃学贯古今治热病之成果，确能提高疗效。

（2）刘男，19 岁。主诉：病者于 2 天前头痛，次日上午头痛转剧，身发热，并呕吐 1 次，家人给服陈艾水，至下午身热如焚，昏睡，问之答话不清。经区医院做腰椎穿刺，脑脊液：压力较高，色清，细胞 20 个，蛋白试验阳性，糖及氯化物均正常。诊为流行性乙型脑炎。诊查：体温 39.5℃，神昏，面红唇赤，脉大而数。强张其口，舌红，苔黄欠润，身热灼手，大汗出，颈项强直，腹壁、提睾反射均消失，抬腿、划足试验均为阳性，膝腱反射增强。辨证：暑温邪热入于阳明。治法：急用辛凉重剂白虎汤加味。处方：石膏 25g，知母 15g，甘草 10g，粳米 30g，连翘 30g，银花 30g，板蓝根 30g，滑石 30g。急煎 2 剂，一昼夜服完。24 小时后体温下降至 37.6℃，神志清醒，脉仍小数。改用竹叶石膏汤以清余热。服药 2 天病愈，且无任何后遗症。此例未用任何西药。(《中国现代名中医医案精华·王希知医案》)

原按："乙脑"属中医温热疫病范畴，发病快，传变迅速。临床以热毒燔灼于气营之间为多见。若治不及时，易内闭外脱或留下严重后遗症。本例依中医辨证施治，迅即病愈且无任何后遗症，临床以余所见，属罕见之例。

编者按：本案以白虎汤加清热解毒药，治疗温疫（乙脑）高热神昏之危症，取得良效。了解点历史者都知道，19 世纪 60 年代河北省石家庄市温疫（乙脑）流行，西医治无良策，死亡率高！老中医郭可明以"参白虎"（白虎加人参汤）治疗取得良效。本案亦是佐证之一也。医圣良方，垂训千古！历代良医用之，屡建功勋！

4. 热厥

（1）郑某某，男，22 岁。主诉：外感时邪，高热神昏，手足厥冷如冰，且时时索水喝，睡间呓语频作。诊查：切其脉洪大任按，视其舌质绛而苔黄，问其二便，尚皆通顺，唯小便色黄。辨证：阳明"热厥"，热邪有内闭之危。治法：当辛寒重剂，以清阳明之热；佐以芳开，以杜邪传厥阴心包之路。处方：生石膏 30g，知母 9g，甘草 6g，粳米一大撮，广犀角 3g，菖蒲 3g，连翘心 3g，郁金 3g。此方药共服 2 剂，则热退厥回，病愈而安。(《中国现代名中医医案精华·刘渡舟医案》)

原按：热盛阳明，邪入心包，白虎汤清阳明，犀角、菖蒲、郁金、连翘清开心包。

（2）赵君，男，年不惑。主诉：一年酷夏罹热病，族人来邀往诊之。及至，问夫人以终始。答：伊婴疾将十日，初寒热，体不适。邻医某投以表剂，弗效。嗣证转加，热盛汗多，烦渴索冷饮，便闭腹胀，谵妄不休，进则四肢冰冷，人事不觉矣。诊查：临榻诊之，见其面色深赤，若敷油垢，鼻孔四周暗似烟熏，神昏息迫，鼾声大作，双睛瞪圆，直视不瞬，唇焦揭卷，牙关噤急。撬齿察其舌，缩卷如球状，塞于咽中；苔黧黑龟裂，满布芒刺。抚其肌表，热势猛，汗渍然出；四肢厥寒，冷逾肘膝，瘛瘲而振掉不止。胸腹之表，见赤疹十数颗，大若黍粒。扪其腹，硬满坚实，深部磊砢应手。久扪之，则感热自内发。脉沉迟滑实。辨证：余以为证属温邪炽于阳明，里实既甚，痞满燥坚；热极于里，阳郁不伸，热深厥亦深，火热上窜，干扰神明，致昏懵痉瘛。治法：治必清下兼施，方可有济。拟以重剂白虎与大承气之合方，益以犀角、栀、芩辈。煎取汁，命家人撬齿徐徐灌入之。半日许，一剂竟，腹鸣后，大便通：所下之物状类凝胶，色暗如煤，其气奇臭，搋之不可开。二诊：翌朝复诊，证不瘥，腹中骨突尚未尽除。依前方增损之，更下浊物若干。三诊：三日再诊，脘腹柔软，神识转清，身凉汗止，肢厥复常，脉沉弱和缓矣。唯大热之余，气津烁耗，烦冤体躁。继酌竹叶、石膏及吴氏增液之合方，着服四五剂。嘱惜神节食，将息如法。经旬往探，形神渐旺。月半后，驱车来舍，谢以"恩同再造"之语。（《中国现代名中医医案精华·马骥医案》）

原按： 肢冷厥逆，有阴阳寒热之别，辨证中极其重要。有关"厥"之病机、证候，《伤寒论》曾谓："凡厥者，阴阳气不相顺接，便为厥。厥者，手足逆冷者是也。"寒厥亦称阴厥，其证手足逆冷，吐利烦躁，脉沉迟细微，甚者沉细欲绝，其证较易辨识，必治以四逆、白通汤辈，以温经回阳救逆，自不待言。惟热之发，起自脏之热炽，亦称阳厥，故必先发热而后见厥，此与先发虚寒吐利而后见厥之寒厥证大异。热厥证，后世别之为在经与在腑。其在经者，谓热邪散漫于阳明之位，口干舌燥，烦渴引饮而不止，自汗出，脉洪大而滑，治宜寒凉清肃之白虎汤，以清解阳明之热邪。若热邪深凑入胃，与宿食搏结，大便难下，见痞满燥实之腹候，必谵语妄言，潮热多汗，手足濈濈汗出，脉沉实而滑；四肢见厥逆者，是则阳邪郁闭，不畅达于四肢，是热深厥亦深矣，治非大承气汤攻积泄热，消壅破结不为功。若于斯须之间，辨证未明，便处汤药，非但不能济其急，且必遗人以灾殃，医家之任重，岂可不慎哉。

编者按： 本案之诊察头面五官、舌象、脉象、肌表、腹诊等，面面俱到，审证之精细，体现了"大医精诚"之境界，真乃难得之范例也！欲为良医者，岂能不师事乎？本案治法，虽曰"清下兼施"，但以承气攻下为主。舍此釜底抽薪法，别无良策。当然，重剂白虎汤，大剂量生石膏"扬汤止沸"，亦可增强其功。良医治病之良策，在于方制君臣佐使，协同作战，如同一个配合默契的球队也。"原按"对寒厥与热厥的鉴别诊断，师承于医圣。笔者编著《伤寒杂病论研究大成》，在研究《伤寒论》厥阴病篇的基础上，撰文"厥证论"，值得参考。

5. 反复高热 某女，约30岁。高热反复发病数月之久。曾采用多种抗生素、激素及中药治疗，热势时起时伏。近来又复发热，医院输液、打针治之不退。请求诊治。诊其发热（体温39.6℃），头痛，口渴，脉滑数，舌绛红苔黄等证候。显系阳明气分热盛，久病波及营分，为气营两燔之证。治用白虎汤清透邪热，加银花、连翘以解毒，再加丹皮、生地以凉血。服药3剂而热退身凉（体温37.5℃），唯头晕，时呕欲吐，食欲不振。改拟竹叶石膏汤（3剂）善后调治。数日后及2个月后两次相告，热退不复升矣。（吕志杰医案）

6. 素虚而感新邪，大实若羸状 某女，52岁。初诊：1965年秋。主诉：患重症肌无力住院半年余，所服皆八珍、十全大补、归脾、左归及右归等温补滋养之类，其效不显。4天前因突然发热（38.5℃），病情陡变，致饭前不注射新斯的明则无进食之力，且体温渐增，乃请我会诊。诊查：患者面色萎黄，形瘦肉削，精神萎靡，两目难睁，舌胖白糙老且干。两脉虚濡，按之略滑，沉取弦细似数。观之一派虚羸之象，但心烦梦多，小溲色黄，大便两日一行，身热颇壮（39.4℃）。辨证：诸医皆谓久病气血大虚，舍甘温除热，别无良法。余曰：阳虚气弱，法当甘温，药量虽小，病势理当少轻，岂能对症之后，热势反增？夫新病多实亦有虚者，久病多虚亦有实证，且虚证可能夹有邪实，实证之中亦有夹虚，真假虚实，错综复杂，变化莫测，病无定体，治有定理。本病高热，进甘温而病势续增，脉象虚濡之中按之略滑，沉取弦细似数。此属本虚而标实，真虚而新感实邪，似白虎证。治法：可拟试用白虎法，以观动静。请经治医生取凉开水200ml少少予之，病人饮毕，仍索凉水，此渴欲饮冷也，又取200ml续饮，饮后遂安然入睡，且头额似有潮汗。综观其脉舌色症，非本虚为主，实标热之象也。若血热何能渴欲凉饮，且饮后小汗出而入睡乎？又其舌白糙老且干，脉象之细弦且数，心烦梦多，溲黄便干，断为阳明气分之热。虽病人素体气血不足，但现因邪已化热而成标热实证，故改用白虎之辛凉，以求虎啸风生，金飙热退之效。药用生石膏25g，生甘草10g，知母10g，粳米60g。1剂，煎100ml分2次服。药后，夜间汗出而身热即退，体温正常，两脉虚濡而滑，按之细弱，已无弦数之意矣。病人精神如常，食欲见增，改用甘寒生津益气法而善其后。（《中国现代名中医医案精华·赵绍琴医案》）

原按： 临床诊治，贵在辨证，阴阳表里，寒热虚实必须分清辨明，"至虚有盛候，大实若羸状"，危重之际，辨证确切，每有立竿见影之效，误诊错治，多有祸不旋踵之殃。寒之与热，虚之与实，临证鉴别并不太难，然虚实夹杂，寒热并见之证，辨证不易，治疗棘手，苟非细心体察，则有毫厘千里之失，为医之难，此其一也。本案为正气久虚而复感新邪，本虚标实，辨证主要着眼于切脉验舌。治疗用药，谨遵"急则治其标，缓则治其本"之旨，急用白虎汤大清阳明之热，取效甚速。临证治疗，胆欲大，心欲细，不可畏其正气之虚而贻误病机也。

编者按："本案为正气久虚而复感新邪"，其病情"真假虚实，错综复杂"，变化难测。若非诊脉望舌有真功夫，四诊合参确有经验之良医，很难从"一派虚羸之象"而认识到是白虎汤证。取凉开水试疗法，以确定为白虎汤之主症"渴欲饮冷"，看似简单，却是识证关键也。读此等医案，真能增长见识，增强辨证论治之思路，理应认真品味也。

7. 热入血室 沈尧封治一妇，热多寒少，谵语夜甚，经水来三日，病发而止。本家亦知热入血室，用小柴胡数帖病增，舌色黄燥，上下齿俱是干血。沈用生地、丹皮、麦冬等药不应，药入则干呕，脉象弱而不大。因思弱脉多火，胃液干燥，所以作呕。遂用白虎汤加生地、麦冬，二剂热退神清。唯二十余日不大便，与麻仁丸，三服得便而安。(《续名医类案·卷二十三·妇人症·经水》)

编者按：小柴胡汤为治热入血室之方，但方不对证，当然无效。其舌苔"黄燥"，为热伤气阴之象，故"用白虎汤加生地、麦冬"，清气热、益阴津，始方证相对而获效。仲景书曰："阳明病，下血谵语者，此为热入血室……"(二十二·4)此案则说"热多寒少，谵语夜甚，经日来三日，病发而止"。皆为阳明热盛，影响血分，一者"下血"，一者"经水……而止"，由于二者病机相同，故皆以白虎汤清热而用生地凉血可也。

二、小儿病

1. 痘证

（1）一痘八朝浆满，身热而渴，咳有痰涎，火盛津液涸也，用白虎汤而愈。(《续名医类案·卷二十七·痘症·渴》)

（2）一痘后热渴能食，便秘溺赤，咽干口燥，此心胃二经受邪也，用白虎汤而愈。(《续名医类案·卷二十七·痘症·渴》)

（3）一痘如前，顶突根绽，此是阳火有余，胃气大热也，服白虎汤一剂而愈。(《续名医类案·卷二十七·痘症·靥期》)

2. 疹后高热 孙某某，女，3岁。出麻疹后，高热不退，周身汗出，一身未了，又出一身，随拭随出，与《伤寒论》所说"溅溅汗出"之证极为相似。患儿口渴唇焦，饮水不辍，视其舌苔薄黄，切其脉滑数流利。辨为阳明气分热盛而充斥内外，治宜急当清热生津，以防动风痉厥之变。处方：生石膏30g，知母6g，炙甘草6g，粳米一大撮。服一剂即热退身凉，汗止而愈。(《刘渡舟临证验案精选》)

原按：本案为《伤寒论》的"白虎汤"证。该方为阳明之热，弥漫全身，充斥内外的"表里俱热"而设，临床以大热、大汗、大渴、脉洪大为辨证要点。患儿疹出之后，续发阳明病的"四大"证候，说明邪热弥漫表里，尚未敛结成实，未见大便燥结而用白虎汤大清阳明气分邪热，故能热退身凉汗收而病愈。

3. 高热急惊 杨某某，女，10岁。初诊：1962年6月3日。主诉：壮热不退，已有1周（39.5~40℃），神志昏迷，狂妄不安，便结5天，矢气频转，手足掣搐，汗少溲赤。诊查：两脉数实，舌苔黄腻。辨证、治法：阳明经腑实热，拟通腑结，下实热。处方：川朴3g，生枳实8g，西绵纹8g，玄明粉6g（冲），紫雪丹3g（化服），1剂。二诊：6月4日。神志仍昏，大便未下，汗出较多，小溲赤涩，脉象同前而舌绛苔燥。为实热逗留肠胃，势已化火化燥。改用白虎加味以透邪清热，生津润燥。处方：生石膏60g（先入），知母6g，生草3g，陈粳米30g（包），鲜生地30g，花粉9g，鲜竹叶50片，鲜菖蒲6g，紫雪丹3g（化服）。1剂。三诊：6月5日。药后下大量宿粪，热和神清，知饥索食，津津有汗。舌转滋润，脉象平静。然余热未清，防其死灰复燃。竹叶石膏汤2剂。药后热清神安，调理而愈。（《中国现代名中医医案精华·董延瑶医案》）

原按： 本例急惊昏迷掣搐，是因阳明经腑实热所致；用大承气釜底抽薪，未见显效，大便不下。此时病邪化火化燥之势转甚，故改进白虎汤清透泄热，增液润燥。药后腑气得通，热势顿和，神识即清，惊搐就定。此亦吴鞠通氏增水行舟之变法也。

编者按： 本案之医者为现代儿科名家，真乃名不虚传也。患儿如此壮热，神昏危症，当今几乎都求治于西医，能否救治，难料！若求治于中医，还有这样的儿科良医吗？本案之可贵，在于如实记述：初诊方用大承气汤，疗效不佳；二诊改用大剂白虎汤和凉血生津及凉开的紫雪丹，大便通而立见功效，转危为安矣。笔者通读《医学衷中参西录》，从中提炼出一本书：《张锡纯活用经方论》，深知张氏善用白虎汤及其主药生石膏，张氏说大量生石膏通大便。真是名医所见略同也。

三、杂病

1. 头痛齿痛 施笠泽治孝廉唐后坡长公，病寒热面赤，头齿大痛。诊之，脉洪而数，此热症也，当用白虎汤。每剂石膏一两，一剂而头痛齿痛俱已，寒热亦除。但脉尚搏指，曰："须仍前再进一剂，不然两日后定发斑矣。"乃疑而谋之专科，曰："是何斗胆也，石膏岂堪重剂乎？"置不服。半月后复求治，云："两日后果发斑，斑十日不退，退后犹灼热。"曰："曲突徙薪，其有功乎？"投柴苓芍药汤，一剂而热退。后用参、术调理而痊。（《续名医类案·卷四·热病》）

编者按： 服了白虎汤痛已热除，"但脉尚搏指"，此病根未除之象。仲景心法曰："……脉数急者，为传也。"有如此诊脉功夫，才是合格中医。

2. 肺痈 金男，50 岁。八月。诊查：咳嗽痰多腥臭，而夹脓血，咳时胸胁作痛，下午身热，脉滑数，舌尖绛，中燥白。治法：仿《千金》苇茎合白虎法。处方：鲜芦根二两（去节），冬瓜仁五钱，生苡仁四钱，生石膏八钱（杵，先煎），知母四钱，生甘草三钱，桃仁七分（杵），淡子芩二钱，鱼腥草六钱，川贝钱半，白薇三钱。二诊：前方药服后，热退咳减，胸胁之痛亦瘥，痰少，腥臭尚存。原法增减续进。处方：生石膏八钱（杵，先煎），鲜芦根一两五钱（去节），生甘草二钱半，淡子芩二钱，川贝母钱半，天花粉二钱，鱼腥草四钱，半枝莲三钱，冬瓜仁六钱，桃仁六分（杵），蒲公英三线，忍冬藤四钱，知母四钱。三诊：两进清肺排脓之剂，腥臭之痰日渐减少，胸痛咳嗽亦瘥。再清肺热化痰浊。处方：生石膏七钱（杵，先煎），生甘草二钱，知母四钱，冬瓜仁四钱，生苡仁二钱半，桃仁一钱（杵），鱼腥草四线，败酱草八钱，白薇三钱，炙前胡二钱，鲜芦根一两（去节）。（《中国现代名中医医案精华·叶熙春医案》）

原按：叶师治肺痈，常用《千金》苇茎合白虎加淡芩，以清热散结。若脓已成，则增入鱼腥草、败酱草、半枝莲等解毒排脓，效果颇好。

编者按：本案处方虽说是合方治之，但其疗效主要是苇茎汤及加味之药，白虎汤清热只是辅助。《千金》苇茎汤治疗肺痈（肺脓肿）之疗效已屡见不鲜，肯定无疑，方中时令的鲜芦根是一味治肺痈良药，可惜其鲜者难寻，只能用干品。现今肺痈虽已少见（40 年前笔者在河北省中医院病区见过肺痈患者），但本方本法，可用于外邪犯肺，肺热痰黄稠者。

【**临证指要**】白虎汤的主治病证可归纳为热病与杂病两大类。本方治疗外感热病具有广泛的适应范围，不论是传染病还是非传染病；细菌感染还是病毒感染，只要辨证属于正邪交争的气分热盛，或波及血分，以白虎汤为主方，重用生石膏，都有确切的疗效。各科疑难杂病及危急重症，只要是以里实热为主的病变，均可以白虎汤为主，适当加味，疗效可靠。

【**实验研究**】

1. 解热 该方对内毒素所致的家兔发热有明显的解热作用。白虎汤退热作用与石膏含钙密切有关，而肠道对石膏中钙吸收的多少则是影响退热作用强弱的重要因素。现在已知钙离子有很强的中枢作用，能抑制出汗和烦渴感，从而解除白虎汤证。石膏退热虽快但作用弱而短暂，知母起效虽缓但作用持久，两药有协同退热作用。

2. 抗炎、抗氧化 该方可有效缓解急性热应激引起的氧化损伤和炎症反应，减轻对肝脏和空肠组织的损伤，降低机体热休克蛋白水平，对实验性急性热应激小鼠有较好的保护作用。

3. 抑菌 该方主要作用于繁殖期支原体，通过影响细胞膜通透性和形态而起到抑菌作用，能有效治疗鸡慢性呼吸道病。

4. 抗惊厥　该方通过降低血清和脑组织中的炎症因子的含量，升高血清 Ca^{2+} 的含量，降低脑组织细胞内 Ca^{2+} 的含量，并降低 CaM 和 AQP4 表达，能缓解高热惊厥模型大鼠的惊厥症状和脑水肿现象，并可预防高热惊厥的重复发作。

5. 减轻胰岛素抵抗　该方通过调节 IRS-1/PI3K/Akt 信号通路，有改善血糖、血脂代谢及降低血管重构的作用，可减轻 2 型糖尿病大鼠的胰岛素抵抗，保护胰岛β 细胞功能。

6. 调节免疫　该方能增强腹腔巨噬细胞的吞噬功能，调节免疫功能。

白虎加人参汤

【原文温习】服桂枝汤，大汗出后，大烦渴不解，脉洪大者，白虎加人参汤主之。（26）

白虎加人参汤方：石膏一斤（碎，绵裹），知母六两，甘草二两（炙），粳米六合，人参三两。上五味，以水一斗，煮米熟汤成，去滓，温服一升，日三服。

编者按：白虎加人参汤证首见于《伤寒论》第 26 条，此外，后文还有第 168、169、170、222 条，以及《金匮要略》第二篇第 26 条、第十三篇第 12 条。

对上述第 26 条反复思考，恍然领悟，认定该条方证，本来就是温病，初起之卫分证误认为桂枝汤证，"桂枝下咽，阳盛则毙"（《伤寒论·伤寒例》），故表现"大汗出后，大烦渴不解，脉洪大"等误治证候，"白虎加人参汤主之"为救误之方法。不然的话，若本为桂枝汤证，"服桂枝汤"之后，为何转变为阳明热盛的白虎加人参汤证呢？

【医案精选】

1. 感冒　翁具茨感冒壮热，舌生黑苔，烦渴。势甚剧。诸昆仲环视挥泪，群医束手。缪以大剂白虎汤加人参三钱，一剂立苏。或问缪，治伤寒有秘方乎？缪曰："熟读仲景书即秘方也。"（藜按：此系温病，故以人参白虎汤取效。）（《续名医类案·卷一·伤寒》）

编者按：此案医家缪仲淳氏道出了一个古今医家治伤寒的共同秘诀，即"熟读仲景书"。

2. 瘅疟　顾文学年逾八旬，初秋患瘅疟，昏热谵语，喘乏遗溺。或以为伤寒谵语，或以为中风遗溺，危疑莫定。张曰："无虑，此三阳合病，谵语遗溺，口不仁而面垢，仲景暑症，原有是例。"遂以白虎加人参，三啜而安。同时顾文学夫人，朔客祈连山，皆患是症，一者兼风，用白虎加桂枝；一者兼湿，用白虎加苍术，俱随手而瘥。或问今岁疟脉不弦之故。曰："疟属少阳经证，其脉当弦，而反不弦如平人者，以邪气与正气浑合不分故也。《金匮》云：'温疟者，其脉如平，身无寒但热，骨节烦疼，时呕，白虎加桂枝汤主之。'当知脉既不弦，便非风木之邪，即不当用柴胡少阳经药，岂可以常法施治乎？"（《续名医类案·卷七·疟》）

3. 气血两燔证　住三角街梅寄里屠人吴某之室，病起四五日，脉大身热，大汗，不谵语，不头痛，唯口中大渴。时方初夏，思食西瓜，家人不敢以应，乃延予诊。予曰：此白虎汤证也。随书方如下：生石膏一两，肥知母八钱，生甘草三钱，洋参一钱，粳米一小杯。服后，渴稍解。知药不误，明日再服原方。至第三日，仍如是，唯较初诊时略安，本拟用犀角地黄汤，以其家寒，仍以白虎原剂，增石膏至二两，加赤芍一两，丹皮一两，生地一两，大小蓟五钱，并令买西瓜与食，二剂略安，五剂痊愈。（《经方实验录》）

原按： 本案方……石膏所以清热，人参所以养阴，养阴所以佐清热之不逮，同属于里，非若白虎加桂枝汤、桂枝加大黄汤之兼有表里者。后人于白虎汤中加玄参、生地、麦冬之属，即是人参之变味，不足异也。

4. 高热　符某某，64 岁。初诊：2014 年 9 月 18 日。主诉：高热不退 50 天。患者自诉 8 月 9 日（鬼节）回老家烧纸毕，因汗出多而冲澡，随后感觉头晕，无食欲，振寒发抖，当天遂到某医院就诊，体温高达 39.8℃。经肌内注射、输液治疗（用药不详）2 日后体温仍高，第 3 日住入某省级医院呼吸科病房。住院后检查无异常，经中西医治疗，体温不退，高热时采取冰敷与激素治疗，而体温降后复升。故住院 11 日后，又转诊某省级西医医院，亦未明确诊断。治疗方案同前，住院 24 天，发热不退，最高达 41℃。医院让做一种新仪器检查，因不能承受八千多元费用而出院。刻诊：症如上述，体温 39℃，自诉口干，疲乏，目不欲睁，大便日 1 次不成形，舌暗红、苔薄腻微黄，脉沉滑有力略弦（心率约 100 次 / 分）。辨证：汗出受风，施治不当，病邪入里，正气日衰，邪热稽留不去。治法：清热透邪，扶助正气。处方：白虎加人参汤再加解毒及"透热转气"药。处方：生石膏 30g，知母 10g，山药 20g，炙甘草 10g，西洋参 5g，党参 10g，金银花 10g（后下），连翘15g，牡丹皮 10g，赤芍 10g。2 剂，日 1 剂，水煎分 3 次温服。

9 月 20 日二诊：服上方后体温下降至 38℃以下，振寒消除，精神好转，食欲增加，两目有神，脉象较前缓和，心率减少至 90 次 / 分。效不更方，守方 5 剂。

9 月 25 日三诊：继服上方，体温已降至 37℃以下，舌略红苔微黄，脉略滑，面带笑容，言语间饱含感激之情！改用竹叶石膏汤清补法。

9 月 27 日四诊：体温正常，精神日渐恢复，略有疲乏，易汗出，以桂枝加龙骨牡蛎汤合生脉散，和营敛汗，益气养阴而善后调理。（吕志杰医案）

编者按： 本案患者，汗出当风，更复冲澡，寒湿乘虚外束肌表，法当以汗驱邪外出（149 条）。可惜虽屡经治疗，却治不得法。高热时用冰敷疗法徒治其标，岂仅是扬汤止沸？反更冰伏其邪，闭门留寇，遂致迁延。激素发汗降温或可取一时之效，但和中医之汗法机制不同，疗效自不可同日而语。总之，外邪不去，正气日虚，外邪乘虚内侵气分（患者说在出院前高热时拒绝冰敷与激素，自行用自备的犀角磨水内服，高热也能稍降），正邪相争，邪胜而高热，正胜则热减。故以白虎加人参汤合入解毒及"透热转气"药扶正祛邪兼顾而取效。由本案可总结出四点：①中医辨病有自己的思想体系，辨证更具特色；②中医强调治病求本，亦强调治病求因，故辨病因不容忽视；③中西医理论体系不同，中医具有自己独特的理论及高妙的技巧；④临证切莫被西医束缚手脚。总之，真正掌握了中医学的诊疗方法，则中医有望治疗西医治不了、治不好的病。

5. 产后高热　王某，女，28岁。产后五日，病发高热，始有恶寒、身痛，就诊时见其高热、汗出、烦渴、脉浮大而无力。其夫述其症状：饮水数碗，仍不解其渴。余再细诊之，诸症无疑。遂辨此为阳明热盛、气津两虚之证，立以白虎加人参汤治之，仅一剂药，高热解除，后又拟竹叶石膏汤半夏量减半，令服两剂而愈。（《门纯德中医临证要录》）

编者按：上述治例，产后体虚，防护不慎，外感风寒，故始有"恶寒、身痛"。治之不及时或不得法，外邪入里化热，热邪内盛，故表现典型的"四大"证候，脉无力为体虚之象。治以白虎汤清透邪热，加人参益气生津，方证相对，一剂热除，后以竹叶石膏汤清余热、益气阴，为善用医圣方法者也。

6. 中暑

（1）江应宿治岳母年六十余，六月中旬，劳倦中暑，身热如火，口渴饮冷，头痛如破，脉虚豁，二三至一止，投人参白虎汤，日进三服，渴止热退。头痛用白萝卜汁吹入鼻中，良愈。（《名医类案·卷二·暑》）

编者按："脉虚豁"，既由年老体衰，又与暑伤气阴有关。而脉"二三至一止"，则为年老心病（室早）故疾。以白虎汤治中暑乃常法，"用白萝卜汁"吹鼻治头痛乃经验之谈。

（2）吴孚先治一人，奔驰烈日下，忽患头疼发热，或时烦躁，汗大出，大渴引饮，喘急乏气，服香薷饮尤甚，此暑症也。然受暑有阳有阴，道途劳役之人，所受者炎热，名曰伤暑。亭馆安逸得之，为中暑也。香薷饮只宜于阴暑，若阳暑服之，反为害矣。与人参白虎汤而愈。（《续名医类案·卷四·暑》）

编者按：《金匮要略》痉湿暍病篇暍病论治有3条，白虎加人参汤为治阳暑主方。此案所述患者，为典型的阳暑之成因证候。

（3）臧玉涵子岁半，盛夏咳嗽。七日，因浴受惊，又伤食，大热倦顿，三日不敢与药，目瞤唇焦舌干。仲淳曰："此暑病也。当与白虎汤。"曰："腹泻，石膏无害乎？"曰："先以天水散探之。"服二钱，少顷，药夹痰而吐，微汗身凉。黄昏复热，又以天水散二钱，不效。仲淳曰："其为暑症无疑，当以白虎汤加人参。"因儿患肺热，且止。再诊之，曰："暑邪客于皮肤分肉，有热无寒，是为瘅疟，断当用白虎汤。"连服二剂，不效，鼻露眼开，口不纳气，势甚急危。曰："此症气不足胜邪也。《刺疟论》云：凡疟，先时一食顷，乃可治，过时则失之也。又云：无刺熇熇之热，无刺浑浑之脉，无刺辘辘之汗。意者，服药不得时耶？"将前药并剂煎，露一宿，鸡鸣温服之，病顿失。不须调补，精神渐复，以此知察病望气及服药之贵及时也。（《续名医类案·卷二十八·小儿科·暑》）

编者按：此案最大的启发是，临证就是辨证准确，方药得当，但"服药不得时"，也会影响疗效。《金匮要略》疟病篇之蜀漆散，亦强调在"未发前"服之。总之，治病要适时合理用药。

（4）谌某某，男，7岁，1944年盛暑于日中游戏归，甫入室，卒然昏倒，旋即高热神昏，喘息鼻翕，自汗足冷，舌色鲜红无苔，脉细弱，乃手太阴肺中暍使然，《内经》所谓"息贲"。息贲者，呼吸奔逆之谓，暑热刑金，失其清肃，故喘逆，痰鸣，鼻翕，诚险重之候，急用人参白虎汤加味。处方：西洋参三钱，生石膏八钱，肥知母八钱，麦冬三钱，甘草三钱，粳米半合；并嘱其用麦冬、玄参等煎水代茶饮频服。一剂痊愈。（张应瑞.《江西中医药》1960；4：47）

编者按：《素问·热论》曰："凡病伤寒而成温者，先夏至日者为病温，后夏至日者为病暑。"《素问·生气通天论》曰："因于暑，汗，烦则喘喝，静则多言。"患儿盛暑之时，戏于日中，暑热闭窍耗液，炎上刑金，故高热神昏、喘息自汗、舌红无苔、脉细弱等指征相继出现。此际非白虎不足以撤其热，非人参不足以益气阴，故急切投之，一剂豁然。

（5）中暑护理古法：江篁南曰：夏月热倒人，昏迷闷乱，急扶在阴凉，切不可与冷饮，当以布巾衣物等，蘸热汤，覆脐下及气海间，续续以汤淋布巾上，令撤脐腹，但暖，则渐醒也。如仓卒无汤处，掬道上热土于脐端，以多为佳，冷则频换也，后与解暑毒。若才热倒，便与冷饮，或冷水淋之，即死。又一法，道途无汤下，即掬热土于脐上，仍拨开作窝子，令众人溺于中，以代热汤，亦可取效。解暑用白虎汤、竹叶石膏汤之类。凡觉中暑，急嚼生姜一大块，冷水送下，如不能嚼，即用水研灌之，立醒。路途仓卒无水，渴甚，急嚼生葱二寸许，和津同咽，可抵饮水二升。（《名医类案·卷二·暑》）

编者按：夏月中暑热甚者，"解暑用白虎汤、竹叶石膏汤之类"，此千古不易之法。护理之法，此案经验是："急扶在阴凉，切不可与冷饮……便与冷饮，或冷水淋之，即死！"所以然者，暑热伤气阴，冷水饮之、淋之则冻结气血，气血不周流，故暑热虽去，寒疾又生。法当热汤覆脐，或热土覆脐而溺于其中。内治简易法为"急嚼生姜一大块，冷水送下……"此亦白虎汤法。以生姜之辛、冷水之寒，为白虎汤主药生石膏辛寒之性清热透（散）热之法。西医对高热者采取冰镇之物理降温法，以寒治热，不无道理，但难免顾此失彼，冰伏其邪，冰结气血，变症随起矣！治病之道，充满了辩证法。不可孤立、静止、片面地看问题，偏执一端，与"一阴一阳谓之道"相悖也。

7. 温热误表　宫某某，男，35岁。初诊：1982年7月5日。主诉：外出游览，晚间回家自觉浑身疲倦无力。翌日晨头疼身痛、恶寒发热、自汗口渴。请某中医诊治，认为寒暑交加所致，选用发表之剂。服药后头痛如裂、发热汗出、心烦神昏。诊查：脉洪大、苔薄白，体温38.5℃。辨证：由于前医误表，促使津液亏损，乃出现以上种种症状。治法：予白虎人参汤加味治之。处方：生石膏50g，知母20g，党参40g，炙甘草15g，粳米30g，麦冬20g。水煎分3次服，2剂。二诊：7月6日。头痛、恶寒、发热均减轻，汗止，烦渴、神昏皆消失。苔淡白。体温37.2℃。精神佳，饮食可。嘱其按原方连服药3剂而瘥。（《中国现代名中医医案精华·孙允中医案》）

原按：溽暑天气偶中暑温，遂发现全身不适，加上某医误发其表。幸用白虎人参汤加味，以白虎消其暑热，用党参助气兼生其津，故连服药3剂而愈，后调养而安。

编者按：本案之辨证论治，笔者认为有值得商榷处：从发病时间看，是暑夏季节，出游于外，难免暑热内伤；汗出当风，又可外感风寒。故表现为"头痛身痛、恶寒发热"等表寒证，又有"自汗口渴"等里热证，此本为"白虎加桂枝汤"证或"白虎加苍术汤"证，前医单纯用辛温"发表之剂"，不但表证未解且徒伤津液；从案中二诊所述可知患者仍有"恶寒"，说明用白虎加人参汤后表证仍在，可知初诊际仍当以清里与解表兼顾，如白虎加桂枝汤法，确有气阴损伤者，加人参也未为不可。虽然本案患者最终向愈，但效有快慢之异，法有精疏之别。如此医案，细心"精选"，本不宜选录。笔者却选录之，意在举一反三，说明笔者选录医案之"较真"也。

【临证指要】白虎加人参汤主治里热炽盛、耗气伤阴为主的急性热病与各科杂病。

【实验研究】该方具有解热、抗炎、抗氧化、镇静、降血糖、保护肠道黏膜屏障等作用。方中所加人参具有增强学习记忆能力、强心、抗休克、抗心肌缺血、增强免疫功能、延缓衰老、改善睡眠等药理作用。

白虎加桂枝汤

【原文温习】温疟者，其脉如平，身无寒但热，骨节疼烦，时呕，白虎加桂枝

汤主之。（四·4）

白虎加桂枝汤方：知母六两，甘草二两（炙），石膏一斤，粳米二合，桂枝（去皮）三两。上锉，每五钱，水一盏半，煎至八分，去滓，温服，汗出愈。

【医案精选】

1. 暍病（中暑） 余二十五岁时，能读医书，而尚不善于治病。随表兄陈尚白买舟赴南京，应秋试。陈夫妇同宿中舱，余宿前舱。天方溽暑，骄阳如炽。舟泊无锡，陈夫妇相偕登陆，赴浴惠泉，嘱余守舱中。余汗出浃背，又不便易衣，令其自干。饮食起居又不适，因是心恒悒悒然。舟泊五日，方启碇。又五日，乃抵镇江。下榻后，部署初定，即卧病矣。延医疏方，不外鲜藿香、鲜佩兰之属。服之数日，病反加剧。汗出，热不清，而恶寒无已。当夜乘轮赴京。时觉天昏地黑，不知人事。比抵石城，诸友扶住堂子巷寓所。每小便，辄血出，作殷红色，且觉头痛。时为八月初五日，距进场之期仅三天矣。是时，姻丈陈葆厚先生已先余到南京。丈精于医，诊脉一过，即亲出市药，及荷叶露三大瓶，生梨十余枚以归。并嘱先饮露，饮已口即不干。顷之又渴，复啖生梨，梨皮不遑削，仅弃其心，顷刻尽十枚。迨药煎成，即进一大碗，心中顿觉清朗，倦极而睡。醒后，头已不痛，唯汗未出。更进二煎，浓倍于前。服后，又睡。醒时，不觉周身汗出，先小汗，后大汗，竟至内衣夹袄被褥上下皆湿，急起更易，反被以盖。于是方觉诸恙悉除，腹中知饥，索热粥。侍者曰：粥已备，盖陈丈所预嘱者也。初啜一小碗，觉香甜逾恒。稍停，又续进，竟其夜，竟尽二大碗。初七日，即能进场。试期达九日夜，毫无倦容。余乃惊陈丈医术之神。叩其药，则桂枝、石膏二味同捣也。问其价，曰：适逢新开药铺，共费钱六文已，遂相与大笑。（《经方实验录》）

原按： 头痛而恶寒，此太阳病未罢也，法当令其汗出而解。然小便已见血出，安复有余液可以作汗？故先饮荷叶露及生梨者，增其液以为作汗之根本也。于是与石膏以清其内蕴之热，与桂枝以祛其外束之寒。寒因汗解，热因凉除。醒来索粥，是即白虎汤之粳米，向之饮露，亦犹加参汤之人参。看其啖梨啜露之顷，孰之已含圣法。呜呼，化仲圣方活而用之，其功效必无穷也！

又按： 白虎加桂枝汤证多见于夏日，诚以炎暑蒸人，胃肠本已热化，入夜凉风习习，未免贪享，故致表里交病。表为寒束，则热无外泄之机，势必愈炽。……唯有投白虎汤以治其本（肠胃之热），同时加桂枝以治其标（表证之寒），标本并治，方可热除津复，汗出表解。依余经验，桂枝轻至一钱，生石膏轻至三钱，亦可有效。设不尔者，但用白虎以清热，则表证将愈甚，但用桂枝以解表，则内热将愈炽，终不免坏病之变，此乃桂枝、石膏二药必须合作而不可分离之理也。或曰：君前谓石膏凉胃，桂枝温胃，何能温凉并进，反获奇功耶？曰：仲圣方温凉并用者，诸泻心汤即在其例。若桂枝与石膏犹其始焉者尔。盖人体之机构复杂繁沓，灵敏万分，及其病时，作用尤显。各部机构每自能吸取其所需，而放任其所不需者。若论本汤证，则胃取石膏之凉而消热，动脉取桂枝之散而致汗，故二者非但不相左，抑且相成。……

编者按： 本案对经方大法之灵活运用，颇有巧思。学者应有所领悟。

2. 温疟　崔某某，男，37 岁。初诊：1960 年 8 月 23 日。主诉：患者每天下午二时左右开始发热，头痛汗出，继而恶寒，甚则鼓颔，热多寒少，至夜半方解，日日如是已 5 天。诊查：口渴欲饮，胃纳欠佳，四肢无力，舌质红苔薄白，脉弦滑而数。辨证：温热内蕴，复感新邪。治法：清热透邪。处方：生石膏 30g，知母 10g，甘草 6g，粳米 10g，桂枝 6g。2 剂。二诊：药后发热减轻，身已不寒，右肋下微痛，新邪已得外解，仍口燥舌红，内热未清，继以上法出入。处方：生石膏 30g，知母 10g，甘草 3g，粳米 10g，柴胡 8g。3 剂。药后寒热已平，诸症痊愈。(《中国现代名中医医案精华·董建华医案》)

原按：《内经》云："先伤于风，而后伤于寒，故先热而后寒也，亦以时作，名曰温疟。"即先伤于风邪，后伤于水寒之气，感而不发，潜伏人体，以致阴气先伤，复值暑热熏蒸，汗出腠疏，又受新邪而发病。根据本案的发病季节，及先热后寒、热多寒少、定时发作的症状特点，是属温疟。由于温热内蕴，劫津耗液，复感新邪，故治以白虎清热保津，桂枝解肌透表，即吴鞠通所谓以白虎"峻泻阳明独盛"之热，单以桂枝一味领邪外出，作"向导之官"之意；也正合《内经》"奇治之不治则偶治之，偶治之不治则求其属以衰之"之旨。可见，中医学理论实为指导医疗实践之渊薮。

编者按： 本案之"原按"引文，载于《素问·疟论》。本案之发病特点，符合《疟论》所述，而与《金匮要略》原文曰"温疟者，身无寒但热"不甚切合。这倒启示我们：《金匮要略》所述瘅疟热型是"但热不寒"，温疟是"身无寒但热"，二者很难鉴别。若以《内经》所述之发病特点，则更好鉴别。

3. 小儿瘅疟　1974 年，刘永昌，男，4 岁，发热二十余天，午后较热，热高时两颧微赤，饮食、大小便正常，诊断为瘅疟病，邪在皮肤分肉之间。处方：生石膏 17g，知母 6g，甘草 3g，粳米 9g，桂枝 3g。服 2 剂，热略退，面仍赤，眼有些红筋，原方减粳米，去桂枝加葛根 9g。服 3 剂，热退大半，面赤红筋退，再将前方生石膏减为 9g，葛根 6g，加花旗参 6g，服 2 剂热全退。(卢宗强.《广东中医》1958；12：26)

编者按： 瘅疟与温疟同类，但程度不同。先热后寒，热重寒微者为温疟；但热不寒，少气烦冤，甚或消烁脱肉者为瘅疟。瘅疟初期热在分肉者，其治疗与温疟同。本例小儿瘅疟属邪在分肉，津伤未甚阶段，故初投白虎加桂枝汤热仅略退，尔后于上方去桂枝加葛根，以起阴气而生津液，热乃大减。将上方减石膏、葛根用量，加西洋参大补气阴，二帖而瘥。

4. 产后发热 张某某，女，32岁。新产9天，不慎感邪，突然寒战，发热至39℃，上身烦热，汗出较多，下身反冰冷无汗，口中干渴，时时呼饮，饮后渴仍不解，伴有恶风、头痛等症。视之，面缘缘正赤，舌质红绛、苔薄黄，切其脉则浮大而充盈有力。此乃阳明久有伏热，新产之后，阴血亏损，风阳之邪乘虚入侵，致营卫运行逆乱，阴阳之气不相顺接而成。治当清热养阴，兼透风邪外出。桂枝10g，生石膏30g，知母10g，玉竹10g，白薇10g，炙甘草10g，粳米15g。服2剂，微见汗出，上身热退，下肢由凉转温而愈。(《刘渡舟临证验案精选》)

原按： 本案脉证：发热、恶寒、头痛，为邪在表；口渴、汗出、心烦，为邪在里；上身烦热，下身厥冷，为阳热于上不能下达，属"热深厥亦深"也；新产之后，舌质红绛，则为阳热伤阴之征。此证阳明内有伏热，又兼风邪外感，且又有阴津不滋之候。治应清阳明内有伏热，兼透肌腠风邪，佐以滋阴养血。选方用《金匮》之白虎桂枝汤加味，内清伏气之热，外解肌腠之邪。加玉竹、白薇者，能退邪热而滋阴血与津液。《素问·通评虚实论》说："乳子中风病热，喘鸣肩息者，脉何如？岐伯曰：喘鸣肩息者，脉实大也，缓则生，急则死。"所谓"乳子"者，指产后哺乳期。本案患者脉虽浮大，但和缓从容，为正气充盛之象，故能两剂获愈。

5. 热痹（风湿性关节炎） 范某，男，25岁。患风湿性关节炎1年，近十余日加重。症见：关节疼痛，局部红肿、灼热，兼有全身发热、口渴、脉数。辨为热痹，即以白虎加桂枝汤加薏仁15g治之。连服3剂后，热势退，局部肿消，其脉略缓，再拟以白虎加桂枝汤、桂枝芍药知母汤两方各3剂，令其交替服，1周后疼痛大减，已能活动。此类热痹，属活动性风湿关节炎，病发较急、较重，多以寒湿郁久化热，热痹伤津所致。故治宜因势利导，解热通痹。(《门纯德中医临证要录》)

编者按： 治例为痹证之热痹的主症特点，处方以白虎加桂枝汤加薏仁，乃师《伤寒论·辨痉湿暍脉证第四》治疗湿病化热的麻杏薏甘汤之义；再拟以两方交替服，又是师法医圣治疗历节病之方也。

【实验研究】 白虎加桂枝汤具有解热、抗炎、抗菌、镇痛、镇静、抑制血管过度新生等作用。临床用于类风湿关节炎（RA）、痛风性关节炎、发热及呼吸系统疾病、皮肤病等多科病种，疗效显著，且具有缓解RA热证滑膜血管过度新生的作用。该方可明显降低HUA大鼠的血清UA、24小时UTP、SCr、BUN的含量，抑制肾小球系膜基质增生、减少肾小管损伤及肾间质纤维化，延缓尿酸性肾病进展。还可降低患者血中WBC、CRP、ESR的含量，治疗踝关节痛风性关节炎。

竹叶石膏汤

【原文温习】伤寒解后，虚羸少气，气逆欲吐，竹叶石膏汤主之。(397)

竹叶石膏汤方：竹叶二把，石膏一斤，半夏半升（洗），麦门冬一升（去心），人参二两，甘草二两（炙），粳米半升。上七味，以水一斗，煮取六升，去滓，内粳米，煮米熟汤成，去米，温服一升，日三服。

【医案精选】

1. **疟病** 沈少卿中丞，请告时苦疟，仲淳往诊之，愈甚。曰："再一发死矣。先生何方立止之？"仲淳曰："何言之易也。"疏三方，作五剂，一日夜饮之尽，次早疟止。先二剂清暑，用大剂竹叶石膏汤加桂枝，以其渴而多汗也。次二剂健脾去滞，用橘红、白豆蔻、白术、茯苓、谷蘖、乌梅、扁豆、山楂、麦芽。最后一剂，人参一两，生姜皮一两，水煎露一宿，五更温服，尽剂而效。(《续名医类案·卷七·疟》)

编者按：此案治疟"疏三方，作五剂，一日夜饮之尽，次早疟止"，此乃神奇独出心裁之法也。这种创新的方法，很能启发临证思路。

2. **发背** 通府张廷仪背患疽，作呕哕痛，大便秘结，口干作渴，此内蕴热毒。用竹叶石膏汤二剂，诸症顿退。用托里消毒散，四畔肿消。用仙方活命饮，疮亦寻愈。(《续名医类案·卷三十二·外科·发背》)

编者按：此案治热毒发背，用竹叶石膏汤只能清内热，对热毒蕴结之疮肿，则需用托里消毒散、仙方活命饮。

3. **痘证** 一儿痘后烦渴，乳多则吐，身热喜凉，此余毒在胃，竹叶石膏汤治之而愈。(《续名医类案·卷二十七·痘症·呕吐哕》)

4. **胎前伤寒** 缪仲淳治于润父夫人，妊九月，患伤寒阳明症，头痛壮热，渴甚，舌上黑苔有刺，势甚危。缪投竹叶石膏汤，索白药子（医马病者）不得，即以井底泥涂脐上，干则易之。一日夜尽石膏十五两五钱。病瘳，产一女，母子毋恙。(《续名医类案·卷二十四·胎前·伤寒》)

编者按：对高热不退患者，西医学常规采取冰镇之物理疗法。此案"以井底泥涂脐上"，即古人之物理疗法。对"妊九月"患阳明热盛，"一日夜尽石膏"近一斤，真乃有胆识者也。

5. **乳腺炎术后发热** 张某某，女，25岁。住某县医院。因患乳腺炎手术，术后发热不退，体温在 38.5~39.5℃ 之间。西医认为是手术后感染，注射各种抗生素效果不显，后又用"安乃近"发汗退热，然旋退旋升，不能控制。因为手术后几经发汗，患者疲惫不堪，又见呕吐而不欲饮食，心烦，口干，头晕，肢体颤动。舌质嫩红、苔薄黄，脉数而无力。此阳明气阴两伤，胃逆作呕使然，治当清热之时，又须两顾气阴，以培补其本，处竹叶石膏汤方：竹叶 10g，生石膏 30g，麦冬 24g，党参 10g，半夏 10g，炙甘草 10g，粳米一大撮。上方仅服 4 剂，即热退呕止，而胃开能食。（《刘渡舟临证验案精选》）

原按： 本案为乳腺手术后所致气阴两伤之证。乳房属阳明胃经，手术后阳明气分之热充斥不退，胃中之气阴两虚，气逆作呕，故见发热、呕吐等症。方选《伤寒论》的竹叶石膏汤，清泄胃热，益气养阴。本方用石膏、竹叶清热而和胃气；麦冬、人参、炙甘草、粳米两补气阴，治脉络灼伤，而扶虚羸；妙在用半夏一着，既能降逆止呕和胃，又能行人参、麦冬之滞而又调和阴阳，且能防寒药伤中之弊。刘老常将本方用于治疗阳明经所主的乳腺病变，凡见高热、烦呕、不食、神疲、舌红、脉数，疗效非凡。

【**临证指要**】竹叶石膏汤为医圣治热病初愈调养清补之方。临床上可变通用于治疗热病与各科杂病之气阴两伤、虚热内扰的证候。

【**实验研究**】

1. 解热、抗炎 该方通过调节 Toll 样受体，抑制炎症因子表达，对急性痛风性关节炎大鼠有抗炎作用；可抑制炎性因子的释放，能明显减轻大鼠放射性食管炎的病理损伤程度和炎症细胞浸润；能治疗小鼠深部念珠菌感染，尤其是免疫功能低下时效果更显著。

2. 改善脑记忆和睡眠 该方通过抑制大鼠海马 TNF-α 的过度表达，对 2 型糖尿病大鼠有改善记忆功能的作用。又可显著改善阳明热盛、气阴亏虚型不寐的睡眠时间、睡眠质量，并能有效治疗患者失眠的伴随症状。

3. 降糖降脂、抗氧化 该方可降低糖尿病大鼠的空腹血糖、尿糖，及糖化血红蛋白、TC、TG、MDA 水平，升高 SOD 活力和血清胰岛素水平，有较好的降糖降脂及抗氧化作用。

4. 止吐 该方治疗化疗后胃阴亏虚者之呕吐疗效显著，能有效改善患者的呕吐症状。

黄芩汤

【**原文温习**】太阳与少阳合病，自下利者，与黄芩汤；……（172）

黄芩汤方：黄芩三两，芍药二两，甘草二两（炙），大枣十二枚（擘）。上四味，以水一斗，煮取三升，去滓，温服一升，日再夜一服。

【**医案精选**】

1. 痢疾 盛某某，男，26 岁。夏季间患痢疾，痢下脓血便，红多白少，腹部挛急而痛，肛门作坠，身热，脉弦数，舌苔黄。治以调气和血，清热燥湿。黄芩9g，白芍9g，甘草3g，广木香6g（后下），连服3剂，下痢止，腹痛除。（张德超.《陕西新医药》1979；9：31）

2. **阿米巴痢疾**　欧阳某，女，22岁，干部。9月21日入院。下痢红白，腹痛，里急后重已2天。患者妊娠2个多月，9月4日因头晕呕吐，曾在本院（省中医实验院）门诊检查：青蛙试验弱阳性。9月20日早晨起，忽腹痛频频，下痢红白黏液，红多白少，日二三十次，里急后重颇剧，并觉小腹坠胀，有如欲产情形而入院。诊察：体瘦神疲，按腹呻吟，有重病感。脉象稍沉弱，舌质淡苔白。体温37.9℃。心肺无异常，肝脾未触及，腹部有压痛。化验检查：……大便检出阿米巴原虫。诊断：阿米巴痢疾。方用黄芩汤加减：黄芩3g，白芍9g，甘草4.5g，香连丸3g。服上药3剂后，腹痛、里急后重已除，下痢次数大减，日仅二三次，带有黄色稀粪。体温正常，食欲渐启。原方再进1剂，下痢红白便全除，大便正常，唯觉起床行走时，头晕足软。再以原方去香连丸，加党参9g，当归6g。调理数日，连检大便2次，已无阿米巴原虫，于9月29日出院。（杨志一.《江西中医药》1954；10：46）

3. **泄泻（急性肠炎）**　王姓妇，年五十余，夏间突患泄泻，暴注下迫，一日夜二十余次，发热口渴，胸闷腹痛，舌苔黄腻，脉数，溲热。盖暑湿蕴伏，肠胃中兼有宿滞，遂用黄芩汤加连翘、苡仁、六一散、佩兰、枳壳，1剂热退利减，2剂痊愈。（《伤寒论医案集》第155页）

【临证指要】黄芩汤可辨证治疗急性细菌性痢疾、急性肠炎及阿米巴痢疾等。

【实验研究】该方具有抗菌、抗炎、解热、解痉、镇痛、镇静、免疫调节、调节肠道菌群、抗肠溃疡等作用。该方的具体作用如下：①该方能改善肠道菌群失调，治疗非酒精性脂肪肝炎。②能通过干预自噬相关蛋白，促进肠道急性移植物抗宿主病自噬稳态的恢复，保护肠黏膜屏障，减轻移植后肠道的排异。③可显著升高GSH-Px、SOD，降低MDA，明显改善机体应激指标水平。④通过下调NF-κB p65、ICAM-1，治疗湿热型溃疡性结肠炎。⑤可促进抗炎因子的表达，抑制炎症因子的表达，并恢复Th1/Th2、Th17/Treg细胞平衡，抑制肠道免疫异常，治疗溃疡性结肠炎。

黄芩加半夏生姜汤

【原文温习】……若呕者，黄芩加半夏生姜汤主之。（172）

黄芩加半夏生姜汤方：黄芩三两，芍药二两，甘草二两（炙），大枣十二枚（擘），半夏半升（洗），生姜一两半（一方三两，切）。上六味，以水一斗，煮取三升，去滓，温服一升，日再夜一服。

【医案精选】

1. 下利而呕（急性胃肠炎） 谈谈 1957 年的一个病例。王某，男，灵丘人，是地区医生训练班学员。1957 年"亚洲流感"在中国爆发，发病率很高，当时训练班 71 人中就病倒了 40 多个，有以表证为主的，有以呼吸系统症状为主的，还有以胃肠系统症状为主的。王某是较重的一个胃肠型感冒。当他脱水较重的时候，当时的另一教员（讲解剖的）就准备给他输林格液。当时患者呕泻不止，眼窝深陷，颜面苍白，手足不温，脉细弱，输了 3 瓶（一瓶 500ml）液体亦未止住吐泻。我当时给他开的是黄芩加半夏生姜汤：黄芩四钱，生白芍四钱，甘草二钱，半夏三钱，生姜三片，红枣四枚。患者下午三四点服药后，到了晚上就想吃点东西了。他吃了几片饼干，并未呕恶。到了第二天，再未出现水样便。后经调养痊愈。但需要说明的是，此方用于肠炎效好，痢疾就逊色了。

再举一例，患者叫杨某，是我一学生的二哥。因吐泻已在医院输了 4 天抗菌消炎的液体，无明显好转。其家属将他用汽车拉到大同医专找我诊治。诊见：四肢不温，吐泻不止，饮水即吐，脉弱。我亦处以黄芩加半夏生姜汤，1 剂后病愈。此外，我还需再三强调，不要画蛇添足，若在此方中加焦三仙等药，不仅无效，而且有害。（《门纯德中医临证要录》）

2. 婴儿高热、吐泻危症（支气管肺炎、菌群失调综合征） 患者是部队驻同某医院一护士的小孩，6 个月大的男婴，叫付某。其父是医务处的教导员，母亲是传染科的护士长。当时其父被调往外地。患儿因患支气管肺炎在本院住院，当时医院已经用遍了各种抗生素，如青霉素、氯霉素、链霉素等，还包括当时较新生产出的抗生素，导致"菌群失调综合征"，患儿连续 9 天出现绿色稀水样便，进乳即吐。我去会诊时小儿已不省人事，氧气不离，每日输血 200ml，颜面苍白，手足厥冷，腹胀如鼓（肠麻痹所致），上午体温 35℃，下午、晚上体温 39℃左右。用手将两腿抬起，则可看到不断从其肛门缓缓流出绿色稀水样便。当时患儿很危险，医院已下病危。患儿正气特别虚，兼有里邪，我经再三考虑，用的是"黄芩加半夏生姜汤"加茯苓、小红参。处方：小红参 3g，黄芩 3g，生白芍 3g，半夏 2g，茯苓 6g，甘草 2g，生姜 3g，红枣 1 枚。其中茯苓淡渗利水，小红参大补气血，在扶正气、淡渗的基础上用"黄芩加半夏生姜汤"清热和中，降逆止呕。下午四点左右，药煎好后经鼻饲把头煎药灌进去，我又嘱晚上 12 点左右把二煎药服了。临走时我对其母亲讲："如果能抢救过来，第二天再来接我。抢救过来并不是我的功劳，这是仲景的方，是仲景的功劳。"

第二天中午，医院的两位医生来接我，他们说："门大夫，服了您的药后顶了大事了。肛门现在也不流粪了，今天早晨还吃了他母亲的一点奶，也不打嗝泛奶水了，上午体温也基本正常了。您再给去看看吧。"我又去后，诊脉时已能触到其脉了，到了下午体温也不高了，也能吃奶了。于是嘱其再服原方 1 剂，日服 3 次。

第三天，患儿病势已安，但仍腹胀，我嘱其将黄芩 3g，生姜 3g，红枣 1 枚煎汤冲服参苓白术散 1.5g，一剂药白天服 2 次，晚上服 1 次，共服 3 剂。服药后，症状基本消除，唯神色倦怠，又于前方减黄芩，服了几剂后，病愈出院。(《门纯德中医临证要录》)

原按： 此患儿是用抗生素太多太杂，把大肠埃希菌杀伤了。大肠埃希菌在肠内是正常的菌群，中医称之为"脾气"或"肠气"或"胃气"，总之属于人体正气。患儿为外感，邪热壅滞，失治而成下利。邪热上扰，则神昏嗜睡；热邪下迫，则自利不止；热邪燔炎日久，阴精阳气欲脱。此时，若纯用苦寒除热之剂，则邪未去而正先亡。故以参苓和黄芩加半夏生姜汤扭转其邪盛正衰之危局，故收良效。

编者按： 上述婴儿为危急重症治例，在西医救治而"病势日进""已下病危"的情况下，中医药配合治之，转危为安。这彰显了中医治急症之神奇疗效。患者外感，邪热犯肺，肺病及肠，则表现高热、咳喘、下利不止、进乳即吐及神识不清等，如此危候，为外邪上受，首先犯肺，邪热下迫于胃肠，又逆传心包，邪热不去，伤及气阴等。方用黄芩加半夏生姜汤以治邪热伤扰胃肠，再加红参、茯苓益气健脾固护正气。两剂"病势已安"，后以清余邪、健脾祛湿，恢复"后天之本"为要。

婴儿（1 周岁之内）是生机最旺盛阶段，灵机一拨就灵，故上述处方得当，立见功效。如上济世良方，救急神术，若不能传承下来，是人类的不幸！我辈当自强，不可懈怠也。

【实验研究】 该方具有抗炎、解热、抗菌、镇静、镇吐、缓解平滑肌痉挛等作用。

附方

《千金》三物黄芩汤

《金匮要略》第 21 篇〔附方〕《千金》三物黄芩汤："治妇人在草蓐，自发露得风。四肢苦烦热，头痛者，与小柴胡汤；头不痛但烦者，此汤主之。"

产褥热 20 世纪 50 年代，广灵下陵关南庄的一位患者，女，45 岁左右，生一儿，已 4 个多月了，行动不便，其夫用牛车把她拉至我家诊治。进屋后，患者就卧在炕上不愿动弹了。我嘱其起来诊脉，脉象较好，不细不沉不弱，面色红润，问其哪里难受，她自述道："烦躁较甚，小腹不适，手心烫，生产已 4 个多月了，总是很不舒服。"诊后我就想到了《金匮要略》中的条文，就开了三物黄芩汤：生地 30g，黄芩 10g，苦参 6g，水煎服。方中生地养肝肾之阴，生津液，黄芩、苦参清热解毒。第三天其夫前来相告："先生，服了一付后，我女人精神好多了，您看再吃一付不了？"我问其具体情况，他说："头前晚上服了头煎，第二天早服了二煎，第三天早上当我睡醒的时候，她已经把饭做好了。四个多月来，她一直没有下过地，家里的事情什么也不管。"我估摸她已好了，就嘱其不要再服了。那以后就一直很好了。

此证相当于西医说的"产褥热"，我认为此方用于产褥热效果是很好的。我还曾用此方治愈一例产褥热，卫校书记刘某之妻，当时在广灵县医院当护士，用青霉素治疗无效，服此方后病愈。（《门纯德中医临证要录》）

编者按：《金匮要略》之22篇，有10篇有"附方"，《妇人产后病脉证治第二十一》为其一。这些"附方"之来源，多曰《千金》《外台》，个别曰《古今录验》《近效方》《肘后》等。据考证，这些方有的原本就是仲景书之方，由于散佚后，又被上述编著者发现而收录之。

类方串解

本章白虎汤类共4首方剂，4方均以石膏为清热要药，以白虎汤为清热主方。仲景治疗热病与杂病里热炽盛而耗气伤阴者，以白虎加人参汤清气热而养气阴；治温疟，以白虎加桂枝汤清里热而解表邪；治伤寒解后，气阴受伤而余热未除的竹叶石膏汤，亦为白虎汤之变方。白虎汤为清热法代表方剂，张仲景用作治疗阳明经热证的主方，清代温病学派将其视为清气分热的良方。本方治疗由于外因或内因所致的里热实证，用之得当，效果卓著。后世医家师仲景心法，衍化出一系列的白虎汤类方，例如：《类证活人书》之白虎加苍术汤；《景岳全书》之玉女煎；《温病条辨》之化斑汤；《温热经纬》之羚羊白虎汤；《疫疹一得》之清瘟败毒饮；《血证论》以白虎汤加大黄；《医学衷中参西录》以白虎汤加蜈蚣等。诸如此类，不断扩大了白虎汤的临床应用范围。

黄芩汤类方只2首。病机主要是邪热内迫于肠，则下利（腹痛）；若兼有胃气上逆者，则呕吐。黄芩汤以黄芩为君药清里热，芍药、甘草酸（苦）甘化阴，缓急止痛，甘草、大枣甘缓调中，总以清里热为目的。若呕者，黄芩汤力所不及也，故加半夏、生姜以降逆止呕。条文名曰"太阳与少阳合病"，其实是病在内影响于外，邪热壅遏营卫，故症见振寒发热，周身酸楚等"状如太阳病"表现。透过表象抓本质，治病必于求本。黄芩汤乃清里热治本之方，不涉治太阳病之药也。

第九章　四逆汤类——回阳温阳剂

凡是以温热药为主组成，具有回阳救逆、温阳散寒、温通经脉的作用，用于治疗阳虚寒盛的方剂，统称为回阳温阳剂。属于"八法"中的"温法"。《素问·至真要大论》所谓"寒者热之""治寒以热"的原则是温法的理论之源。

由于阳虚有轻重、久暂、缓急之分，阴寒水湿之邪侵犯的部位有脏腑、经络、肢节之别，故温法的具体制方遣药有所不同。本类方剂可分为回阳剂与温阳剂两大类。

回阳救逆剂乃用于救治危急之病症。适用于心肾阳衰，阴寒内盛，或内外俱寒，甚至阴盛格阳或戴阳之证。肾阳为一身阳气之根，心为五脏六腑之大主，病至心肾阳衰，多为阴寒极盛，真阳将亡之重证，临床每表现为四肢厥逆，畏寒蜷卧，呕吐腹痛，下利清谷，精神萎靡，脉沉微细，或冷汗淋漓，脉微欲绝等全身性阴寒证候。甚至阴盛格阳于外，或虚阳浮越于上，反见身热干呕烦躁，两颧淡红如妆等真寒假热之象。此际，非大剂辛热不足以驱散阴寒，回阳复脉，挽救危亡。常用生附子（注意：经方凡救急的回阳救逆剂都用生附子）、干姜等辛热药物为主组成方剂。代表方剂为四逆汤。阴寒太盛，服热药入口即吐者，可取热药冷服法，或酌配少量苦寒咸润之品（如人尿、猪胆汁等）反佐为用，既防拒药，又杜辛热伤阴，于格阳、戴阳之证，犹有滋阴除烦，潜纳浮阳之用。

温阳剂乃针对阳气虚衰，阴寒水湿之邪内侵外淫所致的水气病、痛证、胸痹等痼疾杂病。温阳剂与回阳剂一样，亦以附子（常炮制使用）为主，适当配伍桂枝、茯苓、白术、芍药等药。具体方剂详述如下。

四逆汤

【原文温习】病发热，头痛，脉反沉，若不差，身体疼痛，当救其里，宜四逆汤。（92）

脉浮而迟，表热里寒，下利清谷者，四逆汤主之。（225）

少阴病，脉沉者，急温之，宜四逆汤。（323）

大汗出，热不去，内拘急，四肢疼，又下利厥逆而恶寒者，四逆汤主之。（353）

既吐且利，小便复利而大汗出，下利清谷，内寒外热，脉微欲绝者，四逆汤主之。（389）

呕而脉弱，小便复利，身有微热，见厥者，难治，四逆汤主之。（377，十七·14）

四逆汤方：甘草二两（炙），干姜一两半，附子一枚（生用，去皮，破八片）。上三味，以水三升，煮取一升二合，去滓，分温再服。强人可大附子一枚，干姜三两。

编者按： 四逆汤为回阳救逆的祖剂主方，四逆汤在仲景书分布颇广，以上引录了 6 条，下面综述之，以便于读者全面掌握。

千般疢难，当病情发展到阳气衰微，阴寒内盛之垂危阶段时，回阳救逆为施治大法，四逆汤为代表方剂。本方证在太阳病、阳明病、太阴病、少阴病、厥阴病、霍乱病等各篇都有论述。张仲景对四逆汤的运用，归纳如下：一是误汗亡阳证（29）。二是表里同病，里虚寒盛证（91、92、372）。三是少阴寒化、心肾阳虚证（323、324）。四是太阴、厥阴虚寒证（277、353、354、377）。五是霍乱阳气虚衰证（388、389）。六是阴盛格阳证（225）。

阳衰阴盛，变化多端，见症不一，处方亦当灵活变通以切合病情，故仲景以回阳救逆的四逆汤为基本方，创制了一系列的类方，如四逆加人参汤（385）、茯苓四逆汤（69）、通脉四逆汤（317）、通脉四逆加猪胆汁汤（390）、白通汤（314）及白通加猪胆汁汤（315）等方。其中四逆汤、通脉四逆汤亦载于《金匮要略》第十七篇。诸方的鉴别在于：四逆汤主温阳；白通汤及通脉四逆汤主温通；四逆加人参汤与茯苓四逆汤温阳救阴并重；白通加猪胆汁汤（并加人尿）与通脉四逆加猪胆汁汤皆加入反佐药。七个方证均属阴证、里证、寒证、虚证，但因临床证候不尽相同，故方药有别。

历代医家以四逆汤为主方，救治了无数危急重病与疑难痼疾。

【方歌】

回阳救逆四逆汤，生附炙草与干姜；
阳虚诸病此为主，随证加减系列方。

【医案精选】

（一）危急重病

1．"五虚"阳微　至元己巳六月，罗住夏于上都。金事董彦诚，年逾四旬，因劳役过甚，烦渴不止，极饮潼乳，又伤冷物，遂自利、肠鸣、腹痛、四肢逆冷、汗自出，口鼻气亦冷，六脉如蛛丝，时发昏愦。众医议之，以葱熨脐下，又以四逆汤五两，生姜二十片，连须葱白九茎，水三升，煮至一升，去渣凉服，至夜半，气温身热，思粥饮，至天明而愈。《玉机真脏论》云："脉细、皮寒、气少、泄利、饮食不入，此谓五虚，死。浆粥入胃，则虚者活。"信哉？（《名医类案·卷一·伤寒》）

2. 阳厥误治　一人患厥阴直中，四肢厥冷，脉细欲绝，爪甲青紫，但不吐利，与四逆汤。至三日，四肢暖，甲红发热，脉转实数有力，此阴极阳生也，使与凉剂。病家疑一日寒温各异，不肯服。至九日，热不退，热利下重，饮水不辍，再求诊，用白头翁、秦皮、黄连、黄柏各二钱，一帖减，二帖痊（真寒症，断无饮水下痢之变）。（《续名医类案·卷二·中寒》）

原按： 肢冷脉伏，恐是阳厥。至爪甲青紫，则是欲战汗也。四逆汤之误，特隐而不彰耳。余有凌二官案可参（凌二官即热病门之凌表侄）。

编者按： 此案病情，病家之怀疑与"按"之分析很有道理。若是四逆汤证，岂能演变成白头翁汤证呢？

3. 寒湿霍乱　陈某，50余岁，住大西门。陡然腹痛，吐泻大作。其子业医，投以藿香正气散，入口即吐，又进丁香、砂仁、柿蒂之属，亦无效。至黄昏时，四肢厥冷，两脚拘挛，冷汗淋漓，气息低微，人事昏沉，病势危急，举家怆惶（意同仓皇），求治于予。及至，患者面色苍白，两目下陷，皮肤干瘪，气息微弱，观所泄之物如米泔水，无腐秽气，只带腥气，切其脉细微欲绝。余曰：此阴寒也。真阳欲脱，阴气霾漫，阳光将熄，势已危笃，宜回阳救急，以挽残阳。投大剂四逆汤，当晚连进2剂，冷服。次日复诊：吐利止，厥回，脉细，改用理中加附子而康。（《湖南省名老中医医案选·刘天鉴医案》）

原按： 是岁霍乱暴发流行，死者不计其数，时医投藿香正气散、六和汤之类罔效，以四逆、理中得救者数百人。霍乱一证，新中国成立后，政府关怀人民疾苦，每年有预防注射，此病得到消灭。作者业医以来，目击霍乱流行二届，一为光绪三十一年乙巳岁，一为民国二十四年乙亥岁。该病所发，来势猛烈，发病急骤。有人上午还在做事，下午患此变为危笃致死，死者沿门皆是，真是千村遗尸，万户萧疏。目此惨景，毛骨寒悚。察其所因，均属阴寒为患，治宜照仲景师法。清代王孟英著《霍乱论》，分寒热二种，治此者，宜审慎辨证。

编者按： 寒湿霍乱多由饮食不洁，贪凉饮冷，感受寒湿秽气所致。其辨证要点：吐泻汗出，面青目黑，四肢微冷，厥逆或抽筋，脉沉微无力。

4. 急性肠胃炎　急性肠胃炎，古谓霍乱，不论真假霍乱，吐泻脱水、阳气暴脱、四肢厥逆、脉沉微者，服之即可转危为安。治例：韩氏老妇，70余岁，因暑热于冷地乘凉，加之多食瓜果，突患吐泻，状似霍乱，胀痛难忍，继则呕而不吐，泻而无物，身体微热，四肢厥冷，诊其脉象沉微，呼吸微弱，知真寒假热，阳气将暴脱，即施以四逆汤1剂。服后一时许，干呕虚泻停止，少进热食而安睡。次日复诊，患者神情自如，令其饮食调养而愈。（《门纯德中医临证要录》）

5. 真心痛（冠心病、心肌梗死） 江某，男，56岁，患冠心病多年。某上午突然胸部憋闷、刺痛，头晕目眩，冷汗淋漓。入院急诊，心电图示：急性冠状动脉供血不足，心肌缺血型改变。患者神疲欲寐，面容青紫，周身不温，四肢厥冷过肘膝，口唇及指端发青，冷汗渍渍，脉沉迟弱极，时隐时现，舌暗而见瘀斑，余当即辨为心阳衰微之证，并急予附子10g（生、制各半），干姜10g，炙甘草6g，葱白9根，令速煎取温灌之。会诊医师遵余意进行救治。药后三刻，视其眼神转活，面有表情，冷汗得止，询之已能言语，心痛减。此心阳复，故再予人参汤、瓜蒌薤白半夏汤兴阳行痹，两方交替轮服数剂，精神振作，胸痛基本消失，夜间已能安卧。饮食能进，六脉略和，小有结脉，继以炙甘草汤、枳实薤白桂枝汤两方各3剂，交替服用。1个月以后，心电图已大有改善，遂出院。后遇小劳又心悸气短，舌质淡，脉沉细，又以兴阳行痹，活血化瘀方药调治月余而告愈。（《门纯德中医临证要录》）

原按： 胸痛一证，其重症称之为"真心痛"。发病急，常可导致猝死。本患者系由于痹阻瘀滞日久，导致心阳衰微，痹阻至极，阳气欲脱。治疗时若通心阳，理气血同用，则缓可（按：疑为"不"字之误）济急。……余以为在生理上，阳气是化生的主要方面；在病理上，较之阴精，阳气更易受损；治疗上，阳易骤生而阴难速长。故救治危逆之证，余常立于兴阳之法。几十年间，颇感得心应手。

编者按： 《灵枢·厥论》曰："真心痛，手足青至节，心痛甚，旦发夕死，夕发旦死。"如此朝不保夕之"真心痛"危症，与西医学说的"心肌梗死"颇相类。上述治例即如此典型证候。心梗之心电图应为"心肌损伤、梗死图形"，上述不准确。处方用生附子，乃师法经方之旨，仲景回阳救逆的四逆汤类方8首，皆用生附子。善后调治之两组方以"两方交替轮服"，此乃门氏独自经验，他有"联合方组"的运用之专文讨论。

（二）表里同病，急者先治

1. 内外皆寒 一人冒雪进凉食，病内外伤，恶寒头疼，腹心痛而呕（两感）。诊之脉沉且紧，时伏而不见（死脉）。曰："在法下利清谷，当急救里；清便自调，当急救表。今所患内伤冷饮食，外受寒渗，清便自调，急救表里，以桂枝汤力微，遂为变法。"与四逆汤服之，晬时服附子一两。明日则脉在肌肉，唯紧自若，外症已去，内伤独存，乃以丸药下去宿食，后调中气数日即安。（《名医类案·卷一·伤寒》）

编者按： 此案冒雪外感而恶寒头痛；凉食内伤而腹心痛且呕，治用四逆汤辛甘热之剂，既发散外寒，又助阳温里。凉食不去，则脉紧不除。以"脉紧如转索无常者，有宿食也"（十·25）。当"以温药下之，宜大黄附子汤"（十·15）方法。

2. 太少两感 唐某某，男，75岁。冬月感寒，头痛发热，鼻流清涕，自服家存羚翘解毒丸，感觉精神甚疲，并且手足发凉。其子恳求刘老诊治。就诊时，见患者精神萎靡不振，懒于言语，切脉未久，即侧头欲睡，握其两手，凉而不温。视其舌则淡嫩而白，切其脉不浮而反沉。脉证所现，此为少阴伤寒之证候。肾阳已虚，老人体衰最怕伤寒，如再进凉药，必拔肾根，恐生叵测。法当急温少阴，与四逆汤。附子12g，干姜10g，炙甘草10g。服1剂，精神转佳。再剂，手足转温而愈。（《刘渡舟临证验案精选》）

原按：《伤寒论》281条云："少阴之为病，脉微细，但欲寐也。"本案患者精神不振，出现"但欲寐"，为少阴阳光不振，阴寒用事的反应。《素问·生气通天论》说："阳气者，精则养神。"今阳虚神失所养，是以嗜睡而精神不振。手足发凉，脉不浮而沉，故用四逆汤以急回少阴之阳气，亦"脉沉者，急温之，宜四逆汤"之义。本方能兴奋心脏，升高血压，促进血液循环，并能增强胃肠消化功能。对大汗出，或大吐泻后的四肢厥逆，阳气虚衰垂危之证，极有功效。需要注意的是，本方宜用文火煎50分钟之久，以减低附子的毒性。

（三）慢性痼疾

1. 脏萎（肾萎缩） 赵某，女，28岁。患者婚后8年不孕，血压常持续于190/120mmHg左右。石家庄、北京等数家医院均先后诊断为"右肾动脉狭窄，右肾萎缩，右肾衰竭，肾性高血压"，并告知患者右肾摘除乃唯一治法。患者拒绝手术，后经人介绍来大同救治。诊见：颜面苍白，手足厥冷，不欲饮水，腰部酸困，下肢浮肿，头目眩晕，月经错后、量少色暗，舌淡苔白，脉象沉细。辨为心肾阳衰、血脉痹阻之证。先以四逆汤、当归四逆汤，兴阳通痹，令其两方各两剂，交替服用。药后，四肢渐温，精神转好，查血压150/90mmHg。患者夫妇见效大喜，遂来再诊，查见其症明显改善，然双脉仍沉细，处以附子汤、白术附子汤，令服两轮。又诊：血压已经正常，患者已经能自行来诊。再拟兴阳温经，益气养荣方药调治，先后服药八十余剂，诸症消失。后经石家庄、北京等几所医院复查，均认为：右肾功能恢复正常，右肾萎缩恢复2/3，血压正常。两年后，信访得知该患者已经顺产一女婴，母女健康。（《门纯德中医临证要录》）

原按：此证属中医"脏萎""虚劳"一类，临床往往以功能衰退，阳气不彰为主证，但也会出现所谓"逆"证。故治疗中，要精审全面，权衡标本，立足于调治功能。余大胆采用四逆辈方药，以兴阳温运治之，使其诸逆者为顺。这足以说明，沉疴大症，辨证准确，亦可取效矣。

编者按：上述治例，真乃奇效！其病至脏萎肾衰，只能摘肾了，却服药八十余剂而肾功能恢复正常，神奇者一也；婚后8年不育，如此审病辨证论治，"联合方组"兴阳温运、益气养营方法，竟孕育顺产，神奇者之二也。笔者说：中医能治好西医治不了、治不好的病，此案为一例证。如上神效，催人奋进！传承之、弘扬之，才是有志者也。

2. 心悸，喘促（慢性心功能不全） 王某，女，40岁。患充血性心力衰竭，常有心慌、气短、胸闷、头晕。近来由于劳累过度，致使诸症加甚。诊见：呼吸短促，面容苍白，发绀，四肢厥冷，四肢浮肿，脉细弱。诊为：心阳虚衰，肾阳不足。先进"四逆汤"两剂与治。三日后，诸症顿减。再拟附子汤、当归四逆汤各一剂，服后四肢渐温，呼吸渐平，又以八味地黄丸治疗半月，症状基本消失，患者已能工作。说明四逆汤有振奋心阳，促进循环之良好功用。（《门纯德中医临证要录》）

编者按： 上述治例，为重症心衰，为典型的心肾阳虚证候，先以四逆汤急治之，缓则以"联合方组"温阳养血，最后以补肾固本收功。如此善师活用经方，真良医也。当今中医，还有多少具备如此功夫者？若遇此急症危候，只是依赖西医西药。如此这般，古圣良方，中医优势如何发挥？

3. 便秘 郝某，男，35岁。患便秘10个多月，初因头目眩晕，曾多次服用黄连、川军等泻火药，眩晕未愈，渐至食少便难，形衰体羸，每隔十数日大便一次，燥屎停滞，便时十分困难，便后气促神疲，辗转疼痛，半日始安，又经过多种通便治疗，如川军、芒硝之类，但是愈通愈涩，以致不起，来我所诊治。患者面色青黑，目小而陷，舌黑不燥，脉沉而伏，身冷嗜睡，腹胀不痛。根据脉症分析，系寒盛阴凝，脾胃冷结，肠道既乏津液之滋润，亦无推送之能力，其根本原因为太阴之土与少阴之水无阳以化，水谷之气无阳以运；而最苦之头眩，亦为阴盛格阳之征，参阅以前用药经过，拟不再用通降之品，单以回阳方剂鼓动蒸发，以温通启闭，用四逆汤3剂后，感觉大便稍松，服至10剂，食多神健，眩晕亦愈，后以金匮肾气丸继服，诸疾尽去而安。（王与贤.《上海中医药》1964；6：41）

编者按： 患者便秘10个多月，曾迭进苦寒通下，但愈通愈涩，竟至不起。脉症合参，显系脾肾阳虚的冷结便秘。治宜温阳启闭，予四逆汤而头晕、便秘皆愈。

【**临证指要**】四逆汤为回阳救逆的主方。主治热病转阴、杂病虚损之阳虚寒盛证，特别是少阴心肾阳虚者。其脉沉迟或浮或弦或弱，甚者脉微欲绝，舌质多淡或淡青色或淡红而嫩，苔白滑或白腻。西医学所述的多种衰竭性危急重病，皆可辨证以本方为主救治。

【**实验研究**】

1. 强心 对蟾蜍及家兔心脏的药理实验证明，该方对心脏有Ca^{2+}样的作用，能使受抑制后的心率明显增加，并能显著增加冠状动脉血流量，增大心肌收缩振幅。方中附子的有效成分对心血管的作用主要体现在以下几方面：强心、抗心律失常、提高耐缺氧等，且既能扩张血管，改善微循环，又能收缩血管，提高血压。总之，四逆汤的回阳救逆功效与本方对心血管系统的药理作用密切相关，是治疗亡阳证的有力药理依据。

2. **舒张血管、保护心肌细胞** 该方通过抑制 RhoA/ROCK 信号通路活性、抑制细胞凋亡和氧化应激，有效减轻心肌缺血再灌注大鼠心肌损伤程度，发挥保护心肌的作用。

3. **护肝保肾功能** 该方既能促进大鼠肝脏组织的有氧氧化的功能，以改善肝脏组织能量代谢水平低下的状态，又可减少慢性肾功能衰竭大鼠的血尿酸，减轻肾损害和炎性反应，改善肾脏病理变化，改善肾功能。

4. **抗休克、抗炎、抗氧化** 该方具有保护休克小肠，改善血液循环，阻止休克不可逆发展等抗休克作用。且能降低血清炎性因子的含量，治疗脓毒性休克。四逆注射液可升高血压和脑组织 SOD 的含量，降低 TNF-α、IL-1α、MDA 的含量，显著降低内毒素休克大鼠的脑损伤。

5. **镇痛** 通过调节血清 PGE2 和 PGF2a 水平，该方能有效地治疗寒凝血瘀型原发性痛经。

6. **抗肿瘤** 该方能抑制肿瘤细胞的增殖、迁移及侵袭，并促进其凋亡；能通过调节机体整体免疫与改善肿瘤微环境免疫，发挥抗癌效应。

7. **抗动脉粥样硬化** 该方能够抑制 TLR-2/4-IRF3 信号通路，上调 ABCA1 表达，促进胆固醇逆转运，达到抗动脉粥样硬化的作用。

8. **调节糖脂代谢** 该方可对老年人 2 型糖尿病患者的糖代谢、脂代谢产生积极的影响。

9. **抗抑郁** 该方可有效调节血浆中 5 种氨基酸类神经递质的含量，提高海马和前额叶中脑源性神经营养因子，对肾阳虚抑郁症大鼠起到保护神经系统的作用。

10. **抑制肠道菌移位、保护肠黏膜** 该方能够抑制 t-NOS、TNF-α 表达，从而抑制肠道菌移位，减轻肠黏膜损伤。四逆汤预先给药对肠缺血再灌注后的肠黏膜具有保护作用。

11. **调节免疫** 四逆汤能明显提高荷瘤小鼠的免疫功能，提高 CTL、NK 细胞杀伤活性。该方可显著防止氢化可的松引起的大鼠血清 IgG 水平的降低，显著提高正常大鼠血清 IgG 水平。

12. **促进能量代谢** 该方能增加甲状腺 TSH、T3、T4 的分泌，改善大鼠的能量代谢。

药效学研究证明，四逆汤的药效强度与剂量呈正相关，镇痛效应强度随时间的延长而衰减。毒性研究表明，附子的毒性在四逆汤中降低了 30 倍，提示本方的配伍具有合理性。

四逆加人参汤

【原文温习】恶寒脉微而复利，利止亡血也，四逆加人参汤主之。（385）

四逆加人参汤方：甘草二两（炙），附子一枚（生，去皮，破八片），干姜一两半，人参一两。上四味，以水三升，煮取一升二合，去滓，分温再服。

【医案精选】

1. **夹阴伤寒** 夹阴伤寒，先因欲事（指房事），后感寒邪，阳衰阴盛，六脉沉伏，小腹绞痛，四肢逆冷，呕吐清水，不假此药，无以回阳。人参、干姜（炮）各一两，生附子一枚（破作八片）。水四升半，煎一升，顿服，脉出身温即愈。（《本草纲目》第十二卷人参引吴绶《伤寒蕴要》）

编者按：夹阴伤寒，因房事伤及肾气，肾气骤虚，复感寒邪。寒为阴邪，其性收引，使肾虚寒凝，经脉拘挛，阳衰阴盛，症见小腹绞痛，呕吐清水，四肢逆冷，六脉沉伏。治宜助阳补气，温经散寒，方选附子辛热温肾阳助命火，配干姜温里散寒止痛，人参甘温补虚益气。据《伤寒蕴要》载，原方为"加味四逆汤"，即四逆汤中加入人参。《本草纲目》引用去炙甘草，其益气"回阳"之力更强。

2. **误汗亡阳** 刘某，男，53岁。患者素有结核病。春天劳累后复感风寒，致发热、烦躁不安。诊前一晚服药后，汗出过多，湿透衣被，致全身发冷，四肢厥逆，面色苍白，气短，时而欲寐，时而郑声，脉微欲绝，此乃大汗亡阳之危兆。急拟小红参9g，附子9g，干姜6g，炙甘草8g。2剂，水煎服。1剂后，精神稍复，2剂后，转危为安。后以生脉散、参苓白术散等方药与西药抗结核药调治半年，体渐康复。（《门纯德中医临证要录》）

编者按：感寒服药后"汗出过多……"，看来服的是麻黄汤峻汗之方，恐服之过量所致。大汗亡阳，法当回阳为主，兼顾益气养血。四逆加人参汤为贴切的方证相对之良方。急症缓解，以益气、养阴、健脾方法调治，并治素疾。

3. **少阴阳虚** 杨某，男，70岁，农民。就诊时，面色苍白，嗜卧，四肢逆冷，食水不进，舌淡白，脉沉微。此乃少阴阳虚证，以小红参6g，附子9g，炙甘草9g，干姜6g。2剂后，患者复诊述：服药后小便大增，夜尿3次，手足转温，精神、饮食渐好。余诊见其脉迟弱而和，遂与理中汤2剂，以善其后，药后恢复如常。（《门纯德中医临证要录》）

编者按：年老体衰，阳虚寒盛证候，法当补助阳气为要，离照当空，阴霾自散。

4. **痢疾** 杨氏，年过七旬。暑月患痢，痢下脓血，腹痛，里急后重等。病过三日，日益沉重，神识恍惚，脉微细，血压下降。西医经输液，用抗生素及升压药等抢救处理，病无转机。邀笔者会诊，脉症所见，乃痢下伤及气阴，且年迈元气已衰，唯大补气阴为上策。想到《伤寒论》第385条说："恶寒脉微而复利，利止亡血也，四逆加人参汤主之。"处以该方加山萸肉敛阴固脱。一日一夜频服2剂，病趋稳定，血压回升，守方少加黄连治痢"厚肠胃"，调治3日而病愈。（吕志杰医案）

【临证指要】参见四逆汤。

【实验研究】该方参见四逆汤条。所加的人参具有强心、抗休克、抗心肌缺血、增强免疫功能、延缓衰老、改善睡眠等药理作用。四逆加人参汤制成注射液具有升高血压、加强心肌收缩力、调整心率、改善末梢循环等疗效。该方能够有效降低室性早搏发生率，保持收缩压、舒张压稳定，改善血管内皮依赖性舒张功能，治疗心肌梗死后无症状性心肌缺血。四逆加人参汤联合西医常规治疗可改善心力衰竭患者心功能。

茯苓四逆汤

【原文温习】发汗，若下之，病仍不解，烦躁者，茯苓四逆汤主之。（69）

茯苓四逆汤方：茯苓四两，人参一两，附子一枚（生用，去皮，破八片），甘草二两（炙），干姜一两半　上五味，以水五升，煮取三升，去滓，温服七合，日二服。

【医案精选】

1. 亡阳竭阴烦躁证　段某某，素体衰弱，形体消瘦，患病年余，久治不愈。症见两目欲脱，烦躁欲死，以头冲墙，高声呼烦。家属诉：初起微烦头疼，屡经诊治，因其烦躁，均用寒凉清热之剂，多剂无效，病反增剧。面色青黑，精神极惫，气喘不足以息，急汗如雨而凉，四肢厥逆，脉沉细欲绝。拟方如下：茯苓30g，高丽参30g，炮附子30g，炮干姜30g，甘草30g。急煎服之。服后，烦躁自止，后减其量，继服10余剂而愈。（周连三.《中医杂志》1965；1：28）

2. 重症心力衰竭三则　详见《仲景方药临证思辨录》分册第二章第五节。

【临证指要】茯苓四逆汤可治疗多种心脏病心力衰竭，辨证为阳虚水肿者。

【实验研究】该方参见四逆汤条。所加茯苓具有利尿、保肝、镇静、提高免疫力、抗炎、抗肿瘤以及降血脂等多种药理作用。所加的茯苓与人参可增加强心、利尿、抗休克、提高免疫力的作用。

通脉四逆汤

【原文温习】少阴病，下利清谷，里寒外热，手足厥逆，脉微欲绝，身反不恶寒，其人面色赤，或腹痛，或干呕，或咽痛，或利止脉不出者，通脉四逆汤主之。（317）

下利清谷，里寒外热，汗出而厥者，通脉四逆汤主之。（370，十七·45）

通脉四逆汤方：甘草二两（炙），附子大者一枚（生用，去皮，破八片），干姜三两（强人可四两）。上三味，以水三升，煮取一升二合，去滓，分温再服。其脉即出者愈。面色赤者，加葱九茎；腹中痛者，去葱，加芍药二两；呕者，加生姜二两；咽痛者，去芍药，加桔梗一两；利止脉不出者，去桔梗，加人参二两。病皆与方相应者，乃服之。

【医案精选】

1. 吐泻亡阳 卢某某，男，35 岁。五月间患疟疾，愈后饮食不慎，忽患吐泻症，服多药不效，病反增剧，众医皆辞不治，半夜邀余往诊。患者四肢厥冷，六脉全无，气息微细，言语断续，大汗出，唇舌淡白，吐泻交作，诊断为亡阳证，危在旦夕。幸神志尚清，尚可挽救。遂为灸中脘、神阙（炒盐研末填脐中）、天枢、关元、足三里各五壮。灸后吐泻较疏，手足微温。继给大剂通脉四逆汤与服。处方：北干姜 45g，炮附片 30g，炙甘草 18g。翌日复诊：泄泻已止，呕吐仍有，脉搏仍无，手足稍温，用原方加减用量。处方：北干姜 18g，黑附片 15g，炙甘草 9g，生姜片 15g。三诊：呕吐已止，手足转温，但脉仍未见，宜原方加味。处方：高丽参 15g，黑附片 12g，北干姜 18g，炙甘草 9g。服后脉现，饮食渐进，继投以健脾之剂而安。（邓介豪.《福建中医药》1963；3：45）

2. 脏结 马某，中年人。中秋节前，午餐后因食果饵而引起腹痛，发自两胁，下趋少腹，自申至戌，疼痛如掣，辗转呻吟，举凡内服外敷之药均不应，乃着其兄到舍就诊。见其面色青黄，额上微汗，言而微，呻声已转弱，当由于疼痛过甚所致。手足冰冷，舌白无苔，脉沉微，意其外肾必收缩，探之果然。以三阴经脉相交于腹胁，阳气衰微，阴寒凝聚，厥阴为风木之脏，其势向下，阴筋受凝寒惨慄之殃，此为脏结之危候。仲师谓："病胁下素有痞，连在脐旁，痛引少腹，入阴筋者此为脏结，死。"其阳虚当非一日，舌白已露一斑，果饵之食，特诱因耳。除着其炒老姜、葱头热熨外，即与通脉四逆汤：炮天雄 30g，干姜 21g，炙草 9g。嘱其连服两帖。归后拈书复对，《金匮》谓"入腑则生，入脏则死"。入腑入脏为气机转变使然，因无定律，系念不已。越晨，闻敲门之声甚厉，着妇出应，知复邀诊，当下心戚戚，意其病必入脏而成定局，操刀之咎，恐难窒诪人之口。急问其病情何若？

对以能睡，病况好转，逖听（tì tìng 在远处听到，表示恭敬）之下如释重负。复往诊之，已能起行，只有余痛未泯耳！与真武加龙、牡之轻剂而愈。（马云衢.《广东中医》1963；3：33）

编者按：《伤寒论》书中，虽有脏结的脉证记载，但未出具体方治。本案用通脉四逆汤，并以天雄易附子治愈，可补仲景之未备，特录出，以供临床参考。

3. 服凉药变证　陈某，年近四十。主诉：禀赋素弱，偶来乞诊治。一年溽暑之夜，以室中热闷，启户纳凉，神疲而寐。寤后周身酸楚倦重，就医求治，服汤剂不解。适同人某来访，遣以安宫牛黄丸数圆，促陈服之，谓为"时疾良药"。当入夜突转肢端清冷，吐利并作，神困欲寐。举家惶惶，邀速往诊。诊查：入室，见陈蜷卧于榻，回唇青暗，精明无光，吟声低沉而乏力。察其舌象，紫黑却无苔。抚其四体，冷近肘膝，脘腹瘪陷，绵软无痛。持其脉，沉微欲绝。索视前医用方，盖辛凉疏表之法，虽不中病，亦不致证于骤变。再询原委，得悉误服丸剂所致。治法：余乃拟通脉四逆加参术汤，倍其量，着于邻近药肆撮二剂，煎成分次缓缓温服之。经半日，二剂竟，吐利瘥，肢冷渐复，糜粥少进。乞再诊，守原方，损其量，少增橘皮、麦蘖（即麦芽）。再三数剂，元气大旺，精明有神，扶杖步行于室。嘱其惜神节食，月尽始瘳。（《中国现代名中医医案精华·马骥医案》）

原按：药者，医之兵也，用之得当，则济人命于指掌；失当，即戕人于瞬息之间，信斯道之任重而难明也。陈之值厄，当缘素体阳虚，更遭外寒，治应辛温和表，伍以扶正之剂。然由不谙药性，误服犀、黄、栀、连大寒之品，几至不救。是知药之为物，动关死生，岂可忽忽哉。

编者按：本案之患者，素体阳虚，又纳凉受寒，本应与温阳散寒之剂，前医用辛凉疏表方法，已属不当，再以"安宫牛黄丸"之芩、连、栀子、犀角等寒凉药治之，等于"雪上加霜"！良医以大剂通脉四逆汤加味频频少量服之，以温养衰微之阳气。该方实乃附子理中汤，温补脾肾，先天后天皆得温养，元气兴旺，邪去病安矣。

【临证指要】参见四逆汤。本方后有加减法，则适应证更广泛。

【实验研究】通脉四逆汤即四逆汤增加了附子和干姜的用量，可增强温阳散寒、强心等作用。余参见四逆汤条。

通脉四逆加猪胆汁汤

【原文温习】吐已下断，汗出而厥，四肢拘急不解，脉微欲绝者，通脉四逆加猪胆汁汤主之。（390）

通脉四逆加猪胆汁汤方：甘草二两（炙），干姜三两（强人可四两），附子大者一枚（生，去皮，破八片），猪胆汁半合。上四味，用水三升，煮取一升二合，去滓，内猪胆汁，分温再服，其脉即来。无猪胆，以羊胆代之。

【临证指要】通脉四逆汤可辨证治疗霍乱、急性胃肠炎、食物中毒等疾患所导致的脱水、循环衰竭等。

【实验研究】方中猪胆汁具有镇咳、平喘、抗炎、抑菌、抗过敏、促进肠蠕动、轻度导泻、抗肿瘤等作用。余参见四逆汤条。

干姜附子汤

【原文温习】下之后，复发汗，昼日烦躁不得眠，夜而安静，不呕，不渴，无表证，脉沉微，身无大热者，干姜附子汤主之。（61）

干姜附子汤：干姜一两，附子一枚（生用，去皮，破八片）。上二味，以水三升，煮取一升，去滓，顿服。

【医案精选】

阴盛似阳证　李东垣治一人，目赤，烦渴引饮，脉七八至，按之则散，此无根之脉。用姜附加人参，服之愈。（《名医类案·卷五·恶热》）

【实验研究】该方有改善血液循环、调节细胞凋亡、抗氧化等作用。网络药理学研究发现，干姜附子汤可显著提高 Na^+-K^+-ATP 酶、Ca^{2+}-Mg^{2+}-ATP 酶活性，减少缺氧损伤的 H9C2 细胞凋亡率，治疗心肌缺血再灌注损伤。该方能有效对抗大鼠心肌缺血再灌注损伤导致的心电图 ST 段抬高，明显缩小心肌梗死百分率，降低血清中 CK-MB、cTn-I 的含量及 LDH 的活性。该方可减少心肌自由基的生成及增强心肌抗氧化能力，对大鼠心肌缺血－再灌注引起的氧化应激损伤有保护作用。

白通汤

【原文温习】少阴病，下利，白通汤主之。（314）

少阴病，下利，脉微者，与白通汤。……（315）

白通汤方：葱白四茎，干姜一两，附子一枚（生，去皮，破八片）。上三味，以水三升，煮取一升，去滓，分温再服。

【医案精选】

1. 误治而阴极似阳证　杨某某，男，31 岁。初诊：1923 年 3 月。主诉：始因微感风寒，身热头痛，连进某医方药十余剂，每剂皆以苦寒凉下并重加犀角、羚羊角、黄连等，愈进愈剧，犹不自反，殆至危在旦夕，病已二十日，始延余诊视。诊查：斯时病者目赤，唇肿而焦，赤足露身，烦躁不眠，神昏谵语，身热似火，渴而喜饮滚烫水，小便短赤，大便已数日不解，食物不进，脉浮虚欲散。辨证：此乃风寒误治之变证。缘由误服苦寒凉下之药太过，已将真阳逼于外而成阴极似阳之症，外虽现一派热象，是为假热，而内则寒冷已极，是为真寒，如确系阳证，内热熏蒸，应见大渴饮冷，岂有尚喜滚饮乎？况脉来虚浮欲散，是为元阳将脱之兆。治法：苦寒凉下之品，不可再服，唯有大剂回阳收纳，或可挽回生机，病象如此，甚为危笃。急拟白通汤加上肉桂1剂治之。处方：附片60g，干姜26g，上肉桂10g（研末，泡水兑入），葱白4茎。拟方之后，病家云及是晚因无人主持，未敢煎服。次晨，又急来延诊，余仍执前方不变，并告以先用上肉桂泡水试服，若能受，则照方服，舍此别无良法。病家乃以上肉桂水与服之。服后旋即呕吐涎痰碗许，人事稍清，自云内心爽快，遂进上方药，服药1剂后，病情较减，即现出恶寒肢冷之象。午后再诊，身热退一二，已不作烦躁谵语之状，且得熟寐片刻，乃以四逆汤加上肉桂主之。处方：附片100g，干姜36g，甘草12g，上肉桂10g（研末，泡水兑入）。

服上方药后，身热去四五，脉稍有神，小便赤而长，略进稀粥，再剂则热退七八，大便始通，色黑而硬；唯咳嗽痰多，痰中带血，病家另延数医诊视，皆云热症，出方总不离苦寒凉下之法，由于前医所误之鉴，又未敢轻试。后因病人吃梨1个，当晚忽发狂打人，身热大作，有如前状，又急邀余诊治，始言吃梨之事，余视之，舌白而滑，仍喜滚饮，此阳神尚虚，阴寒未净，急欲扶阳犹不及，反与滋阴清凉之水果，又增里寒，病遂加重。即告以禁服生冷水果及凉寒之药，仍以大剂回阳祛寒之剂治之。照第二方加倍剂量，并加茯苓30g，半夏16g、北细辛4g，早晚各服1剂。共连服6剂，三日后再诊，身热已不作，咳痰渐愈，饮食增加，小便淡黄而长，大便转黄而溏。又照方去半夏、细辛，加砂仁、白术、黄芪，每日1剂，连进药十余剂，诸症俱愈。后体健胜于前。(《中国现代名中医医案精华·吴佩衡医案》)

原按：病有真热证与真寒证之分，又有真热假寒证与真寒假热证之别。然真者易识，而假者难辨。《内经》曰："治病必求于本。"即凡病当须辨明阴阳之意也。

编者按：本案"始因微感风寒"，方药对症，适当休息，本可数日而愈。某庸医反复重用寒凉之药，阳气屡遭损伤，阴寒盛于内，真阳衰微，虚阳浮于外，而成内真寒而外假热证候，且"假热"症多，貌似热盛之候；真寒证据只一症与脉象，一症即"渴而喜饮滚烫水"，其"脉浮虚似数"。如此脉象，不可能见于邪热炽盛者。"虚实之要，莫逃于脉"也。而初诊之庸医不能"平脉辨证"，当今中医，有多少在脉诊上有功夫呢？当扪心自问，下定决心，学好中医这"看家本领"（笔者2020年出版了《古代脉学名著与名医脉案导读》）。吴佩衡先生是现代火神派的重要传人之一，善用温阳方药，有"吴附子"之别名。本案针对误用寒凉而成的"阴极似阳"证候，以大剂白通汤治之，再加温肾壮阳之肉桂，功效更著，故取得转危为安之良效。其中以肉桂泡水试病之法，吃阴凉水果增病之教训，皆应记取。再者，服了二诊方后"痰中带血"，恐与姜、附量大有关。因此应该反思：处方用药之剂量，不可过分追求使用重剂，以中病为宜。

2. 妊娠厥逆戴阳证 谢某某，女，36岁。起床后精神如常，忽然头晕眼花，跌倒灶后，即扶之床上静卧，昏迷不醒。延余往诊：脉伏不见，四肢厥冷，面色白，两颧微红，时有恶心欲吐之状。因肝肾阳气俱虚，眩晕发厥；阴气下盛，虚阳上浮，致有戴阳证象。问及怀孕日期已近9月，白通汤加味主之。处方：黑附片15g，干姜9g，炒吴萸6g，公丁香2.4g，桂枝9g，葱白3茎，炙甘草6g。服药后觉胸腹辘辘作响，泻了很多水分。下午往诊，平复如常，次日仍有腹泻，以理中汤加味为治。（李筱圃.《云南中医学院学报》1979；2：40）

【临证指要】 白通汤主治戴阳证，并可治疗阳虚性感冒、头痛、咽喉痛、脓肿、腹泻、便秘、雷诺病等。

【实验研究】 该方中葱白具有温阳、抗菌、抗肿瘤、抗亚硝酸盐等作用。余参见干姜附子汤条。

白通加猪胆汁汤

【原文温习】 少阴病，下利，脉微者，与白通汤。利不止，厥逆无脉，干呕烦者，白通加猪胆汁汤主之。服汤，脉暴出者死，微续者生。（315）

白通加猪胆汁汤方：葱白四茎，干姜一两，附子一枚（生，去皮，破八片），人尿五合，猪胆汁一合。上五味，以水三升，煮取一升，去滓，内胆汁、人尿，和令相得，分温再服。若无胆，亦可用。

【医案精选】

1. 上盛下虚 鲍坤厚病经半月，两寸独鼓，两关尺虚微，头痛如斧劈，汗出不止，谵语神昏。曰："寸大尺小，为上盛下虚之候。况头痛如破者，虚阳上僭也；汗出不止者，虚阳外散也；谵语神昏者，孤阳气浮，神失其守也。非人参、附子，无以追散失之元气；非童便、猪胆、葱白，无以通僭逆之阳气。法当用白通汤以急救之。"时夜半，特宰猪取胆，比药成，牙关紧急，不知人事，乃挖而灌之。黎明，神气渐清，此阳气已渐归原，但欲其深根固蒂，非大剂温补不可，用人参四两，附子二两，肉桂五钱，合附子理中汤法，连投数剂，痛定汗止，调理而安。（《续名医类案·卷一·伤寒》）

编者按： 案语凭脉辨证，极其精准，头头是道，理明法当，立见功效，转危为安。如此医案，启发心思，令人痛快！为了"急救之"，当时已"夜半，特宰猪取胆"，古人如此认真，今人能做到吗？刘渡舟先生说："猪胆汁和人尿都是生物的代谢物质，能补体液，比草木的生津补液来得快，直接就被人吸收，吃了才有效。"古人没有输液技术，"内胆汁、人尿"入汤剂中，虽不等同输液，而"就地取材"之智慧，应当肯定。但其有无特殊功效，有待研究。

2. 久病脏寒中满　由夏季目黄神倦，渐至中焦胀满。延至霜降，上吐瘀血，下便污浊。按脉弱细不调，视色神采不振，兼以呼吸带喘，素有寒疾气逆，其宿饮之蓄，已非一日。当夏三月，脾胃主令，天气热，地气升，人身气泄。加以饥饱劳役，而遂减食胀满，是皆病于中，绵延上下矣。夫六腑以通为用，不但腑不用事，其间经脉络脉中，气血皆令不行。气壅血瘀，胀势愈加。古人治胀病专以宣通为法，而有阴阳之殊。后之攻劫宣通，如神佑、舟车、禹功等方，值此久病淹淹，何敢轻试？议以专通三焦之阳气，驱其锢蔽之浊阴，温补兼进，若不阳气渐苏，难以拟投。引用仲景白通汤。去须葱白、干姜、猪胆汁、淡附子。（《清代名医医案精华·叶天士医案》）

3. 房劳伤寒误治病症　洪某某，男，36岁。初诊：1984年6月22日。主诉：房劳后两三天自觉身体不适，后又突发寒热，鼻塞流涕，面赤稍晦，头疼，身痛，无汗，腰痛。先经西医诊治不见好转，后经某中医投数剂辛温发散之品，汗出太多，以致四肢厥冷，烦躁不宁。家属找我会诊。诊查：诊其脉微欲绝，大汗出，烦躁不宁。辨证：久之恐其汗出亡阳，有下厥上竭之虞。治法：再三思索，应急投敛阴通阳之剂，兼以驱邪外出之法。拟白通汤加白芍、茯苓、党参、桂枝等治之。处方：炙附子15g，干姜20g，葱白3茎，胆汁1匙，童便2盅，炙甘草20g，桂枝10g，白芍20g，党参30g，茯苓15g。1剂，先煎群药过滤，再兑猪胆汁、童便等，再煎一两沸，分两次服。二诊：6月23日。病情稍有好转，出汗少，厥逆轻，烦躁稍减，精神亦安，脉沉细稍数。拟用上方续服药2剂，以观究竟。三诊：6月25日。病情大见起色，一切症状消失。改用六君子汤，连服多剂而收全功。（《中国现代名中医医案精华·孙允中医案》）

原按：此病初起误汗，以致太阳表邪未解，表气先虚，少阴亦虚。此系太少表里为病，为阴盛于内，格阳于外，遂出现以上各种危象。用白通汤以通阳，佐以胆汁、童便，以阴引阳，加白芍、茯苓以敛阴合阳，党参助气固脱，桂枝调和荣卫，炙甘草和中。服药后诸症悉平，复以六君调理而愈。

编者按：本案患者始因房劳伤肾，又因外感风寒（突发证候为麻黄汤证）而医治无良策，延误病情，又经中医忽略其本，发汗太过，以致亡阳"阴躁"危候！选用白通加猪胆汁汤之破阴回阳，通达上下，并以引阳药入阴，已属精当。其所加五味药，有画蛇添足之嫌，反制约原方之功。临床用经方，以原方为贵、为精、为专也。方证相对，即用原方，不可盲目、随意加减之。

【临证指要】白通加猪胆汁汤可辨证治疗食物中毒、盛夏突发吐泻不止等疾患所导致的脱水、循环衰竭等。本条凭脉判断生与死的预后论述，为诊脉之妙诀。

【实验研究】该方中人尿内含有酶、多种激素、干扰素等活性物质，从尿液中提取的有效成分尿激酶有溶栓作用，且尿多酸肽能诱导肿瘤细胞的分化，有抗肿瘤作用。余参见白通汤条。

真武汤

【原文温习】太阳病，发汗，汗出不解，其人仍发热，心下悸，头眩，身𥆧动，振振欲擗地者，真武汤主之。（82）

少阴病，二三日不已，至四五日，腹痛，小便不利，四肢沉重疼痛，自下利者，此为有水气。其人或咳，或小便利，或下利，或呕者，真武汤主之。（316）

真武汤方：茯苓、芍药、生姜（切）各三两，白术二两，附子一枚（炮，去皮，破八片）。上五味，以水八升，煮取三升，去滓，温服七合，日三服。若咳者，加五味子半升，细辛、干姜各一两；若小便利者，去茯苓；若下利者，去芍药，加干姜二两；若呕者，去附子，加生姜足前成半斤。

【医案精选】

（一）伤寒

1. **暑月阴盛隔阳** 滑伯仁治一妇暑月身冷，自汗、口干、烦躁，欲卧泥水中，伯仁诊其脉，浮而数，沉之豁然虚散。曰："《素问》云：'脉至而从，按之不鼓，诸阳皆然，此为阴盛隔阳，得之饮食生冷，坐卧风露。'"煎真武汤冷饮之，一进汗止，再进烦躁去，三进平复如初。（《名医类案·卷一·伤寒》）

2. **凭脉辨证处方** 一人病恶寒发热，头体微痛，苦呕，下泄，五日矣。其亲亦知医，以小柴胡汤治之，不解。招滑诊视，脉弦而迟，曰："是在阴，当温之，为制真武汤。"其亲争之，强以人参竹叶汤进，进则泄甚，脉且陷弱，始亟以前剂服之，连进四五剂乃效。（《名医类案·卷一·伤寒》）

3. **气隧寒壅案** 一人病恶寒战栗，持捉不定，两手背冷，汗浸淫，虽厚衣炽火不能解。撄宁滑，即与真武汤。凡用附六枚。一日，病者忽出，人怪之。病者曰："吾不恶寒即无事矣。"或以问滑，滑曰："其脉两手皆沉微，余无表里证，此盖体虚受寒，亡阳之极也。初，皮表气隧为寒邪壅遏，阳不得伸而然也。是故血隧热壅，须用硝、黄；气隧寒壅，须用桂、附。阴阳之用不同者，有形无形之异也。"（《名医类案·卷一·伤寒》）

4. **少阴伤寒** 某女，62岁。初诊：1957年1月。主诉：发病十数天，咳逆倚物不得息，不能平卧，唾白色泡沫痰。诊查：短气，语音低微，神识昏愦不清，时妄言语，终又复言，身有微热，手足厥冷，偶饮热一二口。脉浮细数而无力。治法：余投以真武汤加减。处方：附片 10g（炮），茯苓 10g，白芍 10g，白术 10g（炒），干姜 10g，细辛 5g，五味子 6g。服药 3 剂，诸症悉退，后调理而愈。(《中国现代名中医医案精华·李今庸医案》)

原按：《伤寒论·辨少阴病脉证并治》说："少阴之为病，脉微细，但欲寐也。"其少阴伤寒，阴寒内盛，不与阳气顺接，致手足厥冷。下焦阴寒之气化为寒饮，逆冲于上，支撑于胸中，阻遏息道，故短气、咳逆倚息、不得平卧而唾白色泡沫痰。阳气衰微，浮越于外，故身有微热，脉浮细数而无力，偶饮热水一二口，此内为真寒而外为假热。阳不交阴，神失内守，故神识昏愦不清、语音低微、时妄言语而终又复言，此正《素问·脉要精微论》所谓"言而微，终日乃复言者，此夺气也"之例证。阴盛阳浮，两不相交，有离决之势，真武汤君以附子，助阳温肾，以逐阴寒；白术健脾培土，以制水气；茯苓、芍药利小便祛水湿，且使附子助阳逐阴之后其毒从小便而去，不留体中为患。并于方中去生姜之散，而加干姜、细辛、五味子以止咳逆。

编者按：本案之辨证论治与"原按"之分析，足见李今庸先生研究经典之精湛与运用经方之造诣。《伤寒论》对少阴伤寒的治疗有两个方证：一是第 301 条曰："少阴病，始得之，反发热，脉沉者，麻黄附子细辛汤主之。"二是第 302 条曰："少阴病，得之二三日，麻黄附子甘草汤微发汗，以二三日无里证，故微发汗也。"这提示，一个少阴阳虚体质的患者，外感风寒，尚无明显的里虚寒证，则以温经解表之方"微发汗"为宜。再看本案，虽为少阴伤寒证，但是虚寒证候为重，里证为急，法当先治其里，以真武汤适当加减，切合病情，故服药 3 剂病退。处方中之附子、干姜、细辛，既温里阳，又助表阳，故本方具有"微发汗"之功效也。

（二）杂病

1.痰饮 马元仪治沈表侄，因悲哀劳役，面色枯白，形体憔悴，右胁有块，凝结作痛，痛则呕，手足厥逆，饮食不思，大便时溏时结，吐出痰饮，动辄盈盆，或一日一发，或间日一发，苦楚万状。诊其脉，左三部弦而劲急，右三部虚微无力。方用附子理中加桂汤，稍安。越三日又发，与前方不应，乃倍加附子，甚安。后复发，前方又不应。因思仲景伤寒治法，有用真武汤一法，原以真火飞越，水气上逆，故用此以复阳收阴，坐镇少阴北方之位。究其功用，全在行水醒脾之妙。今因劳郁所伤，中气损甚，由是所胜之木乘脾，所不胜之水侮之而逆。木横则痞结作呕，水逆则痰饮泛溢。若非真武，何以摄元阳而镇阴邪耶？遂用此方倍加分两，多用人参，连进三十余剂，呕渐已，痰渐少。令早服八味丸，晚服附桂理中丸调理，诸症悉愈。唯结块不除，则以久积阴寒难解，恐成痼疾也。(《续名医类案·卷

十六·饮》)

　　编者按： 此案先"用附子理中加桂汤"有效而复发者，以其温阳散寒，非温阳化饮之方。对阳虚并痰饮泛溢证候，真武汤才能"摄元阳而镇阴邪"。"连进三十余剂"始渐见疗效，并继续用两种丸剂调理至愈。此治杂病之法，王道无近功也。"其脉左三部弦而劲急，右三部虚微无力"，此《金匮》所谓"脉偏弦者，饮也"之典型脉象耶？

　　2. 水肿

　　（1）魏某某，男，59岁，城关水果店营业员，于1963年7月诊治。患者初病时，因头面及下肢午后浮肿，服西药治疗月余，未见疗效，改用中药治疗2个月左右，仍未见效，病日增重，而来就诊。现症：全身除胸部及手心未肿之外，均浮肿，按之凹陷不起，小便稀少，饮食不进，口虽渴但不饮，神倦体寒，着衣被而不暖，面色灰暗无华，舌苔黑而滑润，舌质红色娇艳，脉浮大无根。此乃真阳衰极，土不制水所致。拟方：炮附子60g（先煎50分钟，下同），白术24g，白芍24g，茯苓24g，潞党参60g，玉桂6g，炙甘草24g，生姜30g。水煎3次，头煎一次顿服，二、三煎不论次数，频频饮服，1日尽1剂。上药连进3剂，浮肿已消退十之六七，查其苔已不黑，脉不浮而反沉，此乃虚焰渐衰，正气渐复之佳象。上方附片、党参、玉桂、生姜量减半，续服4剂而愈。（唐声庵.《中医杂志》1965；7：39）

　　编者按： 益火生土，温阳化水实为治阴水要法。本案全身浮肿，神疲恶寒，小便不利，舌苔黑滑，乃阳衰寒水失制之象；舌质娇艳，脉浮大无根，乃阴盛阳浮之征。故用重剂真武汤加肉桂、党参、炙甘草益火温阳，化气行水，服3剂浮肿大减，减量续服而愈。

　　（2）王某某，26岁。主诉：5年前先见阵发性心悸胸闷，渐见下肢浮肿。请秦老会诊。诊查：诊见腰以下至足背浮肿甚剧，腹部胀满，呕吐，心悸气促，不能平卧，小便极少，大便溏薄；特别表现在口唇发绀，两手红紫，颊部泛红如妆。舌尖红，苔白滑腻，脉象细数带弦。辨证：系属阳虚水泛，气血瘀阻。治法：采用真武汤加味。处方：熟附片6g，生姜6g，炒白术9g，白芍9g，茯苓15g，春砂仁2g，木香2g，药后平稳。连服药4剂，尿量增多，下肢浮肿基本消失，仅足背未退尽，腹胀、呕吐均好转，但两颊泛红不退，阵阵烦急，时有咳嗽，痰中带血，脉仍细数不静带弦。久病烦急，浮阳未敛，肝火上冲犯肺，故见咳血。仍坚持前方去木香，加黛蛤散5g，2剂血止咳平，病情渐趋稳定。（《中国现代名中医医案精华·秦伯未医案》）

　　原按： 本例从发病经过来考虑，其根源是心阳衰弱，不能温运中焦水湿，但从伴见颊部泛红如妆诸象，充分暴露出水气充斥、虚阳上浮，不仅胃气垂败，且有心肾阳衰随时虚脱的危险。故治疗采用真武汤加味，扶阳温化为主，佐以敛阴健脾，四剂后即收到显效。虚阳浮越病人，如果肝火旺，当防血证，本例并发肝火犯肺之咳血，原方去香燥加清肝镇咳之品，果然迅速扭转病机。

编者按： 本案之功效，体现了两点：一是抓住了"心肾阳衰"证候，治病求本；二是复诊时针对"肝火犯肺之咳血"的标证，适当加入治标之药。

（3）李某，女，38岁。1年前因患慢性肾炎住院治疗，经治疗3月余，病情稳定，出院养息。近日由于体劳过度，面浮身肿，尿量减少。化验尿蛋白（+++）。患者不愿接受激素治疗，遂求余诊之。见：全身浮肿，下肢尤甚，腹胀，短气，小便不利，舌质淡胖，脉沉而细。治之真武汤、胃苓汤，二方各3剂，令其交替服用。二诊：患者上身浮肿消失，腹胀大减，小便量增，再以真武汤令服3剂。三诊：患者精神很好，饮食略增，仍腰酸困，四肢乏力，触之六脉皆沉。治以真武汤、济生肾气汤二方，令其交替服用。于后半月余，诸症解除，赴医院化验，尿蛋白消失。（《门纯德中医临证要录》）

编者按： 上述良效，求之难得，得遇良医，中医做到了，患者之幸也。西医治之，激素有"特效"，但其问题是副作用多，且停药后尿蛋白难免又增加。上述审病辨证，以"联合方组"治之，不但水肿等消除，尿蛋白亦消失，中医治本者也。

3. 咳喘，水气病（肺气肿、胃下垂重症） 杨某，男，50岁。患者在煤矿井下工作二十余年，5年前曾患气管炎，遇劳则咳喘加重。近1年来，时感腹部下坠疼痛，双腿沉重、浮肿。入院诊治，诊断为肺气肿、胃下垂，经治数月，诸症无减。患者情绪消沉，思想悲观，病情颇重。医院邀余会诊，诊见：面色苍白，精神不佳，喘息咳唾，腰以下浮肿明显，饮食甚少，小便不利。自述：每饭后则胃部重坠疼痛加重，甚者不能饮食。患者形体瘦弱，腹部胀大，畏寒肢冷，尺脉微弱。先以苓姜术甘汤2剂治之，服后，喘息减轻，余症无变。遂处以真武汤，令服4剂。三诊，小便增加，腹胀减，精神好转。再与真武汤、八味地黄汤两方各5剂，令其交替服用。两月后，浮肿消失，痛感已除，饮食如常，随后出院。后患者自学气功养息，至今健康无恙。（《门纯德中医临证要录》）

原按： 胃下垂是脾气下陷的常见症。中医学认为，此多由于素体虚弱，劳倦过度所致。一般多用升阳补脾方药治疗。脾阳是靠肾阳来温煦的，此例不仅脾阳虚，肾阳也虚，所见水肿胀满诸症，正是此因，故以真武汤为主予治得效。

编者按： 上述治例之疗效，体现了中医学审病辨证，整体调治的特色。门氏"联合方组"之经验更值得重视。还有，"气功养息"是养生防病、治病的有效方法，慢性病配合适当练功为宜。

4. 尿血 张某某，女，59岁。初诊：1977年8月2日。主诉：尿血已二十余天，上腹部胀痛，偏右侧痛重，经注射青霉素后，血尿消失，但仍上腹部胀痛，乏力。怀疑为肾癌及多囊肾。经超声波、尿素氮、肾盂静脉造影、膀胱镜等多种检查，认为"左肾功能重度损害，右肾功能中度损害"。曾服过呋喃坦丁（呋喃妥因）及中药柴胡方数剂，无效。患者于8月2日经人介绍求诊。诊查：面色无华，精神疲惫，舌淡，脉大而弱。处方：生白术24g，茯苓12g，炮附子9g，生白芍9g，菟丝子30g，巴戟天12g，肉桂4.5g，陈皮4.5g，生姜2片。二诊：上方药服3剂，症状显著好转。守原方生白术改为30g，茯苓改为15g。5剂。上方药服完5剂，患者又自取5剂。1978年3月，托介绍人追访，云患者已赴东北，自觉症状消失，未再反复。（《中国现代名中医医案精华·李克绍医案》）

原按：真武汤方乃主治肾虚水泛之要方，具有温肾助阳、壮气行水之功效。本案患者面色无华、尿血、舌淡、脉大而弱，为元阳亏乏、脾阳不振、气不固摄、血出尿道之证，选用真武汤方，温肾阳而健脾阳，助气以摄血，虽未用止血之品，却能达止血之效，为中医所谓"见血休止血"之意也。

编者按：本案辨证论治，治病求本，"见血休治血"也。处方疗效，既是真武汤原方之功，又是适当加味（温肾助阳药）之效。善于活用经方大法的古今名家，都是师经方而不泥者。

5.真寒假热　肖某某，女性，38岁，2001年2月2日初诊。症见心悸、胸闷、气短约9年，每因烦劳、恼怒复发或加剧，当地医生诊断：心肌缺血，给服"丹参片、地奥心血康"等药物，病情暂缓，近因家庭琐事，情志怨郁而病情复发，故来求治。刻诊：胸闷，气短，脘痞，纳差，神疲，脉沉细无力，舌淡嫩苔薄白，血压70/40mmHg（9.5/5.5kpa）。诊断为胸痹，首用通阳宽胸法，以枳实薤白桂枝汤治之效果不佳。二诊以人参汤加减十数剂，仍无改善。且近来晚间先发冷，继而周身肌肤灼热，尚需引衣盖覆，静卧床榻，每次发作历时2~3小时不等，甚则半日方缓解，期间胸膺后背冷汗涔涔，手足寒凉，肢体不能自行活动，不能言语，有如木僵状态，测体温正常，听心跳十分微弱，但醒后家人话语均能清晰表述。详审脉症，四诊合参，因思患者临床表现与《伤寒论》11条所述真寒假热证颇类似，即"病人身大热，反欲得近衣者，热在皮肤，寒在骨髓也"。病机为阳虚阴盛，阳浮于外，真武汤为的对之方，处方：炮附子20g，党参10g，茯苓10g，白术10g，白芍10g，生姜10g。日1剂，水煎2遍，合汁约600ml，日3次温服。服药3剂，周身肌肤灼热、胸闷、气短、胸膺后背冷汗涔涔等症遂缓，药已中病，守方继服10余剂，病情稳定，至今无复发。（张顺启验案）

（三）小儿病

喘咳、水肿日久不愈　贺某，男，7岁。患百日咳七十余日，虽痉咳已减，但诸病缠身。诊见：颜面黄而浮肿，腹大，下肢肿满，虽不痉咳，但频频喘息，时而咳嗽干呕，并有痰涎吐出，时而索食，与之则不纳。"喘""肿"为其主症，故先以小青龙汤轻剂治之。次日，呕止，咳喘大减，继以真武汤轻剂，只三剂而收全效。（《门纯德中医临证要录》第163页）

编者按： 上述治例细细品味，可以领会如何用好"两方"，如何随证转方。小儿病情如此严重，一剂小青龙汤轻剂治之，继以真武汤三剂，其疗效如此之好，是中医药的神奇！需要明确，经方治小儿病，剂量如何把握？医圣有明示也。小青龙加石膏汤方后煎服法曰："……强人服一升，羸者减之，日三服。小儿服四合。"触类旁通可也。

【**临证指要**】真武汤为温阳利水之主方，临床用途很广，热病与杂病，凡具备阳虚水泛的舌脉特点（舌淡嫩而胖、舌苔白滑或灰黑，脉沉细微或浮大无根），皆可以本方治之。尤其是慢性心肾功能衰竭之病，本方更为适宜。

【**实验研究**】

1. **利尿** 该方能减轻肾脏水肿，调节肾脏水钠代谢。

2. **强心、抗心肌缺血、抗心肌纤维化** 对转基因扩张型心肌病小鼠，真武汤能够改善心脏功能，包括 EF 和 FS 值，降低 LVEDD 和 LVESD 值，降低血清中 BNP 的表达；能改善心脏结构及超微结构，能抑制心肌细胞纤维化，改善心室重构。对心肌梗死后心力衰竭心肾阳虚型大鼠，真武汤可通过抑制心肌细胞凋亡，改善心室重构，改善心功能而治疗心力衰竭。

3. **抗炎、抗氧化、调节免疫** 对阿霉素肾病综合征（NS）大鼠，该方能减少肾脏免疫炎症损伤，减轻肾脏氧化损伤，提高肾脏抗氧化能力，维持正常肾小管结构和肾脏水液代谢功能。

4. **保护肾功能、抗肾纤维化** 对肾纤维化、糖尿病肾病、慢性肾小球肾炎各种大鼠，该方具有调节纤维化相关细胞因子水平、延缓肾脏组织病变、抑制肾小球免疫炎症反应、减轻免疫应答损伤的作用。

附子汤

【**原文温习**】少阴病，得之一二日，口中和，其背恶寒者，当灸之，附子汤主之。（304）

少阴病，身体痛，手足寒，骨节痛，脉沉者，附子汤主之。（305）

妇人怀娠六七月，脉弦发热，其胎愈胀，腹痛恶寒者，少腹如扇，所以然者，子脏开故也，当以附子汤温其脏。（二十·3）

附子汤方：附子二枚（炮，去皮，破八片），茯苓三两，人参二两，白术四两，芍药三两。上五味，以水八升，煮取三升，去滓，温服一升，日三服。

【医案精选】

（一）内科病

1. 癃闭　钟大延治徐大理，病小便秘，肿胀，面赤发喘。众医皆从热症治，愈甚。大延诊之，曰："是无火也。"急煮附子汤，一服而愈。（雄按：亦须以脉参之）（《续名医类案·卷二十·小便秘》）

编者按：王士雄所言甚是，诊病不诊脉，焉为中医？但有如下情况：由于某种原因，病人不能临诊，又需要处方治之，如何？这就只能靠问诊为主，凭借经验，以及既往诊治得失情况，如本案"众医皆从热症治，愈甚"，则考虑从虚寒证治之。所用附子汤为真武汤去生姜加人参而成，对元阳虚衰性"小便秘，肿胀"等证候，治之更切实。

2. 水气病（慢性肾盂肾炎）　姜某某，女，25 岁。初诊：1963 年 11 月 24 日。主诉：患慢性肾盂肾炎已 1 年多，近时加剧。诊查：头面四肢浮肿而下肢较甚，右腰酸痛，小便短赤浑浊如橘子汁，怯寒甚，间或微热，但不汗出，容易感冒，神疲肢倦，不思饮食，有时腹胀，自觉口臭，大便时结时溏而结时较多，带血，头昏耳鸣，心悸，健忘，寐多噩梦而易醒，醒则难再入寐，舌根苔微黄腻，脉迟。治法：投以附子汤合麻黄附子汤加味。处方：熟附子三钱，白术三钱，云茯苓三钱，白芍三钱，党参三钱，麻黄一钱，甘草五钱，干浮萍三钱，白茅根五钱，生苡仁五钱，赤小豆五钱。连服药 6 剂，尿转清长，浮肿消退，腰酸痛除，口臭减轻，胃纳渐开，饮食渐增，大便已转正常，精神见好，心不悸，耳不鸣，夜寐安。二诊：仍用附子汤加味以巩固疗效。（《中国现代名中医医案精华·万友生医案》）

原按：本案水肿病情复杂，寒热虚实症状纷陈，从其水肿而怯寒脉迟来看，固属寒湿；从其水肿而小便黄如橘汁、口臭苔黄来看，则似又属湿热；从其怯寒脉迟、神疲肢倦、不思饮食、有时腹胀、大便时溏来看，固属阳气虚；从其头昏耳鸣、心悸健忘、寐少梦多易醒、大便时结或带血来看，则似又属阴血虚，乍看颇有令人目眩神迷之感。但细加分析，从邪方面看，实为寒湿遏热；从正方面看却是阳气偏虚。故用附子汤以温补阳气，合麻黄附子汤以宣化寒湿，配白茅根、生苡仁、赤小豆以清利湿热。其中甘草五倍于麻黄，则是针对其心悸等症。由于药与证合，故获显效。

编者按：本案对寒热虚实错杂之疑难病的治疗颇有启发和借鉴意义，贵于医者在纷繁错杂的症候群中能辨别标本。本例患者以水肿为主症，即水气病。饮为阴邪，总以阳虚为根本病机，水液不归正化，进而产生各种兼、变症。明于此，则治法可定。《金匮要略》曰"病痰饮者，当以温药和之。"故用附子汤合麻黄附子汤温阳化气行水为主，兼用清热利湿药。如此标本兼顾，温凉并用法，方证相对，故疗效颇佳。

3. 虚寒型肝炎 毛某，男，38岁。患者形体消瘦，颜面苍白无泽。自述周身无力，夜寐不安，头晕，腰腿疼痛，右胁胀痛，畏寒肢冷，晨起眼睑及足跗浮肿。其脉沉弱，舌淡苔白。经医院检查：脑磷脂胆固醇絮状试验（++），麝香草酚絮状试验（++），转氨酶280U。西医诊断为"肝炎"，经治3月余，未见疗效。再三辨证，余认为此以阳虚寒滞为主，便以附子汤投之。处方：附子12g，茯苓9g，党参15g，白术12g，生白芍9g，水煎饭前服。二诊患者自述：服药后，腹鸣肠动，愈响愈适，待次日服2剂后，晨起胁痛大减，且八年之恶寒、身痛消失。触其双脉仍沉弱，令服附子汤1剂、当归四逆汤1剂。三诊患者云：服药后，全身舒适，双手温和，为八年罕有之感。诊其脉已滑活，遂令服归脾汤、逍遥散两方各3剂，交替服用。2个月后赴医院复查，索得结果：双絮加号消失，转氨酶16单位。医院惊叹不已，云：已为正常。（《门纯德中医临证要录》）

编者按：上述治例，审病辨证，以附子汤为主方，以"联合方组"交替服用的独到经验，治疗2个月后，临床表现与辅助检查都取得西医难以想到的良效，令人惊叹！这就是中医辨证、整体调治之特色的体现。

4. 口燥症 张某，女，69岁，就诊时，口燥言语不利。曾服滋阴润燥之剂，此症有增无减。见：患者面色苍白，四肢厥冷，口燥而不欲饮，脉象沉细，舌干而色淡。此为命门火衰，无力蒸腾之故，处以附子汤3剂，治之而愈。《素问·生气通天论》曰："阳气者，若天与日，失其所则折寿而不彰，故天运当以日光明。"又曰："阴阳之要，阳密乃固。"盖阳密，则邪不能外淫，而精不内亡矣，可见人生当以阳气运。

阳气为病，一则暴脱，再则虚衰。暴脱者，应急亟引火归原，仲景多以生附子，但必与干姜相伍；虚衰者，则多以熟附子兴阳温运，缓缓补之。临证余以"脉象沉细、四肢厥冷、颜面苍白、不欲饮水"为辨阳虚的四大证。凡悉具上症，诸多沉疴，均以附子汤类，拟"兴阳之法"治疗，效验甚广。（《门纯德中医临证要录》）

编者按：笔者潜心研究仲景书几十年，也编著了不少书。凭借自己的知识，深知门氏在仲景书上用功之深，运用之好。具体而言，《伤寒论》对阳气"暴脱"，治之回阳救逆的四逆汤类方，皆以生附子与干姜相伍；《金匮要略》对慢性病变（包括其急性发病者，如治心痛重症之乌头赤石脂丸等）之阳气虚衰者，皆以熟（炮）附子为主的方子治之。学习仲景书，必须掌握其审病辨证、处方用药之规律，才是学到根本，才能更好地指导临床而提高诊治水平。

（二）妇人病

1. 妊娠腹痛 王某某，35岁，经产妇。怀孕7个月，忽腹部疼痛，绵绵不休。

经多方治疗，痛益甚。诊时已病月余，患者畏寒，腹部更甚，口中和，喜热饮，泛清涎，脉弦而无力。先以逍遥散加味治之，无效。不得已用附子汤，处方：附子15g，茯苓15g，党参25g，白术25g，白芍15g。连服3剂而愈，至期产一男婴，甚壮。（《辽宁中医杂志》1980；4：15）

编者按： 本案所述病情与原文相近，以附子汤治之而愈，佐证了本方的实用价值。古人认为附子有坠胎之弊，而阳虚又必须用此，应辨证准确，方可使用。关于如何正确运用附子，周连三先生（《中医杂志》1981；11：39）说得好："此方为温阳峻剂，附子又为有毒之品，妊娠三四月时要慎用。仲景在妊娠六七月时用附子是因为胎元已成，此时用附子则无坠胎之弊，何况胞宫虚寒，失于温煦，有是证则用是药，有故无殒也。其辨证须严格掌握，主要有腹痛发冷，入夜痛甚，喜按喜暖，小便清长，恶寒身倦，胎胀脉弦，舌淡苔白多津等症，方可以本方加减施治。附子乃扶阳止痛之佳品也。"

2. 不孕症 班某之妻，32岁。曾于婚后第二年生一女，逾十三年不孕，多方求治，仍不效。经服"益肾""补肾"之方药，亦未能如愿。夫妇二人忧心不安，邀余诊治。妇云：四肢常冷，小腹痛胀，月经不至，全身困倦，嗜睡不眠，已年久。诊其脉沉而无力。处以附子汤，令其隔日一剂，以一月为疗程，再视动向。服药月余，自谓周身活畅，诸痛消失，经期准，经色暗红，诊其六脉皆沉。令其再服一周。迨至翌月经夏，竟顺生一男婴。（《门纯德中医临证要录》）

原按： 有徒求教此理，余云：附子汤非能得子，此因妇人纯系下焦虚寒，全身阳气运化不足。治宜兴肾阳，促心阳，周运全身，使后天气血旺盛，自生化育之机，故阴阳搏，方能得子。

编者按： 笔者从事内科临床40多年，近十几年兼治妇人病。所以如此，以许多内科与妇科病情难以分开，关键是辨证准确，方药得当，则"两科"之病可兼而治之。当然，特殊妇人病应以专法治之为好。上述，一派阳气不足，寒湿阻滞证候，唯"月经不至"为妇人特点。处方非专治不孕着想，整体证候恢复，经自调而孕育也。这就是中医学特色与精华，理应珍惜之、传承之、弘扬之，以惠及苍生。此外，门氏还辨证以附子汤治疗子宫脱垂、性功能衰退、血栓闭塞性脉管炎、肾萎缩、慢性肾炎、风湿性关节炎等，均取得满意疗效。总之，正如门氏所说，附子汤"是治疗整体阳虚寒湿的好方剂"。

【临证指要】 附子汤可治疗风湿病、感冒、冠心病、心绞痛、胃肠病、阳痿、妇科病（滑胎、羊水过多、虚寒性早产）肾脏疾患等属于阳虚阴盛者。

【实验研究】

1. 抗炎 对 OA 模型大鼠，该方可抑制炎症反应，减轻软骨细胞和细胞基质的损害，达到促进软骨修复的作用。附子汤对症干预寒湿痹阻型骨关节炎效果更佳。

该方可以抑制炎症因子的释放，缓解类风湿关节炎，显著抑制滑膜成纤维细胞的增殖。

2. 抗心肌缺血、强心　附子汤通过抑制肾素－血管生成素－醛固酮系统的活性，下调慢性心衰大鼠的神经细胞因子的含量，改善心室重构，从而改善心功能、减轻心衰症状。该方主药附子主要含乌头碱，具有强心、消炎、镇痛等作用，对垂体－肾上腺系统有兴奋作用，这与附子温补肾阳的中医理论相一致。小剂量附子对神经系统有兴奋作用，大剂量则表现为镇痛麻醉功效。该方中附子有毒，其主要毒性成分是双酯型生物碱，但经加热煎煮易被水解，变成低毒的乌头次碱或无毒的乌头原碱，故应用本方时一定要合理的煎煮。

3. 镇痛，抗氧化　该方有镇痛作用，能延长热板小鼠痛阈，减少醋酸刺激所致的小鼠扭体反应次数，提高机体抗氧化能力。

4. 抗凝　该方通过降低血浆血栓素 B2 的水平，使 6- 酮 - 前列腺素 F（1α）/ 血栓素 B2 的比值明显升高，具有抑制血小板聚集的作用。

桂枝附子汤

【原文温习】伤寒八九日，风湿相搏，身体疼烦，不能自转侧，不呕不渴，脉浮虚而涩者，桂枝附子汤主之。……（174）

伤寒八九日，风湿相搏，身体疼烦，不能自转侧，不呕不渴，脉浮虚而涩者，桂枝附子汤主之。……（二·23）

桂枝附子汤方：桂枝四两（去皮），附子三枚（炮，去皮，破），生姜三两（切），大枣十二枚（擘），甘草二两（炙）。上五味，以水六升，煮取二升，去滓，分温三服。

【医案精选】

1. 痹证（风湿性关节炎、坐骨神经痛）　黄某某，女，24 岁。下肢关节疼痛已年余，曾经中西医治疗，效果不显。现病情仍重，关节疼痛，尤以右膝关节为甚，伸屈痛剧，行走困难，遇阴雨天则疼痛难忍，胃纳尚好，大便时硬时溏，面色㿠白，苔白滑润，脉弦紧、重按无力。诊为寒湿痹证。处方：桂枝尖 30g，炮附子 30g，生姜 18g，炙草 12g，大枣 4 枚。3 剂。（程祖培.《广东医学·祖国医学版》1964；6：40）

原按：患者病历一年，疼痛缠绵不愈，查其服药存方，皆是通络祛风除湿之品，不明寒湿须温之理。根据脉象弦紧，重按无力，肌肤白嫩，考虑此乃腠理疏松，卫阳不固，寒湿乘虚而入，流注关节，闭塞隧道，以致气血凝滞而为痛痹，故用桂枝附子汤取效。

2. 湿病（风湿性关节炎） 张某之女，19岁，患风湿性关节炎。一次父女二人上楼时，我们相遇。当时患者因关节疼痛上楼相当困难，有时还需其父帮助她把脚抬上台阶。当时他父亲对我说："老门，借此机会就给我女儿看看病吧。"我说："行！"就随他们到了办公室。视其皮下结节较严重，色发红，诊其脉并不洪大，询其也不想喝水，膝关节有时冷有时发热，当时就开了一剂"桂枝附子汤"：桂枝三钱，附子三钱，炙甘草二钱，生姜三片，红枣四枚。患者当天晚上就把头煎药服了，第二天早上服了第二煎。因我第二天开会很忙，所以没碰面。第三天见到其父，他说今天女儿腿上的红疙瘩都没有了，疼痛也不明显。后来又开了"桂芍知母汤"，嘱服五六剂。又过了四五年，有一次遇到了患者父亲，他告诉我说："孩子服了那几付药以后，到现在一直很好。"所以仲景的方是治本的，风湿可以治愈。（《门纯德中医临证要录》）

编者按：中医学的精华是审病辨证，用经方之要点之一为方证相对，即用原方，上述治例便是最好的例证。上述两则治例，在《黄帝内经》属于《痹论篇》所述，现今称之为"痹证"；在仲景书对杂病的辨证论治属于"湿病"所述内容，故标之以湿病。

【临证指要】桂枝附子汤主治阳虚性痹证（风湿性关节炎、坐骨神经痛）、头痛、感冒及低血压、心动过缓等。

【实验研究】

1. 抗炎 通过下调炎症因子，该方对痛风性关节炎寒湿痹阻型患者有较好的治疗效果。该方对肾虚寒凝型类风湿关节炎大鼠的关节炎症浸润及关节破坏有抑制作用。

2. 镇痛 该方可改善神经根型颈椎病在颈、项、肩、上肢等部位出现的僵硬、活动受限、怕冷、困重、乏力、疼痛、麻木等症状，降低 VAS 评分，疗效安全可靠。

3. 调节细胞焦亡 该方能抑制软骨细胞焦亡，对骨关节炎有较好的治疗效果。

桂枝附子去桂加白术汤

【原文温习】……若其人大便硬，小便自利者，去桂加白术汤主之。（174）

……若大便坚，小便自利者，去桂加白术汤主之。（二·23）

桂枝附子去桂加白术汤方：附子三枚（炮，去皮，破），白术四两，生姜三两（切），甘草二两（炙），大枣十二枚（擘）。上五味，以水六升，煮取二升，去滓，分温三服。初一服，其人身如痹，半日许复服之，三服都尽，其人如冒状，勿怪。此以附子、术并走皮内，逐水气未得除，故使之耳，法当加桂四两。此本一方二法：以大便硬，小便自利，去桂也；以大便不硬，小便不利，当加桂。附子三枚恐多也，虚弱家及产妇，宜减服之。

编者按：以上桂枝附子汤与去桂加白术汤录自《伤寒论》。《金匮要略》之去桂加白术汤的剂量、方后注与《伤寒论》不同，又名"白术附子汤"。

【医案精选】

四种病阳虚证　我用白术附子汤治疗四大类病证：

①妇女不孕症（脾肾阳虚型，特别是肾阳虚型）。

②男子阳痿（肾阳虚型）：症见颜面苍白，手足厥冷，阳事不举，脉沉。鹿茸、肉苁蓉、淫羊藿等都是阴阳双补的药，除了附子、乌头是纯补阳的，其他药都不是。因此肾阳虚型阳痿服白术附子汤，补阳效果非常好。我年轻时曾治一韩姓男子，约35岁，阳痿，服用白术附子汤30余付，疗效非常好，后育有一子。以前他颜面苍白，四肢厥冷，流清涕，其实也是肾阳虚的特殊表现。

③慢性腰疼（肾阳虚型）：症见手足厥冷，且足冷更甚。

④习惯性流产（肾阳虚型）：症见乳房发痛不良，性冷淡，尺脉沉细，西医检查往往是子宫发育不全。

用白术附子汤需抓住四点：①四肢厥冷；②面色苍白；③不想喝水；④脉沉细。此方我临床应用较广，且疗效甚佳，所以我常说："咱们开方不要贪大求多，方精药简往往有奇效。"（《门纯德中医临证要录》）

编者按："开方……贪大求多"是现今普遍的现象。其原因是辨证不准，盲目开方，不知"兔子在哪"，只可用"广络原野"之术！"方精药简往往有奇效"，此乃良医经验之谈，也是古圣创制经方的临床基础。上述四种病证都是从临床经验中提炼出来的要点。笔者珍惜，故转录之，以指导临床。

【实验研究】该方对大鼠佐剂性关节炎有一定的治疗作用。

甘草附子汤

【原文温习】风湿相搏，骨节疼烦，掣痛不得屈伸，近之则痛剧，汗出短气，小便不利，恶风不欲去衣，或身微肿者，甘草附子汤主之。（175，二·24）

甘草附子汤方：甘草二两（炙），附子二枚（炮，去皮，破），白术二两，桂枝四两（去皮）。上四味，以水六升，煮取三升，去滓，温服一升，日三服。初服得微汗则解，能食，汗止复烦者，将服五合。恐一升多者，宜服六七合为始。

【医案精选】

1. 太少两感　薛立斋治一妇人，肢节作痛，不能转侧，恶风寒，自汗盗汗，小便短，虽夏亦不去衣，其脉浮紧。此风寒客于太阳经，用甘草附子汤，一剂而瘥。（《续名医类案·卷十三·痛痹》）

编者按：此案与甘草附子汤证相类，如肢节痛而活动受限，汗出，小便少，恶风（寒）不欲去衣等症，综合分析，表里阳气皆虚也。但所治妇人，"恶风寒……脉浮紧"，若问之有外感之因，则为阳虚伤寒之"太少两感"证。甘草附子汤能治之乎？此案经验，确实为此方新用开拓了一个新的思路。对"太少两感"证而阳虚较甚者，甘草附子汤比麻黄附子细辛汤、麻黄附子甘草汤更切合。以"三方"皆"微汗则解"之方也（302条："……麻黄附子甘草汤微发汗。"显然，麻黄附子细辛亦当微汗而解。甘草附子汤方后注："初服得微汗则解。"）。

2. 寒痹 我老家的一女患者，30岁左右，因关节剧痛邀我到家中诊治。到她家中后，我见患者在炕角上坐着，当她儿子从旁边爬过来时，她因害怕触动关节疼痛而惊叫，这正好符合"近之则痛剧"的条文。诊见：关节肿大发亮，局部发热，诊其脉搏沉，小腿以下发凉，当时疼得很严重。当时就开了甘草附子汤：炙甘草三钱，附子三钱，白术三钱，桂枝三钱，嘱其服两剂。两剂药后出现了奇效，关节肿消了，局部也不疼了。30余年后，她来我家后又谈起此事，说："门大夫，当年您给我开了两付药，就把我的腿疼给治好了。"（《门纯德中医临证要录》）

原按： 甘草附子汤是《金匮要略》治风寒湿痹的方子，也是我治疗"寒痹"的主要方子之一，要比"桂枝附子汤""桂芍知母汤"和"白术附子汤"的疗效好。应掌握"寒痹"的主症是：剧痛，关节不能屈伸。从此病例可知，我们不能因为关节局部发热就不敢用热药。还需指出的是，用此方绝不能加减，也就是不能画蛇添足。如果认为腿疼，再加些牛膝、杜仲反而无效。我曾给太原一患者用此方治愈寒痹证，后来这个患者对我说："门大夫，您开的这几味药，其他医生给我开的方子里都有，但是那些方子服了就没效，服下您的这个方子后就效果很好。"可见仲景的经方药味虽少，却能治好很顽固的疾病。

编者按： 以上门氏两点经验之谈十分重要：一是"不能因为关节局部发热就不敢用热药"，应四诊合参以求本论治；二是用经方不能随意加减，以影响原方的整体结构。当然，经方并非不能加减，加减必须得法。本分册将经方按类方编写，就是求索其随证加减的规律。

【实验研究】

1. 抗炎、调节免疫 该方能减轻大鼠骨关节炎疼痛和关节肿胀，通过降低大鼠体内活性氧的含量，减少关节腔内炎症因子的含量，抑制软骨细胞的凋亡，对关节软骨组织有保护作用。该方能显著上调 CDS^+T 细胞的表达，降低 T 细胞亚群比值，下调炎症因子，对类风湿关节炎大鼠起到抗炎和免疫调节的作用。

2. 镇痛 该方可有效缓解类风湿关节炎和强直性脊柱炎的疼痛。能延长热板致痛模型小鼠的舔后足的潜伏期；抑制醋酸致痛模型小鼠的扭体反应；提高电刺激致痛模型小鼠的痛阈值。

3. 调节氨基酸代谢 代谢组学研究发现，该方中生物碱组分、黄酮组分和皂苷组分治疗佐剂性关节炎，主要是通过调节氨基酸代谢、能量代谢和肠内菌群代谢，发挥治疗风湿病的作用。

4. 预防骨质疏松 该方通过下调 CathK 蛋白的表达，抑制骨基质中 COL1 的分解，对绝经后骨质疏松起到防治作用。

芍药甘草附子汤

【原文温习】发汗，病不解，反恶寒者，虚故也，芍药甘草附子汤主之。（68）

芍药甘草附子汤方：芍药、甘草（炙）各三两，附子一枚（炮，去皮，破八片）。上三味，以水五升，煮取一升五合，去滓，分温三服。

【医案精选】

1. 脚挛急 郭某某，女，64 岁，会计。2001 年 11 月 30 日诊。体质较胖，有风湿性关节炎十几年，两腿沉重，冷痛，屈伸不利，轻度浮肿。七八年以来，间断性小腿抽筋，近半年日渐加重，多为夜半后 1~5 点发作，持续时间短则几十分钟，长则几个小时，下地行走可缓解，上床后又加重。经多种中药西药治疗都不能缓解。饮食尚可，但食后腹胀，大便不爽，日 2~3 次，小便正常，舌质淡苔稍黄，脉沉迟按之少力。治用芍药甘草附子汤，益阴扶阳以缓挛急，处方：白芍 30g，炙甘草 30g，炮附子 25g。日 1 剂，水煎分 3 次温服。服药 1 剂后，夜半后小腿抽筋减轻，服 2 剂未发作，且下肢痛、重、冷亦好转。（吕志杰医案）

编者按：患者年老体衰，四诊合参，为阴阳俱虚之象，阴血亏虚则不能濡润筋脉；阳气不足则不能温煦血脉。夜间属阴，夜半后阴气盛，寒性收引，故小腿挛急。芍药甘草附子汤，方证相符，故疗效显著。

2. 周身阵发性痉挛 林某某，男，68 岁。2018 年 9 月 16 日初诊。主诉：发作性抽筋五六年。周身之四肢、胸背、腹部等任何部位都发生阵发性抽筋，伸腰、抬臂、久蹲以及劳累后都易引发抽筋。有时开车发生抽筋，只能立刻靠边停车。间断服用一二年的钙剂，并无缓解。近半年来饮食有时发呛，时轻时重，食管镜检查无异常。夜尿五六次多年。脉沉弦缓，舌暗红苔微黄。测血压：130/70mmHg。此时，笔者回想起曾分别以芍药甘草汤与芍药甘草附子汤治"脚挛急"，均取得缓解挛急之疗效。又想到自己编著的《伤寒杂病论研究大成》之芍药甘草汤"医案精选"，该方原方或适当加味，可治不同部位之痉挛与疼痛。但此患者周身抽筋（痉挛者肯定伴有疼痛，疼痛者不一定痉挛）者罕见。考虑患者年近七旬，阴阳两虚，周身筋脉失去阴血的濡养与阳气的温煦，故发生痉挛。其饮食有时发呛，可能为咽喉时发痉挛；夜尿多为肾虚也。故处方如下：赤芍 30g，白芍 20g，生甘草 30g，炮附子 30g。6 剂，服 3 天停 1 天再服，每日 1 剂，先以水浸泡 40 分钟，煎开锅后再煮 40

分钟，取药汁约 300ml，再加水煮取 100ml，合汁，每日分 3 次温服。9 月 23 日二诊：服上方 6 剂后，抽筋明显减少，只偶发腰部抽筋，夜尿亦减少。守原方 5 剂，隔日 1 剂，巩固治疗。(吕志杰医案)

【临证指要】本方治疗腓肠肌痉挛、胃痛、坐骨神经痛等属于阴阳两虚者。

【实验研究】

1.**抗炎、调节自噬**　该方能激活关节软骨细胞的自噬调节作用，抑制细胞凋亡，延缓膝骨关节炎病软骨的退变进程；能下调 TNF-α、IL-1，显著缓解膝骨关节炎患者膝关节疼痛症状，改善关节活动度。

2.**镇痛**　该方通过显著减少 NO 和前列腺素的含量，显著增高 SOD 活性，能抑制冰醋酸所致疼痛模型小鼠的扭体次数。

薏苡附子散

【原文温习】胸痹缓急者，薏苡附子散主之。(九·7)

薏苡附子散方：薏苡仁十五两，大附子十枚(炮)。上二味，杵为散，服方寸匕，日三服。

【医案精选】

胸痹心痛(心绞痛)　吴某某，女，49 岁，干部。患冠心病心绞痛已近 2 年，常感胸膺痞闷，憋气，甚则不能平卧，服栝楼薤白半夏汤加丹参、鸡血藤、降香等多剂，证情已趋和缓，但今日突然心胸疼痛，痛连脊背，呻吟不已，口唇青紫，手足冰冷，额汗如珠，家属急来邀诊，舌暗水滑，脉弦迟极沉。询其原因系由洗头劳累受凉所致。此属寒甚而阳衰，痹甚而血阻，若疼痛不解，阳将脱散，生命难保，故急以大剂薏苡附子散合独参汤救治：薏苡仁 90g，熟附子 30g，人参 30g，参三七 24g。先煎参、附，后纳苡仁、三七，浓煎频呷。只 2 剂，疼痛即缓解，厥回肢温，额汗顿止。(《中医自学丛书·金匮》)

【临证指要】本方适当加味可辨证治疗冠心病心绞痛；与芍药甘草汤合用可治疗坐骨神经痛、三叉神经痛、神经血管性头痛等；加败酱草治附件炎、慢性阑尾炎。

【实验研究】方中薏苡仁能使肺血管显著扩张，小剂量薏苡仁能兴奋呼吸，大剂量能使呼吸麻痹甚至可使呼吸停止，并有解热镇痛作用。附子能强心，增加血流量，升高血压，提高耐氧能力，具有镇静、镇痛、抗寒冷、抗炎等作用。两药合用，有缓解疼痛之效。该方对支气管哮喘急性发作期(寒哮证)患者，有改善 FEV1/FVC% 和哮喘控制测试(ACT)量表、改善肺功能的作用。

附子粳米汤

【原文温习】腹中寒气，雷鸣切痛，胸胁逆满，呕吐，附子粳米汤主之。（十·10）

附子粳米汤方：附子一枚（炮），半夏半升，甘草一两，大枣十枚，粳米半升。上五味，以水八升，煮米熟，汤成去滓，温服一升，日三服。

【医案精选】

腹痛（肠功能紊乱） 周某某，女，65岁。1994年3月28日初诊。病腹中绞痛，气窜胁胀，肠鸣辘辘，恶心呕吐，痛则欲便，泻下急迫，便质清稀。某医院诊断为"肠功能紊乱"，服中、西药，效果不显。病延二十余日，经人介绍，转请刘老诊治。其人身凉肢冷，畏寒喜暖，腹痛时则冷汗淋漓，心慌气短，舌淡而胖、苔腻而白，脉沉而缓。综观脉证，辨为脾胃阳气虚衰，寒邪内盛。《灵枢·五邪》篇云："邪在脾胃，……阳气不足，阴气有余，则寒中肠鸣腹痛。"治用《金匮要略》附子粳米汤温中止痛，散寒降逆。附子12g，半夏15g，粳米20g，炙甘草10g，大枣12枚。服3剂，痛与呕减轻，又服2剂基本而愈。改投附子理中汤以温中暖寒，调养十余日，即康复如初。（《刘渡舟临证验案精选》）

原按：本案为胃肠阳虚寒盛，水阴不化之候。阴寒滞腹，经脉收引，故致腹痛剧烈。腹中寒气奔迫，上攻胸胁、胃脘，则见胸胁胀满，恶心呕吐。《素问·举痛论》所谓："寒气客于肠胃，厥逆上出，故痛而呕也。"脾胃阳虚，不能运化水湿，反下渗于肠，故见肠鸣辘辘，下利清稀。凭证而辨，恰切附子粳米汤之治。本方为温中定痛、散寒止呕之良剂，用于中焦阳虚寒盛，兼有水饮内停之腹痛、呕吐、肠鸣之症，俱获效验。

【实验研究】该方有抗炎、镇痛、调节免疫等作用。可明显降低脾阳虚证大鼠血清中 IL-1β、TNF-α 的含量，调节神经内分泌免疫网络系统，治疗脾阳虚腹痛。该方水煎液对家兔的离体肠管有明显的兴奋作用。其水煎液对离体蛙心，小剂量时有明显的兴奋作用，加大剂量后则使整个心脏抑制，停止跳动。

类方串解

本章共16首方剂。这16首方均用附子，其中8首方用生附子，皆为阳气欲亡之急症，取其回阳救逆之功；8首方用炮附子，均为阳虚之杂病，或取其温阳利水，或取其温阳化湿，或取其温阳止痛等。从主治功效、方药配伍来分析，本类方剂可有如下规律：

1. 四逆汤类方　本类方有 5 首。①四逆汤：本方由生附子、干姜、炙甘草三味药组成，主治阳衰寒盛证候，为回阳救逆之主方。②四逆加人参汤：本方为四逆汤原方原量加人参而成，主治阳衰阴竭证候，为回阳益阴之剂。③茯苓四逆汤：为四逆加人参汤原方原量加茯苓而成，主治阴阳两虚，或兼有水气内停证候，为回阳益阴，兼伐水邪之剂。④通脉四逆汤：本方为四逆汤原方加重附子、干姜剂量而成，则回阳救逆之功更强，主治证候为阳衰寒盛更甚，且表现格阳于外，虚阳浮越之危候，为回阳救逆之重剂。⑤通脉四逆加猪胆汁汤：本方为通脉四逆汤原方原量加猪胆汁而成，主治证候是在通脉四逆汤证的基础上，更有阴液涸竭之证，为回阳济液之良方。上述可知，以上五方均是以四逆汤为主方，结合具体病情，加味或加量而成。

2. 干姜附子汤类方　本类方有 3 首。①干姜附子汤：本方即姜、附两味药组成，亦即四逆汤去甘草，主治阳气暴虚证候，为回阳救脱之单捷小方。本方亦可作为善后调治之方。②白通汤：即干姜附子汤原方原量加葱白而成，主治阳衰寒盛，虚阳上越之戴阳证，为破阴回阳、宣通上下之方。③白通加猪胆汁汤：即白通汤原方原量加猪胆汁、人尿而成，主治证候是在白通汤证的基础上，更有阴液衰竭之危症，为回阳补液、宣通上下之方。上述三方均以姜、附回阳为主，或加葱白以通阳，或再加胆汁、人尿以济阴。

3. 以炮附子为主的类方　本类方有 8 首。①真武汤：本方由附子一枚合茯苓、白术、生姜、芍药组成，主治阳虚水停证候，为温阳利水之方。②附子汤：本方即真武汤减去生姜加人参倍用附子、白术而成，主治元阳虚衰，寒湿凝滞证候，为温补脾肾、祛寒化湿之方。③桂枝附子汤、去桂加白术汤、甘草附子汤：这 3 方俱用附子（三枚或二枚）、炙甘草，或配伍桂枝、生姜、大枣；或去桂加术；或桂、术并用，不用姜、枣，均主治阳虚而风寒湿邪阻痹于肌肉关节之证候，皆为温经散寒、祛风除湿、通痹止痛之方。④芍药甘草附子汤：本方三药合剂，主治阴阳营卫并虚证候，为阴阳双补之方。⑤薏苡附子散：本方二药合剂，杵为散，备用以救治胸痹急症，为温阳除湿止痛之方。⑥附子粳米汤：本方为附子、半夏、甘草、大枣、粳米组成，主治中阳虚寒，水湿内停证候，为温通降浊之方。上述 8 方可知，附子辛热之功，既可温通三焦脏腑，又可温通肢节肌腠，针对阳虚水停、阳虚湿阻、阳虚寒盛及阴阳两虚等不同，适当配伍，以加强疗效。

第十章　理中汤、建中汤类——温中补虚剂

凡以温热药物为主组成，具有温中祛寒作用，以治疗脾胃虚寒为主的方剂，称为温中剂，属于八法中的"温法"。凡以补益药物为主组成，具有补益人体气血阴阳及脏腑虚损作用，以治疗各种虚证的方剂，称为补益剂，属于八法中的"补法"。本章方剂多是针对具体证候，把温法与补法结合起来运用。

本章类方主治证候以阳气虚损为主，里虚、里寒是其主要病机。根据《素问·三部九候论》"虚者补之"；《素问·至真要大论》"损者益之""寒者热之""治寒以热"；《素问·阴阳应象大论》"形不足者，温之以气"等治疗原则而立法处方。本章方剂的主治功效，可分为温中祛寒、建中补虚、补虚降逆三类。

1. 温中祛寒剂　适用于中焦虚寒证。脾胃为后天之本，主受纳运化，中阳不足，阴寒内盛，可见脘腹冷痛，喜温喜按，手足不温，呕吐下利，吞酸吐涎，不思饮食，口淡不渴，舌苔白滑，脉沉细或沉迟等。本类方剂的配伍特点是温中散寒与健脾益气药相结合。代表方剂如理中汤。

2. 建中补虚剂　适用于脾虚营弱，甚则脾气虚衰所致的阴阳气血虚损证。脾胃为后天之本，气血生化之源，气属阳，血属阴；阳根于阴，阴根于阳；无阳则阴无以生，无阴则阳无以化。故脾胃虚弱初起以脾胃病变为主，病深日久则见阴阳气血诸不足及"五脏不安"病变。症见腹中时痛，喜温喜按，食欲不振，以及心悸，虚烦不宁，睡眠不安，面色无华，或四肢酸楚，咽干口燥，手足烦热等。当以建中补虚法为治，代表方剂如小建中汤、黄芪建中汤等。

3. 补虚降逆剂　适用于肝寒脾弱，胃气上逆证。症见恶心呕吐，吞酸嘈杂，心下痞闷，形体瘦弱，神疲乏力，舌苔滑腻，脉虚缓。治当温肝补脾，和胃降逆，代表方如吴茱萸汤、大半夏汤等。

理中丸及汤（人参汤）

【原文温习】自利不渴者，属太阴，以其脏有寒故也，当温之，宜服四逆辈。（277）

霍乱，头痛发热，身疼痛，热多欲饮水者，五苓散主之；寒多不用水者，理中丸主之。（386）

理中丸方：人参、干姜、甘草（炙）、白术各三两。上四味，捣筛，蜜和为丸，如鸡子黄许大。以沸汤数合，和一丸，研碎，温服之，日三四夜二服。腹中未热，益至三四丸，然不及汤。汤法：以四物依两数切，用水八升，煮取三升，去滓，温服一升，日三服。若脐上筑者，肾气动也，去术，加桂四两；吐多者，去术，加生姜三两；下多者，还用术；悸者，加茯苓二两；渴欲得水者，加术，足前成四两半；腹中痛者，加人参，足前成四两半；寒者，加干姜，足前成四两半；腹满者，去术，加附子一枚。服汤后如食顷，饮热粥一升许，微自温，勿发揭衣被。

编者按：理中丸为一方二法，既可制成丸剂，亦可煎汤服用。病情缓而需久服者，可用丸；病势急或服丸剂效果不佳者，当用汤剂。服药后，腹中由冷而转有热感者，为脾阳恢复之征兆；若腹中未热，说明是病重药轻，当增加丸药的服用量，由一丸加至三四丸，或改用汤剂。为增强药物疗效，温养中气，服药后约一顿饭的时间，可喝些热粥，并温覆以取暖。

理中丸于后文第 396 条并治"大病差后，喜唾，久不了了，胸上有寒"者。理中汤于《金匮要略》第九篇又名人参汤（其甘草为生用），主治虚寒性胸痹证。

【方歌】

脾胃虚寒理中汤，人参白术草干姜；

呕吐下利腹中痛，胸痹阳虚亦此方。

【医案精选】

一、伤寒，危症

1. 太阳太阴并病　喻嘉言治刘泰来，年三十二岁，面白体丰，夏月用冷水灌汗，坐卧当风，新秋病疟。三五发后，用药截住，遂觉胸腹胀满。不旬日外，腹大胸高，上气喘急，二便全无，食饮不入，能坐不能卧，能俯不能仰，势颇危急。医以二便不通，下之不应，商用大黄二两，作一剂。喻骇曰："此名何病，而敢放胆杀人耶？"医曰："伤寒肠结，下而不通，唯有大下一法，何谓放胆？"喻曰："世有不发热之伤寒乎？伤寒因发热，故津液枯槁，肠胃燥结，可用下药，以开其结，然有不转矢气者，不可攻之戒，正恐误治太阴经之腹胀也。此病因腹中之气散乱不收，故水液随气横溢成胀，全是太阴脾气不能统摄所致。一散一结，相去天渊，再用大黄猛剂，若不胀死，定须腹破矣。"医唯唯辞去，病家仍欲服之，喻乃掷去其药，另与理中汤，畏不敢服，欲俟来日。喻曰："腹中真气渐散，今夜子丑二时，阴阳交剥之界，必大汗眩晕，难为力矣。"不得已，令煎就以待，既而果发晕，即服下得睡片时，次日略觉减轻。遂以三剂作一服，加人参至三钱，服后又进一大剂，少加黄连，胀已大减。谓大便未通不敢进食，但饮米汤。喻曰："腹中原是大黄推荡之滞粪，以膀胱胀大，撑住大肠不得出耳。"于是以五苓散与之，以通

膀胱之气。药才下咽，即觅圊，小便先出，大便随之，滞下半桶而愈。(《续名医类案·卷十三·肿胀》)

编者按：此案审病求因，辨证论治，审"胸腹胀满……势颇危急"之虚实，以理中汤治之，又以五苓散"通膀胱之气"治二便不通。如上幽微辨证，神妙治法，皆师法医圣仲景也。

2. **伤寒黑苔** 薛立斋云：郑汝东妹婿患伤寒，得纯黑舌。医士曾禧谓当用附子理中汤，人咸惊骇，遂止。迨困甚，治棺，曾往视之，谓用前药，犹有生理。其家既待以死拼从之，数剂而愈。大抵舌黑之症，有火极似水者，即杜学士所谓薪为黑炭之意也，宜凉膈散之类以泻其阳；有水来克火者，即曾所疗之人是也，宜理中汤以消阴翳。又须以老生姜擦其舌，色稍退者可治，坚不退者不可治。(《续名医类案·卷一·伤寒》)

编者按：此案凭舌诊辨证。舌苔黑者有热极（火极似水）与寒甚（水来克火）之分。热极必苔黑而燥，且有阳热证候；寒甚必苔黑而润，且有虚寒证候。

3. **阴证似阳** 一人伤寒，烦躁面赤，乱闷欲绝，时索冷水，手扬足踢，难以候脉，五六人制之，方得就诊，洪大无伦，按之如丝。李曰："浮大沉小，阴症似阳也，与附子理中汤，当有生理。"其弟骇曰："医者十辈至，不曰柴胡、承气，则曰竹叶石膏，今反用此热剂，乌乎敢？"李曰："温剂犹生，凉剂立毙矣。"卜之吉，遂用理中汤加人参四钱，附子一钱，煎成，入井水冷与饮。甫及一时，狂躁定矣，再剂而神爽。服参至五斤而安。（得力在入井水冷服）(《续名医类案·卷一·伤寒》)

编者按：此案阳热证候十分典型。而中医之真功夫，平脉辨证也。患者脉"洪大无伦，按之如丝"，此"阴症似阳"之象无疑。温补方药"煎成，入井水冷与饮"者，以"时索冷水"，故采取热药凉服，此"从治"之法也。案中说"卜之吉"，为古代以占卜之术推断吉凶祸福的方法。

4. **理中汤精减治危症** 一孀妇，年六十，素忧怒，胸痞少寐，所食枣栗面饼少许，略进米饮，则便利腹痛十年矣，复大怒，两胁中脘，或小腹作痛，痰有血块。用四君加炒黑山栀、茯苓、神曲，少佐以吴茱萸十余剂，及用加味归脾汤二十余剂，诸症渐愈。后因子忤意，忽吐紫血块碗许，次日复吐鲜血盏许，喘促自汗，胸膈痞闷，汤水不入七日矣，六脉洪大而虚，脾脉弦而实，此肝木乘脾，不能统摄，其血上涌，故其色鲜，非热毒所蕴（辨证精确）。以人参一两，炮黑干姜一钱，服之即寐，觉而喘汗稍缓，再剂，熟寐半日，喘汗吐血俱止。若脾胃虚寒，用独参汤，恐不能运化，作饱，或大便不实，故佐以炮姜。(《名医类案·卷八·下血》)

编者按：治病之方不在多而在精。此案非见血止血，而是辨证重用人参大补元气，少佐温而不燥的炮姜温运脾气。如此小方比理中汤更精良专一而不杂，补其不足，所谓"有胃气则生"也。

5. 药治与食疗并用救危症　罗谦甫治真定府武德卿，年四十六岁，因忧思劳役，饮食失宜，病四肢体冷，口鼻气亦冷，额上冷汗出，时发昏愦，六脉如蛛丝。……遂以理中汤，加黑附子，每服五钱，多用葱白，煎羊肉汤，取清汁一大盏，调服之。至夕，四肢渐温，汗出少。夜深再服，翌日，精神出，六脉生，数服而愈。（《名医类案·卷五·寒中》）

编者按：此案脉证所现，乃阳气极度衰微之危候。治以理中汤加附子温补脾肾，此乃常法，而"多用葱白煎羊肉汤"调服之，以加强温通、温养之功，乃此案之独到经验，值得效法。

二、内科病

1. 灸与药并治法　罗谦甫治廉台王千户，年四十五，领兵镇涟水，此地卑湿，因劳役过度，饮食失节，至秋深，疟痢并作，月余不愈，饮食全减，形羸瘦，仲冬舆疾归。罗诊脉弦细而微，如蛛丝，身体沉重（湿也），手足寒逆（寒也），时复麻痹（虚），皮肤痂疥，如疠风之状，无力以动，心腹痞满，呕逆不止，皆寒湿为病久淹（断之寒湿妙，宜细玩之），真气衰弱，形气不足，病气亦不足。《针经》云："阴阳皆不足也，针所不为，灸之所宜。"《内经》曰："损者益之，劳者温之。"《十剂》云："补可去弱。"先以理中汤加附子，温养脾胃散寒湿。涩可去脱，养脏汤加附子，固肠胃，止泻痢，仍灸诸穴以并除之。经云："府会太仓（即中脘也）。"先灸五七壮，以温养脾胃之气，进美饮食。次灸气海百壮，生发元气，滋荣百脉，充实肌肉。复灸足三里（胃之合也）三七壮，引阳气下交阴分，亦助胃气。后灸阳辅（足少阳胆穴）二七壮，接续阳气，令足胫温暖，散清湿之邪。迨月余，病气去，神完如初。（《名医类案·卷四·痢》）

编者按：补益以扶助正气，艾灸以温养阳气，此中医治阳气虚衰之两大"法宝"，善于辨证用之，可彰显中医治病优势。此案药治与艾灸并用，确能提高疗效，理应效法。

2. 咳嗽　张致和治沈方伯良臣，患痰嗽，昼夜不能安寝。屡易医，或曰风、曰火、曰热、曰气、曰湿，汤药杂投，形羸食减，几至危殆。其子求治。张诊脉沉而濡，湿痰生寒，复用寒凉，脾家所苦，宜用理中汤加附子。其夜遂得贴枕，徐进调理之剂，果安。或曰："痰症用附子，何也？"殊不知痰多者，戴元礼常用附子疗治之。（《名医类案·卷三·咳嗽》）

编者按：临床上"患痰嗽，昼夜不能安寝"者并不少见。此案"诊脉沉而濡"，平脉辨证"用理中汤加附子"治之，温补脾肾，治本也，当"夜遂得"安寝。谁说中医疗效慢？不得其术也。

3. **喘证**　给谏黄健庵，中气大虚，发热自汗，喘急。余诊之，脉大而数，按之如无，此内有真寒，外见假热，当以理中汤冷饮。举家无主，不能信从，唯用清火化痰之剂，遂致不起。(《医宗必读》)

编者按：此案表明，良医欲施展才华，尚需明事理的病家配合。

4. **呕吐**　杜壬治安业坊阎家老妇人，患呕吐，请石秀才医，曰："胃冷而呕。"下理中丸至百余丸，其病不愈。石疑之，杜至，曰："药病相投，何必多疑。"石曰："何故药相投，而病不愈？"杜曰："药力未及，更进五十丸必愈。"果如其言。石于是师法于杜。(《续名医类案·卷六·呕吐》)

编者按：此案说明，虚寒久病，不可急于求功。方证相对，应守方守法，药力所至，必见功效。

5. **痢疾**

（1）**噤口痢**　褚某尊堂深秋久痢，噤口不食者半月余，但饮开水及瓜汁，啜后必呕胀肠鸣，绞痛不已，烦渴闷乱，至夜转剧，所下皆脓血，日夜百余次，小水涓滴不通，六脉皆弦细乏力。验其积沫，皆瘀淡色晦。询其所服，皆芩、连、槟、朴之类。所见诸症俱逆。幸久痢脉弱，尚宜温补，用理中加桂、苓、紫菀调之。服后，小便即通，得稍瘥，数日糜粥渐进，痢亦渐减。更与理中倍参，伏龙肝汤泛丸，调理而痊。(《续名医类案·卷八·痢》)

编者按：此案乃久痢误用苦寒攻伐，而正气日虚，以理中温补救误而渐愈。

（2）**除中死证**　某刑部高年久痢，色如苋汁，服芩、连、白芍之类二十余剂，渐加呃逆。六脉弦细如丝，与理中加丁香、肉桂。疑不服，仍啜前药。数日病愈甚，而骤然索粥，诸医皆以能食为庆。张再诊，则脉至如循刀刃（真脏脉也），此中气告竭，求救于食，除中症也。与伤寒之例同，不可为矣。(《续名医类案·卷八·痢》)

编者按：此案彰显良医凭脉以判断生死之功夫。患者"六脉弦细如丝"，此阳气衰微，而胃气尚存。《内经》曰："病深者，其声哕。"故病人"呃逆"已是病危之兆。病至其"脉至如循刀刃"，即《内经》所谓"……死肝脉来，急益劲，如新张弓弦，曰肝死"（《素问·平人气象论》）。此"但弦无胃"之义，"人无胃气曰逆，逆者死"。

6. **泄泻下血**　韩晋度春捷锦旋，患腹痛，泄泻下血。或用香连丸，遂饮食艰进，少腹急结，虽小便癃闭，而不喜汤饮，面色萎黄，日夜去血五十余度。诊之，气口沉细而紧，所下之血，瘀晦如苋菜汁。与理中汤加肉桂二钱，一剂溺通，小腹即宽。再剂血减食进，四剂泄泻止三四次。去后微有白脓，与补中益气加炮姜，四剂而愈。(《续名医类案·卷八·痢》)

编者按：香连丸原名"大香连丸"，首载于《太平惠民和剂局方》。该丸重用黄连（二十两，同吴茱萸十两同炒令赤，去茱萸），少用木香（四两八钱八分），为细末，醋为丸。治"下痢脓血，里急后重"等症。此案患者服香连丸"遂饮食艰进"为何？其主药黄连苦寒，以寒凉药治虚寒证，故反甚也。

7. 腹泻 刘某某，男，55岁，农民。2021年8月22日初诊。患者为笔者表哥，通过微信叙述病情。腹泻，一般于中午饭后半小时左右即腹中不适，进而腹泻，开始成形，之后不成形，开始是大便1次，最近连续大便二三次，早晨、晚上大便完全正常，晨起口苦，容易汗出，余无其他不适。予以中成药附子理中丸。于20日后微信回复，吃完1瓶后，腹泻消失，大便正常。嘱其继服1瓶巩固疗效。（班光国医案）

原按：《伤寒论》第159条、第386条、第396条三个条文所述成因，本患者均未涉及，患者又不在跟前，如何辨证？我想起《伤寒论》第275条："太阴病，欲解时，从亥至丑上。"上述为晚上9时至凌晨3时。此患者腹泻为中午11时至13时之间发病，与以上时段正好是相对的时段，因此时阳气升发最盛，体内阳气则相对不足，正合太阴病里虚寒证之病机，故可理解为太阴病欲剧时。从这个角度进行辨病则为太阴病，辨证为太阴虚寒证，用理中丸进行治疗。《伤寒论》第277条曰："自利不渴者，属太阴，以其脏有寒故也，当温之，宜服四逆辈。"结合本患者情况，四逆辈方中以附子为主药，故处方即为附子理中丸，取其服药方便。本案以时间医学思维指导选方用药而取效良好，有待继续研究。

8. 痞块 喻嘉言治袁聚东，年二十岁，生痞块，卧床数月，进化坚消痞之药，渐至毛瘁肉脱，面鳖发卷，殊无生理。其块自少腹脐旁，分为三歧，皆硬如石，按之痛不可忍。脉只两尺洪盛，余俱微细。谓初时块必不坚，以峻猛之药攻，致真气内乱，转获邪气为害，其实全是空气聚成，非如女子月经凝而不行，即成血块之比。观两尺洪盛，明是肾气传于膀胱，误施攻击，其气不运，结为坚块，故按之则愈痛也。虚症亦有按之而愈痛者，姑用大补中药一剂，以通中下之气，然后用大剂药内收肾气，外散膀胱之气，约三剂，可全愈矣。先以理中汤加附子五分，一剂，块减十之三。再用桂、附一大剂，肠中气响甚喧，顷之，三块一时顿没。再服一剂，果全愈。更用补肾药加桂、附，多用河车为丸以善后，取其以胞补胞，而助膀胱之化源也（俞东扶曰：此人攻伐太过，易以温补，未足为奇。唯两尺洪盛，非此诠解，谁不面墙？至于桂、附、河车，同补肾药为善后计，则与肾气传膀胱之论，紧切不泛，非通套治痞成法可比）。（《续名医类案·卷十·痞》）

编者按：此案凭脉辨证，真乃良医功夫，处方遣药，更显良医本色。中医有如此本领，岂能不振兴乎！

9. 腹胀 马元仪治华氏子，患腹胀已三月，形色憔悴，而脉沉微。治者但谓邪气盛，不知其正气虚也。《灵枢》曰："脉之应于寸口，其大坚以涩者，胀也。"

《素问》曰："征其脉与色俱夺者，此久病也。"今两脉微弱无神，面色不华，肢体倦怠，其初亦邪正相搏而成。治者但责其实而忘其虚，攻伐过多，始则邪气当之，继乃转伤元气，运化失职，升降不利，热者变寒，实者变虚，而病机迁矣。经曰："足太阴之别，公孙（穴）虚则鼓胀。又胃中寒则满胀。"可见中脏虚寒，亦能成胀，不独实病为然也。治法但用温补之剂，健脾胃，补三焦。然须积久成功，不可欲速，所谓新病可急治，久病宜缓调也。遂恪服加桂理中汤三十余剂，胀渐消，脉渐转，两月后全安。（《续名医类案·卷十三·肿胀》）

编者按：此案论理精当，分析证候，脉、色、症相参；分析病机，阐明邪实正虚证，不可过于攻伐；分析治法，指出"新病可急治，久病宜缓调"。中脏虚寒而腹胀者，"当与温药"温补之剂，此亦仲圣成法。

10. 痛证

（1）胃脘痛　一妪胃痛久，诸药不应。六脉微小，按之痛稍定，知中气虚而火郁为患也。投理中汤，一服随愈。（《续名医类案·卷十八·心胃痛》）

编者按：此案凭脉为虚证，胃痛喜按亦为虚象。中气虚寒宜投理中汤，而"火郁"应少佐黄连，或加白芍以止痛。

（2）腹痛　陆肖愚治尤少溪，年近六十，性急多怒，因食冷粽四枚，遂患腹痛，并胁亦痛。医用平胃散加枳实、黄连不效。彼亦知其家润字丸方，以五钱分三服，令一日内服之，大便已泻，而痛仍未止。谓通则不痛，今通而仍痛，药力浅而积未尽也。再以五钱，令一日服之，大便数十行皆清水，而痛反增剧，号叫不已，饮食不进，面色青紫，势危极。陆脉之，弦细沉弱，右关弦而有力，曰："虚中有实，消则元气即脱，补则腹痛尚剧。"因用理中汤料五钱，配枳实五钱，一日二剂，始下坚积缶许，是夜痛大减。明日减枳实之半，又二剂而腹痛全愈。第胁间尚微痛，去枳实加青皮、吴茱萸，数剂而痊。后以调气养荣汤理之。（《续名医类案·卷十八·腹痛》）

编者按：此案凭脉辨证、处方、遣药。枳实为中焦理气导滞药，青皮、吴茱萸入肝行气止痛，故分别用之。

（3）脐周痛　朱丹溪治一人，痛当脐，绵绵不已，脉弦伏无力，因作夹阴治，理中加肉桂八分，附子三分，煎冷服，随愈。（《续名医类案·卷十八·腹痛》）

编者按：此案"脉弦伏无力"者，脉弦主寒、主痛，为阴脉；伏为阳气虚弱，鼓动不起也。平脉辨证，则"痛"为阳气不能温煦，阳虚生内寒，寒性收引而痛。治法当与温药。

（4）少腹痛　胡京卿少腹作痛，连于两胁，服疏肝之剂，一月以来，日甚一日。李诊之，左关尺俱沉迟，治以理中汤加吴茱萸。（《续名医类案·卷十八·腹痛》）

编者按：此案加吴茱萸甚妙，以其既温肝经，又善止痛。

（5）疮痛　王文远臂患疮，作痛，服寒凉药，遂致食少，大便不实。以理中丸二服，更以六君子汤加砂仁、藿香治之，再以托里药，脓溃而愈。大凡疮痛甚者，如禀厚有火，则宜苦寒之剂。若禀薄者，则宜补中益气汤加芩、连之类，在下加黄柏。人肥而疮作痛者，用荆、防、羌、独之类，盖取其风能胜湿也。（《续名医类案·卷三十一·外科·臂痈》）

编者按：此案以理中丸救治寒凉药伤中之误。后叙体强、体弱、体胖之体质不同，若患疮痛则治法不同，此为经验之谈，弥足珍贵。

11. 胸痹（冠心病、心绞痛）

（1）宋某，患胸膺痛数年，延余诊治。六脉沉弱，两尺尤甚，予曰：此为虚痛，胸中为阳气所居，经云上焦如雾，然上天之源，在于地下，今下焦虚寒，两尺沉弱而迟，在若有若无之间，生阳不振，不能化水为气，是以上焦失其如雾之常，虚滞作痛。治此病宜摆脱气病套方，破气之药，固在所禁，顺导之品，亦非所宜。盖导气始服似效，久服愈导愈虚，多服一剂，即多加虚痛。胸膺为阳位，胸痛多属心阳不宣，阴邪上犯，脉弦，气上抢心，胸中痛，仲景用栝楼薤白汤泄其痞满，降其喘逆，以治阴邪有余之证。此证六脉沉弱，无阴邪盛之弦脉，胸膺作痛即非气上撞心，胸中痛之剧烈，与寻常膺痛迥别，病在上焦，病源在下焦，治法宜求之中焦。盖执中可以运两头，且得谷者为后天之谷气充，斯先天之精气足，而化源有所资生。拟理中汤加附子，一启下焦生气，加吴茱萸，一振东土颓阳。服十剂后，脉渐敦厚，痛渐止，去吴萸，减附子，又服二十余剂痊愈，数月不发。次春赴乡扫墓，因外感牵动又作，体质素弱，真气未能内充，扶之不定，而况加以外邪，嗣后再发，再治再愈。治如前法，与时消息，或温下以启化源，或温上以宣化机，或温中以生生之本，又或申引宣发，合上下而进退之，究之时仍微发，未能除根，盖年逾八八，肾气就衰，未能直养无害，经进一步筹划，觉理中加附子虽曰对证，而参、术呆钝，徒滞中焦，桂、附刚烈，反伤阴液，因借镜虚劳而悟到仲景小建中汤刚中之柔，孙处士复脉汤柔中之刚，纯在凌空处斡旋，不以阳求阳，而以阴求阳，直于阴中生出阳来。丸剂常饵，带病延年。克享遐龄，于此盖不无帮助。（《冉雪峰医案》）

编者按：《金匮》第九篇第五条论胸痹有属虚属实的不同，属实者，宜用枳实薤白桂枝汤通阳宣痹；属虚者，宜用人参汤（即理中汤）补助阳气。此例胸痛数年，六脉沉弱，属脾肾阳衰无疑。故予理中汤加附子、吴萸鼓舞阳气，驱散阴霾而获效。

（2）刘某，男，50岁，每受凉、劳累后则恶寒、心悸、胸闷、气短、神疲、嗜卧，面色㿠白，脉迟弱且常有结象。医院诊断为冠心病、冠状动脉供血不足。常

以小红参6g，干姜6g，白术10g，炙甘草6g，阿胶10g（烊化），附子6g治之，屡用屡效。（《门纯德中医临证要录》）

编者按：门氏应用理中丸（汤）的经验，除上述治例之外，还以其为主方，治疗下列内、妇、小儿病：①虚寒胃病呕吐酸水者，加黄连6g；久虚腹泻，寒喘者，加茯苓15g，桂枝12g，半夏9g。②妇人白带过多症，加山药20g；宫寒不孕症，加桂枝9g，吴茱萸3g。③小儿口多涎、便秘者。

（3）马某某，女，49岁。1997年12月12日诊。2年前感冒时发生胸骨后憋闷且喘息，当地按"气管炎"治疗无效。近2个多月来发作频繁，故来求治。详问病情，其胸骨后憋闷时发时止，甚则伴有辛辣灼热感，多在活动时发病，持续几分钟到十几分钟，休息后可自行缓解。如上特点，为"心绞痛"发病的表现。患者还经常心中悸动，倦怠乏力，食少便溏，脘腹胀满，其脉沉细而结（62次/分，每分钟间歇十几次），舌淡紫体胖、苔薄腻。查心电图示：冠状动脉供血不足、频发室性早搏。以瓜蒌薤白半夏汤与冠心Ⅱ号方（丹参、川芎、红花、赤芍、降香，为现代名医郭士魁经验方）复方治疗，服药7剂，疗效不佳。审查病机，乃脾阳不足，胸阳不振，心脉瘀阻。上述方药只能治标，不能治本，病在上焦，治法宜求之于中焦。仍以原方治标，加人参汤治本。处方：人参、白术、干姜、甘草各15g，瓜蒌18g，薤白12g，清半夏9g，丹参18g，川芎、赤芍、红花、降香各9g。服药3剂，病情好转。守方连续服用20余剂，胸闷而喘很少发作，心悸基本控制，其他诸症均明显改善。复查心电图示：冠状动脉供血不足有改善，偶发室性早搏。用人参归脾丸、复方丹参片以巩固治疗。（吕志杰.《中医杂志》1998；增刊：104）

三、小儿病

1. 痘证 一儿痘四五日，毒已尽，形色无神，二便自利，四肢厥冷，腹胀发哕，里气虚弱也，稍迟则胃气脱矣。急以理中汤，连进二服，内气一暖，痘即发光红活，四肢温暖。又以补中益气汤加丁香，哕止而愈。（《续名医类案·卷二十七·痘症·厥逆》）

编者按：此案患者必然先天不足，后天失养，体质虚弱，故患痘证后之治法，皆温补治本之法也。

2. 惊证，夹食伤寒 喻嘉言治袁仲卿子，因捉彭蜞，仆水中，家人救出，少顷，大热呻吟。或与镇惊清热丸散二日，遂昏迷不醒，胸高三寸，颈软头倾，气垂绝无生理矣。诊其脉，止存蛛丝，过指全无。以汤二匙入口，微有吞意，曰："外症之重不足惧，但脉已无根，不可救也。"一医云："鼻如烟煤，肺气已绝，纵有神丹，亦将奈何？"因思此儿受症，何至此极？请主人及客稍远，待某一人独坐静筹其故（病危之家，亲朋满座，议论纷纭，徒乱人意，不可不知）。良久曰："得之矣，凡惊风一症，乃前人凿空妄谈，后之小儿受其害者，不知凡几。昔与幼科争论，殊无证据。后见方中行《伤寒条辨》后附《痉书》一册，颛言其事，始知昔贤先得我心。如此症，因惊而得，其实跌仆水中，感冷湿之气，为外感发热之病，其食物在胃中者，因而不化，当比夹食伤寒例，用五积散治之。医者不明，以金石冷药，镇坠外邪，深入脏腑，神识因而不清。其食停胃中者，得寒凉而不运。所进之药，皆在胃口之上，不能透入（何以上云镇坠深入脏腑），转积转多，以致胸高而突。宜以理中汤，运转前药。倘得症减脉出，再从伤寒门用药，尚有生理。或谓鼻如烟煤，肺气已绝，而用理中，得无重其绝乎？"曰："所以独坐沉思者，正为此耳。盖烟煤不过大肠燥结之征，若果肺绝，当汗出大喘，何得身热无汗？又何得胸高而气不逼，且鼻准有微润耶？此所以望其生也。"遂以理中汤一盏，灌入口中，大爆一口，前药一齐俱出，胸突顿平，颈亦稍硬。但脉仍不出，人亦不苏，此食尚未动，关窍阻塞之故。再灌前汤些少，热渐退，症渐减，乃从伤寒下例，以元明粉一味，化水连灌三次。是夜，下黑矢甚多。次早，忽然一声云："我要酒吃。"此后尚不知人事，以生津药频灌，一日而苏（雄按：此用理中，必加枳实，所云镇坠之药，性皆重降，药虽停于胃口，邪则不能外解而深入矣）。（《续名医类案·卷二十八·小儿科·伤寒》）

编者按： 此案细细读之，启发良多。首先，医者临证面对病危者，应临危不乱，镇定自若，细审发病之因，病机之变，施治之法，如良将临敌，运筹帷幄，才能克敌制胜。第二，脉理精微，因病而异，应审脉求因，平脉辨证，不可脱离具体病情而论脉。第三，此案"以理中汤，运转前药"，乃治病求因法，即治前误治之因。而"从伤寒下例，以元明粉一味"，于上吐后润燥通下，治法之巧，用药之精，非良医莫为矣！

3. 呕吐 万密斋治教谕熊文村子，二岁病呕吐，更数医不效，食饮入口即吐出。万视之曰："病可治也。"问用何方？曰："理中汤。"曰："服多剂矣，不效奈何？"曰："如在《内经》乃阴盛格阳之病，寒因热用，伏其所主，先其所因则效矣。"乃作一剂，取猯猪胆汁、童便各半，和药炒干，煎而服之（即仲景白通汤入人尿、猪胆汁之法），吐立止。后称渴，以汤饮之，复作吐。万曰："凡呕家多渴者，胃脘之津液干也，当得一二时吐止，胃气回，津液生，渴自止矣。"令将前药渣再煎服之，仍禁其饮食，半日而安。熊问同是理中汤，前用之不效，今用之而效，何也？曰："公子胃寒而吐，当以热药治之。乃寒盛于中，投之热剂，两情不得，故不效也。今以理中为治寒之主，用猪胆汁之苦寒，小便之咸寒为佐，以从其格拒之寒，药下于咽，而寒相得入于胃，阴体渐弱，阳性乃发。其始则同，其终则异，故曰：'伏其所主，先其所因也。'此轩岐之秘旨，启元子之奥义，张长沙之良法也。"后珉肃子半载，呕吐不纳乳，昏睡仰卧而努其身，有作慢风之候，亦以理

中末三分，用水一杯，煎至半杯，入胆汁、童便各一匙搅匀，徐徐灌之而瘥。(《续名医类案·卷二十九·小儿科·呕吐》)

编者按：幼儿病治之之难，在于不能问诊，又不能脉诊，缺此二诊，如何正确诊治呢？从上述案例，可总结三点经验：一是思考前医施治之误。如"更数医不效"、药与食入口即吐，如何不效？为何即吐呢？明确了病机，施治得当，自然取效。二是病程。患儿"半载呕吐不纳乳"，久病多虚也。再望之"昏睡仰卧而努其身"，此虚证无疑。三是活用经方。所用方药，师法仲圣，但具体用之，有独到之处，前者取猪胆汁、童便与理中"和药炒干，煎而服之"；后者煎"理中末"与胆汁、童便搅匀"徐徐灌之"，皆因人、因病而宜之法。关于吐止"后称渴"云云，即仲景书所谓"先呕却渴者，此为欲解"之机理。总之，师法仲圣，智慧无穷。

4. 吐泻 一儿暴吐泻，上下所出皆乳不化，用理中丸服之效。一儿暴吐泻，上下所出皆黄水，中有乳片，用二陈汤加黄连姜汁炒，煎服效。或问二病同，而治之异者，何也？曰：所出之乳不化者，胃有寒也，故以理中丸急温之。所出乳片不化者，胃有邪热，邪热不杀谷，宜半夏、黄连以解之，此病同异治法也。(《续名医类案·卷二十九·小儿科·吐泻》)

编者按：此案观察小儿吐泻之物，分辨寒证与热证，同病而异治也。

5. 噤口痢 嘉言治叶氏幼男病痢，噤口发热，呕哕连声。诊其关脉，上涌而无根。再诊其足脉，亦上涌而无根。曰："此作噤口痢症，乃胃气将绝之症也。噤口痢者，虚热在胃，壅遏不宣，故不思食，治宜补虚清热两法。此因苦寒之药所伤，不能容食，唯有温补一法而已。"以理中汤连进二剂，不一时，下十余行。叶恐误，求更方。喻曰："吾意在先救胃气之绝，原不治痢。即治痢，人之大小肠，盘叠腹中甚远，虽神丹不能遽变其屎，今借药力催之速下，正为美事，焉可疑之？"遂与前药连服二日，人事大转，思食不哕。四日后，只便糟粕，以补中益气调理旬日全愈。此可见小儿之痢，纵啖伤胃者多，内有积热者少，尤不宜用痢疾门中通套治法也。(《续名医类案·卷二十九·小儿科·痢》)

编者按：此案寸口脉与趺阳脉合诊，乃胃气将绝，"因苦寒之药所伤"也。治用温补，意在先救胃气，不意服药后下十余行。从而总结经验说："小儿之病，纵啖伤胃者多。"可知小儿病常见病因之一是不知饥饱而伤食，家人应节制之。

6. 腹胀泄泻 一小儿腹胀，饮食后即泻，手足逆冷。此脾气虚寒也。先用人参理中汤，后用六君子汤而愈。(《名医类案·卷十二·小儿症·腹胀》)

编者按：脾不运化，气滞则腹胀；脾虚且寒，不能腐熟水谷，故食后即泻。治以先温补，后调补，此转方之法也。

四、其他病

1. 伤暑　马元仪治陆太史，时值秋暑，偶发热头痛。诊得脉大而虚，谓中气大虚，非补不克。彼云："伤暑小恙，况饮食不甚减，起居不甚衰，何虚之有？但清暑调中，去邪即已，何用补为？"乃勉与清暑益气而别。明晨复诊，脉之大者变为虚微，发热如故，曰："今日不唯用补，更当用温，宜亟服之，迟则生变矣。"遂用理中汤，服下少顷，出汗如涌泉。午后复诊，两脉虚微特甚，汗如贯珠，乃连进人参四两，附子两许，日夜约用人参十两，附子四两，汗止精藏，渐调而愈。(《续名医类案·卷四·暑》)

编者按：读罢此案，不得不感叹良医之凭脉辨证功夫。此案也给读者领会了"用补……用温"之不同脉象。

2. 口舌生疮

（1）薛立斋治周上舍脾胃虚，服养胃汤、枳术丸，初有效而久反虚。口舌生疮，劳则愈盛，服败毒药则呕吐，此中气虚寒也，以理中汤治之少愈，更以补中益气汤加半夏、茯苓，月余而平。夫养胃汤，香燥之药也，若饮食停滞，或寒滞中州，服之则燥开胃气，宿滞消化，少为近理。使久服则津液愈燥，胃气愈虚，况胃气本虚而用之，岂不反甚其病哉？(《续名医类案·卷五·燥》)

编者按：此案是一则难得的教学案例。其讲述的要点有三：首先是重点分析了治病变化，即服药后"初有效而久反虚"，及病"反甚"之道理。二是以药测证，即从"服败毒药则呕吐"，推测"口舌生疮，劳则愈甚"为"中气虚寒"。以虚火当补，不可凉药泻之。三是转方之法，即虚寒当温补，但不可温之太过，故"以理中汤治之少愈，更以补中益气汤"补虚为主。

（2）立斋治一男子，口舌生疮，服凉药愈甚，治以理中汤而愈。又一男子，口舌生疮，饮食不甘，劳而愈甚，亦与前汤顿愈。(《续名医类案·卷十七·口》)

编者按：此案为以服药测证法与凭问诊测证法。

3. 痔　一男子年逾四十，有痔漏，大便不实，服五苓散，愈加泄泻，饮食少思。此非湿毒，乃肠脾胃虚也，当以理中汤治之。不信，乃服五苓散，愈甚，乃以理中汤及二神丸，月余而平。(《续名医类案·卷三十三·外科·痔》)

编者按：痔漏属肛肠科病，应用专治之法。但痔漏又大便不实，参合脉症为中气虚寒，当用理中汤为主。若脾虚及肾，则当兼用温肾固肠方药。

【临证指要】 理中汤（丸）是"温调脾土之剂，为温中第一方也"，凡脾胃虚寒所致的各科病症，皆可以该方主治，或适当加减治之。

【实验研究】

1. 抗炎、抗溃疡　该方可减轻雨蛙素诱导的小鼠急性胰腺炎症反应，可延迟胰腺疼痛行为的出现时间。理中丸能预防水浸应激型溃疡和消炎痛型胃溃疡寒证，可降低机体应激时细胞凋亡。

2. 保护胃肠黏膜 对脾胃虚寒型 CAG 模型大鼠，该方能有效改善脾胃虚寒的临床表现、减轻胃黏膜损伤，降低胃酸 pH，恢复胃黏膜细胞分泌胃酸的功能。理中汤对脾阳虚模型大鼠小肠黏膜有保护作用。

3. 改善胃肠运动 该方能明显抑制正常小鼠、大黄脾虚小鼠、新斯的明负荷小鼠的小肠推进运动。理中汤改善胃肠运动的功能，与其抗乙酰胆碱、抑制交感神经兴奋以及对平滑肌的直接作用有关。

4. 抗氧化、保肝、降脂 该方通过提高胃黏膜抵抗氧自由基的能力，来减轻胃溃疡大鼠的胃黏膜损伤。其能降低炎症细胞因子的表达，进而保护肝细胞结构及功能，有效改善 NASH 大鼠的肝功能，降低血脂，达到抗氧化应激的疗效。

5. 调节免疫 该方具有一定增强小鼠抗寒、抗疲劳能力，能增强脾脏功能，促进 IL–2 水平等免疫调节。还能提高阳虚小鼠的巨噬细胞吞噬功能。

6. 降糖、保护肾功能 该方能降低糖尿病肾病大鼠的空腹血糖和胰岛素抵抗指数，有调节糖脂代谢和保护肾脏功能的作用。

桂枝人参汤

【原文温习】太阳病，外证未除，而数下之，遂协热而利，利下不止，心下痞硬，表里不解者，桂枝人参汤主之。（163）

桂枝人参汤方：桂枝四两（别切），甘草四两（炙），白术三两，人参三两，干姜三两。上五味，以水九升，先煮四味，取五升，内桂，更煮取三升，去滓，温服一升，日再夜一服。

【医案精选】

1. 寒热日作 顾允谐寒热日作，胸满不舒，自汗不止已数日。或用柴胡、黄芩两解之法不愈。诊其脉，右三部虚微，左三部弦涩。望其色，枯白不泽。脉微为阳微，弦为虚风，由正气不足，虚邪外袭而成寒热，治宜补中益气。即有胸满，亦是阳虚不布，非气实而然也。况自汗者，阳虚不能卫外故也。面色不华者，气血亏损，无以上荣于面也。遂与理中汤理其中气，加桂枝以祛虚邪。后倍加参、附，不数剂而愈。（《续名医类案·卷六·寒热》）

编者按："寒热日作"为少阳病热型，而用柴胡剂不愈者，脉与症相参，为太阴病兼感外邪也，故以温里解表法而愈。

2. 协热利 陈某某，19 岁。主诉：头疼身痛，发热恶寒，大便作泻，每日四五次，无红白黏液，腹中绵绵作痛。前医用"藿香正气散"未能取效。诊查：切其脉浮弦而缓，舌苔薄白而润。辨证：余辨为表里皆寒的"协热利"证。治法：用桂枝人参汤，令其先煮理中汤，后下桂枝，日夜服上方药两剂而愈。(《中国现代名中医医案精华·刘渡舟医案》)

原按：里寒夹表邪而为"协热利"，《伤寒论》原文 163 条谓"……利下不止，心下痞硬，表里不解者，桂枝人参汤主之"。本病人虽无"心下痞"，但有腹中绵绵作痛，其病机为寒。先煮理中汤，后下桂枝，则辛甘发散之力更强，药后果收表邪解、里寒祛、下利止之效。

编者按：本案所用桂枝人参汤，以温中健脾之药为主，辛温解表药为辅。必是素体脾胃虚寒之人，又外感风寒者，才是对症之方。原方重用桂枝为君药，亦不可忽视。

3. 腹泻　1959 年，余带领学生到揭阳县防治麻疹，设简易病床数十张，收治病情较重之病孩。内有一女孩，三岁许，疹子已收，身热不退，体温 39℃，头痛恶寒与否不得而知，下利日十余次，俱为黄色粪水。脉数无歇止，舌质尚正常。遂诊断为麻疹后热毒不净作利。与葛根芩连汤加石榴皮。服后体温反升至 39.5℃，仍下利不止。嗅其粪味并无恶臭气，沉思再三，观病孩颇有倦容，乃毅然改用桂枝人参汤，仍加石榴皮，一服热利俱减，再服热退利止。(沈炎南.《新中医》1963；3：40)

编者按：战场上没有常胜将军，良医治病亦难以没有失误。良将、良医之高明，在于在失败后及时明确其原委，反败为胜、取得良效。此案就是例证。

【**临证指要**】桂枝人参汤适用于素体脾胃虚寒又感受外邪者。

【**实验研究**】

1. 减轻心脑血管损伤　该方治疗心脾阳虚型病态窦房结综合征病人疗效显著，能改善心电图指标，有效调节窦房结功能。

2. 调节糖脂代谢　该方通过调节糖脂代谢，促进葡萄糖转运蛋白 -4 的表达，能够明显提高胰岛素敏感性，达到治疗胰岛素抵抗的目的。

甘姜苓术汤

【**原文温习**】肾着之病，其人身体重，腰中冷，如坐水中，形如水状，反不渴，小便自利，饮食如故，病属下焦，身劳汗出，衣里冷湿，久久得之，腰以下冷痛，腹重如带五千钱，甘姜苓术汤主之。(十一·16)

甘姜苓术汤方：甘草、白术各二两，干姜、茯苓各四两。上四味，以水五升，煮取三升，分温三服，腰中即温。

【**医案精选**】

1. 腰腿痛　迟某，男，50 岁。其病为腰腿、两足酸痛，恶寒怕冷，行路则觉两腿发沉。切其脉沉缓无力，视其舌硕大，苔则白滑。沉为阴脉，属少阴阳气虚也；缓为湿脉，属太阴脾阳不振也。本证为《金匮》所述"肾着"之病，为疏：茯苓30g，白术15g，干姜14g，炙甘草10g。此方服至12剂，则两足变热，恶寒怕冷与行路酸沉、疼痛之证皆愈。（《刘渡舟临证验案精选》）

　　原按：本案腰痛腿沉怕冷，与"肾着病"相符。本病乃脾阳不运，寒湿痹着于腰部所致，其病变部位并不在肾之本脏，而在肾之外府，临床以腰以下寒冷疼痛为特点。所以在治疗上不必温肾以祛寒，而应燠土以胜水。

　　2. **带下**　白某某，女，38岁。体肥而白带反多，且有秽浊气味，久治不愈。视之皆为治湿热之药。切其脉沉缓，视其苔白滑不燥。疏方：白术30g，干姜14g，茯苓30g，炙甘草10g。服至5剂，白带减少大半，至10剂则痊愈。进修学生张君不解，问曰：带为湿浊之邪，味臭秽自是"湿热"所变。先生竟用"肾着汤"之温燥而又反加重干姜之剂量，而不知其理为何也？刘老曰：其人脉沉缓是为阴，是为寒湿，寒湿带下味秽，乃湿郁阳气而使之然。今方去其寒湿，则使下焦阳气不为湿邪所着，是以带止而味亦自除也。（《刘渡舟临证验案精选》）

　　原按：妇人带下，属热属寒，当据证而断。本案带下见舌苔白滑不燥，脉象沉缓，更无口渴、溲赤、便结之症，则为阴寒之证，故不可只据带下秽浊味臭而断为有热。前医不识，率用寒药治之，必然久治不愈。本证为脾阳不运，寒湿下注所致，故以《金匮》甘姜苓术汤（又名"肾着汤"）燠土以制水。土健则湿去，脾温则寒除，带下自能痊愈。

　　【临证指要】甘姜苓术汤本来用于肾着病，后世医家又将其用于治疗脾虚湿盛所致的泄泻、腹痛、浮肿等病症。

　　【实验研究】体外细胞实验显示，甘姜苓术汤可抑制炎症因子释放，防止类风湿关节炎发生。该方对慢性盆腔炎疼痛、寒湿腰痛、慢性腰肌劳损（寒湿型）有较好的镇痛作用。

甘草干姜汤

　　【原文温习】伤寒，脉浮，自汗出，小便数，心烦，微恶寒，脚挛急，反与桂枝欲攻其表，此误也。得之便厥，咽中干，烦躁吐逆者，作甘草干姜汤与之，以复其阳；若厥愈足温者，更作芍药甘草汤与之，其脚即伸；若胃气不和，谵语者，少与调胃承气汤；若重发汗，复加烧针者，四逆汤主之。（29）

　　肺痿吐涎沫而不咳者，其人不渴，必遗尿，小便数，所以然者，以上虚不能制下故也。此为肺中冷，必眩，多涎唾，甘草干姜汤以温之。若服汤已渴者，属消渴。（七·5）

甘草干姜汤方：甘草四两（炙），干姜二两。上二味，以水三升，煮取一升五合，去滓，分温再服。

【医案精选】

1. 吐涎沫 侯某，女，22岁。2005年5月10日初诊。口中多涎近3年，3年前因意欲减肥，不食主食，仅以苹果等水果充饥，持续6月余，出现口中多涎。刻诊：口中多涎，伴胃脘胀满，食欲不振，面色少华，舌质淡有齿痕，苔白润，脉缓弱。予甘草干姜汤，处方：炮干姜30g，炙甘草15g。日1剂，水煎分3次服。服至第3剂，多涎症状明显缓解；7剂后口中多涎消失，其他症状亦明显缓解。（吕志杰验案）

编者按： 本例患者由于过食生冷而伤及脾阳，脾失运化之功，出现口中多涎之主症。施以甘草干姜汤，方证相对，故取捷效。

2. 小便数 于某某，女，56岁，小便频数已月余，但无尿痛，经多次尿检（包括尿糖）均为阴性。口服呋喃咀啶、氟哌酸（诺氟沙星）及凤尾草等，其症状有增无减，每日排尿10~20次，有时每半小时就得小便。1994年6月7日求诊于吾，症见舌淡而嫩，脉虚弱以右寸为甚。确诊为肺气虚寒，水液失制。治以温肺摄津。处方：干姜10g，炙甘草20g，3剂。6月11日患者诉说药后尿次明显减少，每日7~8次，效不更方，又以原方加党参15g，3剂后尿次为每日5~6次，再以原方3剂，以巩固疗效。（谢雄姿.《江西中医药》1995；2：63）

编者按： 上述治验三例，佐证了《金匮》所述甘草干姜汤治疗虚寒"肺痿，吐涎沫"与"上虚不能制下"所致"遗尿、小便数"的功效。

又按： 据"甘草干姜汤治疗寒证34例报告"（朱颜《中医杂志》1965；11：6）：本方温复阳气之功效，可治疗寒证所致的许多病症。所治34例患者包括胃脘痛8例，吐酸2例，脘腹胀2例，肠鸣腹泻1例，胸痛2例，眩晕13例，咳喘2例，经来腹痛4例。其方量病轻重，用甘草三五钱，干姜三五钱，煎汤温服，取效每在一二剂之间，重者三五剂亦愈。而投用此汤，必须辨明确系寒证，如脉迟，舌淡、苔白，不渴，恶寒等。若见脉数有力，舌绛，苔黄，口渴，发热，则为热证，慎勿用此。本文所报道34例，症状虽异，而脉迟，舌淡，苔白，不渴多同。其本为寒则一，故可异病同治，以其本同故尔。

【实验研究】 该方主要通过抑制炎症反应与调节免疫，抑制纤维化肺组织中异常的血管增生，对博莱霉素所致大鼠的肺纤维化具有改善作用。该方对慢性阻塞性肺疾病寒饮蕴肺证模型大鼠，可改善肺功能和抑制气道炎症反应。

小建中汤

【原文温习】虚劳里急，悸，衄，腹中痛，梦失精，四肢酸疼，手足烦热，咽干口燥，小建中汤主之。（六·13）

小建中汤方：桂枝三两（去皮），甘草二两（炙），大枣十二枚（擘），芍药六两，生姜三两（切），胶饴一升。上六味，以水七升，煮取三升，去滓，内饴，更上微火消解，温服一升，日三服。呕家不可用建中汤，以甜故也。

编者按：小建中汤为调补中焦的平和之剂，所治"建中八症"实为脾虚营弱所致"五脏不安"的证候。《灵枢·本神》篇曰："脾藏营，营舍意，脾气虚则四肢不用，五脏不安。"《灵枢·决气》篇曰："中焦受气取汁，变化而赤，是谓血。"上述表明，脾气虚弱，不能运化水谷，精微不足，营血乏源，五脏失养则发生病变。

古今注家，或曰本条所述"概属阳虚"（《金匮要略论注》）；或曰"是寒热错杂，阴阳两虚之证"（《金匮要略讲义》）。倘若如此，小建中汤便应为甘温重剂，那么，何以言"小建中汤"？又如何与"大建中汤"及"理中丸"鉴别？

仲景书中，论小建中汤处有五：此条为其一；黄疸病篇治"男子黄，小便不利"，为其二；妇人杂病篇治"妇人腹中痛"，为其三；《伤寒论》第100条治"伤寒，阳脉涩，阴脉弦，法当腹中急痛……"为其四；第102条治"伤寒二三日，心中悸而烦者"，为其五也。五条合参，可知小建中汤以治"腹中痛"为主，而凡由脾虚营弱所致的证候，皆可以小建中汤化裁治之。

【方歌】

脾虚营弱小建中，虚劳里急腹中痛；
脾气虚衰诸般病，再加黄芪中气充。

【医案精选】

一、内科病

1. 胃脘痛

（1）孙文垣治张二尹近川，始以内伤外感，服发散消导多剂，致胃脘当心而痛。诊之，六脉皆弦而弱，法当补而敛之。白芍五钱，炙甘草三钱，桂枝一钱五分，香附一钱，大枣三枚，饴糖一合（小建中加香附），煎服，一剂而瘳。（《续名医类案·卷十八·心胃痛》）

编者按：案语所谓"始以内伤外感"，为素有内伤，卒感外邪。大法当扶正祛邪，由于误用消导，使虚者更虚，故导致不荣则痛之胃脘痛。诊之六脉弦而弱，弦为肝脉，弱为脾脉，肝强脾弱，木来克土，故"胃脘当心而痛"（心之下者，胃脘之部）。治法"补而敛之"，补脾胃营气之虚以扶弱，滋养肝血而收敛肝气以抑强，小建中汤为对之良方，少加香附理气止痛以治标，方证相对，立竿见影，"一剂而瘳"。我历经七八年编著《伤寒杂病论研究大成》，潜心研究发现，仲景书中贯穿始终的一条规律，即"千般疢难"的成因之一是：内外相因（素有内伤杂病，又感受外邪等卒病。此案"始以内伤外感"，即例证之一）。明确了这一条规律，就掌握了打开仲景书条文"密码"的钥匙，再读仲景之书，"思过半矣"。

（2）吴仰元患胃脘痛则彻于背，以手重按之少止，痛时冷汗如雨，脉涩。孙曰："此气虚而痛也。"以小建中汤加御米壳而愈。（《续名医类案·卷十八·心胃痛》）

编者按：此案曰胃痛彻背，颇似西医学所述的"复合性胃溃疡（胃之后壁溃疡可见后背痛）"。"痛时冷汗如雨"一症，应与"真心痛"进行鉴别：真心痛不会"按之少止"，喜按者为虚性胃病特点。脉涩主病之一是血瘀，若气虚而血行不畅亦可脉涩。小建中汤养营并止痛，加米壳意在加强止痛之功。

（3）何某某，女，61岁。初诊：2018年5月10日。主诉：胃脘部疼痛2年余，加重10余天。患者自诉2年余前无明显诱因出现胃脘部疼痛，伴有嗳气吞酸，无恶心呕吐，就诊于海南省某县级医院，诊断为"慢性胃炎"。予兰索拉唑片口服后症状稍有改善，病情反复发作。10天前患者再次出现胃脘部疼痛，剧烈难忍，伴嗳气反酸、左后背放射痛，无恶心呕吐，当时就诊于武警海南省某医院，疗效不佳。患者为求进一步系统诊治，于2018年5月4日就诊于我院门诊，胃镜检查示：①反流性食管炎A级。②慢性浅表性胃炎。③球降交界处隆起肿物性质待查（待病理）。门诊拟诊：①慢性胃炎。②反流性食管炎收入我老年病科。入院症见：精神疲倦，胃脘部疼痛，伴左后背部放射痛，反酸、嗳气，无腹泻，无恶心呕吐，无胸闷痛、心慌，纳眠欠佳，小便调，大便干。近2年体重减轻约5kg。既往史：既往有高血压病史3年，长期口服氨氯地平分散片控制血压，自述血压控制尚可。刻诊：自诉住院后经用上述中西医治疗6天后，胃脘部疼痛稍缓解，嗳气、反酸症状无明显改善，望之面色萎黄，形体偏瘦，舌质紫嫩，苔微黄少津，脉细弦无力。诊断：脾虚营弱。治以建中和营，方用小建中汤加味。处方：桂枝10g，白芍40g，甘草15g，大枣30g，炮姜5g，黄精20g，肉桂5g。用法：3剂，水煎服，日1剂，分早中晚温服。另予乌贝散：海螵蛸颗粒20g，浙贝母颗粒15g，3剂，与上述中药汤剂共服。

2018年5月17日二诊：自诉服前方3剂后，胃脘痛、反酸、嗳气症状明显改善，纳食好，较前每餐可多食半碗粥，夜眠安，大便易解，每日1次，服前方6剂后症状基本缓解，偶有胃痛，近2日仅发作1次，持续时间及疼痛程度明显较前减轻，已无反酸、嗳气症状。纳眠好，二便调。舌质嫩，苔少津略黄，脉沉细略弦。

嘱继守上方 7 剂，以求根治。并告知，胃病等症状虽消失，但不等于"胃炎"已痊愈，因此应再服中药半个月，以巩固疗效。（吕志杰医案）

编者按：本案主要症状有三：一为胃脘部疼痛；二为反酸；三为食欲欠佳、大便干。其中胃脘部疼痛为患者目前最主要、最为困扰的症状，因此该患者中医辨病并不难，抓住主症可知应为"胃痛"。辨病之后再辨证，结合患者舌脉来看，舌质紫嫩、苔微黄少津，脉细弦无力，是脾虚营弱的表现。病证皆明，因此该患者应予补脾和营、缓急止痛的方药，小建中汤主之。其中生姜这味药药房不备，可用炮姜或干姜代之。《金匮要略》第二十一篇附方之一《千金》内补当归建中汤："……若无生姜，以干姜代之。"《本经疏证》解释说："是生姜、干姜可混用也……由诸条核之，则调中可混用，解外不可混用。……总而言之，则干姜可代生姜，生姜不可代干姜。"饴糖亦较难获得，可选同为甘味的黄精代替。小建中汤为主治腹痛、胃痛之主方，与本病患者切合，应用 6 剂后取得了很好的效果。

2. 腹痛 王右。腹痛，喜按，痛时自觉有寒气自上下迫，脉虚弦，微恶寒，此为肝乘脾，小建中汤主之。川桂枝三钱，大白芍六钱，生草二钱，生姜五片，大枣十二枚，饴糖一两。（《经方实验录》）

原按：……吾师以本汤治此寒气下迫之证，而兼腹痛者，其效如神。……今之医者每不用饴糖，闲尝与一药铺中之老伙友攀谈，问其历来所见方中，有用饴糖者乎？笑曰：未也。可见一斑。先贤汪切庵曰："今人用小建中者，绝不用饴糖，失仲景遗意矣。"然则近古已然，曷胜叹息。夫小建中汤之不用饴糖，犹桂枝汤之不用桂枝，有是理乎？

编者按：目前一般药店均无饴糖，可用蜂蜜或黄精代之。

3. 胁痛（慢性肝炎） 张某，男，41 岁。有肝炎病史。症见右胁疼痛月余，每饭后发作，伴四肢乏力，纳差，失眠。触其六脉皆沉细无力，按其两胁隐隐作痛。治疗以小建中汤，令服 3 剂。服后疼痛缓解，再配以疏肝理气活血的方药与小建中汤交替服用，服药四轮，疼痛消失，饮食如常。（《门纯德中医临证要录》）

原按：中焦为气血生化之源，肝病后期往往以中虚为病，故以仲景小建中汤，建中养营，补之以虚，使肝有所养，其痛自愈。

编者按：本案治法充分体现了仲圣"见肝之病，知肝传脾，当先实脾"之旨，并善师古法，灵活用之。

4. 虚劳病（再生障碍性贫血） 魏某，女，33 岁。患者头晕、乏力，食欲不振，消瘦，紫斑，牙龈出血，月经量很少。2 年前曾住某医院，诊断为"再生障碍性贫血"，经输血及激素治疗，病情有所稳定。出院后不久，诸症再现，检查：红细胞 $2.10 \times 10^{12}/L$，白细胞 $3.5 \times 10^9/L$，血红蛋白 7g，血小板 $45 \times 10^9/L$，诊其脉象细弱，舌苔薄舌质淡。余与小建中汤炖服鹿角胶、龟甲胶调治月余，出血减少，诸症改善。再以小建中汤为底方加鹿角胶、龟甲胶、当归、五味子、黄花、黄鼠狼肉，令其制成丸剂服用。经治 4 月余，精神、饮食均很好，皮肤出血点已不明显，牙龈出血已止。遂化验检查：血红蛋白 10g，红细胞 $3.50×10^{12}$/L，白细胞 $6×10^9$/L，血小板 $90×10^9$/L。后长期随访，病情稳定。（《门纯德中医临证要录》）

编者按：本案所述再生障碍性贫血之病确实难治，上述以小建中汤为主方补后天之本，加二胶血肉有情之品补肝肾（鹿角胶甘咸温，偏补阳，温补肝肾，益精养血；龟甲胶甘咸平，偏补阴，滋阴、补血、止血），调治月余改善。改为丸剂缓缓补之，其方中黄花（菜）可以提高抗病能力；黄鼠狼肉，《本草纲目》言其"气味臭，微毒，治心腹痛，杀虫"。门氏用之，自有经验。经治 4 个月有如此良效，难得也。

5. 肺痨（肺结核） 苏某某，女性，34 岁，家庭主妇。患肺结核已 8 年，反复住院多次。此次因咳嗽、潮热、盗汗再次住院。西医治以各种抗结核药物，仍久热不退，请中医会诊合治。症见形瘦肌削，颧红如妆，下午尤甚，眠后汗湿透衣，咯血痰或带血丝，手足心热，唇红，舌质淡而边尖红绛，苔薄黄稍干，脉细数，一息六七至，左尺弱。诊系阴虚及阳，水亏火旺，内热炽灼所致。治宜甘温建中，从阴引阳，从阳引阴，以协调其偏盛。桂枝 3g，白芍 15g，炙草 4.5g，大枣 4g，北五味 6g，蜜糖（代饴糖）25ml（冲服）。服药共 13 剂，潮热尽退，咳及盗汗亦愈，胃纳转佳，精神好转。（苏炳基.《广西中医》，1966；1：15）

编者按：尤在泾对小建中汤证的注释十分精辟，引录如下："此和阴阳调营卫之法也。……是故求阴阳之和者，必求于中气，求中气之玄者，必以建中也。"上述案例，就是以小建中汤变通应用，切合病情，故取得西医西药所达不到的疗效。

二、妇人病

1. 孕妇贫血 张某，女，29 岁。妊娠 6 月余，诊见头眩、心烦、心悸、夜眠不安，动则短气，食后腹中虚满，午后四肢酸楚，嗜睡。其面容苍白，脉滑而无力。投以小建中汤，令其频频少量服用。半月后，诸症若失，饮食有增。（《门纯德中医临证要录》）

2. 产后血虚 刘某之妻，37 岁。因产后失血过多，自觉头晕、头痛、心悸、失眠，同时有潮热自汗、不思饮食、疲倦无力等。迄今产后月余，诸症日渐发展，故邀余诊治，诊见：面色㿠白无泽，言语短气，脉沉细弱，舌淡红少苔。治以小建中汤加黄芪 20g、当归 12g，5 剂。服后，自汗减，饮食增，再以归脾汤调治数日而愈。（《门纯德中医临证要录》）

编者按：产后失血过多而血虚，血为气之母，血虚者气亦虚也。中焦为血气生化之源，补益气血必须注意建中，故治以小建中汤加黄芪，为黄芪建中汤；加当归为当归建中汤（见于妇人产后病篇之附方）。再者黄芪（30g）与当归（6g）配伍，为当归补血汤（《内外伤辨惑论》），功能补气生血。总之，本案处方以小建中汤加味，补中以"灌四旁"，终以归脾汤收功。

【临证指要】小建中汤多用于治疗虚性消化系统疾病（消化性溃疡、胃下垂、胃癌早期心下部疼痛、慢性胃炎、慢性痢疾、慢性肝炎、消化不良）、血液系统疾病（再生障碍性贫血、溶血性黄疸、缺铁性贫血）、神经衰弱、发热、糖尿病合并低热、产后体虚等。呕家不宜用本方，以其甘能腻膈也。

【实验研究】

1. 改善胃肠功能 通过抑制或脱敏肠黏膜中的 TRPA1 通道，减少 5-HT 的释放，小建中汤可恢复高脂饮食诱导的大鼠胃肠功能紊乱。

2. 抗炎、抗溃疡、镇痛 该方能够减轻高脂饮食诱导的肠道疼痛和炎症反应。能抑制 TRPA1 通道的活性，减少其下游炎症物质释放，改善胰腺炎症，缓解腹部疼痛。

3. 调节免疫、抗疲劳 该方能够提升脾虚泄泻幼鼠的特异性免疫功能，提高肠黏膜 SIgA 的分泌水平。能提高小鼠抗疲劳能力，提高代谢产物清除率，增强机体能源物质稳定性。

4. 调节肠道菌群 通过促进拟杆菌属、拟普雷沃菌属的生长，抑制螺杆菌属、大肠埃希菌属的生长，从而调节肠道菌群。

5. 抗抑郁 该方通过改善大鼠自主活动，可有效逆转 CUMS 大鼠抑郁样行为，具有明确的抗抑郁作用。

黄芪建中汤

【原文温习】虚劳里急，诸不足，黄芪建中汤主之。（六·14）

黄芪建中汤方：于小建中汤内加黄芪一两半，余依上法，气短胸满者加生姜；腹满者去枣，加茯苓一两半；及疗肺虚损不足，补气加半夏三两。

编者按：《本经疏证》说："黄芪，直入中土而行三焦，故能内补中气，则《本经》所谓补虚；《别录》所谓补丈夫虚损、五劳羸瘦，益气也。"《本草求真》说："黄芪，入肺补气，入表实卫，为补气诸药之最，是以有芪之称。与人参比较，则参气味甘平，阳兼有阴；芪则秉性纯阳，而阴气少。"上述可知，黄芪入脾、肺经，为纯阳之品，善补阳气。脾气虚弱，精微乏源，阳无以生，阴无以长，阴阳并虚"诸不足"者，建中益气，尽善尽美之法也。

【医案精选】

1. 水气病 一女子，十余岁，因发热，咳嗽喘急，小便少，后来成肿疾，用利水药得愈。然虚羸之甚，遂用黄芪建中汤，日一服，一月余遂愈。盖人禀受不同，虚劳小便白浊，阴脏人，服橘皮煎、黄芪建中汤，获告愈者甚众。至于阳脏人，不可用暖药，虽建中汤不甚热，然有肉桂，服之稍多，亦反为害。要之，用药当量其所禀，审其冷热，而不可一概用也。（《名医类案·卷五·劳瘵》）

编者按： 医者认为，治此案时禀受"阴脏人"（阳虚体质）虚羸之甚者，治宜补中焦、补阳气，以黄芪建中汤（加陈皮行脾气，如橘皮煎意）治愈者众，真良方也。这是对仲圣所谓"虚劳里急，诸不足"（六·14）的发挥运用。

2. 中风 罗谦甫治中书左丞张仲谦，年三十余，正月在大都患风证，半身麻木。一医欲汗之，罗曰："治风当通因通用，法当汗。但此地此时，虽交春令，寒气犹存，汗之则虚其表，必有恶风寒之症。"张欲速瘥，遂汗之，觉体轻快而喜。数日复作，谓罗曰："果如君言，官事烦剧，不敢出门，如之何？"罗曰："仲景云，大法夏宜汗，阳气在外故也。今时阳气尚弱，初出于地，汗之则使气亟夺，卫气失守，不能肥实腠理，表上无阳，见风必大恶矣。《内经》曰：'阳气者，卫外而为固也。'又云：'阳气者，若天与日，失其所则折寿而不彰。'当汗之时，犹有过汗之戒，况不当汗而汗者乎？"遂以黄芪建中汤，加白术服之，滋养脾胃，生发荣卫之气，又以温粉扑其皮肤。待春气盛，表气渐实，即愈矣。《内经》曰："化不可伐，时不可违，此之谓也。"（《名医类案·卷五·麻木》）

编者按： 此案罗氏联系经文，阐发因地因时制宜，如此天人相应、整体观念等中医精华理论，是善于养生、善于治病之大道，欲为良医，不可不知。具体而言，"年三十余……患风证，半身麻木"，此仲圣所述"风之为病，当半身不遂……"（五·1）之先兆或轻证（脑梗死之轻者）。"法当汗"（此为当今治中风提示了新的方法思路），但中原大地（罗谦甫为今河北省藁城人），"正月……虽交春令，寒气犹存"，"阳气尚弱"，汗法犹当慎用。如此因时制宜，勿伐天和的理念，养生之本也。治病的目的是为了养生，故治病之法应时时保护正气。罗氏针对汗法不当虚其阳气引发的卫阳不固证候，治以黄芪建中汤而愈。

3. 虚劳，吐血 张路玉治颜氏女，虚羸寒热，腹痛里急，自汗喘嗽者三月余，屡更医不愈，忽然吐血数口。脉之，气口虚涩不调，左皆弦微，而尺微尤甚。令与黄芪建中加当归、细辛。或曰："虚涩失血，曷不用滋阴降火，反行辛燥乎？"曰："不然。虚劳之成，未必皆本虚也，大抵皆由误药所致。今病欲成劳，乘其根蒂未固，急以辛温之药，提出阳分，庶几挽回前失。若仍用阴药，则阴愈亢（亢字未妥），而血愈逆上矣。从古治劳，莫若《金匮》诸法，如虚劳里急诸不足，用黄芪建中汤。即腹痛悸衄，亦不出此。加当归以和荣血，细辛以利肺气，毋虑辛燥伤血也。"遂与数帖，血止。次以桂枝人参汤，数服腹痛寒热顿除。后用六味丸，以枣仁易萸肉，或时间进保元、异功、当归补血之类，随症调理而安。（《续名医类

案·卷十一·虚损》）

编者按：此案凭脉辨证，与黄芪建中汤加味治之，此治病求本法，非见血止血之对症用药。所加当归，为《千金》内补当归建中汤法，此方见于《金匮要略》妇人产后病篇附方。加"细辛以利肺气"，以其肺病喘嗽也。

4. 虚黄 面目身体悉黄，而中无痞闷，小便自利。此仲景所谓虚黄也，即以仲景法治之。桂枝、黄芪、白芍、茯苓、生姜、炙甘草、大枣。（《增评柳选四家医案·尤在泾医案》）

诒按：案明药当。

邓评：如此认证，便觉了无疑义。引用古方，亦自确切不泛。

孙评：仲景法，黄芪建中汤。

5. 胃脘痛

（1）消化性溃疡 周某，男，45岁。患十二指肠球部溃疡5年，身体消瘦，面色黄白，食欲很差，饮食、劳累、心情稍不遂意，心口疼痛即刻加重，常常心口痛，夜不能寐。用解痉、止痛西药后虽可暂缓疼痛，但病终不能愈。余诊其脉细弦，舌淡苔白，施以黄芪30g，生白芍18g，桂枝9g，炙甘草6g，饴糖30g，生姜9g，大枣4枚，水煎，饭前服。令其反复服用，每日1剂。患者服用半月后，饮食、精神均有好转，心口疼痛减轻。后又以上方隔日1剂，服用二十余日而痊愈。2年后病情稍有反复，自用其上方数剂而安。（《门纯德中医临证要录》）

编者按：胃病之成因有三：首为饮食所伤；二为肝气犯胃；三为思虑伤脾。本案患者三因兼而有之，且为胃痛加重之诱因。平脉望舌，脾气虚衰，血气不足也。施以黄芪建中汤原方治之，半月病轻，又隔日服用二十余日而愈。此之愈，是指胃痛消失，其"溃疡"很可能尚未完全愈合，应再多服之时日，使溃疡完全愈合，则不易病情反复发作也。此外，"球部溃疡"病者在秋末春初之季节交换之时易复发，如上患者应善自调养，谨防复发。

（2）产后 李某，女，28岁。1991年5月29日初诊。产后失血，形体虚羸，饮食衰退，脾气先伤。近日又因气恼发生胃脘拘急疼痛，喜温喜按，泛吐清水，自汗而面色青黄，后背酸痛，并有带下，大便溏又有虚寒证情，舌淡、苔薄白，脉弦按之无力。证属产后脾虚肝逆，阴阳失调。治当温中补虚，和里缓急。为疏黄芪建中汤：黄芪15g，桂枝10g，白芍30g，炙甘草6g，生姜10g，大枣12枚，饴糖30g。服5剂而痊愈。（《刘渡舟临证验案精选》）

原按：产后失血，导致血虚气衰，阴阳失调，中气不健；又因气恼，肝气乘之，故见胃脘拘急而痛，喜温喜按。阳虚不固，故自汗出；血虚不养，则后背酸痛。证属气血营卫俱不足，阴阳失调而不相维系，所以在治疗上当以调和阴阳气血为要务。《金匮要略心典》指出："欲求阴阳之和者，必于中气，求中气之立者，必以建中也。"本案建中气，宜从两方面着手：一是甘温补益脾气，健运中州；二是补血柔肝缓急，以节制肝木克伐脾土。待脾气得健，则能执中央以运四旁，从阴引阳，从阳引阴，俾使阴阳调和，气血充盛。

【临证指要】黄芪建中汤是治疗脾气虚衰所致脘腹痛（胃、十二指肠溃疡）的专方、良方。该方并可治疗脾虚所致的多种病症。

【实验研究】该方具有调节肠道菌群、抗炎、保护胃黏膜、调节免疫的作用。还能明显改善大鼠脾阳虚症状，通过调节胃肠道神经内分泌系统，使胃肠运动及吸收功能得以恢复。黄芪建中汤注入大白鼠皮下，可以防止幽门结扎所致胃溃疡的发生。

大建中汤

【原文温习】心胸中大寒痛，呕不能饮食，腹中寒，上冲皮起，出见有头足，上下痛而不可触近，大建中汤主之。（十·14）

大建中汤方：蜀椒二合（炒去汗），干姜四两，人参二两。上三味，以水四升，煮取二升，去滓，内胶饴一升，微火煮取一升半，分温再服；如一炊顷，可饮粥二升，后更服，当一日食糜，温覆之。

【医案精选】

1. 寒疝

（1）中阳虚弱，厥阴寒疝僭逆，腹痛筋痛，大便坚结，痛甚则呕吐，拟大建中汤：川椒、炮姜、党参、附子、半夏、橘饼。（《柳选四家医案·环溪草堂医案》）

编者按：此案"大便坚结"者，四诊合参，为阳虚阴结之冷秘，治以大建中汤温之。若治之不瘥，是否当"以温药下之，宜大黄附子汤"（十·15）。

（2）韦某，男，40岁，农民。1964年10月15日诊。患者下午在农田劳动，当时天气较寒冷，又在地里吃煮熟的凉红薯，傍晚即发腹痛，以致未干完活儿即被迫回家，但腹痛仍未停止。自用热敷及喝姜糖水，痛曾稍减，但至夜间21点，腹痛更甚，遂急召余至其家诊治。见患者正在炕上来回翻滚，呻吟不止，地上并有呕吐物。余遂令其解衣，检查腹部，见其胃脘部及脐周时有条状凸起及蠕动，触之痛更甚，患者以手护其腹，拒绝再按。诊其脉弦紧而迟大，舌淡润苔白腻。当时因距医院较远，且正在夜间，患者又要求迅速止痛，来不及取药，因思《金匮》云："心胸中大寒痛，呕不能饮食，腹中寒，上冲皮起，出见有头足，上下痛而不可触近，大建中汤主之。"盖此方恰与本证相应，且患者为体壮农民，方中人参可以不用，余药均可就地取材，遂拟：花椒10g，干姜10g。水煎取汁200ml，冲入红糖30g，顿服。患者服药后20分钟，腹痛见轻，凸起于腹皮的条索状物消失，又过

10分钟，腹痛完全消失。患者喝热稀粥一碗，痛未再发。（刘保和医案）

编者按：此案为较典型的寒疝证候。其最令人称赞的是"就地取材"，救治了腹痛难忍之急症。中医药之富贵也在于此。"药食同源"，此乃苍天厚土赐予人类的礼物，不好好利用之，违背天地之道也。刘老师之简历详见《仲景方药临证思辨录》。

2. **蛔虫病（蛔虫性肠梗阻）** 杨某某，男，6岁。患"蛔虫性肠梗阻"，脐腹绞痛，呕吐不能食，吐出蛔虫一条。其父正拟护送进城就医，适我自省城归里，转而邀我诊视。患儿面色萎黄而有虫斑，身体瘦弱，手足清冷，按其腹部有一肿块如绳团状，舌苔薄白，脉象沉细。此中气虚寒，蛔虫内阻。治以温中散寒、驱蛔止痛，用大建中汤：西党10g，川椒3g，干姜3g，饴糖30g，加槟榔10g，使君子10g。嘱服2剂。因患儿哭闹不休，进城买药，缓不济急，乃先用青葱、老姜切碎捣烂，加胡椒末拌匀，白酒炒热，布包揉熨腹部，冷则加热再熨，肠鸣转气，腹痛渐减。此时药已买到，急煎成汤，分小量多次服1剂，呕吐已止，再剂腹痛消失，并排出蛔虫一百多条。后用当归生姜羊肉汤，加盐少许佐餐，治其贫血。（《金匮要略浅述》）

编者按：本案先用葱、姜、花椒末及酒外敷，此等药物皆家庭常备之品，仓促之时可以救急，切实可行。

【临证指要】大建中汤多用于治疗胃痉挛、胃与十二指肠溃疡、胆道蛔虫症、蛔虫性肠梗阻等消化系统病症以脘腹痛为主症，属于中阳衰弱，阴寒内盛者。

【实验研究】

1. **抗炎、抗氧化、保护胃肠黏膜** 该方通过抑制炎症反应，同时上调抗氧化酶MnSOD表达，对抗氧化应激损伤，能治疗肠易激综合征的内脏痛和脾胃虚寒束缚–水浸应激性大鼠胃溃疡。

2. **镇痛** 该方能明显降低脾阳虚疼痛模型大鼠血中NO的含量、升高β-EP的含量，从而达到止痛的目的。

3. **调节肠道菌群** 该方治疗腹泻型肠易激综合征，能调节肠道菌群的丰度及组成。

4. **抗肿瘤、调节免疫** 该方通过调节大鼠胃癌组织中Cox-2、NF-κB的含量，从而改善脾阳虚胃癌大鼠的症状。对粘连性肠梗阻大鼠，可增强肠黏膜免疫功能，发挥肠黏膜的保护作用。

5. **改善肠系膜微循环** 该方能改善大鼠肠系膜微循环，且存在明显量效关系。其水煎液对家兔离体肠管的活动呈双相调节作用。

大半夏汤

【原文温习】胃反呕吐者，大半夏汤主之。（十七·16）

大半夏汤方：半夏二升（洗完用），人参三两，白蜜一升。上三味，以水一斗二升，和蜜扬之二百四十遍，煮取二升半，温服一升，余分再服。

【医案精选】

1. **噎膈** 邑宰张孟端夫人，忧怒之余，得食辄噎，胸中隐隐痛。余诊之曰："脉紧且滑，痰在上脘，用二陈加姜汁、竹沥。"长公伯元曰："半夏燥乎？"余曰："湿痰满中，非此不治。"遂用四剂，病尚不减。改大半夏汤，服四帖，胸痛乃止。又四帖而噎亦减，服二十剂而安。若泥半夏为燥，而以他药代之，其能愈乎？唯痰不盛，形不肥者，不宜与服也。（《医宗必读》）

编者按：以方测证，患者必正虚为本，湿痰为标，忧怒则为诱因，故用二陈汤加味只能治标而病不减，改用大半夏汤补虚燥湿化痰，标本兼治而安。

2. **呕吐** 兵尊高云圃，久患呕吐，阅医颇众，病竟不减。余诊之：气口大而软，此谷气少而药气多也，且多犯辛剂，可以治表实，不可以治中虚；可以理气壅，不可以理气弱。投以熟半夏五钱，人参三钱，陈仓米一两，白蜜五匙，甘澜水煎服，二剂减，十剂安。（《医宗必读》）

编者按："气口"之义说法不一，李中梓释《内经》曰："气口者，六部之总称……由是知气口即寸口也。"而"《脉经》以左（寸口脉）为人迎，右（寸口脉）为气口"。患者"气口大而软"，总为阳气虚馁之象。笔者编著的《古代脉学名著与名医脉案导读》（人民卫生出版社，2020年出版），收录了李中梓的脉学专著《诊家正眼》，请参阅。

【临证指要】大半夏汤可治某些神经性呕吐、胃癌、贲门痉挛、幽门梗阻、胃扭转、溃疡病等病，以胃虚呕吐为主者。

【实验研究】该方对化疗性呕吐有较好疗效，可保持患者在化疗期间的食欲，改善患者的生活质量。还能防治胃癌化疗后脾胃虚弱型呕吐，并能改善食管癌梗阻症状。

吴茱萸汤（茱萸汤）

【原文温习】食谷欲呕，属阳明也，吴茱萸汤主之；得汤反剧者，属上焦也。（243）

吴茱萸汤方：吴茱萸一升（洗），人参三两，生姜六两（切），大枣十二枚

（擘）。上四味，以水七升，煮取二升，去滓，温服七合，日三服。

编者按： 吴茱萸汤证除本条外，还有后文少阴病篇第 309 条、厥阴病篇第 378 条及《金匮》第十七篇第 8、9 条，应互参。据《伤寒论》和《金匮》记载，本方可用于下列四种病证：①阳明胃寒，食谷欲呕；②少阴吐利，手足逆冷，烦躁欲死；③厥阴头痛，干呕，吐涎沫；④胸阳不足，阴寒上逆，呕而胸满。许宏曰："干呕，吐涎沫，头痛，厥阴之寒气上攻也；吐利，手足逆冷者，寒气内甚也，烦躁欲死者，阳气内争也；食谷欲呕者，胃寒不受食也。此以三者之症共用此方者，以吴茱萸能下三阴之逆气，为君；生姜能散气，为臣；人参、大枣之甘缓，能和调诸气者也，故用之为佐使，以安其中也。"（《金镜内台方义》卷八）

【医案精选】

1. 呕吐

（1）伍某某，女，32 岁。患者胃脘疼痛，呕吐水涎，入夜烦躁难忍，坐卧不安，头疼而眩冒，脉弦缓无力，舌淡苔白而水滑。初诊辨为胃气虚寒，投香砂六君子汤，但效果不显。再诊始悟烦躁、吐涎是吴茱萸汤之见症。遂开是方 2 剂，服之而愈。（《伤寒论通俗讲话》）

编者按： 本案明辨病机，抓准主症，方证相对，故而效佳。患者"入夜烦躁难忍"，此乃夜晚阴盛之时，阴寒之体与阳气交争之象。此外，李氏（《中医药研究》1990；1：17）曾用吴茱萸汤治阳虚阴盛之"阴烦"患者，"彻夜烦躁不得眠"，服药 1 剂后当夜安然入睡。

（2）梁女，35 岁。主诉：一年多来间断发作性呕吐，呕吐痰涎兼有食物残渣或酸水，多在食后、情绪不佳或发怒时发作。发时伴有头痛。初起时自以为受凉，服生姜汤，有时似可止吐。近半年来，竟每日发作 1~2 次，甚以为苦。曾经数医院检查做胃镜、胃肠透视、B 超、肝功及神经内科检查等，均未得出明确诊断，治疗亦无效，因此特来我院要求住院诊治。诊查：患者神清，表情愁闷，频作太息，形体较瘦。苔白润，脉沉弱。腹壁薄软，未扪及包块，上腹中部轻度压痛，加热及稍重按则有舒适感。患者家处农村山区地带，气候较寒冷，当地缺乏柴煤，饮食之燃料取之于数十里之遥，因此常饮食生冷。辨证：脾胃虚寒，肝气乘之，肝胃不和。治法：以温中补虚，降逆止呕治之。方用吴茱萸汤加味。处方：吴茱萸 8g，党参 15g，生姜 12g，红枣 12g，法半夏 10g，青皮 9g，橘红 10g，白蔻仁 10g。每日水煎 1 付，频频呷服，服药前用鲜生姜片搽舌面。服药三日诸症消失。改用柴芍香砂六君子汤调理 3 周，饮食、精神良好出院。半年后复查病未再发。（《中国现代名中医医案精华·王希知医案》）

原按： 本例寒邪内犯，久病胃虚，肝气乘之，胃失和降则上逆呕吐，浊阴上扰清阳则头痛。吴茱萸汤为温中补虚、降逆止呕之剂也，能愈其疾固不待言，而其常因情绪不佳或发怒诱发亦不可忽视，否则，势难杜其再发。据余临床所见，凡类似之疾，作适当之精神疗法，极为重要，常能促进药疗之功也。本例顽疾获愈，是一例耳。

编者按：本案之价值有三：一是抓主症，其主诉呕吐，发时伴头痛，为吴茱萸汤证两个主症。二是明病因，常饮食生冷，其病初始自畏凉，且居处寒冷，如此内外相因，势必损伤脾胃，胃失和降则呕吐也。三是重舌脉，其苔白润，脉沉弱为内虚之象，结合主症，乃病位在中焦矣。吴茱萸汤既温脾，又暖胃，本案以胃寒气郁为主，即原文第243条所谓"食谷欲呕，属阳明也……"

2. 头痛

（1）张某某，男，30岁。患重感冒后引起头痛，疼痛剧烈难忍，并时时烦躁，恶心呕吐，吐出物皆痰涎之类，恶寒而不发热，手足不温，自觉口、鼻、齿冰冷难忍，脉沉迟，舌色淡、苔滑。从脉症看为中焦虚寒，复感外邪，引起浊阴之气上逆于清阳所致。以吴茱萸汤，服1剂后，头痛顿减，呕吐恶寒也有好转。守方共服3剂痊愈。（《经方发挥》）

编者按：病人为"患重感冒后引起头痛"等，其四诊表现为典型的虚寒证候。吴茱萸汤温中补虚，降逆止呕止痛，正好切合病情。那么，该方能治外感吗？方中吴茱萸味辛、苦而性热，生姜辛温，凡味辛性温热之品皆升散，可走表散寒也。一般而言，味辛者多性温，而吴茱萸却兼有苦味，故其具有专功。

（2）祁某，女，24岁。头痛1年余，诸药不效。诊见：体质素虚，面色㿠白，痛时剧烈，自谓头脑欲裂。发作时伴干呕。触其两手冰冷，脉象沉弦。与服吴茱萸汤（吴茱萸6g，人参9g，生姜18g，红枣4枚）加半夏9g，生赭石12g，1剂，头痛、呕逆若失。继与服小建中汤2剂而愈。（《门纯德中医临证要录》）

（3）张某，女，20岁。患者头痛加重2月余，每头痛发作，欲碰墙撞壁，服用镇痛剂多种无效，遂邀余治之。诊见：唇面苍白，四肢清冷，呕吐涎沫，脉象细弦。余与吴茱萸汤治之，头痛渐止，遂令其隔日服1剂，十余日而痛未再发。1个月后，患者赴北京检查，诊为"脑瘤"，经手术治疗而愈。（《门纯德中医临证要录》）

编者按：上述门氏所治两则案例，皆头痛剧烈，竟"欲碰墙撞壁"，如上头痛之甚，吴茱萸汤为何有如此良效？以其四诊合参，皆虚寒证候，该方能治本；主诉为头痛，该方又能治标。《本经》明文曰吴茱萸"温中，下气，止痛"，故虚寒性头痛，该药为标本兼治之良药也。例二为脑肿瘤头痛，该方仅能治标止痛。

3. 内耳性眩晕

（1）李某之母，52岁。患内耳眩晕症数年之久。眩晕、耳鸣时常发作。近日由于多食瓜果，其症加重。症见面色萎黄，精神不振，坐卧不适，自云：天旋地转，食则呕吐，反复发作，欲坐不能，欲卧不适，其病难耐。诊其脉象细小无力。治以吴茱萸汤加半夏9g，令服2剂。服后眩晕轻、呕吐止、已能食。又以原方加泽泻15g，白术9g，3剂，嘱其隔日服1剂。服后诸症消失，已能工作。后此症每发，以此方服之则效。（《门纯德中医临证要录》）

原按： 头目眩晕，临证常多以中气虚弱、清阳不升、浊阴上泛所见，故以吴茱萸汤温中补虚、升阳降逆，治之有效。

编者按： 泽泻（五两）与白术（二两）合用名曰泽泻汤，主治"心下有支饮，其人苦冒眩"。治例将吴茱萸汤与泽泻汤合用以加强疗效。

（2）前年（1981年），我校办公室主任老邱同志恶心呕吐，吐涎沫，头眩晕，面色苍白，我诊之脉沉，四肢很冷，于是处以吴茱萸汤原方2付。服药后，四肢温，头晕、恶心止。（《门纯德中医临证要录》）

原按： 此方与泽泻汤的区别是：泽泻汤是突然眩晕，没有手足厥逆、吐涎沫等症，而此方的眩晕往往同时伴有四肢冷、吐涎沫。

4. 尸厥 周某室，38岁。体质素弱，曾患血崩，平日常至余处治疗。此次腹部不舒，就近请某医诊治，服药后腹泻，病即陡变，晕厥瞑若已死，如是者半日许，其家已备后事，因族人以其身尚微温，拒入殓，且争执不休，周不获已，托其邻居来我处请往视以解纠纷，当偕往。病人目瞑齿露，死气沉沉，但以手触体，身冷未僵，扪其胸膈，心下微温，恍惚有跳动意，按其寸口，在若有若无间，此为心体未全静止，脉息未全绝之症。族人苦求处方，姑拟参附汤：人参3g，附子3g。煎浓汁，以小匙微微灌之，而嘱就榻上加被。越二时许，复来邀诊，见其眼半睁，扪其体微温，按其心部，跳跃较明晰，诊其寸口，脉虽极弱极微，亦较先时明晰。予曰：真怪事，此病可救乎？及予扶其手自肩部向上诊察时，见其欲以手扪头而不能，因问："病人未昏厥时曾云头痛否？"家人曰："痛甚。"因思仲景头痛欲绝者，吴茱萸汤主之。又思前曾患血崩，此次又腹泻，气血不能上达巅顶，宜温宣冲动，因拟吴茱萸汤一方：吴茱萸三钱，人参钱半，生姜三钱，大枣四枚。越日复诊，神识渐清，于前方减吴萸之半，加人参至三钱。一周后病大减，用当归内补建中汤、炙甘草汤等收功。（《冉雪峰医案》）

编者按： 厥阴乃阴尽阳生之地。此案前患血崩，继病腹泻，以致阳随液脱，根本动摇，头失温养则痛剧，生阳欲绝则昏厥。患者病情垂危，幸遇起死回生之良医，先予参附汤回阳救逆，待病有转机后，及时投以吴茱萸汤温扶生阳，一剂神志渐清，转用扶助正气方法以收功。

又按： 综合文献资料可知，吴茱萸汤可用于治疗肝胃虚寒，浊阴上逆所致的各科病症，具有良好的止痛、止呕等效果。方证相对，即用原方，并应采用原方剂量比例，必要时可适当加味，变通应用。临证须知：有少数患者服用本方后，有的症状反而加重，应告之患者不必惊慌，安心静养数小时自然逐渐消失，病情自愈。

【临证指要】吴茱萸汤用于肝胃虚寒，浊阴上逆所致的内、妇、儿及眼科等各科病症，具有良好的止呕、止痛等效果。

【实验研究】

1. **止呕**　吴茱萸汤对硫酸铜所致的家鸽呕吐，有显著的抑制效果，而正交实验对方中各药止呕作用的分析表明，吴茱萸的作用最强，配伍生姜效果可得到增强，四药皆用的全方止呕效果更为明显。

2. **抗炎、镇痛**　该方对 CP 模型小鼠胰腺炎有抗炎和止痛作用。

3. **抗溃疡**　该方可提高 6- 酮 - 前列腺素水平、胃组织 SOD、胃液 NO 水平和抑制胃液总酸度、胃蛋白酶活性，对急、慢性溃疡模型均有明显的治疗及预防作用。

甘麦大枣汤

【原文温习】妇人脏躁，喜悲伤欲哭，象如神灵所作，数欠伸，甘麦大枣汤主之。（二十二·6）

甘麦大枣汤方：甘草三两，小麦一升　大枣十枚，上三味，以水六升，煮取三升，温分三服。亦补脾气。

【医案精选】

1. 脏躁（癔症、精神分裂症）

（1）1936 年于山东荷泽县医院，诊一男子，年三十余，中等身材，黄白面色，因患精神病，曾两次去济南精神病院治疗无效而来求诊。查其具有典型的悲伤欲哭，嬉笑无常，不时欠伸，状似"巫婆拟神灵"的脏躁。遂投以甘麦大枣汤：甘草9g，小麦9g，大枣6枚。药尽7剂而愈，追踪3年未发。

1940 年于滦县，诊治一女性徐某，19 岁，欠伸不安，哭笑无常，得脏躁病，亦投以上方，其父曰："方中之药，系经常之食品。"归后，取仓中之小麦约500g，大枣约500g，购甘草一大把，用锅煎熬之，令其女恣饱饮之，药后患者感头晕颇重，继之昏睡一昼夜始醒，翌日其父来述服药经过，嘱按原方服之。进数剂，经久未发。（《岳美中医案集》）

原按：甘麦大枣汤治妇人脏躁，是方是病，医籍屡载。唯男子患此，且以本方治愈，则罕见。……本病悲伤欲哭，时出妄言，与癫狂相近，然癫狂的妄言特点为前后相失，出口即忘；本病则近似情理，移时犹记。表现不同，机理有异，方药亦殊。

（2）胡某某，女，19 岁。时发左肢或右肢抽搐，又时发强直一阵便止，时而失听，时而视糊，通夜不睡，时哭时笑，伸欠频作，已有一月，屡治不好。询及月经时早时迟，食欲时强时弱，大小便正常，舌边红、苔薄，六脉弦数。治宜养心安神，缓肝息躁。处方：小麦30g，大枣5粒，甘草6g，白芍12g，铁落90g（布包）。30剂。复诊：诸症完全消失，睡眠安静，食欲正常，舌边红退，脉数减缓，唯情绪易于激动，仍宜舒郁调经，缓肝息躁。处方：当归9g，白芍18g，柴胡10g，茯苓12g，白术6g，薄荷5g，甘草6g，小麦30g，大枣5粒，丹皮9g。20剂。三诊：月经时，量正常，无痛苦，情绪激动，仍宜养阴潜阳，缓肝息躁。处方：龙骨12g，牡蛎粉12g，小麦24g，甘草6g，大枣5粒，15剂。（《湖南省名老中医医案选·赵志壮医案》）

原按：患者青春时期多有此证。运用《金匮》甘麦大枣汤"甘以缓之"之法，加味施用，皆收到良好效果。用本方加白芍，且重加铁落；二诊用逍遥散以解肝郁，加丹皮以调月经，仍合甘麦大枣汤。三诊用甘麦大枣汤加龙、牡以潜阳，达到疗效巩固。

（3）1949年前治一妇女，自诉见恐怖之物，心悸惊恐，整天要人陪伴。诊其面色青，舌色如常，脉弦。治以甘麦大枣汤，2剂而愈。1968年治一女干部，心悸惊恐，一天晚上，家人外出，她坐于走廊上，竟不敢返回房间去。诊其舌嫩苔白，脉虚。处方：甘草9g，大枣5枚，面粉1汤匙（冲熟服）。1剂而愈。（《邓铁涛临床经验辑要》）

原按：本方为治脏躁的有效方，药虽三味，心脾并补。因药房常缺小麦，我喜用面粉代之，分量一般为1汤匙。可先用小量冷开水调为稠糊状，再用煎好滚烫之药液冲熟和匀即可。《素问·脏气法时论》："肝苦急，急食甘以缓之。"甘草又能缓肝急，故甘麦大枣汤除补心脾之外还兼治肝。上述2例脏躁病，用甘麦大枣汤治疗，效如桴鼓。可见经验之可贵，值得继承和发扬。现在一些青年医生因其成方年代远古，组方简单，药不似药，故对其功效存疑。我却认为它是一张验、便、廉的好方子，根据临床经验，此方不仅治妇人脏躁，男、女、老、少（如小孩夜啼）用之对证都有效。我除常用本以治脏躁病及心脾不足的失眠证之外，对于一些病情比较特殊，不易用一般辨证理论加以解释而有心脾虚象的，往往喜用此方，与其他方合用。或兼治肝，或兼补气固表，或兼和胃除痰。虽治疗稍费时月，但能收到效果。这是甘麦大枣汤的变法。所谓变法亦不离谨守病机，辨证论治。即抓住心脾之虚象，病证特殊而又与神志方面有关者，分清有关脏腑的主次与其他方药合用。看来这一类疾病不仅是功能紊乱问题，而是脏腑本身先有所不足，外加损害，致脏腑受损不易恢复，所以治疗费时。

编者按：古今许多医案都说明，以甘麦大枣汤原方或适当加味治疗脏躁，疗效确实显著，不可因此为平淡之剂而忽视之。本方用量用法，医家或用数两之大剂，或用数钱之小剂；多为水煎饮药汁；有的"浓煎，去甘草啖食"；有的以面粉代小麦，临床之时，可斟酌应用。如用小量效果不好，可加大剂量，用原方效果不好可适当加味。

（4）龚某某，女，44岁。初诊：1975年5月3日。主诉：平素多愁善忧。1974年8月因暴受惊恐，情绪紧张过度以致神志失常。时而抑郁寡言，神情淡漠，时而喋喋不休，无故打骂子女。有时自觉耳内有人言语，心慌胆怯，恐惧多疑，有时悲哭流泪，扬言要寻短见。兼有夜寐不宁，盗汗，两目直视，大便干燥等症（西医诊断"精神分裂症"。现服安泰乐、泰尔登、谷维素等）。诊查：脉象弦细，舌质淡紫，苔腻。辨证：惊恐之后，心胆俱虚，痰浊留恋，肝气郁滞。治法：养心安神，镇惊豁痰。处方：炙甘草10g，淮小麦30g，大枣5枚，丹参10g，陈胆星10g，生铁落60g（先煎），菖蒲10g，炙远志5g，郁金10g。7剂。（《中国现代名中医医案精华·黄文东医案》）

原按：上述治例，多由心脾素亏，思虑劳倦过度，通过暴受惊恐、药物过敏等诱发因素，导致心胆俱虚，肝阳上扰，痰浊内蕴，窍络不利，出现一系列情志症状。与《金匮要略》中的"百合病""脏躁"极相似，故用甘麦大枣以养心润燥，甘以缓急；菖蒲、远志、郁金、萱草以豁痰宣窍，疏肝解郁；铁落、胆星以镇惊平肝安神。在治疗过程中，亦针对病人的不同特点，辅以情志疗法，故能在短期内取得疗效。

编者按：上述治例，经十几诊，四五个月而治愈。如此精神异常性难治之病，再将西药减量，渐至停服情况下，取得如此疗效，难能可贵也。之所以取得疗效，首先是方药得当，守方守法，而"辅以情志疗法"，以"心药"治心病，亦不可忽略。方药之功，治本方为甘麦大枣汤补脾养心，润燥缓急；治标治因药乃至豁痰、平肝镇惊之类。笔者认为方中之专攻特效药是"生铁落"。这要求本于《内经》，曰"夫生铁洛（洛与落为同音通假字）者，下气疾也。"铁落为生铁煅至红赤，外层氧化时被锤落的铁屑，其性味辛凉。《本草纲目》说："平肝去怯，治善怒发狂。"《医林纂要》说："宁心神，泻妄火，坠涌痰。"《本草经疏》更论述说："铁落本出于铁，不出金象，体重而降，故《素问》有生铁落饮，以疗病惊狂者，云生铁落，下气疾也。又怒狂属肝气暴生，故取金气以制之也。"记得幼儿时期，曾见打铁的师傅铸造火具，将铁器烧红，用铁锤击打之，火花四溅，落地冷却后即是"铁落"矣。当今难得之，有谓可以"铁锈"代之，但仍以铁落为好，对如此专功特效之药，想办法获得吧。

2. 梦游症　陈某某，男，38岁，会计，1956年12月29日就诊。患者自1953年下半年起，头昏失眠，多梦心悸，健忘，寐必呓语，从未间断，近来发展至半夜不由自主下床乱走，当时神志模糊，观者劝阻，亦不能清醒，必强行挟持上床睡眠，翌日自觉精神疲倦，四肢无力，询忆昨宵情景，茫然无知。饮食较少，口干味苦，心烦，大便结，舌净，脉弦软，诊为梦游症。属心肝营虚，心火内扰，以致神志不安。治则：养血安神。处方：甘麦大枣汤加味。甘草12g，小麦24g，大枣10枚，酸枣仁15g，草河车9g，柏子仁9g，生地15g。上方计服24剂，诸症消失。于1964年1月31日因胃病来我院就诊，询其梦游症，迄今7年未再发作。(《老中医医案医话选》)

编者按：心主血而藏神，肝藏血而舍魂，若阴血充足则神逸魂安，寤寐如常。今阴血不足，心肝火盛，致使神魂飞荡而梦游不知。用甘麦大枣汤加生地、枣仁、柏子仁、草河车等滋养阴血，安神定志，连服数十剂，其症乃止。此案有两点值得效法：一是结合辨证，灵活使用经方加味治疗；二是临证有主见，守方守法以获效。

3. 产后盗汗 袁某，女，35岁。1984年5月24日诊。产后失血过多（出血量达1500ml）而致盗汗、心慌诸症。他医投止盗汗片、钙剂、多种维生素参合治之罔效，后又用桂枝甘草龙骨牡蛎汤等10余剂亦不见好转，迁延至今2月有余。症见：面色㿠白，心悸少寐，气短神疲，肢体倦怠，纳差，入夜即盗汗淋漓，湿透衣被，醒后汗止、肢体湿凉，舌淡苔薄白，脉虚弱。证属产后血虚，心神失养。投甘麦大枣汤加味。处方：炙甘草15g，淮小麦100g，黑豆100g，大枣10枚，桂枝10g。每日1剂，分3次于饭前服。服8剂后，其症大减，盗汗明显减少，继服10剂病瘥。（史宪莹.《江苏中医》1998；1：29）

原按：汗乃心之液，汗血同源。心血不足则血不养心，心神浮越，心血不藏而外泄则睡中汗出。气血不足则面色㿠白，气短神疲，肢体倦怠。舌淡，脉虚弱均为血不能营舌鼓脉故尔。前医用药只能调达营卫而不能生血，故盗汗不愈；桂枝甘草龙骨牡蛎汤虽能止汗但生血增阴液力较差，盗汗亦不能速去。甘麦大枣汤方中甘草、大枣甘润缓急而补中气，小麦养心阴安心神以生血，加桂枝开发胃气，调达营卫和阴阳，黑豆补肾气滋肾阴达水火共济，阴阳相交，荣卫偕和，阴血得充，盗汗自止。

4. 神经症（情绪紧张症） 李某，女，70岁。1989年3月15日诊。患者每进食即觉梗噎于食管下部近心口窝处（贲门）而不得下，病已20年，经多家医院检查，未见器质性病变，用中西药治疗均无效验。近2年来病情日益加重，现只能缓慢进食少量流质，仍觉噎塞难下而不时反流呕出。由于每日总计只能进食一二两，营养缺乏，而致形体消瘦，面容枯槁，行动乏力，呼吸短促。今日由于咽下更为困难，由其丈夫搀扶来门诊治疗。切其脉弦细无力，观其舌淡胖、中有裂纹、苔少。患者深以此病久治不愈而苦恼，精神委顿，不时悲伤而流泪。询其是否在吞咽食物之前即心中恐惧而紧张，唯恐食不能下而吐出？答曰："然。"可见此症乃由肝气郁久，脾气大虚，气血不足，神魂失其所养，不能主持胃气下行所致，为神思间病。经云"肝苦急，急食甘以缓之"；仲景云"见肝之病，知肝传脾，当先实脾"，此之谓也。遂拟甘麦大枣汤治疗。炙甘草10g，淮小麦30g，大枣10枚。2剂，水煎服。两日后患者复诊，诉服上方第1剂后，再进食即不觉梗阻，食物下行十分顺畅，至今一切正常。患者喜形于色，言多年大病竟瞬间消失，简直难以思议。遂嘱其续服本方8剂，后本病未再复发。（刘保和医案）

原按： 甘麦大枣汤在《金匮要略》里是个很奇怪的方子。《金匮要略》里说"妇人脏躁，喜悲伤欲哭，象如神灵所作，数欠伸，甘麦大枣汤主之"。"妇人"是说该病多发于女性。"脏躁"，脏，是内脏；躁，是烦躁，指病发于内而导致躁扰不安。"喜悲伤欲哭"，指病人感到悲伤，总想哭，《内经》说"肝虚则悲"，所以这绝对不是实证。"数欠伸"，指打哈欠、伸懒腰，打哈欠是深吸，伸懒腰是伸直腹肌，证明病位在肝，因为《难经》说"吸入肾与肝"，深吸气是太息，病位在肝；伸懒腰是因为腹肌拘挛，病位也在肝。这个病不仅病位在肝，而且是肝虚。当肝虚时才能补脾，肝不虚绝对不能补脾。甘味药补脾，所以用甘麦大枣汤。《临证指南医案》中叶天士最擅用甘麦大枣汤。我临床中发现，甘麦大枣汤的主症是紧张。"肝苦急，急食甘以缓之"，"急"就是紧张的意思。主要是情绪紧张，表现为病人感觉沉不住气，只要见到这个症状，就是甘麦大枣汤证，不用管其他症状。我治疗了男女老少几例不同病情的患者，只要他们具备"情绪紧张"的特点，以甘麦大枣汤或适当加味，都取得意想不到的疗效，以上为案例之一。

编者按： 刘教授的经验，甘麦大枣汤证之主要病机是"肝虚"；主症特点是"情绪紧张"。

5. 遗尿 欧某某，男，10岁。初诊：1965年冬月。主诉：患遗尿已7年，每夜1~2次。伴见烦渴思饮，食欲不佳，尿频短不畅，日十数行，常不到下课即须小解，强忍不尿则小腹坠胀作痛。诊查：形体瘦弱，舌苔白腻，脉濡数。辨证：脾虚中阳不运，膀胱气化失常，致日间小便短频，夜则遗尿。治法：拟健脾除湿，和中利水之甘麦大枣汤加花粉、瞿麦治之。处方：淮小麦60g，炙甘草8g，大枣10g，天花粉18g，瞿麦12g，车前草30g，水煎服，每日1剂，上下午各1次服。5剂。二诊：服药1剂后，每次尿量增多，尿次减少，夜仍尿床1次，服药2剂，夜不遗尿，至今已连续3天来未再遗尿，此数年来未有之幸事也。更方拟补中益气汤加减5剂善其后，隔日1剂。半年后随访，遗尿之证已愈，心情舒畅，食欲大增，形渐胖壮，学业长进。（《中国现代名中医医案精华·龚志贤医案》）

原按： 甘麦大枣汤，本为仲景治脏躁证而设。方用甘草为主药，养五脏，和中缓急；辅小麦养心益脾，清热止渴，利小便；佐用大枣甘平质润，补益中气，生津除烦，通九窍。更加花粉降虚火，生津润燥止渴；瞿麦清热利湿，逐膀胱之邪逆，通利小便。全方共奏健脾除湿、生津止渴、利尿、安神之功。

编者按：本案之治，颇有巧思。巧在以治妇人脏躁之方，治小儿遗尿，所以然者，以遗尿之本在脾虚，而甘麦大枣汤"亦补脾气"（原文方后注）也，故10岁小儿，重用淮小麦60g为君药。更巧在对遗尿、小便数，反用瞿麦、车前草等利尿通利药，此"通因通用"之法，以疏通其不利也。

【临证指要】本方原治妇人脏躁，男子亦可用之。叶天士谓本方用之得当"可愈疑难大症"。

【实验研究】

1.调节肠道菌群 该方可有效改善注意缺陷多动障碍模型SHR大鼠的核心症状，上调前额叶皮质层多巴胺受体DRD1、DRD2表达，同时影响肠道菌群的分布。

2.抗抑郁、抗焦虑 该方通过调整抑郁症患者的5-HT、NE水平，能治疗抑郁症，并通过降低小鼠脑内海马区5-HT的含量，发挥抗焦虑作用。

3.降脂、改善微循环 该方能显著降低血清TC、TG、LDL-C的含量，降低全血黏度、血浆黏度和红细胞压积值。

4.调节免疫 该方可明显升高患者的IgA、IgG、IgM水平，升高NK细胞绝对数水平，能提高恶性肿瘤抑郁患者的免疫功能，改善生活质量。

类方串解

本章共10首方剂，是以温中补虚为主的类方。其主治功效，用药规律，可归纳如下。

1.理中汤类 本类有4首方剂。①理中汤：本方由人参、干姜、白术、炙甘草各三两组成。主治脾胃虚寒所致的多种病证，本方温中健脾，使中阳温运，中气旺盛，以恢复脾胃清阳上升，浊阴下降，阴阳顺接之功能。②桂枝人参汤：本方是理中汤原方，加桂枝四两，并加重炙甘草用量至四两而成。主治脾胃虚寒，兼有表证，取温中解表，内外兼治之功。③甘姜苓术汤：本方是以理中汤去人参加茯苓而成。主治寒湿之邪留着于腰部之病证。④甘草干姜汤：为理中之半，本方用炙甘草四两，干姜二两，重甘微辛，辛甘合化为阳，温补脾肺之气以"复阳"。如此单捷小剂，不可轻视之。上述四方，皆用干姜、炙甘草温补脾肺，或配人参、白术健脾益气，或合白术、茯苓以健脾除湿，或用桂枝以解表，全在临证变通。

2.建中汤类 本类有3首方剂。①小建中汤：本方由桂枝汤倍芍药加胶饴组成，是针对虚劳病脾虚营弱的证治。《灵枢·本神》篇说："脾藏营，营舍意，脾气虚则四肢不用，五脏不安。"《灵枢·决气》篇说："中焦受气取汁，变化而赤，是谓血。"上述表明，脾气虚弱，不能消化水谷，精微不足，营血乏源，五脏失养则病矣。本条所述症状以里急、腹中痛等脾虚证为主。脾气虚乏，不能营养脉络，则脘腹拘急空虚感，即"里急"，甚则腹中痛，饥不得食尤易发作；脾虚营弱，心失所养则心悸；脾不统血可致鼻衄等血证；脾虚及肾，肾关不固则梦失精；脾虚不能营养肢体则四肢酸疼，手足烦热；脾虚阴津不能上承则咽干燥也。小建中汤为治病求本之方法。本方以桂枝汤为主，辛以开胃，甘以健脾，辛与甘合，调和脾胃，增进饮食；倍用芍药滋养脾营，缓急止痛；加入胶饴之甘润以建中。全方辛甘温润，变解表之方为建中之剂，为调补中焦的平和之剂，所治诸般症状为脾虚营弱，"五脏不安"的证候。②黄芪建中汤：本方是于小建中汤内加黄芪一两半而成，是针对小建中汤证（脾虚营弱）发展成脾气虚衰者而设。黄芪入脾、肺经，为纯阳之品，善补阳气。若脾气虚弱，精微乏源，阳无以生，阴无以长，阴阳并虚"诸不足"者，则黄芪建中汤方法，为尽善尽美之良策也。③大建中汤：本方主治中阳衰弱，阴寒内盛之病证。方取干姜、蜀椒温中逐寒，人参、胶饴甘缓益气。本方证与上述两个方证相较，不仅初病脾营虚之轻、久病脾气虚之重，并且脾阳虚衰而大寒痛，故以大建中气之方药治之。本方温中补虚之力，胜于理中汤。

3.**其他** 上述之外，还有与脾胃病变有关的三个方证。①大半夏汤：本方主治"朝食暮吐，暮食朝吐，宿谷不化"等症状，为脾阴胃阳两虚所致。故以半夏为君燥湿止呕，人参、胶饴甘润补虚。②吴茱萸汤：本方主治"干呕，吐涎沫，头痛"等症状，为肝寒脾弱，胃气上逆所致。故以吴茱萸为君温肝暖胃，人参、大枣补脾，重用生姜止呕。③甘麦大枣汤：主治"妇人脏躁"病，为甘味缓急以治"脏躁"之剂，方后云本方"亦补脾气"。

第十一章　百合地黄汤类——养阴清热剂

以养阴清热药为主组成，具有养阴清热、宁心安神或补虚降逆等作用，用以治疗阴虚内热所引起的虚热扰心，心神不宁及虚火上炎，肺胃气逆等病证的方剂，统称为养阴清热剂。属"八法"中"补法"和"清法"的范畴。

五脏六腑皆可因阴虚内热而为病。本节主要讨论阴虚内热所致的心神不定，虚烦失眠，心悸不安及虚热上扰，肺胃气逆的虚火咳喘、哕逆、烦乱等病症。

根据"虚者补之""损者益之"（《素问·阴阳应象大论》）、"惊者平之""逆者平之"（《素问·至真要大论》）的原则，阴虚内热之证当以养阴清热为法，阴津充足，虚热自平。根据所治病证的不同，养阴清热剂分为养阴安神剂、滋阴降逆剂两类。

1. 养阴安神剂　适用于阴虚内热，虚热扰心，心神不宁之证。症见精神恍惚不定、百脉失和者，以养阴清热、宁心安神为法，以百合为主药，以百合地黄汤为其代表方剂；症见虚烦不眠者，以酸枣仁为主药组方，如酸枣仁汤；症见心动悸，脉结代者，以炙甘草汤为代表方。

2. 益阴降逆剂　适用于虚火上炎，肺胃气逆之证。症见虚火上逆，咽喉不利或咳喘者，以麦门冬汤为主方；阴虚内热，胃气上逆之哕逆者，以橘皮竹茹汤为其代表方；产后中虚而烦乱呕逆者，以竹皮大丸为其代表方。

百合地黄汤

【原文温习】百合病，不经吐、下、发汗，病形如初者，百合地黄汤主之。（三·5）

百合地黄汤方：百合七枚（擘），生地黄汁一升。上以水洗百合，渍一宿，当白沫出，去其水，更以泉水二升，煎取一升，去滓，内地黄汁，煎取一升五合，分温再服。中病，勿更服。大便当如漆。

【医案精选】

1. 外感热病转属百合病　一人病昏昏默默，如热无热，如寒无寒，欲卧不能卧，欲行不能行，虚烦不耐，若有神灵，莫可名状，此病名百合。虽在脉，实在心肺两经，以心合血脉，肺朝百脉故也。盖心藏神，肺藏魄，神魄失守，故见此症。

良由伤寒邪热，失于汗下和解，致热伏血脉而成。用百合一两，生地汁半钟，煎成两次服，必俟大便如漆乃瘥。（《续名医类案》）

编者按：此案说明，百合病成因之一，"良由伤寒邪热，失于汗下和解，致热伏血脉而成"。治之主方是百合地黄汤（三·5）。原文曰服之"大便当如漆"，此乃粪便与地黄汁色混杂，呈漆黑色。

2. 内因性百合病

（1）卫某某，女，37岁。初诊：1979年9月11日。主诉：因与邻居不和，长期心情抑郁，遂于1976年10月开始觉有人与己说话，开始声音小，继则声音大。至1978年加重，甚至在嘈杂声中，幻听说话之声亦不减弱。某日曾幻听有人教以持刀刎颈，幸被家人发现，未致肇事。经当地各医院精神科会诊，有谓"神经症"者，有谓"精神分裂症"者，皆未能定，经中西医治疗无效，来哈投亲求诊。诊查：除上述表现外，精神痴呆，表情淡漠，沉默不语，少眠多噩梦，恐惧，心悸，头昏。舌尖赤苔白干，脉象浮滑。辨证：诊为百合病。证为阴虚阳浮，神不归舍，是以精神恍惚、幻觉幻听。治法：滋阴潜阳，收敛神气。处方：百合50g，生地20g，生龙骨20g，生牡蛎50g，远志15g，寸冬15g，五味子15g，茯苓20g，陈皮15g，甘草10g，竹茹15g。

二诊：10月4日。服药10付，精神好转，痴呆之状有明显改善，有时眉宇之间微露笑容。幻听仍有，但较少较轻，自言自语大为好转。再以前方增减加重养心之剂。处方：百合50g，生地20g，生龙骨20g，生牡蛎50g，远志15g，寸冬15g，茯苓20g，合欢花30g，小麦50g，甘草15g，大枣8枚，五味子15g。

三诊：10月16日。服药10付，精神状态进一步好转，时有笑容，能入睡5~6小时，噩梦减少；仍幻听有人说话，但已大减，自言自语能够控制。脉象浮滑，舌苔薄干，继用前方药治疗。

四诊：10月30日。服上方药10付，精神恍惚明显好转，睡眠好转，噩梦减少；但仍有幻听，声音已小。胸烦闷。脉象沉，继用前方药稍加理气之剂。处方：百合50g，生地20g，生龙骨25g，生牡蛎20g，合欢花20g，甘草15g，小麦60g，红枣8枚，香附15g，柴胡15g，青皮15g，赤芍15g，陈皮15g。

五诊：11月13日。服上方药12付，病情继续好转，精神状态大为改观；但仍有幻听唯已极轻，胸烦闷，脉沉。改用疏郁活血理气之剂。处方：桃仁25g，香附15g，青皮15g，柴胡15g，半夏15g，木通15g，陈皮15g，腹皮15g，赤芍20g，苏子15g，桑皮15g，甘草15g，小麦60g，红枣5枚。服上方药10付后，幻听基本消失，睡眠亦好，食纳增加，谈笑自如，神色较前判若两人。嘱停药观察。（《中国现代名中医医案精华·张琪医案》）

原按：本案诊断为百合病，似与《金匮要略》百合病的症状"欲食不食、欲卧不卧、欲行不行"不甚符合，但神志恍惚、精神不定的表现则完全相同，故亦诊断为此病。根据《诸病源候论》及《医宗金鉴》，谓本病除起于伤寒大病之后者外，亦可由于平素情志不遂所引起，与本案的致病因素亦十分符合。精神魂魄各安其所，则生机勃勃，精力健旺，《内经》有五神藏之说。阴虚阳浮则神魂游荡，悠悠忽忽，幻觉幻听，此本案病机之所在，治用百合地黄汤合龙骨、牡蛎及甘麦大枣汤，滋阴潜阳益心气，收摄浮越之神气，使归其宅，诸症大减；最后尚遗小有幻觉，心胸烦闷。考虑此属气血凝滞于心窍，神气为之所阻，是以余症未能完全消除，前段属虚，故用前药而收功，本段属实，改用《医林改错》癫狂梦醒汤以活血疏郁治之而愈。

编者按：本案师法百合病之诊治是正确的。笔者退休前讲授《金匮要略》，对百合病之病因、病机及主症特点有研究。其病因有二：一是热病后，余热未尽伤阴；二是情志不遂，郁而化火伤阴。其病机主要为心肺阴虚内热。其主症特点有二：一是感觉异常；二是神志异常。以精神恍惚，变化不定为最突出的特点；以口苦，小便赤，脉微数为常见的症状。本案以治疗百合病之主方，加潜镇、益心及调气之药，更加切合病情。如此随证加味治之，为良医之所为也。

（2）庄某，男，37岁。初诊：1965年4月13日。诊查：肝升太过，右降不及，烦躁不宁，头痛偏右，眩晕不清，筋脉拘挛，夜寐不安，大便艰，脉虚弦，苔薄腻。治法：甘麦大枣合百合地黄汤加味。处方：野百合五钱（先煎），大生地四钱，淮小麦一两，炙甘草一钱，炒枣仁三钱，川贝母二钱，珍珠母五钱（先煎），红枣四枚，夜合花二钱。五剂。二诊：前诊用百合地黄、甘麦大枣合法，尚合法度，烦躁不寐、头偏痛、眩晕已瘥，筋脉拘挛依然如故。仍守原法加重。处方：野百合一两（先煎），大生地四钱，淮小麦一两，炙甘草一钱半，炒枣仁三钱，左牡蛎五钱（先煎），珍珠母五钱（先煎），红枣四枚，五剂。(《中国现代名中医医案精华·程门雪医案》)

原按：烦躁不宁、夜寐不安等精神恍惚之症，颇似《金匮》所谓"百合病"，是肺阴心营两虚之故，所以用百合补肺阴，地黄滋心营，再配合甘麦大枣汤养心安神，介类药潜降，颇有效果。本例用百合补肺以助其右降，又用珍珠母、牡蛎平肝以制其左升，相辅相成，而达到两脏的相对平衡。方中贝母有两种作用，一是同夜合花配伍以解郁，二是清肺虚有热之痰，故可起到清除烦躁的作用。

编者按：本案之诊治，师法经典，非学承秦汉先圣学问者，不可为之也。《素问·六微旨大论》曰："升降出入，无器不有。"是说升降出入是人体生命活动的基础。《素问·刺禁论》又曰："肝生于左，肺藏于右。"所以，肝主左升，肺主右降。"肝升太过，右降不及"，故用"百合补肺以助其右降，又用珍珠母、牡蛎平肝以制其左升"。病之本乃脏阴不足，精神不安，故烦躁、失眠等。甘麦大枣汤与百合地黄汤皆调治精神异常之经方良药，合方用之，协同增效。如此处方，标本兼顾，切合病情，故 5 剂而显效。

【临证指要】百合地黄汤主治心肺阴虚内热，百脉失和的百合病，现主要用于神志异常疾病如神经症、癔症及热性病后余热未清，神志不宁之病症。

【实验研究】

1. **抗抑郁、抗炎** 该方通过下调血清 IL-1β 等炎性细胞因子水平，提高海马 5-HT 水平，起到抑制炎性反应，能显著改善 CUMS 模型大鼠抑郁样行为学表现。

2. **抗焦虑** 该方可调节机体的能量代谢、氨基酸代谢，提高小鼠脑内 GABA 的含量、降低 Glu 的含量，发挥抗焦虑作用。

3. **催眠** 该方能明显延长果蝇睡眠时间，对果蝇睡眠和果蝇脑部单胺类神经递质的调节作用最为明显。

4. **保护神经元** 该方能够提高大鼠脑内神经营养因子的表达，保护神经元，发挥抗抑郁作用。

5. **抗肿瘤** 该方对肝癌 H_{22} 荷瘤小鼠有抑瘤作用。

百合知母汤

【原文温习】百合病，发汗后者，百合知母汤主之。（三·2）

百合知母汤方：百合七枚（擘），知母三两（切）。上先以水洗百合，渍一宿，当白沫出，去其水，更以泉水二升，煎取一升，去滓；别以泉水二升煎知母，取一升，去滓；后合和，煎取一升五合，分温再服。

【医案精选】

狐惑病与百合病兼治案 《金匮要略》第三篇有好几个以百合为主药的方子。曾有一例妇女，既有像《金匮要略》上说的"百合"症状（心烦，如见鬼神），又有"狐惑"症状（多年口腔溃疡、外阴溃疡）。治疗"狐惑"，我用的是仲景的"甘草泻心汤"。其口腔溃疡、外阴溃疡多年，从来也没有治好过，各种内服、外用药（如硼酸、呋喃西林、维生素 B_{12}）均用过不效，结果服了几付甘草泻心汤，症状就减轻了。之后又结合服"百合知母汤"，心烦、如见鬼神之症服后就好了。百合的量必须大，必须在 30g 以上，因为百合为良善之药，量小不行。（《门纯德中医临证要录》）

编者按：百合病之病情复杂，难免误诊误治，若误用汗、吐、下法，则应观其脉证，随证治之。上述治例，予治疗狐惑病之主方，又结合服治疗百合病误汗后的百合知母汤，其精神异常症状明显好了。所谓"结合"，即两方合起来用之。合方之法，《伤寒论》有 4 首方，师其大法，举一反三，可以应变无穷。

【实验研究】

1. 抗抑郁、保护神经元 该方通过上调 5-HT/NE-cAMP-PKA-CREB-BDNF 通路，发挥抗抑郁作用。可改善抑郁症大鼠海马 CA 区神经元病理性改变，可促进大鼠海马神经元的修复与再生。

2. 调节性激素、保护卵巢功能 该方通过调节大鼠性激素的含量，对围绝经期综合征肾阴虚证有较好的治疗作用。百合知母汤含药血清有保护大鼠卵巢颗粒细胞的作用。

3. 抗癫痫 该方通过降低海马神经元中 AMPK 表达，提升 mTOR 表达，能改善癫痫幼鼠的行为学改变及症状。

4. 抗炎、抗氧化 该方能够减轻支气管哮喘大鼠的气道炎性反应，改变气道重组。可通过调节肺组织中的 MDA、SOD、TNF-α、IL-6、NF-κBp65、COX-2 的含量，可减轻 LPS 所致急性肺组织损伤。

5. 平喘 该方可显著升高哮喘大鼠血清和肺泡灌洗液中 SP-A 的含量，降低肺泡灌洗液中 EOS 计数和 IL-4 的含量，升高 IFN-γ 的含量，有效减少哮喘发作次数及控制哮喘症状。

滑石代赭汤

【原文温习】百合病，下之后者，滑石代赭汤主之。（三·3）

滑石代赭汤方：百合七枚（擘），滑石三两（碎，绵裹），代赭石如弹丸大一枚（碎，绵裹）。上先以水洗百合，渍一宿，当白沫出，去其水，更以泉水二升，煎取一升，去滓；别以泉水二升煎滑石、代赭，取一升，去滓；后合和重煎，取一升五合，分温服。

【实验研究】该方中滑石有抑菌、抗炎、利尿、止泻、保护胃肠道黏膜和皮肤黏膜等作用；代赭石有镇静、促进肠蠕动、促消化、升白细胞作用。

百合鸡子汤

【原文温习】百合病，吐之后者，百合鸡子汤主之。（三·4）

百合鸡子汤方：百合七枚（擘），鸡子黄一枚，上先以水洗百合，渍一宿，当白沫出，去其水，更以泉水二升，煎取一升，去滓，内鸡子黄，搅匀，煎五分（按："分"在此应理解为"成数"，五分即五成，意为鸡子黄煎五成熟即可，不可煎熟），温服。

【实验研究】该方可改善慢性应激抑郁大鼠学习记忆功能，并能保护海马神经元结构。

百合洗方

【原文温习】百合病，一月不解，变成渴者，百合洗方主之。（三·6）

百合洗方：上以百合一升，以水一斗，渍之一宿，以洗身。洗已，食煮饼，勿以盐豉也。

【实验研究】该方中百合具有润肺止咳、镇静催眠、调节免疫、抗氧化、抗抑郁、抗炎、抗肿瘤以及降血糖等多种功效。

百合滑石散

【原文温习】百合病，变发热者，百合滑石散主之。（三·8）

百合滑石散方：百合一两（炙），滑石三两。上为散，饮服方寸匕，日三服。当微利者，止服，热则除。

【实验研究】该方中滑石有抗菌作用，以及对皮肤、黏膜有保护作用。百合功效详见百合洗方。

防己地黄汤

【原文温习】防己地黄汤：治病如狂状，妄行，独语不休，无寒热，其脉浮。（五·附文）

防己地黄汤方：防己一分，桂枝三分，防风三分，甘草一分。上四味，以酒一杯，浸之一宿，绞取汁；生地黄二斤，㕮咀，蒸之如斗米饭久，以铜器盛其汁；更绞地黄汁，和，分再服。

【医案精选】

盗汗 于 2014 年在海南省中医院治一女性患者，约 50 岁，正处于更年期，盗汗如洗，前医与笔者以多种方法治之效果不佳。其舌红少苔，脉细。证属阴虚盗汗。想到防己地黄汤以重用生地黄为主，遂处方：生地黄 50g，防己 10g，防风 10g，桂枝 10g，生甘草 10g。7 剂，日 1 剂，水煎服。7 天后患者欣然告之：服药后盗汗明显减轻，这个方子效果太好了！（吕志杰医案）

【临证指要】以防己地黄汤为主，视具体病情加减出入可用于治疗癫证、狂证、郁证、神经衰弱、癔症、强迫症等辨证为血虚或血虚受风者。另外，还可用于急性风湿性关节炎、慢性风湿性关节炎、类风湿关节炎。

【实验研究】

1. 改善认知功能　防己地黄汤联合喹硫平治疗双相情感障碍躁狂发作病，可有效改善病人认知功能，降低病人血清炎性因子，提高临床疗效。

2. 抗炎　该方治疗类风湿关节炎效果理想，可有效改善症状，减低 C 反应蛋白的含量、抑制炎症反应、降低软骨破坏标志物水平，控制病变发展。

麦门冬汤

【原文温习】火逆上气，咽喉不利，止逆下气，麦门冬汤主之。（七·10）

麦门冬汤方：麦门冬七升，半夏一升，人参三两，甘草二两，粳米三合，大枣十二枚。上六味，以水一斗二升，煮取六升，温服一升，日三夜一服。

【医案精选】

1. 咽喉不利（慢性咽炎）　杨某某，女，44 岁。素患"慢性咽炎"。近 2 个月来，咽中堵闷，干燥不利，咯痰不爽，口干欲得凉润，尿黄便秘，脉细略滑数，舌质嫩红有裂纹，苔薄黄，中心无苔，曾服养阴清热剂如玉女煎、增液汤而效不佳。证属肺胃阴伤，虚火上炎。宜麦门冬汤。处方：麦冬70g，清半夏10g，党参12g，山药15g，生甘草10g，大枣 12 枚。服 3 剂，诸症悉减，再 3 剂缓解。以麦冬泡水代茶饮，巩固疗效。（吕志杰.《中医杂志·日文版》1989；5：51）

编者按：经方的灵验，用量是一个重要环节。《本草新编》说："但世人未知麦冬之妙用，往往少用之而不能成功为可惜也。不知麦冬必须多用，力量始大，盖火伏于肺中，炼干内液，不用麦冬之多，则火不能制矣；热炽于胃中，熬尽其阴，不用麦冬之多，则火不能息矣。"可见麦门冬汤必须重用麦冬，方收良效。

2. 吐血　吴球治一少年，患吐血，来如涌泉，诸药不效，虚羸瘦削，病危。亟脉之，沉弦细濡，其脉为顺，血积而又来，寒而又积，疑血不归原故也。尝闻血导血归，未试也。遂用病者吐出之血，瓦器盛之，候凝，入铜锅炒血黑色，以纸盛放地上出火毒，细研为末，每服五分，麦门冬汤下，进二三服，其血遂止。后频服茯苓补心汤数十帖，以杜将来，保养半年，复旧。（《名医类案·卷八·血症》）

编者按：此案吐血不止而"病危"，以"病者吐出之血"，炒黑为末，辨证用麦门冬汤送服，其血遂止。如此"血导血归"之经验颇稀奇，有待研究。

【临证指要】麦门冬汤临床用于虚火上炎，肺胃气逆所致的多种病症。

【实验研究】

1. 减轻肺损伤、抗肺纤维化　该方可有效抑制特发性肺间质纤维化的进程，也可以预防放射性肺损伤的发生。

2. 抗炎、平喘　该方能增强肺组织细胞自噬活性，对小鼠间质性肺炎和肺水肿清除有改善作用。可调控炎性细胞因子水平，对哮喘起到防治作用。

3. 调节免疫、抗肿瘤 该方能提高机体的细胞免疫功能，提高患者免疫监视功能，使机体产生有效的抗肿瘤免疫应答，及时杀伤和清除肿瘤细胞。

4. 减轻血管病变 该方能治疗系统性硬化症（SSc），可减轻 SSc 引起的血管病变。

5. 保护胃黏膜 该方能够明显减轻慢性萎缩性胃炎模型大鼠胃黏膜的炎症反应、改善萎缩性病变。

炙甘草汤

【原文温习】伤寒，脉结代，心动悸，炙甘草汤主之。（177）

《千金翼》炙甘草汤：治虚劳不足，汗出而闷，脉结悸，行动如常，不出百日，危急者十一日死。（六·附方）

编者按：《千金翼》炙甘草汤，实为仲景方，首载于《伤寒论》第 177 条。喻嘉言说："此仲景伤寒门，治邪少虚多，脉结代之圣方也。"徐彬说："此虚劳中润燥复脉之神方也。"孙思邈用该方"治虚劳"，为善师仲景心法，变通用之，扩大用之，真良医也。

《外台》炙甘草汤：治肺痿涎唾多，心中温温液液者。（七·附方）

编者按：《外台》卷十七肺痿门载炙甘草汤，其方药组成、煮法与《伤寒论》及前《金匮要略》虚劳病篇之附方《千金翼》炙甘草汤均相同，但用量稍有出入。

炙甘草汤方：甘草四两（炙），生姜三两（切），人参二两，生地黄一斤，桂枝三两（去皮），阿胶二两，麦门冬半升（去心），麻仁半升，大枣三十枚（擘）。上九味，以清酒七升，水八升，先煮八味，取三升，去滓，内胶烊消尽，温服一升，日三服。一名复脉汤。

【方歌】

炙甘草汤参桂姜，阿枣麻仁麦地黄；

邪少虚多心之病，养阴复脉第一方。

【医案精选】

心悸脉结（心律失常）

1. 古代名医案例一则 一人年五十余，中气本弱，至元庚辰六月中病伤寒，八九日，医者见其热甚，以凉剂下之，又食梨三四枚，痛伤脾胃，四肢冷，时昏愦。罗诊之，其脉动而中止，有时自还，乃结脉也，心亦悸动，吃噫不绝，色变青黄，精神减少，目不欲开，蜷卧，恶人语，以炙甘草汤治之。成无己云："补可去弱。"人参、大枣之甘，以补不足之气；桂枝、生姜之辛，以益正气；五脏痿弱，荣卫涸流，湿剂所以润之，故用麻仁、阿胶、麦门冬、地黄之甘，润经益血，复脉通心是也。加桂枝、人参，急扶正气；生地黄减半，恐伤阳气。剉一两剂服之，不效。罗再思脉病对，莫非药陈腐而不效乎？再于市铺选尝气味厚者，再煎服之，其病减半，再服而愈。凡药，昆虫草木，生之有地，根叶花实，采之有时，失其地，性味少异，失其时，气味不全，又况新陈不同，精粗不等，尚不择用，用之不效，医之过也。《内经》云："司岁备物，气味之专精也，修合之际，宜加意焉。"（烺按：《医学纲目》是东垣案）（《名医类案·卷一·伤寒》）

编者按：此案患者"中气本弱……病伤寒……其脉动而中止……以炙甘草汤治之……复脉通心是也。加桂枝、人参，急扶正气；生地黄减半，恐伤阳气"。如此辨体质，审病求因，辨证论治，以炙甘草汤变通剂量（加重桂枝、人参，减少地黄）治之，诚良医也。却"服之不效"，为何？乃"药陈腐"矣！"凡药，昆虫草木，生之有地……性味少异……又况新旧不同"哉！

沈括《苏沈良方·自序》曰："予尝论治病有五难：辨疾、治疾、饮药、处方、别药，此五也。……医诚艺也（技能高明），方诚善也，用之中节也（符合规矩法度），而药或不良，其奈何哉！橘过江而为枳（又称'枸桔''臭桔'，味酸肉少，不堪食用）……此辨药之难，五也。"辨药有难度，又不可不辨。否则，处方选药不良，甚至陈腐变质，则良医之良方前功尽弃，谁之过呢？追究责任是必需的，祸及病人，良心何忍？故采药、制药、售药者，皆应以人命为重，不可重财忘义也。

2. 现代名医万友生治验三则

（1）蒋某某，男，38岁。诊查：患频发性室性早搏已半年多。脉弦而时结时促时代（偶有二三联律），舌质暗红、边有瘀斑、苔微黄，右胸闷痛，痛点固定，心悸时作，气短懒言，神疲乏力，烦躁寐差，有时口干口苦，尿黄，久治无效。投以炙甘草汤，处方：炙甘草一两，生地二两，麦冬一两，阿胶二钱，麻仁三钱，党参三钱，桂枝一钱半，生姜三片，红枣十枚，白酒二匙。连服药5剂，早搏大为减少，夜寐亦安，但仍气短乏力，不能稍事体力劳动。复诊守上方加重党参为一两，更加红参一钱。再进药10剂，早搏基本控制，气力增加，可多说些话，也可稍事体力劳动，最后仍守上方加减以巩固疗效。

（2）吴某某，男，41岁。主诉：近患频发性室性早搏，在某医院住院，经用西药治疗，未能控制早搏，请我会诊。诊查：两脉时结时促时代（二联律较多，有时出现三联律），心前区常有压迫憋闷感并有时微痛，咽喉、口舌干燥，鼻腔灼热，舌红，大便偏结，胃纳尚可，夜寐尚安。投以炙甘草汤处方：炙甘草一两，生地二两，麦冬一两，阿胶二钱，麻仁二钱，党参五钱，桂枝一钱半，生姜三钱，大枣五枚，白酒二匙。连服药5剂，早搏基本控制，每次药后，可控制早搏达七八小时，自觉轻松舒适。复诊守上方再进15剂，心前区压迫憋闷感完全消失，脉未再出现二、三联律。

（3）徐某某，女，37岁。主诉：患室性早搏已有三四年，每晚静卧（尤其是向左侧卧）即作，有时有二、二联律，每当精神激动时则剧作。诊查：脉搏每分钟80次，而早搏多达二三十次，并感心慌，胸闷微痛，夜寐多梦，咽喉、口舌干燥，大便结，舌少苔，无腹满、浮肿，血压正常。治法：投以炙甘草汤。处方：炙甘草一两，党参五钱，桂枝一钱半，生姜三片，红枣五枚，生地二两，阿胶二钱，麻仁三钱，白酒二匙。连服药10余剂而痊愈。(《中国现代名中医医案精华·万友生医案》)

原按：《伤寒论》炙甘草汤所主治的"脉结代，心动悸"，是属于心脏气血虚弱导致气血瘀滞之候。本证病机属虚实相兼而以虚为主，治法为补通并用而以补为主。本方应用于本证，必须是虚多实少者才适宜，而且还需根据心脏气血两虚的寒热多少而灵活加减其温清药量，才能提高疗效。以上三例治验，都因阴血偏虚、热象显著而重用生地和麦冬，并获得显著疗效。必须指出的是：第一，结、促、代脉都有歇止，止无定数的称为结（迟中一止）；促乃数中一止；止有定数的称为代（如二联律、三联律等）。过去一般认为结促可治而代则主死。由此看来，古本《伤寒杂病论》所谓："伤寒脉结促，心动悸者，炙甘草汤主之。"似较宋本《伤寒论》所谓"伤寒脉结代，心动悸，炙甘草汤主之"为妥。但临床实践证明，不仅脉结、促者可生，即或脉代也非必死之证，而且结、促、代三脉有时还可出现在同一个心脏病人身上，上述三案即其例证。第二，近时不少临床医生采用炙甘草汤方治疗某些心脏疾病，虽然获得一定疗效，但也有时带来不良后果。因此，临床运用时，必须严格注意其禁忌证。例如，浮肿者应禁用炙甘草汤，因为方中甘草、生地、阿胶、麦冬等补药能够助长水湿，使病情恶化。中满、便溏者应禁用炙甘草汤，因方中不仅炙甘草壅中助满，而且阿胶、生地、麦冬、红枣等滋补药也非所宜。咳血者应禁用炙甘草汤，因为方中桂枝、生姜和酒等辛热药，能够助火克金，易伤血络。

编者按：以上验案三则以炙甘草汤治之，其方药用法有一个共同特点，即皆采取的是原方，重用炙甘草、生地黄、麦冬。这是谨遵原剂量而处方，结果是服药十几剂，最多二十剂，而使早搏控制，心动悸缓解。如此良医（万友生先生对仲景学说很有研究）应用经方之宝贵经验，应当重视。在"原按"中谈到，若浮肿、中满、便溏、咳血等患者，应禁用炙甘草汤。笔者赞同，临证之时，确应禁之。

3. 编者治验三则

（1）心悸（病毒性心肌炎）　高某某，女，24岁，学生。1989年10月7日诊。患者感冒发热5天后感觉心悸、胸闷、气短、乏力等，心电图检查：频发室性早搏呈短阵二联律。以"病毒性心肌炎"收住某院。住院采用中西药治疗1个多月，虽有好转，但心悸时发时止，病情时轻时重。自动出院，转由笔者治疗。症见心悸，胸闷，气短，乏力，头晕，少寐，食少，脉缓无力时结时代，舌淡红嫩少苔。治以炙甘草汤加减，处方：炙甘草15g，党参18g，桂枝12g，生地50g，麦门冬15g，阿胶（烊化）9g，生姜12g，大枣15枚，桑寄生24g，炒枣仁15g。服药3剂后心悸等症状减轻；守方服用15剂，心悸等症状明显好转，脉和缓偶有结象，舌淡红苔薄白，查心电图：窦性心律，偶发室性早搏。前方略加减化裁，服药近1个月，病情缓解，症状消除。复查心电图正常。随访半年，在学业劳心过度或感冒时偶发心悸。（吕志杰.《国际中医心病学术会议论文集》，1992年于北京）

原按：《伤寒论》原文于"脉结代，心动悸"之前冠以"伤寒"，可知与感受外邪有关。孙思邈等医家扩大了炙甘草汤的应用范围，不论有无外感因素，凡因虚所致的心脏病心律失常均以炙甘草汤加减治之。本方以炙甘草命名，取其味至甘以补中，中气充足，则能变化水谷之精气而为血，心血充盈，脉道自然通利，故《别录》谓其能"通经脉，利血气"。方中重用生地黄，取其峻补真阴，补养充足，自然流动洋溢，痹着自行，此即《本经》所谓"逐血痹"和《别录》所谓"通血脉"之义。总之，本方以阴润药为主，温通药为助，共同起到滋阴补血，通阳复脉之功效，故又名"复脉汤"。临证体会到，炙甘草汤去麻仁，加酸枣仁、桑寄生（本药对房性、室性早搏以及房颤都有较好疗效）对心律失常表现为阴血亏虚或气阴两虚者效果较好，其他证型疗效较差。因此，使用本方要明辨病机，抓住主症，随证加减，灵活变通，以适应病情。只要方证相对，无不取效。

（2）梦魇，心悸（室上性心动过速，阵发房颤，偶发室早）　张某某，女，45岁，天津市蓟县人，农民，2005年4月1日初诊。自诉7年前一次夜间噩梦惊醒后心悸，大汗出，胸中憋闷不适。此后，心悸时发。数月来心悸频作，近1个月来几乎每日均有心悸发作，一直服用西药抗心律失常的药物，但仍不能控制发作。且症见双目干涩，飞蚊症，月经提前，量多，有血块，左乳下常隐痛，入睡困难，噩梦纷纭，时有便秘。4个月前曾于北京某专科医院检查后诊断为"室上速"，建议手术治疗，患者拒绝手术。后又于天津某医院诊断为"房颤，室上速"。今经天津市蓟县某医院查动态心电图诊断为"室上速，阵发房颤，偶发室早"。舌质偏暗红苔薄白，左脉弦细，右脉缓略弦（当时心悸未发作，若发作，则脉象或促，或结，或涩）。血压100/60mmHg。拟炙甘草汤加减：炙甘草15g，生地40g，麦冬30g，太子参15g，西洋参5g，桂枝10g，桑寄生20g，炒枣仁20g，火麻仁10g，五味子5g，生龙骨、生牡蛎各20g，生姜10g，大枣10枚，黄酒100ml（入煎）。7剂，水煎服，日1剂，分日三夜一次服。患者1周后来电话说，服药期间，心悸未作，夜眠好转，大便通畅，精神爽快。嘱守方再服7剂。4月19日：电话自诉又服上方7剂后，心悸未发。停药3日，加之稍有劳心，心悸复发。嘱其再按原方服7剂。4

月 29 日第三次电话告知，病情稳定。（吕志杰医案）

编者按：梦魇（yǎn 衍）是一种常见的睡眠障碍，俗称"鬼压床"。表现为患者在睡眠中反复出现令人恐惧的噩梦，惊醒后情绪紧张、心悸、出冷汗、脸色苍白等。若仅仅是偶尔发生的梦魇，不需要治疗，但频繁发作而影响睡眠质量、正常工作及生活者，则需要适当治疗。

（3）两目干涩（视力疲劳症）　王某，女，23 岁。1996 年 5 月 20 日诊。素体消瘦，两目干涩酸胀 4 年余，看书疲劳后尤甚，眼科诊断为"视力疲劳症"。自述 2 个多月前患"病毒性心肌炎"。现心悸、脉结、气短、乏力，舌嫩红少苔。心电图检查：窦性心律，室性早搏。拟炙甘草汤加减治之，处方：炙甘草 15g，党参 12g，桂枝、阿胶（烊化）各 10g，麦冬 18g，生地 45g，五味子 9g，大枣 12 枚。服药 5 剂见效，15 剂显效，心悸等症状基本消失，而久治不愈的目干涩亦缓解。（吕志杰.《实用中医药杂志》1997；5：33）

原按：用炙甘草汤治疗病毒性心肌炎屡有报道，疗效确切，不足为奇。而本案疗心悸却对目涩亦有此神效，则在意料之外。究其缘由，以肝藏血，开窍于目，肝血不足，势必目涩，方中重用生地黄滋水涵木，木荣则目润，故目涩遂愈。

【临证指要】炙甘草汤主要用于脉结代、心动悸之病症，可治疗多种心脏疾病，如室性早搏、心房纤颤、冠心病、风心病、病毒性心肌炎、克山病、病态窦房结综合征等有心律失常表现者。由于该方气血双补、阴阳并调，还用于治疗萎缩性胃炎、红斑性肢痛、大动脉炎、脑外伤后遗症、肩凝症、功能性子宫出血、更年期综合征、胎漏、恶露不绝等多种病证。另有报道，可用本方辨证治疗青盲、内障、视惑、瞳神干缺、翳陷、目妄见、云雾移睛、神气枯瘁、视力疲劳症等眼科疾患。

【实验研究】

1. 抗心律失常、降低心肌损伤　临床试验和动物实验均证实，炙甘草汤对多种室性快速性心律失常作用显著。该方抗心律失常对心阴虚、气血两虚大鼠效佳，而对脾虚大鼠效果差。

2. 抗炎　该方对实验性自身免疫性心肌炎模型大鼠，有减轻心肌炎症反应，降低心肌损伤的作用。

3. 调节自噬、改善心功能　该方能抑制心肌细胞凋亡，增强心肌细胞自噬，改善 DCM 模型大鼠的心功能。

4. 抗心肌纤维化　该方能够调节 NF-κB 信号通路，改善大鼠心功能，抑制异丙肾上腺素诱导的大鼠心肌纤维化。

5. 减轻放疗副作用　该方对放疗小鼠造血干细胞、造血祖细胞、外周血象均有较好的保护作用，有促进损伤后修复的作用。

6. 调节免疫、抗疲劳　该方通过降低血清 IFN-α 的表达，促进 IgA、IgG、

IgM、IFN-β、IFN-γ 的表达，能调节免疫功能，减轻疲劳症状，发挥治疗慢性疲劳综合征的作用。

附方

栝楼牡蛎散

【原文温习】百合病，渴不差者，栝楼牡蛎散主之。（三·7）

栝楼牡蛎散方：栝楼根、牡蛎（熬）等份。上为细末，饮服方寸匕，日三服。

【临证指要】神经症、溃疡病及发热性疾病等，其病机为阴虚热盛，伤津较甚者可配合本方治疗。

【实验研究】该方能显著改善糖尿病的血糖水平，调节血脂指标的含量，降低 MDA 的含量，改善肝脏指数和胰腺指数，故对四氧嘧啶所致小鼠的血糖升高有显著的抑制作用，有一定的降脂和抗氧化能力。

酸枣仁汤

【原文温习】虚劳虚烦不得眠，酸枣仁汤主之。（六·17）

酸枣仁汤方：酸枣仁二升，甘草一两，知母二两，茯苓二两，芎䓖二两。上五味，以水八升，煮酸枣仁，得六升，内诸药，煮取三升，分温三服。

【医案精选】

1. 失眠

（1）刘某某，女，54岁，海口市人。2020年3月31日初诊：患者于49岁绝经。在6年前出现夜间睡眠不佳，逐年加重，入睡困难，睡后易醒，难以再入睡，伴有气短、心烦，平时易紧张、头痛。食欲尚可，二便正常。舌嫩偏红，略有齿痕、少苔，脉沉细略涩。四诊合参，为典型的酸枣仁汤证，故以原方治之。处方：酸枣仁60g（炒），川芎10g，知母15g，茯苓15g，茯神15g，炙甘草10g。7剂，日1剂，水煎两遍合汁约400ml，每日分3次温服。4月7日复诊：服上方7剂后，失眠明显改善，入睡较快，能睡5个小时，气短、心烦、头痛等亦改善。脉沉略弦，舌嫩偏红、少苔。方已中病，守方7剂，以巩固疗效。（吕志杰医案）

编者按：本案疗效，不足为奇。以古今医家善用经方者，方证相对，即用原方，"疗效如神"。关于如何用好本方，谈三点笔者之见解：①方中酸枣仁之味及其功效：酸枣仁分为皮中之"肉"与核中之"仁"。《开宝本草》："酸枣，陶（弘景）云醒睡。而《本经》云疗不得眠，盖其子肉味酸，食之使之不思睡；核中仁服之疗不得眠。正如麻黄发汗，根节止汗也。"朱丹溪说："血不归脾而睡眠不宁者，宜用此（酸枣仁）大补心脾，则血归脾而五脏安和，睡眠自宁。"酸枣仁味甘入脾，脾得充养，则上济于心，实际上可滋养四旁（心、肺、肝、肾），而"虚劳"可复，"不得眠"者安然入睡矣。总之，不可误认为酸枣"仁"味酸入肝也。②该方酸枣仁之剂量：方中之君药"酸枣仁二升"。据研究，汉代的一升，现今可折合成近100g，现代一般用汉代剂量的三分之一（另有数种不同折合量）。因此，笔者处方中用了60g，分3次服，每次20g，并不算大。③笔者临证心得：临床上辨病性（寒热、虚实、阴阳），主要靠脉诊与舌象；辨病位（在表在里、在某脏某腑），则主要靠问诊。当然，脉诊可辨三部九候，这需要在理论与临床上多下功夫。本案患者之脉诊、舌象，显然是虚证，以阴血虚为主；问诊之主诉失眠，其病位主要在心。

（2）景某，女，55岁，2018年3月7日初诊：失眠多梦4年，近1个月加重，入睡困难，睡眠浅，甚至彻夜难眠而尿频。必要时服小量安定片，脚发凉半年。脉细缓（60次/分），舌偏红苔薄黄。治用酸枣仁汤养血安神，加生龙骨、生牡蛎潜镇安神，并加栀子豉汤清心安神。处方：炒枣仁30g，知母15g，茯神20g，川芎5g，生甘草10g，栀子10g，淡豆豉10g，生龙骨20g，生牡蛎20g。4剂，水煎服，日1剂。3月11日二诊：服用上方第3天睡眠好，深睡眠7个小时。舌暗红苔薄黄（染苔）。守上方加黄精30g，7剂。3月28日三诊：服上方睡眠好，因停药近几天略有反复。守3月11日方7剂。4月11日：服用上方睡眠恢复正常，晚上不再担心失眠了，晚上10点很快入睡至清晨6点，或夜间小便1次后仍能再入睡。脉沉略弦，舌淡红苔白（述说晨起苔白腻）。患者此次来是问：中药会不会如同西药镇静安眠药那样，停药后出现反复。回答：中药治根，再巩固治疗时日，失眠不会再反复。守方7剂，前4剂日1剂，后3剂两日1剂，停药观察。（吕志杰医案）

编者按：酸枣仁汤治失眠，为医者所熟知。而栀子豉汤用于治失眠，则鲜为医者知晓。《伤寒论》第76条曰"发汗吐下后"，残余热邪内扰所致的"虚烦不得眠，若剧者，必反复颠倒，心中懊恼，栀子豉汤主之；……"上述证候特点与杂病失眠者，翻来覆去睡不着，心中烦扰颇相似。以上治例，治本以酸枣仁汤养血安神，治标以栀子豉汤清心安神，故取得疗效较快。这为专用酸枣仁汤疗效不佳者开一新径。

2. 失眠心悸（冠心病、高血压） 王某某，女，61岁，2017年12月13日初诊：有高血压、冠心病史。失眠二三年，偶发心悸，近2个月加重。夜半之后才能入睡，易醒。舌偏红苔白，脉弦。治用酸枣仁汤加味，处方：炒枣仁30g，知母10g，川芎5g，茯苓10g，茯神10g，甘草10g，山茱萸30g，丹参15g，当归10g，莲子心5g，生龙骨15g，生牡蛎15g。4剂，水煎服，日1剂。同时服柏子养心丸1盒。

12月17日二诊：服用上方4剂后，失眠明显改善，晚上11点可入睡，睡到清晨五六点钟。脉沉弦缓，舌偏红少苔。效不更方，守方再服7剂。不再用柏子养心丸。

12月27日三诊：服上方7剂睡眠好，疗效稳定。脉沉弦缓偏细。补述：近2年血压最高160/110mmHg，但一直未服降压药，近4个月因冠心病就诊，才开始服降压药，今晨起6点服用坎地沙坦酯片、倍他乐克。现在为下午4点多，血压100/70mmHg，血压已偏低，告之停降压药三四天复诊。再守上方4剂。

12月31日四诊：服上方睡眠良好，疗效稳定。近三天停服降压药，现在为上午10点半，血压110/80mmHg。嘱其降压药隔日服1次。脉沉弦缓，舌偏暗红苔薄黄。继守前方7剂。

2018年1月7日五诊：服药20多天以来，每夜睡眠都好，十分欣喜。睡眠好了，精神状态、面部气色等皆逐渐改善。降压药隔日1次，昨天与今天未服降压药，现血压114/80mmHg（每次都是我自己测血压二三次）。嘱其降压药改为隔两日服1次，观察10天或半月，若血压始终正常，可停服之。劳累或进食较多后仍发心悸，数秒钟即过。继续守原方加珍珠母20g，以加强镇心平肝之功。因每次不远百里就诊，这次取14剂，隔日1剂，逐步减少，若睡眠好，血压正常，可停药。（吕志杰医案）

编者按：此案以酸枣仁汤为主方，加山萸肉辅助酸枣仁加强养肝血之功；加丹参与川芎相合，为现代名老中医郭士魁创制的小冠心Ⅱ方（丹参、川芎），加当归则具有和血之功（既养血，又活血，谓之和血）；加莲子心清心安神；加生龙骨、生牡蛎潜镇安神。全方谨守《金匮要略》治肝虚之大法，即"肝之病，补用酸，助用焦苦（焦苦为偏义复词，意在少加点苦味药以清心中虚火），益用甘味之药调之"。并针对具体病机，适当变通而立法处方选药。方证相对，睡眠很快改善，且疗效稳定。需要重视和总结的是，本方不仅改善了失眠，并且兼顾了冠心病，稳定了血压。这里也涉及一个哲学概念，即抓主要矛盾。失眠改善了，每夜睡个好觉，心身得到调养，精神愉快，自然心脉通畅，血压亦趋于稳定。

【临证指要】酸枣仁汤可辨证治疗失眠、神经衰弱、忧郁症、焦虑性神经症、精神分裂症妄想型、更年期综合征等。另外，在辨证论治的处方中加入酸枣仁治疗各种痛证（头痛、胁痛、胃痛、四肢痛、腰痛）具有镇痛作用，尤以虚证疼痛为优，用量15g以上效果才好。

【实验研究】

1. **催眠**　该方通过调控下丘脑的视交叉上核及腹外侧视前区系统，能调节睡眠觉醒机制，有效改善老年慢性失眠。酸枣仁汤对斑马鱼幼鱼的睡眠／觉醒行为的影响，表现为抑制和兴奋的双向调节作用。

2. **改善记忆**　该方能改善阿尔茨海默病（AD）模型大鼠的睡眠，并改善AD大鼠认知记忆功能。

3. **抗炎、保护神经元**　酸枣仁汤能提高和改善APP/PS1双转基因小鼠学习记忆和睡眠障碍，能减轻炎症反应、调节生物钟基因和保护神经元。

4. 抗抑郁、抗焦虑 该方有抗抑郁作用，能明显增加 CUMS 大鼠海马 PKA mRNA 表达、增加 CREB 和 p–CREB mRNA 表达、提高大鼠脑内 GABA 与 GLU 的比例，进而使神经兴奋受到抑制，起到抗焦虑作用。

5. 抗心律失常 该方对心律失常既有预防又有治疗作用，能减少期前收缩发生频数，降低和预防期前收缩严重程度。

竹皮大丸

【原文温习】 妇人乳，中虚，烦乱呕逆，安中益气，竹皮大丸主之。（二十一·10）

竹皮大丸方：生竹茹二分，石膏二分，桂枝一分，甘草七分，白薇一分。上五味，末之，枣肉和丸弹子大，以饮服一丸，日三夜二服。有热者倍白薇，烦喘者加柏实一分。

【医案精选】

1. 哺乳期"烦乱呕逆" 我的女儿，她生产后 4 个多月的时候，有一天前来找我说："爸爸，我胸中烦躁难受的很，而且想吐。"当时她的奶水很多，婴儿每日吃 1/3，余 2/3。我当时想，栀子豉汤证？栀子豉汤证是面色红润，寸脉滑大或不滑而大，烦躁，这是胃中有了腐气了，即胃中发酵不正常了。而我触其寸脉并不滑大，面色亦不红，脉象较弱而且缓，我就想到了"竹皮大丸"，当时用量如下：竹茹9g，生石膏9g，桂枝3g，甘草9g，白薇2g。这是我第一次用此方，告诉她服了试一试。我女儿服了 1 付后，第二天来告诉我说："爸，这药可顶事了，吃了胸中就不烦躁了，精神也很好了。"她后来一直很好。（《门纯德中医临证要录》）

原按：《金匮要略》原文所描述的"乳中虚"，一些人解释为乳房里面虚了，我认为是完全错误的，应解释为授乳期间虚了，也就是哺乳中间虚了，虚了就是出现了烦乱、呕逆、恶心（不吐），应安中益气。竹茹就是嫩竹子皮。

编者按： 上述治例属于医话，朴实无华，读之令人亲切而确信。案语议论了栀子豉汤证与竹皮大丸证面色与脉象的不同，由此可知门氏四诊合参，平脉辨证之功夫。笔者从事《金匮要略》的教学与研究几十年，对该条原文有自己的理解与注释，录之如下：

妇人在产后失血复汗，加之中焦虚而气血来源匮乏，则营气不足，虚热内生。虚热扰心则心中烦乱；胃失和降则呕逆。治用竹皮大丸。方中七分甘草与一分桂枝合用，重甘微辛，枣肉和丸，着重补中之虚以益气；竹茹、石膏、白薇只用一二分，意在甘寒清虚热以止呕除烦。诸药相伍，标本兼治，共奏"安中益气"之功。虚热甚者，倍用白薇；烦乱甚而喘者，加柏子仁以宁心。

关于妇人胎前产后病的治法，俗有"胎前宜凉，产后宜温"之说。这种说法虽有一定道理，但临证之时，仍应以辨证论治为主。古今不少名医学者根据本条方药，对"产后宜温"提出异议。有的医家结合临床治验认为，产后感染温邪而高热不退者，可放胆使用生石膏、白虎汤之类方药甘寒清热。否则，认定"产后宜温"，误用温补，则犹如救火添薪，必致"一逆尚引日，再逆促命期"（《伤寒论》第6条）。编著《续名医类案》的魏之琇感叹说："近时专家及庸手，遇产后，一以燥热温补为事，杀人如麻！"这沉痛的教训，发人深省。

2. 脏躁（更年期综合征） 王某某，女，50岁。1994年8月29日初诊。近半年来感觉周身不适，心中烦乱，遇事情绪易激动，常常多愁善感，悲恸欲哭。胸闷，心悸，气短，呕恶不食，口干喜饮，失眠多梦，颜面潮红，但头汗出。月经周期不定，时有时无。某医院诊断为"更年期综合征"，服"更年康"及"维生素"等药物，未见效果。舌苔薄白，脉来滑大，按之则软。刘老辨为妇女50岁乳中虚，阳明之气阴不足，虚热内扰之证。治宜养阴益气，清热除烦，为疏《金匮要略》"竹皮大丸"加减。白薇10g，生石膏30g，玉竹20g，丹皮10g，竹茹30g，炙甘草10g，桂枝6g，大枣5枚。服药5剂，自觉周身轻松，烦乱呕逆之症减轻，又续服7剂，其病已去大半，情绪安宁，睡眠转佳，病有向愈之势。守方化裁，共服20余剂而病瘳。（《刘渡舟临证验案精选》）

原按： 本案所现脉证，发于经断前后，亦是由于气血阴津俱虚所致。月经欲断未断，每易伤阴耗气，气阴不足，则因虚而生内热，热扰于中焦，胃气不得下降，故见呕恶不食；上扰于胸位，使心神无主，又加中焦匮乏，不能"受气取汁，变化而赤为血"，则心血不充，神明失养，故可见心中烦乱、失眠多梦以及情绪异常等症。治疗当师仲景"安中益气"为大法，清热降逆，养阴和胃，用竹皮大丸。

【临证指要】 竹皮大丸用于妇女产后阴虚发热，烦乱呕逆之证，另有报道可用于更年期综合征、小儿夏季热等。

【实验研究】 该方可以明显改善胃热中虚型失眠之临床症状。

黄连阿胶汤

【原文温习】 少阴病，得之二三日以上，心中烦，不得卧，黄连阿胶汤主之。（303）

黄连阿胶汤方：黄连四两，黄芩二两，芍药二两，鸡子黄二枚，阿胶三两（一云三挺）。上五味，以水六升，先煮三物，取二升，去滓，内胶烊尽，小冷，内鸡子黄，搅令相得，温服七合，日三服。

【医案精选】

1. 阴虚苔剥 舌乃心之苗。舌上之苔剥落不生者久矣，是心阴不足、心阳有余也。黄连阿胶汤去芩，加大生地。（《增评柳选四家医案·曹仁伯医案》）

诒按： 胃阴枯涸者，每有此病。心阴不足之说，亦可备一法也。

邓评：苔之剥落，不归咎胃阴，而独责心阴，想其舌必绛色。

2. 少阴温病 吴某某，昆明人，住昆明市绣衣街，有长子年15岁，于1921年3月患病延余诊视，发热不退已十一日，面红唇赤而焦，舌红苔黄而无津，虚烦不得卧。食物不进，渴喜冷饮，小便短赤，大便不解，脉来沉细而数。查其先前所服之方，始而九味羌活汤，继则服以黄连、栀子、连翘、黄芩、银花、桑叶、薄荷等未效。此系春温病误以辛温发散，又复苦燥清热，耗伤真阴，邪热内蕴，转为少阴阴虚热化证。拟黄连阿胶汤治之。黄连10g，黄芩12g，杭芍24g，阿胶10g（烊化兑入），鸡子黄2枚。先煎芩、连、芍药为汤，稍凉，兑入已烊化之阿胶，再搅入生鸡子黄2枚和匀而服。服1剂后即得安静，烦渴已止，唇舌转润，脉静身凉。继以生脉散加生地、玄参、黄连。上方连进2剂而愈。（《吴佩衡医案》）

编者按：《温病条辨》下焦篇曰："少阴温病，真阴欲竭，壮火复炽，心中烦，不得卧者，黄连阿胶汤主之。"此例初病春温，反治以辛温、苦燥之剂，以致邪热愈炽，真阴大伤，遂成少阴温病。此时，甘寒滋润，苦寒直折皆非所宜。只有滋阴泄热并举，方属合拍，故选用黄连阿胶汤与之，1剂而愈。

3. 暑温（脑炎高热） 田姓儿，方1岁，患脑炎高热不退，神昏痉厥，病儿床下置巨冰一块，另以冰囊敷其头部，复以冬眠灵，使其沉睡，但儿醒时痉厥即作，高热如故，邀余会诊，凡安宫牛黄、局方至宝、紫雪、白虎及清热解毒、滋阴增液等剂均用之不效，查其舌赤烦躁，遂以黄连阿胶汤治之，服后热退病愈。（《赵锡武医疗经验》）

编者按：此例脑炎重证，经用中、西多种疗法俱不效。其后医者据其舌赤烦躁，断为邪入少阴，阴伤热炽，予黄连阿胶汤育阴清热，药到病除。可见临证之际既应辨证论治，又要选用的对之专方，方证相对，疗效始著。

4. 失眠 张某，男，32岁。初诊：1985年9月15日。主诉：自述因事不遂，情志抑郁而不能寐，2个月来每夜几乎通宵不眠，五心烦热，有时方有睡意即突然惊醒，精神疲倦，痛苦异常，历用中西安眠镇静药皆未收效。诊查：观其面色憔悴，目暗少神，舌光红无苔，查其脉象弦滑而数。辨证：综合分析，当属情志怫郁，志极动火，心血暗耗，阴不潜阳，心肾不交之证。治法：宜清心火育阴潜阳法，用黄连阿胶鸡子黄汤加味。处方：黄连10g，黄芩10g，阿胶15g，白芍15g，生地20g，玄参20g，生赭石30g，珍珠母30g，五味子15g，枣仁20g，夜交藤30g，甘草10g，鸡子黄1个。二诊：9月29日。服上方药12剂，心烦大减，能入睡4小时。药证相符，原方不变，继服。三诊：10月6日。服药6剂，睡眠大好，能入睡6小时，心烦大减，精神转佳。脉象弦滑，舌红有薄苔。此心火初平、心肾相济之兆。药证既符，勿庸更张。四诊：10月13日。服药6剂，睡眠继续好转，能入睡7~8小时，但尚有心烦，不耐怫郁。脉弦中带缓象，舌红白苔。阴分已复，继用上方药以善其后。（《中国现代名中医医案精

华·张琪医案》)

原按：本案不寐症，舌红无苔，脉弦滑数，为心火亢盛、肾阴不济，故心烦难忍不能卧寐，以《伤寒论》黄连阿胶鸡子黄汤加育阴潜阳宁神之剂而愈，黄连、黄芩清心火，阿胶、芍药滋肾水敛阴液，妙在鸡子黄既宁心涵液，又滋育肾阴。然本病人2个月彻夜不寐，病情十分顽固，用此方药证相符，但终嫌力薄，故加入生地、玄参育阴，珍珠母、赭石潜阳，酸枣仁、夜交藤、茯苓安神宁心，以辅助之，俾热清阴复，则心肾水火既济，是以效如桴鼓而迅速痊愈。

编者按：本案以彻夜"不得睡"为主症，为何不用主治"虚劳虚烦不得眠"之酸枣仁汤为主方，而以黄连阿胶汤主之呢？以两方证之相同点：都是阴虚内热。不同点：酸枣仁汤证以阴血虚，血不养心为主；黄连阿胶汤证以心火亢盛（本案病因为气郁化火），心肾不交为主。本案之"舌尖红无苔"为辨证之关键。方中的鸡子黄不可缺，其用法亦应如方后注所述，"小冷（热水稍凉尚温之时）内鸡子黄"。

【临证指要】黄连阿胶汤可治疗热性病后期与杂病属于阴虚火旺，心肾不交之病机者。

【实验研究】

1. **减轻心肌损伤**　该方可改善阿霉素诱发心力衰竭模型大鼠的心功能，降低心肌组织损伤程度。

2. **抗焦虑**　该方显著增加小鼠进入高架十字迷宫 OT%，降低小鼠脑内 5-HT 的含量，显著降低血清 NE 的含量，配伍鸡子黄可以增强抗焦虑作用。

3. **催眠**　该方可逆转由 PCPA 引起的失眠，提高脑内 GABA 的含量及降低 5-HT 的含量，具有良好的改善睡眠作用。该方治疗失眠大鼠，能促进 Th1/Th2 平衡向 Th1 方向偏移。

4. **降糖、降脂**　该方对 2 型糖尿病小鼠的血糖和血脂均有较好的调节作用。

5. **抗促皮质素作用**　该方能减少尿液中去甲肾上腺素、重酒石酸肾上腺素、多巴胺的含量，有效抑制阴虚火旺证模型大鼠的尿液体积增多和尿儿茶酚胺排泄量增高等病理改变。

6. **抗炎**　该方通过调节 T3、T4、TNF-α、VEGF，对阴虚口腔溃疡大鼠有治疗作用。

类方串解

本类方剂共 13 首，按照其方中主药和功用特点，大体可分三部分，一是以百合为主药的方剂，二是以地黄为主药的方剂，三是以养阴清热为主要作用的方剂。

1. **以百合为主药的方剂**　此类方剂之主方百合地黄汤用治百合病的本证；百合知母汤、滑石代赭汤、百合鸡子黄汤 3 方分别用于百合病误用汗、下、吐后；百合洗方、百合滑石散用于百合病迁延失治，病久不愈出现变证者。百合病虽有变证出现，但本证仍在，故均以百合为主药。

2. 重用地黄的方剂 此类方剂为防己地黄汤、炙甘草汤 2 方。防己地黄汤重用生地黄二斤，绞取汁，以养血清热，治疗虚热所致病如狂状等症；炙甘草汤重用生地黄一斤，滋阴复脉，用治"伤寒，脉结代，心动悸"。柯琴说炙甘草汤"用生地为君，麦冬为臣，炙甘草为佐，大剂以峻补真阴，开来学滋阴之一路也"。(《伤寒来苏集·伤寒附翼》)

3. 以养阴清热为主要作用的方剂 本类方剂是从其功效而言，包括 5 首方剂：麦门冬汤、栝楼牡蛎散、酸枣仁汤、竹皮大丸、黄连阿胶汤等，主药、主治病证虽不同，但均能滋阴液，清虚火。

第十二章 肾气丸类——补肾剂

凡以补肾药物为主组成，具有补肾阴，助肾阳作用的方剂，称之为补肾剂。属"八法"中"补法"的范畴。

肾虚证可表现为肾阴虚、肾阳虚、阴阳两虚、肾虚水停等不同病证，本章主要讨论补肾祖方肾气丸。

肾气丸是针对肾阴不足，阴损及阳，阴阳俱虚，水湿内停的病机而设。症见腰膝冷痛，酸软无力，少腹拘急冷痛，小便不利或小便频数，阳痿，早泄，舌淡、苔白，脉沉弱等。后世医家在肾气丸的基础上，针对肾虚的具体病机，衍化出许多补肾名方，如《小儿药证直诀》中的六味地黄丸；《景岳全书》中的左归丸、右归丸、左归饮、右归饮等。还有，肾与其他脏腑的关系非常密切，如肾阴不足，可导致水不涵木，肝阳上亢；肾阳亏虚又易形成火不生土，脾阳虚衰。这些病证，则需要在补肾的同时兼治他脏。

肾气丸

【原文温习】虚劳腰痛，少腹拘急，小便不利者，八味肾气丸主之。（六·15）

夫短气有微饮，当从小便去之，苓桂术甘汤主之；肾气丸亦主之。（十二·17）

男子消渴，小便反多，以饮一斗，小便一斗，肾气丸主之。（十三·3）

问曰：妇人病，饮食如故，烦热不得卧，而反倚息者，何也？师曰：此名转胞，不得溺也，以胞系了戾，故致此病，但利小便则愈，宜肾气丸主之。（二十二·19）

崔氏八味丸：治脚气上入，少腹不仁。（五·附方）

肾气丸方：干地黄八两，山茱萸四两，薯蓣四两，泽泻三两，茯苓三两，牡丹皮三两，桂枝一两，附子一两（炮）。上八味，末之，炼蜜和丸，梧子大。酒下十五丸，日再服。

【方歌】

肾虚祖方肾气丸，一八二四三三三；

桂枝附子各一两，滋阴助阳利小便。

【医案精选】

（一）古代名医医案

笔者（吕志杰）编著的《伤寒杂病论研究大成》、主编的《仲景方药古今应用》之【验案精选】收录了许多古今医家之肾气丸之案例，请参阅之。以下仅精选6则现代医案。

（二）现代名医医案3则

1. 癃闭 杨某某，男，70岁。初诊：1978年8月30日。主诉：小便点滴，排出困难，畏冷，大便溏。诊查：神疲气弱，腰酸膝软，面色白，脉沉细，舌苔白。治法：先宜益肾气之虚衰。处方：云茯苓12g，山萸肉9g，山药12g，熟地12g，泽泻9g，肉桂1.5g，附片4g，丹皮3g，车前子9g，补骨脂9g，牛膝4g。4剂。二诊：9月4日。服上方药后，小便已利，唯便后尚有余沥，大便成形。原方去丹皮，加淡苁蓉6g，继服7剂。（《现代名中医医案精华·何任医案》）

原按： 癃闭一证，有小便淋沥、点滴而出，亦有小便不通、闭而不出。本案属老年肾气虚衰所致之小便不利，故投以济生肾气丸加减以益肾化气，二诊而愈。

编者按： 本案患者年老，势必肾虚，肾与膀胱相表里，《素问·灵兰秘典论》曰："膀胱者，州都之官，津液藏焉，气化则能出矣。""膀胱不利为癃，不约为遗溺。"肾虚而膀胱气化不利，故癃闭。现今B超多表现为"前列腺肥大、增生"。补肾以治本，如本案之处方，或适当加入软坚散结药以治标。在此澄清一个问题：一般中医人都知道，金匮肾气丸是补肾的祖方，宋代《济生方》以此方加上怀牛膝、车前子，为济生肾气丸。而当今市场上的金匮肾气丸，实为济生肾气丸，而金匮肾气丸改名为桂附地黄丸（以肾气丸之干地黄易熟地黄，桂枝易肉桂），这是厂家的不专业，又不向真正的中医专家咨询，造成中药方名的混乱，应当纠正。

2. 久喘 王某某，男，63岁。初诊：1977年2月10日。主诉：患咳喘近20年，从1960年起逐年加重，寒冷时节发作较频。诊查：近十余日来气喘胸闷，气急气短，动则尤甚，不能平卧，伴咳嗽，痰多有大量泡沫。舌淡红偏晦，苔白，脉细弦缓。辨证：为肾虚喘证。患者年逾花甲，肾气早衰。肾虚不能纳气，气上逆则为咳喘；肾阳虚，故病好发于冬寒；肾为生痰之根，肾阳虚，则气不化津而水泛为痰。处方：熟地15g，山药15g，茯苓15g，丹皮9g，宽泽泻9g，枸杞9g，附子9g，葶苈子9g，胆星9g，肉桂3g（另冲）。服药3剂，即能平卧，上楼已不觉气急短气。患者信心增强，连服药二十余剂。于1979年底询知，服药后其病得以控制，表示未再复发。（《中国现代名中医医案精华·俞长荣医案》）

原按： 新喘治肺，久喘治肾，此为不易之理。金匮肾气丸治肾虚喘证原无新奇。但本例患喘二十载，仅服药二十余剂而获良效，实为罕见。俞老治久喘常用金匮肾气丸（改汤）为基本方。实践体会，方中加胆星一味可增强疗效，若再加地龙干 10g，雄黄粉 0.6g（另送），可治嗜酸性细胞增多症气喘。

编者按： 本案治久喘取得良效，其关键是补肾之治本，佐以葶苈子、胆南星而治标，《难经·四难》曰："呼出心与肺，吸入肾与肝……"年老肾虚，肾不纳气而喘，必须从补肾入手，肾气丸为补肾之主方，且兼顾补益肝脾，再加葶苈子泻肺平喘（现代研究提示其有强心作用），胆星清热化痰，故久喘得到控制，尚应改汤为丸，巩固治疗，以固根本，否则，难免有复发之虞。

3. 转胞（肾盂积水） 张某，女，35岁。初诊：1974年12月3日。主诉：1970年10月患者因右侧腰疼、发热、尿频、尿少、血尿、尿道烧灼感去某医院检查，经尿培养、膀胱镜检、膀胱逆行造影、静脉尿道造影，诊为右侧输尿管迂曲，右侧肾盂积水。当时给予西医常规处理，建议手术治疗，因患者不同意而未做。诊查：症见精神欠佳，面色晦暗，形体羸瘦，腰痛有冷感，尿频尿少，少腹急痛，血尿，腹胀。舌质淡，苔薄白，脉沉虚。辨证：证属肾阳不足。治法：宜温补肾阳，化气行水。方用肾气丸易为汤剂。处方：熟地28g，山药14g，山萸肉14g，茯苓10.5g，宽泽泻10.5g，丹皮10.5g，附子3.5g，肉桂3.5g。每次加水500ml，煎2次温服。每日1剂。连续服上药110剂后，症状全部消失。劳累亦未发作。经某医院做肾盂逆行造影，未见肾盂积水及输尿管迂曲征。因疑逆行造影是否可将迂曲之输尿管通直，故又去某医院做静脉尿路造影，并与治疗前X片进行对比，静脉尿路造影报告：未见肾盂积水及输尿管迂曲征。（《中国现代名中医医案精华·米伯让医案》）

原按： 米老认为胞系即膀胱之系，相当于输尿管，故将"输尿管迂曲"诊为"胞系了戾"。所谓了戾，即《舒氏女科要诀》所云"了戾者，较纽也"。对于本病的治疗，以肾气丸主之。本方为温补肾阳之方剂，而该病皆由肾阳不足所致。方中以六味地黄丸滋补肾阴，以肉桂、附子温补肾阳，八味合用，阴阳平调，则肾气充足，诸症自除。正如《景岳全书》中所说："善补阳者，必于阴中求阳，则阳得阴助而生化无穷。"肾气丸（易成汤剂为好）对男女输尿管迂曲证均可用之，而且疗效肯定。

编者按： 本案之疗效很有研究价值，其关注点有三：①首先是处方之肾气丸易为汤剂，谨守原方及折合量。②守方连续服用110剂之后，原来症状全部消失，这提示了"王道无近功"。若对医生缺乏信任，或急于求功，只服了十几剂，几十剂，由于疗效不好，失去信心而停药，则前功尽弃矣！③患者"转胞"而小便异常的原因，是输尿管迂曲导致肾盂积水，在服药症状消失后，两次复查造影，均为未见肾盂积水及输尿管迂曲征，这很值得临床借鉴。中医药治疗功能性病变有优势，疗效肯定。而本案为器质性病变之一的输尿管迂曲，竟有如此肯定疗效，这确实值得高度重视，深入研究。

（三）编者医案 3 则

1. 中风（脑梗死后遗症），痴呆

（1）杨某某，男，68 岁。初诊：2018 年 4 月 26 日查房。主诉：右侧肢体乏力 2 月余。患者于 2 个月前因"突发腹部剧烈疼痛难忍"，于海南省某医院血管外科住院治疗，完善检查明确为"主动脉夹层、高血压 3 级"诊断。次日因病情加重，转 ICU 继续治疗，期间并发急性脑梗死、胃出血、急性肾衰竭、重度贫血。予降压、控制心室率、输血、对症补液及营养支持治疗，病情稳定后转康复科继续治疗。经治疗后遗留右侧肢体乏力，握物不稳，搀扶可缓慢行走，步态欠稳，反应迟钝，表情呆滞，懒言少语，睡眠昼夜颠倒，小便自遗，大便难解。随后转海南省某老年干部疗养院住院治疗，症状未见改善。4 月 23 日患者家属为求中医治疗至脑病科住院治疗。中医诊断：中风中经络（气血亏虚）。西医诊断：①脑梗死。②主动脉夹层（主动脉夹层指主动脉内血液从主动脉内膜撕裂处进入主动脉中膜，使中膜分离，沿主动脉长轴方向扩展形成主动脉壁的真假两腔分离状态）。③高血压 3 级极高危。④肾功能异常（慢性肾功能不全）。⑤中度贫血。入院后予静滴脑苷肌肽以营养神经。口服氨氯地平片、培哚普利叔丁胺片、阿罗洛尔片以降压，控制心室率。口服复方硫酸亚铁叶酸片以补充血原料。口服补阳还五汤煎服，以补气活血。症状无改善。

4 月 26 日查房初诊：神清，精神疲乏，反应迟钝，表情呆滞，懒言少语，右侧肢体乏力，不能握物，搀扶可缓慢行走，胃纳尚可，睡眠昼夜颠倒，小便自遗，大便干结难解，需口服乳果糖口服液帮助排便。查体：BP 141/68mmHg，贫血貌，双肺呼吸音粗，心浊音界向左下扩大，构音欠清，发音小，对答欠配合，右侧上肢肌力 3 级，右侧下肢肌力 4$^+$ 级，深浅感觉不配合。共济运动不配合。脉缓略弦少力，舌嫩淡红少苔。诊为：肾阴阳两虚之象，方拟金匮肾气丸加减煎服，取其"阴中求阳，少火生气"之义，以期望取得补肾阴、温肾阳之效。处方：熟地 15g，生地 15g，山药 15g，山萸肉 15g，茯苓 10g，桂枝 5g，炮附子 5g，石菖蒲 15g，远志 5g，益智仁 10g，淫羊藿 10g，肉苁蓉 15g，枸杞子 10g，丹参 15g。6 剂，日 1 剂，水煎服。

5 月 3 日复诊：服药 6 剂后，患者神清，精神可，反应稍迟钝，表情丰富，对答合理，言语欠流利，右侧肢体乏力较前改善，能握物，欠稳，搀扶可缓慢行走，步态改善，胃纳尚可，睡眠正常，小便仍自遗，大便调，1 日 1 解。查体：BP 121/75mmHg，贫血貌，双肺呼吸音粗，心浊音界向左下扩大，言语欠流利，发音正常，对答配合，右侧上肢肌力 4$^+$ 级，右侧下肢肌力 5$^-$ 级，深浅感觉正常。右侧共济运动欠稳准，左侧共济运动正常。脉略弦而缓，舌嫩淡红，苔薄白。病情向愈，说明所用方药切合病机，四诊合参，仍辨证为肾阴阳两虚之象，谨守原方。

5月10日三诊：病情如二诊所述，夜眠好，语言交流，活动进一步改善，舌嫩红少苔，脉弦而有和缓之象。守方服用，准予出院。（吕志杰医案）

编者按：本案的诊断，根据患者面容呆滞，懒言少语，反应迟钝，考虑呆证。其发病2个月，久病及肾，加之精血大伤，伤及肾阴，阴损及气，肾气亦虚；肾主骨生髓通于脑，脑为髓海，肾虚则骨髓不能满，脑髓不能充，故见呆滞迟钝、懒言少语、肢乏步摇；肾为先天之本，水火之脏，元阴元阳之根，肾阴阳为各脏阴阳之根本，肾虚阴阳失调，阳不入阴，阴不纳阳，故见睡眠昼夜颠倒，而昼不精，夜不寐；肾司二便，肾虚，二便失司，故小便自遗，大便不通，诊为：肾阴阳两虚。此患者之疗效比预想的要好。其改善情况，护工观察得很详细，护理也很尽心。据她说，服用中药的2周以来，患者有4种改善：①睡眠改善。原来"黑白颠倒"，即彻夜不睡觉，白天昏昏入睡呼之难醒；服中药后夜眠好，白天虽也嗜睡，但呼之即醒。②语言改善。原来精神呆滞，反应迟钝，静默寡言；服用中药后精神状态焕然一新，语言交流接近正常。③行动改善。原来起卧迟缓，站立行走依靠搀扶，且步履不稳，行走艰难；服用中药后不需要搀扶，可自行走动，且行走较快了，现10分钟可走完原来30分钟路程。④大便改善。原来大便1~2天1次，排便困难；服用中药后大便1天1次，排便通畅。

患者以上可喜的疗效，完全可以用中医理论加以解释。分析如下：患者四诊合参，中西医结合，综合分析，其病之根本在肾，为肾的阴精亏损，阴损及阳而阴阳两虚。肾为元阴元阳之根，主骨生髓，脑为髓之海，脑又为"元神之府"（李时珍），且肾司二便，肾虚之后，可导致上述诸多病变。治之大法应补肾；治疗主方为肾气丸、地黄饮子以及张景岳创制的左右归丸、左右归饮，并吸收现代资深教授李恩（我上大学时讲《生理生化学》课的老师）之肾本质研究与开发的补肾益脑新药等变通化裁。处方如前。由此肾虚得补，上充于脑，"元神之府"得到补养，故夜眠恢复如常；肾藏志，肾虚得补，故神志恢复良好；肾主骨，肾虚得补，骨髓充，筋骨强健（肝主筋，肝肾同源，精血相生），故自主行走恢复；肾司二便，肾气得补，故大便难得以恢复。

（2）王某某，女，84岁。患者于2018年9月10日因左侧肢体乏力4年入院。患者于4年前因"急性脑梗死"于海南省某人民医院住院治疗，经治疗后平稳出院（当时病历及检查结果未见）。遗留左侧肢体乏力，言语含糊，可缓慢行走，欠稳，辅以拐杖或他人搀扶。出院后未系统行脑卒中二级预防治疗。随后逐渐出现左侧肢体乏力加重，行走缓慢欠稳乃至行走困难，言语含糊加重，发音逐渐变小，记忆力、计算力、定向力等减退。近半年加重明显，2天前出现发热，左侧肢体乏力加重，不能行走，言语含糊，发音小，当时未予重视，未至医院诊疗，今早患者出现恶心呕吐，呕吐胃内容物3次（均为黄色清水，量少，第三次可见少量血丝），不欲进食，饮水即吐，周身乏力。现患者家属为求专科治疗于今日送至我院门诊就诊，门诊以"脑梗死"收入脑病科。住院时症见：神清，精神疲乏，表情淡漠，反应迟钝，左侧肢体无力，行走不能，左侧肢体失用性挛缩变形，活动时肌颤明显，言语含糊，发音小，恶心欲呕，右足背可见片状瘀斑，无头晕头痛，无视物旋转，自觉咽部疼痛不适，偶有咳嗽，胃纳、睡眠欠佳，小便频，大便数日未解，有矢气。入院诊断：中风病-暗痱（下元虚衰，痰浊蒙窍证），以滋肾阴、补肾阳、开窍化痰为法，方用地黄饮子加减煎服，服3剂药后症状未见改善。

笔者查房接诊：症如上述，辨证分析：患者年过八旬，年老体弱，久病及肾，肾元虚衰，阴阳两虚，肾主骨生髓通于脑，脑为髓海之府，肾虚则骨髓不能满，脑髓不能充，故见表情淡漠，言少声微，肢乏震颤。肾司二便，肾虚，二便失司，故小便频数，大便不通。其面黄少华，体型偏胖，表情淡漠，伸舌无力，仅可伸至唇边，属气虚体质，黄芪证。加之久病久卧，耗气伤阴，气虚血瘀，故右足背可见片状瘀斑。脉缓少力，舌暗偏红少苔，均为肾元虚衰，气虚血瘀之象。治以滋肾阴、补肾阳、活血通络。方以肾气丸加味。处方：生地黄15g，熟地黄15g，山药15g，山茱萸15g，牡丹皮10g，茯苓10g，泽泻10g，炮附子5g，肉桂5g，黄芪50g，陈皮10g，地龙10g，土鳖虫10g。6剂，日1剂，水煎服。

9月19日二诊：服药6剂后，望之精气神较前好转，面色红润，其家属诉服药后患者言语较前清晰，咳嗽减少，饮食改善，右足背片状瘀斑消减，偏瘫肢体症状同前。四诊合参，舌质嫩红、苔少，脉缓无力，仍辨证为肾元虚衰，气虚血瘀之象。继续谨守原方治疗。

10月8日门诊三诊：患者于9月20日出院，家属代诉，自服前药，其精气神明显好转，神清，言语较前清晰，进食可，偏瘫肢体肌力同前，仍不能行走。嘱继续以原方汤剂口服，以期进一步好转。（吕志杰医案）

2. 胸痹心痛（高血压、冠心病心绞痛） 韩某某，女，69岁，2018年9月20日诊。笔者回乡，闻讯就诊者多。患者是家嫂，务农及家务，体型偏胖，近10年来发现高血压，间断服用降压药，近二三年心脏不好，时发胸背闷痛约10分钟缓解。七八天前夜间阵发胸闷痛，连及后背，发作时间较长，含服丹参滴丸效果不佳，黎明时急送霸州市某家医院住院治疗。1周期间病无复发而出院。出院后自觉乏力，时有胸背痛发作，且夜间两腿烦扰不安，影响睡眠，诊脉弦硬，舌紫红苔黄。处方：生熟地各15g，山药15g，山萸肉15g，牡丹皮10g，白茯苓10g，泽泻10g，炮附子5g，肉桂5g，黄芪50g，陈皮10g，䗪虫15g，地龙10g。6剂，日1剂，每剂煎3袋，冰箱冷藏，服前取出1袋，泡温服之。2018年9月27日电话联系：服上方六七天后（每次 1 袋，每日 2 次），心痛未复发，夜卧下肢烦扰消除，乏力改善。守方继服 8 剂。2018 年 10 月 27 日电话联系：服上方 8 剂后停药，至今 1 个月了，病情无复发，只是活动稍多后，咽中辛辣不适感，休息一会儿（约一二分钟）自行缓解。告之再以原方继服 8 剂，可隔日服用，防止发病。因深秋入冬天冷了，心脑血管疾病易发或加重，应常备丹参滴丸以救急。（吕志杰医案）

编者按：肾为人之先天之本，元阴元阳之根，《素问·上古天真论》论男女的生、长、壮、老、已之盛衰历程，皆以肾气的盛衰为主。人生以肾为本，而肾气（肾藏精，精生气，言肾气即赅元阴元阳）的盛衰与五脏六腑密不可分，故曰"肾者主水，受五脏六腑之精而藏之"（《素问·上古天真论》）。总之，肾气虚则累及诸脏，诸脏之虚日久亦累及于肾。年老体虚，肾气必虚，诸脏亦衰，加之当今生活水平提高，营养过剩，嗜卧少动，痰瘀内阻，则形成正虚邪实之机。上述两则治例以八味肾气丸加上大剂量黄芪益气，陈皮为佐，并加䗪虫、地龙活血通络。如此组合成方，补肾益气健脑与兼补他脏以治本，活血通络与渗利水湿以治标。标本兼顾，上下并补，多脏得以调养，故可调治老年病多种病变。

【临证指要】肾气丸为补肾的祖方、主剂，临床应用广泛，凡虚劳病肾阴虚、肾阳虚、肾阴阳两虚及肾虚水湿内停者，皆可以本方化裁治之；其他诸脏久病及肾，或肾虚日久累及他脏所致病变，亦可以本方加减变通治之。肾气丸用之得当，疗效确切，故历代医家都十分重视本方的研究和应用。

【实验研究】

1. **调控骨脂代谢**　该方通过 AKT 通路调控骨脂代谢，治疗小鼠绝经后骨质疏松肾阳虚证。

2. **改善肾功能、抗肾纤维化**　该方可以提高腺嘌呤与 UUO 诱发慢性肾功能衰竭模型大鼠的生存质量，改善肾功能，减少 24 小时尿蛋白定量，减轻肾脏的病理损害，降低肾脏纤维化损伤程度。

3. **调节肠道菌群、改善肠道功能**　该方通过恢复阳虚体质的肠道菌群结构及代谢变化，可改善阳虚体质症状。可改善衰老大鼠的十二指肠黏膜消化酶的表达，使吸收细胞分化增多，并提高十二指肠黏膜上皮分化能力。

4. **抗氧化、抗衰老**　该方可提高机体清除氧自由基的能力、提高抗氧化功能、减缓细胞端粒缩短效应，发挥延缓衰老的药理作用。

5. **调节内分泌与生殖**　该方能升高 HPA 轴中血清 ACTH 和皮质醇的含量、HPT 轴中血清 TSH、T_3、T_4 的含量，改善肾阳虚证。能促进精子生成，也可改善卵巢功能，重建生殖内分泌的生理平衡，达到调经种子之功效。

6. **调节糖脂代谢**　该方在糖尿病的不同时期，均有显著的维持体重及降低空腹血糖的作用，对调节脂代谢具有积极作用。

7. 抗炎、调节免疫　该方能提高机体免疫力，调节前列腺局部免疫功能，降低前列腺内炎症细胞因子，减轻炎症细胞浸润，抑制纤维组织增生，恢复前列腺分泌功能。

8. 利尿　体外实验研究发现，以肾气丸含药血清干预大鼠肾小管上皮细胞，可调节"V2RcAMP–PKA–AQP2"通路，表明肾气丸有利尿作用。

9. 平喘　该方可以改善肾阳虚哮喘大鼠体内激素分泌水平，治疗肾阳虚哮喘。

10. 调节细胞凋亡　该方能减少肝细胞的脂性凋亡，有防治大鼠非酒精性脂肪性肝炎的作用。

栝楼瞿麦丸

【原文温习】小便不利者，有水气，其人苦渴，栝楼瞿麦丸主之。（十三·10）

栝楼瞿麦丸方：栝楼根二两，茯苓三两，薯蓣三两，附子一枚（炮），瞿麦一两。上五味，末之，炼蜜丸梧子大，饮服三丸，日三服；不知，增至七八丸，以小便利，腹中温为知。

【医案精选】

消渴病（糖尿病）　张某某，女，65岁，农民，系笔者小学同学的母亲。2009年6月25日，同学电话代诉，其母罹患糖尿病15年，多食、多饮、多尿明显，但身体消瘦不显著，一直服用西药降糖药，血糖控制良好。近半月以来，于无意中发现小便次数减少，自认为是病情好转，孰料发现双下肢水肿，而且进行性加重。遂求助中医治疗。因未能望、闻、切，四诊缺少三诊，故欲推脱，让其在当地先找中医诊治，等有机会回老家，再予面诊。但同学一再坚持，言先服药试试，没效果即来石家庄面诊。故勉为其难，想到患者符合《金匮要略》第十三篇第10条所曰"小便不利，有水气，其人若渴"之主症，开具栝楼瞿麦丸，处方如下：天花粉30g，瞿麦15g，茯苓20g，山药15g，炮附子先煎9g。3剂，试服。嘱其服完3剂，如见小便增多、口渴、水肿减轻，即可继服。20多天后，笔者暑假回老家探亲，恰好路过同学家小超市，见一阿姨急匆匆从超市出来奔向我们，将一大兜零食送给我的孩子。经仔细询问，诉服用上方1剂，即觉小便增多，3剂服完，水肿减轻一半，遂又自行服用本方14剂，服至7剂时，水肿消退，口干渴缓解。遂自行停服中药，继服西药降糖。（班光国医案）

原按：此案未曾面诊，仅凭代诉，抓主证而取得意外疗效。笔者体会有三：①患者病证典型，笔者凭借原文抓主证而处方用药，取得良效，深深领略了熟背原文的重要性。②验证了林亿等《宋刻＜金匮要略方论＞序》所言："尝以对方证对者，施之于人，其效若神。"古人之言，绝非虚语。③又一次体会到恩师吕志杰教授（攻读硕士期间的导师）在《用好经方的三个境界》一文中所指出的"方证相对，应用原方"，真乃临床实践经验的总结。

【实验研究】该方可减少 24 小时尿蛋白定量，降低血肌酐、尿素氮水平，改善肾脏的病理损伤，抑制糖尿病肾病大鼠肾脏 CTGF 蛋白表达，对糖尿病肾病大鼠的肾脏有一定的保护作用。

天雄散

【原文温习】（六·附方）

天雄散方：天雄三两（炮），白术八两，桂枝六两，龙骨三两。上四味，杵为散，酒服半钱匕，日三服。不知，稍增之。

编者按：天雄散目前应用较少。《类聚方广义》："天雄散治老人腰冷，小便频数或遗溺，小腹有动者。又曰：阴痿（编者注：即阳痿）病，脐下有动，或兼小便白浊者，严禁入房，服此方不过一月必效。"

【实验研究】该方能够调控氧化应激，从而改善精子活力，促进生精细胞增殖分化，提高小鼠精子个数。

类方串解

本章方剂只 3 首，即肾气丸、栝楼瞿麦丸、天雄散。

肾气丸是补肾祖方，对后世补肾学说和方法的丰富和完善影响深远。历代医家在此方的基础上，衍变出了许多补肾的著名方剂。肾气丸的衍化发展，主要有五个方面：①用肾气丸加味，如《济生》肾气丸、十补丸等；②以肾气丸将干地黄易为熟地黄，并去桂、附之温燥，如钱乙之六味地黄丸；③以肾气丸去丹皮、泽泻之清利，再酌情加补益药，如朱丹溪之滋阴大补丸，张景岳的左、右归丸，左、右归饮；④以六味地黄丸为主方再加味，如七味都气丸、知柏地黄丸、杞菊地黄丸、八仙长寿丸；⑤对肾气丸、六味地黄丸治疗范围的扩大应用，如薛己善用肾气丸、六味地黄丸和十补丸治疗杂证。赵献可以六味地黄丸、肾气丸治血、治痰、治喘、治消渴、治疟疾等。以上的变通应用，都是以肾气丸的补肾大法为宗旨，针对具体病情，或以补肾阴为主，或肾阴肾阳并补，或补肾为主并酌情调补其他四脏。或如《济生》肾气丸再加利水祛邪药。总之，肾气丸创立了补肾阴、助肾阳、利水邪之大法。后世医家临床上对肾气丸的变通应用，详见本章"医案精选"。

栝楼瞿麦丸、天雄散 2 方实为肾气丸之变通方，开肾气丸变通应用之先河。

第十三章 泻心汤类——消痞剂

凡具有开结降逆、和中消痞等作用，用于治疗邪气内陷，气机痞塞，升降失常所致的痞证及腹满等病症的方剂，统称为消痞剂。属"八法"中"和法"的范畴。

邪气内陷，气机升降失常可致多种疾病。本章主要讨论正虚邪陷，寒热错杂，中焦气机痞塞之痞证，以辛开苦降为基本治法，主方如半夏泻心汤、生姜泻心汤、甘草泻心汤。再宗"随证治之"的原则，根据具体证候不同，另列不同治方，如痰气交阻，噫气不除之旋覆代赭汤证；上热下寒，腹痛欲吐之黄连汤证；寒热格拒，饮食入口即吐之干姜黄芩黄连人参汤证；脾虚气滞，腹胀满之厚朴生姜半夏甘草人参汤证；痰热互结于心下之小陷胸汤证；邪热结于心下之大黄黄连泻心汤证；内热表寒之附子泻心汤证等。分述如下。

半夏泻心汤

【原文温习】伤寒五六日，呕而发热者，柴胡汤证具，而以他药下之，柴胡证仍在者，复与柴胡汤。此虽已下之，不为逆，必蒸蒸而振，却发热汗出而解。若心下满而硬痛者，此为结胸也，大陷胸汤主之。但满而不痛者，此为痞，柴胡不中与之，宜半夏泻心汤。（149）

呕而肠鸣，心下痞者，半夏泻心汤主之。（十七·10）

半夏泻心汤方：半夏半升（洗），黄芩、干姜、人参、甘草（炙）各三两，黄连一两，大枣十二枚（擘）。上七味，以水一斗，煮取六升，去滓，再煎取三升。温服一升，日三服。

【方歌】

半夏泻心用连芩，干姜甘草枣人参；

脾寒胃热心下痞，辛开苦降补中分；

水气致痞君生姜，下利脾虚甘草君；

上热下寒呕与痛，黄连汤中桂易芩。

【医案精选】

1. 胸痞颅胀，泄泻

（1）张路玉治内兄顾九玉，大暑中患胸痞颅胀。脉得虚大而濡，气口独显滑象，此湿热泛滥于膈上也。与清暑益气二剂，颅胀止而胸痞不除。与半夏泻心汤，减炮姜，去大枣，加枳实，一服而愈。(《续名医类案·卷四·暑》)

（2）张路玉治陈总戎泄泻，腹胀作痛，服黄芩、白芍之类，胀急愈更甚。其脉洪盛而数，按之则濡，气口大三倍于人迎，此湿热伤脾胃之气也。与厚朴生姜半夏人参汤二剂，泻痢止而饮食不思。与半夏泻心汤，二剂而安。(《续名医类案·卷七·泄泻》)

编者按： 案一曰"脉得虚大而濡，气口独显滑象，此湿热泛滥于膈上也"。案二曰"其脉洪盛而数，按之则濡，气口大三倍于人迎，此湿热伤脾胃之气也"。以上所述"气口"脉与"人迎"脉为何？夫人迎有三解：①结喉旁两侧颈总动脉搏动处，又称"人迎脉"；②诊脉部位，即左手寸口脉的别称；③足阳明胃经穴位名，位于结喉旁颈总动脉之后。在此案当指"左手寸口脉"。寸口脉（分为寸、关、尺三部），又称"气口"。根据"左人迎右气口"的说法，上下两案皆为右手寸脉（气口）大于左手寸脉（人迎），这符合上下两案皆为湿热伤及脾肺之气的病机。

2. 噤口痢，痞证 凌伯尹患痢，两月不止，百治益甚。诊之，右关尺虚而结滞，胸中有块突起如拳，水浆不得下咽（是噤口矣）。曰："此症屡经误治，邪未得除，而胃气已伤，客邪乘虚结于心下，与痰饮相搏而成痞。水不得下咽者，土虚不能胜水，且以寒饮内格而不入也。"与半夏泻心汤，二剂结块渐平，再剂而症减七八，渐进粥饮。盖外邪夹内饮相结，其留连胶固，有非一表一里所能尽者。攻之则正愈伤，补之则痞益甚，然舍此则治法何从而施？乃用人参、大枣以安胃气之虚，而加炮姜、半夏、黄芩、黄连以涤痰治邪，而成倾痞之用，正如良吏治民，威惠兼着，而治功成矣。(《续名医类案·卷八·痢》)

编者按： 此案之案语曰"客邪乘虚结于心下……而成痞"，与半夏泻心汤二剂治之"结块渐平"。如此者，则曰"胸中有块突起如拳"，疑"胸中"应为"心下"也。

3. 不寐 李某某，女性，年约六旬，山东大学干部家属。1970年春，失眠复发，屡治不愈，日渐严重，竟至烦躁不食，昼夜不眠，每日只得服安眠药片，才能勉强略睡一时。当时我院在曲阜开门办学，应邀往诊。按其脉涩而不流利，舌苔黄厚黏腻，显系内蕴湿热。因问其胃脘满闷否？答曰：非常满闷。并云大便数日未行，腹部并无胀痛。我认为，这就是"胃不和则卧不安"。要使安眠，先要和胃。处方：半夏泻心汤原方加枳实。傍晚服下，当晚就酣睡了一整夜，满闷烦躁都大见好转。接着又服了几剂，终至食欲恢复，大便畅行，一切基本正常。(《伤寒解惑论》)

编者按： 中焦为四运之轴，升降之机。今湿热积滞壅遏胃脘，上扰神明则失眠。用半夏泻心汤加枳实泄热导滞，舒畅气机，俾湿热去，气机畅，胃气和，则卧寐安。

4. 痞证（慢性胃炎） 杨某，男，47岁。患慢性浅表性胃炎3年余，常自服各种健胃西药及中成药以调理，病情时好时坏。近日因进甜食量多，则病情加剧，症见：脘腹胀闷、噫气、呕逆，有时酸水上泛，舌苔薄白，脉细弦。投以半夏泻心汤，半夏10g，川黄连6g，黄芩9g，干姜9g，炙甘草6g，党参12g，大枣4枚，水煎饭前服3剂。1剂后腹胀除，余症轻，2剂后诸症消然。（《门纯德中医临证要录》）

5. 胃脘痛（消化性溃疡） 王某，男，67岁。患胃及十二指肠溃疡20余年，曾多方求治，终未痊愈。见痛苦病容，形体消瘦。自述：心口隐隐作痛，或嘈杂烦乱，满闷不适，每饥饿时发作，常噫气吞酸、恶心欲吐、饮食不下、大便溏薄，诊其脉象细紧，舌尖略红。余先与半夏泻心汤，半夏9g，党参15g，川黄连6g，黄芩9g，干姜9g，炙甘草6g，大枣4枚，水煎，饭前服，3剂。二诊：诸症见轻，精神亦好转，唯胃脘隐痛尤在。又予上方减芩连用量，令服两剂。三诊：药毕后，症状大见好转，胃脘虽偶有隐痛，但亦无嘈杂之苦。后余配以自拟活胃散调治2月余，诸症消除，身体逐渐康复，现已近八旬，仍未复发。（《门纯德中医临证要录》）

编者按： 案语中说的自拟活胃散，其方药组成：苍术50g，生白芍50g，川黄连30g，干姜30g，松树脂50g。上方前4味为细末，与松树脂和为丸，每丸10g。详见原书96页。

笔者经验，消化性溃疡以胃脘部疼痛为主症，典型者"每饥饿时发作"，以脾胃虚寒证为主要病机，若舌淡苔白，脉虚弦者，黄芪建中汤为主方。慢性胃炎以心下痞闷为主症，以脾虚胃热之寒热错杂，升降失调为主要病机，半夏泻心汤为主方。

6. 胁痛（慢性肝炎） 白某，男，37岁。曾患慢性肝炎，每遇肝区疼痛时，并见口苦咽干，食欲不振，胃脘憋胀不适，嗳腐吞酸，烦满失眠，溲黄便溏，脉弦，舌苔黄。予半夏泻心汤加枳壳6g，香附9g，服后疗效甚佳。后与半夏泻心汤、膈下逐瘀汤两方交替不间断地服用半月，症状消失。（《门纯德中医临证要录》）

编者按： 肝脉布两胁，本案肝区疼痛，肯定是病位在肝，并见脉证则为脾胃病也。半夏泻心汤加味调中为主；膈下逐瘀汤（五灵脂、当归、川芎、赤芍、桃仁、红花、丹皮、乌药、延胡索、香附、枳壳、甘草）则为活血行气止痛之方，偏重治肝。两方交替服用，肝脾（胃）兼治，疗效好，为可师可法的宝贵经验。

7. 黄疸（阻塞性黄疸） 夏某某，女，41岁。初诊：1980年6月13日。主诉：3个月前因高热出现黄疸，巩膜、皮肤、小便皆黄，黄疸指数26单位；大便白，故疑为阻塞性黄疸，住院80天，因惧手术出院。诊查：现感头昏口苦，恶心呕吐，胸闷，纳差，胃脘部有痞塞感，右胁痛，不能右侧卧；大便每日1次，色白。

舌质红，苔黄，脉缓弱。辨证：此乃肝气郁结、胆汁淤滞而成黄疸。治法：治宜辛升苦降，疏肝解郁，佐以护正。处方：法半夏9g，黄连6g，干姜6g，黄芩9g，柴胡9g，杭芍9g，枳实10g，炒三仙各9g，鸡内金9g，郁金9g，甘草6g，党参15g。守方加减（曾加用过香附、山楂、丹参等利胆祛瘀之品），服药半年，大便逐渐由白变黄，胁痛消失，黄疸指数6单位，病基本告愈。(《中国现代名中医医案精华·熊魁梧医案》)

原按：此案西医诊断为慢性胆囊炎，疑为胰腺癌。胆囊炎湿热为患者固多，然迁延日久虚寒见证者亦不少，多由过于清利所致。仲景虽有"诸病黄家，但利其小便"之说，终为常法，临床审证需通常达变，方可万全。本案乃由脾胃升降失其常度，脾气不升，致肝气郁结不得疏泄；胃气不降，致胆汁淤滞不能排泄，外溢发黄，关键在于脾胃肝胆气机郁滞，故以半夏泻心汤合四逆散加味疏肝利胆，调其脾胃升降功能，则不治黄而黄自退。

编者按：本案之学术价值，在于治黄疸不离肝胆，又不拘泥之。而是四诊合参，抓住胃有"痞塞感"，以半夏泻心汤调脾胃之升降，以运四旁；以四逆散加味疏肝利胆，以治黄疸之病因（阻塞）。贵在医者有定见，守方守法治之；患者有信心，"服药半年"配合。

【临证指要】半夏泻心汤可广泛用于脾寒胃热、中气不足所致的消化系统疾病，如溃疡病、急慢性胃炎、急慢性肠炎、胃黏膜脱垂、十二指肠壅积症、幽门不完全性梗阻、顽固性腹胀、肝炎性腹胀、胆囊炎、慢性非特异性溃疡性结肠炎及胃病术后痞满、腹泻以及梅尼埃综合征、妊娠呕吐、口腔黏膜溃疡、小儿久泻等，只要符合本方证之病机，均可应用。

【实验研究】

1. **抗炎、抗溃疡** 该方能抑制炎症反应，保护溃疡性结肠炎小鼠的肠道黏膜屏障功能，减少运动应激性胃溃疡的发生。

2. **抗肿瘤** 该方能抑制胃黏膜上皮细胞和固有细胞的增殖并加速其凋亡，阻止细胞发生癌变；能抑制胃癌细胞来源的外泌体诱导的BMSCs增殖、迁移、侵袭。

3. **保护神经元** 该方通过作用于自噬相关的mTOR通路，减少Aβ42积聚，发挥早期神经保护作用。

4. **调节胃肠运动** 该方通过调节血管活性肠肽，对胃肠运动有双向调节作用。

5. **抗氧化、保护胰岛细胞** 该方通过抑制氧化应激，能增强机体抗氧化能力。能激活PI3K/AKT/FOXO1信号通路，发挥保护胰岛细胞的作用。

6. **减轻胰岛素抵抗** 该方能改善T2DM-IR的胰岛素抵抗，提高机体葡萄糖代谢中转运蛋白的水平，降低糖原合酶激酶3的活性，增强组织对体内糖的利用。

7. **保护胃肠黏膜、调节免疫** 该方能通过升清降浊有效根除Hp，改善胃黏膜组织病理，调节胃黏膜免疫平衡，减轻炎症反应，在"菌－炎－癌"致病途径中，对延缓 PLGC 进程具有一定的意义。

8. 减轻顺铂致呕吐 该方通过抑制顺铂导致的胃内压力增高，能减轻呕吐。

9. 调节肠道菌群 该方能调整抗生素暴露幼鼠的肠道菌群，抑制肠道菌群紊乱，提升结肠黏膜免疫功能。

10. 抗抑郁 该方能治疗抑郁症和溃疡性结肠炎，主要是参与药物代谢与脂质代谢，还通过对机体神经系统、免疫系统、消化系统等多系统综合干预，发挥经方"异病同治"的药效作用。

生姜泻心汤

【原文温习】伤寒汗出，解之后，胃中不和，心下痞硬，干噫食臭，胁下有水气，腹中雷鸣，下利者，生姜泻心汤主之。（157）

生姜泻心汤方：生姜四两（切），甘草三两（炙），人参三两，干姜一两，黄芩三两，半夏半升（洗），黄连一两，大枣十二枚（擘）。上八味，以水一斗，煮六升，去滓，再煎取三升。温服一升，日三服。

【医案精选】

1. 痞证（慢性胃炎） 胡某某，男性，患慢性胃炎。自觉心下有膨闷感，经年累月当饱食后嗳生食气，所谓"干噫食臭"；腹中常有走注之雷鸣声。体形瘦削，面少光泽。认为是胃肠功能衰弱，食物停滞，腐败成气，增大容积，所谓"心下痞硬"；胃中停水不去，有时下走肠间，所谓"腹中雷鸣"。以上种种见症，都符合仲景生姜泻心汤证，因疏方予之：生姜 12g，炙甘草 9g，党参 9g，干姜 9g，黄芩 9g，黄连 3g（忌用大量），半夏 9g，大枣 4 枚（擘）。以水 8 盏，煎至 4 盏，去滓再煎，取 2 盏，分 2 次温服。服 1 周后，所有症状基本消失，唯食欲不振，投以加味六君子汤，胃纳见佳。（《岳美中医案集》）

编者按：方中以生姜为主药，宣散水气之聚结；更辅以干姜、半夏开痞结；黄芩、黄连泄湿热；参、草、大枣益中州。本案具有生姜泻心汤所主治的典型脉证，故能奏效。此外，运用本方应注意"去滓再煎"，以协调药味、和解胃气。

2. 水饮气痞 丁某某，男，47 岁。主诉：胃脘痞满，时而隆起一包如鸡卵大，频频嗳气，皆饮食之味，胁下作痛，大便不成形，日行三四次，小便减少，口苦纳差。诊查：诊见面目浮肿，脉沉弦滑，舌苔白厚。辨证：脾胃不和，寒热错杂之饮气。处方：生姜泻心汤原方加茯苓。仅服药 2 剂，胃脘隆起包块消失，诸症已轻；共服药 8 付而痊愈。（《中国现代名中医医案精华·刘渡舟医案》）

原按：本案加茯苓，实属必要。因小便少，脉滑面肿，说明不仅气痞中脘，更兼水饮内停，茯苓淡渗祛湿，和中健脾，用之最宜。

编者按：本案病情，望诊之面肿、尿少，问诊之脾胃病变，闻诊之嗳气、口苦、纳差，脉诊、舌象之特点，综合分析，病位在中焦，病性属脾虚水停。治之以精当之经方，加入必加之茯苓，2剂轻，8剂愈。

【实验研究】该方具有调节肠道菌群，保护肠黏膜、抗炎、抗腹泻、调节免疫、抑菌、抗凝血功能障碍、减轻化疗副作用等多方面的作用。

甘草泻心汤

【原文温习】伤寒中风，医反下之，其人下利日数十行，谷不化，腹中雷鸣，心下痞硬而满，干呕，心烦不得安。医见心下痞，谓病不尽，复下之，其痞益甚。此非结热，但以胃中虚，客气上逆，故使硬也。甘草泻心汤主之。（158）

狐惑之为病，状如伤寒，默默欲眠，目不得闭，卧起不安，蚀于喉为惑，蚀于阴为狐，不欲饮食，恶闻食臭，其面目乍赤、乍黑、乍白。蚀于上部则声喝，甘草泻心汤主之。（三·10）

甘草泻心汤方：甘草四两（炙），黄芩三两，干姜三两，半夏半升（洗），大枣十二枚（擘），黄连一两。上六味，以水一斗，煮取六升，去滓，再煎取三升。温服一升，日三服。

编者注：《伤寒论》载本方无人参。《金匮要略》用本方有人参三两，且甘草为生甘草。对"三个泻心汤"之方证综合分析，甘草泻心汤应有人参。

【医案精选】

治药疹案两则

（1）蔡某某，男性，10岁，学生。2000年10月7日初诊。1周前因腹泻、腹痛、恶心及发热，当地医生诊断为"胃肠型感冒"，给予静脉滴注氨苄西林3.0g，次日出现四肢皮肤瘙痒，起红色斑丘疹，渐及周身，面部焮红灼热，奇痒难忍，微热，溲便正常，经口服强的松、苯海拉明等激素和抗过敏药及静脉滴注葡萄糖酸钙等治疗5日效果不佳，遂求服中药。刻诊：全身皮肤大片红色斑丘疹，面部焮红灼热、浮肿，瘙痒无度，心中繁杂无奈，进食不馨，舌质红绛，苔薄白，脉细数。体温37.4℃。证属：药毒内中，热入营血。治宜：清热凉血，解毒消肿。治宜：甘草泻心汤加味，处方：甘草20g，黄芩、黄连、赤芍药各9g，干姜、党参、大枣、清半夏各6g，生地黄、蝉蜕各10g，生石膏24g。日1剂，水煎两遍合汁约400ml，日3次，饭后温服。服药1剂，瘙痒大减，颜面潮红、水肿消退，纳增，舌红苔薄白，脉弦细，体温36.7℃。药中病所，继服2剂，诸症消失而病瘳。（张顺启医案）

原按：本例结合舌脉，四诊合参，显系药毒内中，内迫营血，发于肌肤。章虚谷说："热闭营中，故易成斑疹。"方用甘草泻心汤解毒清热，酌加生地黄、赤芍药清营凉血；生石膏辛甘寒清热，使热邪由里达表；蝉蜕之功，《本草纲目》谓"治皮肤风热，痘疹作痒……疔肿毒疮，当用蝉蜕"。据中医取象比类之法，蝉蜕疏散风热，质轻上浮，性善走表，含脱褪之意，取其"以皮治皮"之法，起到除斑疹消瘢痕之功效。全方共奏清热凉血，解毒消肿之效。

（2）徐某某，男性，69岁，农民。2000年11月3日初诊。1日前因牙痛就诊于某卫生所，给予复方新诺明、甲硝唑、布洛芬、强的松等药口服，次日出现阴囊瘙痒灼痛，随即肿胀、糜烂、渗液，未做任何处理遂求诊。刻诊：龟头紫红，糜烂渗液，糜烂面约 0.9cm×1.0cm 大小，胸微闷，心中愦愦然烦杂无奈，进食不香，口淡无味，二便正常，舌质淡苔薄黄腻，脉弦数。证属：药毒内中。治宜：清热解毒，凉血消肿。《金匮要略》治疗狐惑病以甘草泻心汤为主方外，第11条曰："蚀于下部……苦参汤洗之。"治宜：甘草泻心汤合苦参汤内服及外治。处方：甘草 30g，清半夏、党参、黄芩、黄连、赤芍药各 10g，干姜、大枣各 6g，苦参 15g。用法：上药凉水浸渍约30分钟，水煎两遍合汁约 600ml，日3次，饭后温服；第3遍煎取约 1000ml，熏洗外阴，除湿热以治其标，日五六次，每次约30分钟。用药3日后，水肿渐消，瘙痒大减，糜烂面范围减小，约 0.6cm×0.8cm 大小，已无渗液，药已中病，守方继服。又3日，溃烂面干燥结痂，但干枯疼痛，舌淡苔薄略腻，前方加当归、玄参各 10g，以解毒养阴；继续熏洗外阴，并于熏洗间歇期于患部涂擦红霉素软膏以润肤。再3日，外阴皮损处脱痂，新皮生长，舌脉如常而告羞除。（张顺启医案）

原按：本例师仲景对狐惑病内外兼治之大法，用甘草泻心汤合苦参汤内服外洗治之，取得意外之捷效。

【临证指要】主治病证参见半夏泻心汤条。但需注意，如果将炙甘草改为生甘草，即为《金匮要略》甘草泻心汤，以清热解毒，除湿健脾为治，为治疗狐惑病（白塞综合征）主方。

【实验研究】该方具有保护肠黏膜、调节肠道菌群、抗炎、抗溃疡、调节免疫、镇痛、保肝的作用。

大黄黄连泻心汤

【原文温习】心下痞，按之濡，其脉关上浮者，大黄黄连泻心汤主之。（154）
伤寒大下后，复发汗，心下痞，恶寒者，表未解也。不可攻痞，当先解表，表解乃可攻痞。解表，宜桂枝汤；攻痞，宜大黄黄连泻心汤。（164）
大黄黄连泻心汤方：大黄二两，黄连一两。上二味，以麻沸汤一升渍之，须臾，绞去滓，分温再服。

编者按：宋·林亿等校正云："臣亿等详看大黄黄连泻心汤，诸本皆二味；又后附子泻心汤，用大黄、黄连、黄芩、附子，恐是前方中亦有黄芩，后但加附子也。故后云附子泻心汤，本云：加附子也。"

【医案精选】

1. **心下痞，真心痛（冠心病、心绞痛、心力衰竭）** 孙某某，女，67岁。1983年10月11日初诊。嗜烟几十年。阵发性心下痞，甚则胸骨后憋闷而痛2年，加重半个月，以冠心病、心绞痛、左心衰入院。住院半月以来，用温胆汤合冠心Ⅱ号（丹参、川芎、红花、赤芍、降香）加减治之无效，病日甚。心痛发作时，口含硝酸甘油、消心痛、心痛定（硝苯地平）等不能很快缓解。肌内注射杜冷丁（哌替啶）、罂粟碱亦不能控制发作。服心得安（普萘洛尔），心率仍快。印象：心肌梗死先兆？已下了病危通知单。现频发心下痞，甚则胸骨后及心前区憋闷而痛，向左肩、臂、背、颈部传导，20~30分钟方能缓解，伴恶心，呕吐，大汗出，面苍白，血压180/80mmHg，心率加快至124次/分，心律不齐。心电图检查：窦性心动过速，室性早搏。且口干口苦，食则呕恶，诱发心痛，小便不利，大便不爽，带下色黄腥臭，舌暗红、苔薄黄腻、水滑、龟裂，脉促无力。思索发病特点，其频发之初，首先是"心下痞"，联想到《伤寒论》曰"心下痞……大黄黄连泻心汤主之"。由此辨证：痰热中阻，升降悖逆，浊气攻心，心脉痹阻。治拟心病调中法。处方：大黄10g，黄连、黄芩各6g。用滚开水渍之须臾，分3次温服。服药1剂，大便4次，质溏，而心痛发作明显减少。连服7剂，心痛发作控制。饮食可，二便调，带下少，诸症缓解，出院调养。1个月后随访，偶发心下痞，能自行缓解。（吕志杰.《中医杂志（日文版）》1989；5：51）

原按：中医治疗冠心病，常常根据其本虚标实的基本病机，补心气、助心阳、补益肝肾以治本，宣痹通阳、清热化痰、活血化瘀以治标。方法得当，常可取效。而取大黄通腑法，历来罕见。上述治例，虽属个案，却体现了辨证论治，属心胃同治法，方药对证，大黄可治冠心病重证。立方之意，是受到《伤寒论》启发，煎煮亦遵仲景法。临证有这样的情况，冠心病便秘者，由于排便困难而诱发心绞痛甚至心梗。由此可见，大黄通腑法不可废。

2. **小儿泄泻** 夏某某，男，8个月。初诊：1975年10月27日。主诉（代述）：腹泻2月余，日五六次，曾用中西药不效。诊查：患者不发热，奶食较差，舌苔黑而厚。初用葛根芩连汤加减3剂，服后腹泻次数较多，迸迫作声，手心发热，舌苔仍黑厚。辨证、治法：余认为舌苔黄厚，乃湿热泄泻无疑，当用三黄汤加减。处方：大黄3g，黄芩3g，黄连3g，枳实3g，焦山楂9g。服药6剂，腹泻毫不见减，舌苔黑厚如故。余断为肠中湿热太盛，药不胜病，须守方再进，自能见功；但病家对治法有怀疑，不愿再服，要求更方，经再三解释后，守方不变。又服药3剂，腹泻减为日二三次，舌苔较黄，神爽食增。后再服药6剂，大便日解一次。据患儿母亲说："以前不能吃米糕，吃了就泻，现在虽吃米糕也不泻了。"（《中国现代名中医医案精华·肖俊逸医案》）

原按：本例泄泻2月余，属于久泻类型，但久泻中只有脾虚泄泻、肾虚泄泻和肝木乘脾等类型，唯暴泻中始有湿热泄泻和风寒泄泻，今患儿泄泻2月余，不能归于暴泻。盖病情变化多端，不能以常规论。既诊为湿热泄泻，服三黄汤加减至六剂之多，应多少有些疗效，结果不然，无怪病家对治法有怀疑。久泻用大黄，临床较少见，但余根据病理加以分析，如果是脾虚泄泻，则断不能用大黄，但今服大黄之剂六剂之多虽不见效，而病无增剧，况舌苔黄厚仍是湿热之明证，其所以不效者，必系药不胜病，再服必效，后据如所言。

编者按：本案治之15剂而泻止，虽有疗效，但难为孩子了！三黄之苦，人人皆知，虽曰"苦口为良药"，但如何少用点苦药而取效，则为良医之巧思。方中主药大黄，优良者虽稍苦而带有茶的清香之气，单味适量，以沸水泡之，佐上调味之品，如山楂，口感好，儿童、成人皆可接受。服之必泻，泻则"肠中湿热"随之而清除。如此精良小方，即三黄泻心汤之法。法当遵守，方不必拘泥，活用之，良医之所为也。笔者编著《大黄治百病辑要》，深知大黄是一味古老而神奇的灵药。

3. 血证

（1）衄血　耿某，男，23岁。初诊：1980年3月8日。主诉：酒后鼻衄住院治疗22日未愈。诊查：面色淡白，两目有神，大便干燥，小便色黄，口干不多饮，脉沉滑数。辨证：证为醇酒所伤，湿热内蕴，湿热相搏，迫血上出清道，遂致衄血。治法：治以清热燥湿，凉血止血。投大黄黄连泻心汤。处方：大黄10g，黄连10g，黄芩10g。1剂，武火轻煎，大黄后入，取汁分2次温服。二诊：大便已通，衄血已止，脉象滑数。继用上方药3剂，服法同前。3剂之后，未再衄血。（《中国现代名中医医案精华·钟育衡医案》）

编者按：本案之疗效，笔者有类似之案例。肺胃热盛，热迫血行而吐血、衄血者，泻心汤有肯定疗效。

（2）咯血（肺结核）　吴某，男，50岁，工人。入院日期1993年9月6日。患肺结核20余年，曾因反复咯血多次住院治疗。近5天来，发热，体温38.5℃，咳嗽，咯吐黏痰，黄白相间，伴有间断性咯血或痰中带血，此次因突然大咯血，一次咯血量约500ml而急诊入院，入院后给予西药止血芳酸0.2g，加入50%葡萄糖40ml内静脉注射；垂体后叶素10单位，加入5%葡萄糖盐水500ml中静脉滴注。治疗3天后，出血量明显减少，5天后患者再次大量咯血，出血量达400ml，再用上述方法治疗，疗效不佳。遂给予中药生大黄10g，炒黄芩10g，黄连5g。用沸水

150ml 浸泡 10 分钟后，去渣，徐徐饮服。药进 1 帖，出血量大减；药进 2 帖，咯血基本控制，体温降至正常，大便微溏，咳嗽咯痰明显好转。再服 1 帖以巩固疗效。停药后半月内未见咯血。（杨秀珍.《国医论坛》1997；6：12）

原按： 肺结核咯血，应急则治标，唯以止血为第一要务。咯血是肺结核常见症状之一，采用泻心汤泡服治疗该病 60 例，取得较好的效果，比西药止血敏对照组为优。肺结核毕竟是虚损之候，用泻心汤治其咯血止之后，应以补虚为收功之法。

（3）便血（上消化道出血） 阮某某，男，68 岁。初诊（5 月 1 日）：有高血压病史十余年，时常头晕心悸，近来胃脘不适，嘈杂吞酸，昨起大便色黑，量多，曾晕厥一次，口苦，脉弦小，苔黄腻。肝阳上亢，湿热内蕴，阴络损伤而便血，拟苦寒泻火，化湿泄热，方以《金匮》泻心汤加味 3 剂。二诊（5 月 4 日）：大便先黑后黄，量不多，胸脘不舒，口干苦，脉弦小，苔薄黄腻。肠胃湿热蕴滞尚未清彻，仍守前法出入。三诊（5 月 6 日）：大便色黄，隐血转阴，心腹烦热，口干便艰，脉弦滑，苔黄腻渐化。湿热未净，肝胃不和，拟小陷胸汤加味，以宽胸泄热。（《张伯臾医案》）

原按： 本例便血，乃由脾胃湿热蕴积、损伤阴络所致，故用泻心汤泻脾胃之湿热。本方以大黄为君，有祛瘀生新、泻火止血之功效，且止血而不留瘀。从本例可知，古人所谓下血“色暗者，寒也；鲜红者，热也”之说，未必全面，属寒抑或属热，尚须结合临床症状，脉舌全面分析，不可机械从事，方能达到药症相符，应手得效。

编者按： 此案以泻心汤治之的要点，在于辨证为“肝阳上亢，湿热内蕴”所致之便血。

4. 狐惑病（白塞病） 李某，男，41 岁。初诊：1982 年 11 月上旬。主诉：2 年前口舌生疮、糜烂，两目红赤生疮，肛门部亦糜烂生疮、时有疼痛。曾在某院住院治疗，用大量激素无效，故来我处就诊。诊查：舌质深红，苔黄腻，脉虚数。辨证：心与小肠相表里，此系小肠有热，邪热伤于心所致之狐惑病。治法：法取泻心通腑、引热下行。方用导赤散合泻心汤。处方：黄连 10g，黄芩 15g，酒大黄 5g，生地 10g，木通 5g，灯心草 3g，竹叶 5g。共进药 15 剂，其病告愈。（《中国现代名中医医案精华·任继学医案》）

原按： 此狐惑病口舌生疮、糜烂，病发于小肠；小肠为火之府，病则火扰于内，火性炎上，上犯于心。甚则火毒下注肛门，发生肛门生疮、糜烂、疼痛；总之，火热之邪内蕴，上犯下注所致。泻心之三黄大苦大寒，具有泻火解毒作用；再加导赤之地黄凉血；竹叶之清心火；木通、灯心草之降心火，引火从小便而出，则邪去病愈。

编者按： 本案之方药、之疗效，体现了良医学贯古今，“观其脉证，知犯何逆，随证治之"之灵魂，善于融汇经方与时方而取得良效之高水平。《金匮要略》治狐惑病之主方是甘草泻心汤，古今医家多宗之，用之得当，确有良效。本案之病机，"原按"阐述得真好！无以复加也。笔者曾聆听过任继学先生在北京的讲学，十分崇拜任老教授，请任老为笔者编著的《伤寒杂病论研究大成》题词。先生学问深似海！是名副其实的"国医大师"！可惜的是，诸多名家在世时国家尚未出台如此评定制度。但苍天是公平的，能够名垂青史者，不在于光环、虚名，而在真正的水平。

【临证指要】泻心汤对血热妄行的吐血、衄血、便血等多种出血有较好疗效。该方还用于治疗感染性疾病，如：急性胃肠炎、慢性胃肠炎、急性扁桃体炎、小儿急性口疮、结膜炎、巩膜炎、痢疾、皮肤感染、化脓性阑尾炎术后感染等。并可辨证治疗高血压、脑血管意外等病证。

【实验研究】该方具有调节糖脂代谢、减轻反流性食管炎、保护胃黏膜、止血、抗凝、抗血小板聚集、抗缺氧、抗疲劳的作用。

附子泻心汤

【原文温习】心下痞，而复恶寒汗出者，附子泻心汤主之。(155)

附子泻心汤：大黄二两，黄连一两，黄芩一两，附子一枚（炮，去皮，破，别煮取汁）。上四味，切三味，以麻沸汤二升渍之，须臾，绞去滓，内附子汁。分温再服。

【医案精选】

1. 痞满　焦某，男，67岁。初诊：1982年10月15日。主诉：1年前因发恼怒而两胁胀闷疼痛，继而腹满，胃脘不适。经服疏肝理气之品治疗不愈，日益加重，故来我处就诊。诊查：症见胃脘痞满，嗳气不出，饭前甚轻，饭后较重，逸则为轻，劳则为重，遇寒遇热均甚，二便如常，舌质淡红，苔腻、黄白相间，脉沉弦而濡。辨证：此乃肝郁克脾，中焦失运所致之痞满证。前医用疏肝理气，过用则耗气燥血而伤正，更使脾胃失调，中焦升降呆滞，痞满之证乃发。治法：唯附子泻心汤辛开苦降以除痞为宜。处方：附子15g，姜黄连5g，酒黄芩15g，酒大黄3g，半夏4g。共进药8剂，其病获愈。(《中国现代名中医医案精华·任继学医案》)

原按：肝气郁滞，木克脾土，脾之运化无权，脾气不升，胃气不降而发痞满之证。又过用理气之品，一伐肝木，二伤中土，中焦气化闭塞，痞满加重。唯附子泻心汤，以三黄泻热除痞，附子温经扶阳，诸药合用以达辛开苦降、除痞祛满之效。

编者按：本案之病因，是恼怒伤肝而发病，本可疏肝理气，但用之太过，既"伐肝木"，又"伤中土"。中焦脾胃又伤，升降失常则痞满、嗳气等。其"遇寒遇热均甚",舌苔"黄白相间",都说明了中焦寒热错杂之特点。如此则既应清热,又应温阳,而附子泻心汤之寒热并用方,至为确当,加半夏以消痞,至为周到。如此方证相对者,治必取效,故服 8 剂愈。

2. 上热下寒证　聂某某,女,70 岁。2018 年 5 月 13 日初诊:患者主诉上热下寒四五年。所谓上热:上半身怕热,易汗出。所谓下寒:自觉腰以下至脚掌怕风怕凉,凉风往膝眼里钻,经常带着护膝,海南夏天炎热,晚上睡觉也要盖着下肢。饮食可,二便调。脉弦略滑,舌暗红苔薄黄腻。追问病史:糖尿病多年,近 8 年注射胰岛素。今日测血压 172/85mmHg(未服用降压药),高血压病史不详。上述证候特点,自然想到《伤寒论》所述的附子泻心汤证。处方:大黄 5g,黄芩 20g,黄连 10g,炮附子 30g,赤芍、白芍各 10g。4 剂,日 1 剂,煎服法谨遵原法,适当变通如下:炮附子用水 300ml 浸泡 30 分钟,煎煮开锅后再煮 30 分钟以上(如此先泡后煮法,则附子无中毒之忧),约取药汁 150ml;其他 5 种药以水 500ml,煮取250ml,再与附子汁混合,每日分 3 次温服。

5 月 16 日二诊:服上方至第 2 剂后,下肢怕风怕凉好转,摘掉护膝后,怕风怕凉亦有好转。大便日 1 次同前。复测血压 162/82mmHg,舌脉如前。守前方加减如下:大黄 10g,黄芩 20g,黄连 10g,炮附子 30g。7 剂,日 1 剂,煎服法同前。若大便 3 次以上质溏,减少大黄用量。

5 月 23 日三诊:服上方至第 3 剂时大便多质溏,大黄用量减半;服完 7 剂后,下肢不带护膝也不觉怕风怕凉了。原来下肢没有汗,现在微微汗出。(吕志杰医案)

编者按:患者年龄较大,多年患糖尿病、高血压(收缩压高),病情较为复杂。其证候特点为上热(舌脉所见实为内在瘀热)下寒。人之一身,本为一体,气血周流不息。为何造成上热下寒证或内热外寒证呢?患者体内瘀热为本,体表之寒为标。即火郁于内,阳气不能如常达之于外,卫阳不固则表现外寒之象。《伤寒论》第 155 条方证是对"内热外寒证"的点睛之笔。临床上应视其病情而活学活用。此方之妙在于煎药之法,尤在泾对此煎法解析地十分入理,他说:"方以麻沸汤渍寒药,别煮附子取汁,合和与服用,则寒热异其气,生熟异其性,药虽同行,而功则各奏,乃先圣之妙用也。"笔者处方变通煎法,不取渍,而取煎煮之。以渍之药味薄入气分,意在泄热;煮之较久其味厚则入血分,意在清泄血分之瘀热。初诊之大黄用 5g,恐年老体衰泻之太过;重用黄芩,意在清上降压;加入赤芍、白芍,目的是柔肝凉血活血以兼治高血压。复诊下寒证见效了,而大便同前,故放胆用大黄10g,以加强泄热逐瘀之功。去了赤白芍,为的是验证原方之功效。三诊时下寒证基本消失,可见此方配伍煎法之妙!

【实验研究】该方有改善微循环、降脂、抗凝、抗衰老、抗缺氧、保护胃黏膜等作用,并对兔球结膜和鼠肠系膜微循环有改善作用。

黄连汤

【原文温习】伤寒，胸中有热，胃中有邪气，腹中痛，欲呕吐者，黄连汤主之。(173)

黄连汤方：黄连三两，甘草三两（炙），干姜三两，桂枝三两（去皮），人参二两，半夏半升（洗），大枣十二枚（擘）。上七味，以水一斗，煮取六升，去滓。温服，昼三夜二。

【医案精选】

1. 痫证　刘宏璧治一女，年方及笄（jī 机。古代盘头发用的簪子），忽染怪病，医莫能识。邀视，牙关紧闭，手足抽搐，目睛上瞪，昼夜两发（非痫而何？）。苏后腹内搅痛，欲吐不得，冷汗淋漓（皆肝木为祟）。察其邪不在表里，而在上下，上部有热，下部有寒，胸胃互异，寒热交战。投以黄连汤，势渐杀。再数剂辄颂更生。盖连以治热，姜以治寒，桂枝、半夏祛风化痰，参、枣、甘草辅心和中，使正气创建，邪气分散，如心应手矣。（《续名医类案·卷二十一·痫》）

琇按：痫症多由肝病，兼挟痰火。方中姜、夏以豁痰，连、桂以平肝，甘草缓肝而和脾，参、枣补脾而壮肺，肺盛则木亦自平。刘用此获愈当矣。然目之为怪病，而曰上热下寒，迨知其然而未知其所以然者也。

编者按：此案痫证，以黄连汤治之取得疗效，确属奇巧。但是否不再发病，不得而知。此等个案，有待验证。

2. 产后胸痛　马元仪治卜氏外家，产后胸中作痛，痛甚则迫切不能支，至欲求死，诸治不效。延至五月，病转危急。诊其脉，两手弦涩少神，不能转侧，不得言语，曰："胸中者，阳气所治之部，今为阴邪所入，阴与阳搏，所以作痛。前医破气不应，转而和血，又转而温补，又转而镇逆，不知阴阳相结，补之则无益，攻之则愈结。若镇堕之，益足以抑遏生阳，而阻滞邪气。唯交通一法，足尽开阳入阴，通上彻下之妙，使阴治于下，阳治于上，太虚之府旷然，何胸痛之有哉？"用人参三钱，肉桂一钱，合仲景黄连汤，一剂痛减，二三剂顿释。次进加桂理中汤，数剂痊愈。（《续名医类案·卷二十五·产后·痛痹》）

编者按：此案以黄连汤加味，治疗产后胸痛取得捷效。案语说理透彻，令人信服。交通之功，为黄连汤取效的关键。

【临证指要】黄连汤可治疗急性胃肠炎、慢性胃炎、胃及十二指肠溃疡、急性胰腺炎、慢性胰腺炎、慢性胆道感染、痢疾等属上热中寒及寒热夹杂者。

【实验研究】

1. 抗炎、抗溃疡、保护胃黏膜　该方能够有效改善 CNAG 大鼠胃黏膜的损伤程度，降低血清炎性因子，并对乙醇、盐酸及阿司匹林诱发的大鼠胃黏膜损伤具有明显的保护作用。

2. **止呕**　该方对硫酸铜所致鸽子呕吐有明显的止呕作用。

干姜黄芩黄连人参汤

【原文温习】伤寒本自寒下，医复吐下之，寒格，更逆吐下，若食入口即吐，干姜黄芩黄连人参汤主之。（359）

干姜黄芩黄连人参汤方：干姜、黄芩、黄连、人参各三两。上四味，以水六升，煮取二升，去滓，分温再服。

【医案精选】

1. 吐泻交作（急性胃肠炎）　丁某某，男，29岁。主诉：夏月醒热，贪食寒凉，因而吐泻交作，但吐多于泻。且伴有心烦、口苦等症。诊查：脉数而滑，舌苔虽黄而润。辨证：火热在上而寒湿在下，且吐利之余，胃气焉能不伤。是为中虚而寒热相杂之证。处方：黄连6g，黄芩6g，人参6g，干姜3g。嘱另捣生姜汁1盅，兑药汤中服之。1剂即吐止病愈。（《中国现代名中医医案精华·刘渡舟医案》）

原按：外热内寒，吐泻伤中，寒热虚实交杂，非黄连黄芩干姜人参汤莫属。

编者按：本案患者证候以姜芩连参汤为切当之方。另以生姜汁兑药服之，利于止呕。如此加味之巧思，看似平常，却难能可贵也。

2. 呕吐、泄泻　林某，50岁，患胃病已久。近来时常呕吐，胸间痞闷，一见食物便产生恶心感，有时勉强进食少许，有时食下即呕，口微燥，大便溏泄，一日2~3次，脉虚数。与干姜黄芩黄连人参汤。处方：潞党参15g，北干姜9g，黄芩6g，黄连4.5g。水煎分4次服。本案属上热下寒，如单用苦寒，必致下泄更甚；单用辛热，必致口燥、呕吐增剧。因此只宜寒热苦辛并用，调和其上下阴阳。又因素来胃虚，且脉虚弱，故以潞党参甘温为君，扶其中气。药液不冷不热分4次服，是含"少少与微和之"之意。因胸间痞闷热格，如果顿服，虑药被拒不入。服1剂后，呕吐泄泻均愈。因病者中寒为本，上热为标；现标已愈，应扶其本，乃仿《内经》"寒淫于内，治以甘热"之旨，嘱病者购生姜、红枣各1斤，切碎和捣，于每日三餐蒸饭时，量取一酒盏，置米上蒸熟，饭后服食。取生姜辛热散寒和胃气，大枣甘温健脾补中，置米上蒸熟，是取得谷气而养中土。服一疗程后，胃病几瘥大半，食欲大振。后病者又照法服用一疗程，胃病因而获愈。（《伤寒汇要分析》）

编者按：患者因胃病已久，中虚不运，脾气当升不升，胃气当降不降，上下阻格，遂发呕吐、胸闷、泄泻，脉虚数。此与《伤寒论》"寒格吐利证"病机相同，故投干姜黄芩黄连人参汤可效。此外，本案善后调治之方尤妙，补中健胃，药简力专，切勿忽之。

【临证指要】干姜芩连汤可用于治疗急性胃炎、慢性胃炎、肠炎、痢疾、泄泻等病症，属寒热格拒，或寒热夹杂者。

【实验研究】该方治疗寒热错杂型糖尿病胃轻瘫疗效确切，有较好的促胃动力作用，能提高胃排空率，降糖。

旋覆代赭汤

【原文温习】伤寒发汗，若吐，若下，解后，心下痞硬，噫气不除者，旋覆代赭汤主之。（161）

旋覆代赭汤方：旋覆花三两，人参二两，生姜五两，代赭一两，甘草三两（炙），半夏半升（洗），大枣十二枚（擘）。上七味，以水一斗，煮取六升，去滓，再煎取三升，温服一升，日三服。

【医案精选】

1. **痰饮** 谷之不入，非胃之不纳，有痰饮以阻之耳。是当以下气降痰为法。代赭之用，先得我心矣。旋覆代赭汤。（《增评柳选四家医案·尤在泾医案》）

诒按：识既老当，笔亦爽健。

邓评：功夫纯熟，自能意到笔随。

2. **噫气，呕吐** 喻嘉言治倪庆病膈气，十四日粒米不入口，始吐清水，次吐绿水，次吐黑水，次吐臭水，呼吸将绝，医已歇手。喻适诊之，许以可救，渠家不信。喻曰："尽今日昼夜先服理中汤六剂，不令其绝，来早转方，一剂全安。"渠家曰："今已滴水不食，安能服药六剂？"曰："但得此等甘温入口，必喜而再服也。"渠诸子或庠或弇，颇识理析，金曰："既有妙方，何不即投？必先与理中，此何意也？"曰："《金匮》云，病患噫气不除者，旋覆代赭石汤主之。吾于此病分别用之者有二道：一者以黑水为胃底之水，臭水为肠中之水，此水且去，则胃中之津液，久已不存，不敢用半夏以燥其胃也。一者以将绝之气，止存一丝，以代赭坠之，恐其立断，先用理中，然后代赭得以建奇奏绩，一时之深心，即同千古之已试也。及简仲景方，见方中只用炮姜，而不用干姜，又谓干姜比半夏更燥，而不敢用。曰今所噫者，下焦之气也，所呕者，肠中之水也。阴乘阳位，加以日久不食，诸多蛔虫，必上居膈间，非干姜之辣，则蛔不下转，而上气亦不必下转，妙处正在此，君曷可泥哉？"服之果再索药，三剂后能言，云内气稍接。但恐太急，俟天明再服，后日转方为妥。次早旁议交沮，后三剂不肯服矣。乃持前药一盏，勉令服之。曰："立地转方，顷刻见效何如？"乃用旋覆花一味煎汤，调代赭石末二匙与之。才入口，病者曰："好药，吾气已转入丹田矣。"二剂胸腹顿爽，已有起色。因触冷气复呕，与前药立止。思粥，令食半盏，饥甚竟食二盏，少顷已食六盏。复呕，与前药立止。又因动怒，以物击婢复呕，与前药立止。以后不复呕，但精神困倦之极，服补药二十剂，丸药一斤，将息二月，始能出门，方悔从前少服理中二剂耳。（《续名医类案·卷十三·膈》）

编者按： 此案以医者与病家之问与答，阐述病变之机，用药之巧。处方先服理中汤甘温补虚，转方再用旋覆代赭汤治噎止呕。用方之巧思，只选方中主药二味，其中奥妙，非深究药理不可。

3. 呃逆（膈肌痉挛）

（1）殷某，女，50岁。初诊：1983年5月12日。主诉：患者有呃逆病史10余年，每因情志不乐而发作。上月已发三次，今又作。曾行胃食管钡餐检查，未发现器质性病变。诊查：顷诊，呃逆嗳气频作，甚则呕吐，胸臆闷不舒，口干，脉细滑，苔薄。辨证：证属肝气横逆，脾胃受制。治法：拟平肝和中降气法。处方：制半夏12g，太子参10g，旋覆花9g（包煎），沉香片1.2g（后入），降香4.5g（后入），制香附9g，代赭石18g（先煎），炒枳壳9g，云茯苓10g，白蒺藜10g。二诊：5月16日。服药4剂，呃逆得减，胸臆见舒，呕吐未作。余症同前，治守前法。前方加白芍12g，郁金6g。4剂。三诊：5月20日。呃逆已止，口干得减，胸臆稍有不舒，余无异常。舌脉如前，前方调整以巩固。处方：沉香片1.2g，广郁金8g，枳壳8g，旋覆花9g（包），半夏10g，太子参15g，云茯苓10g，白蒺藜10g，逍遥丸10g（吞）。7剂。（《中国现代名中医医案精华·张伯臾医案》）

原按： 本例呃逆发作与情志有关，并见胸臆痞闷，知为肝气横逆，胃受其制，胃气不得下降所致。故治疗立法从降胃气、泻肝郁着手，方取沉香降气散中的主药香附、沉香，合以旋覆代赭汤降胃气兼泄痰浊，另取白蒺藜平肝理气。张老体会，白蒺藜一味为泄肝和胃之佳品，凡肝郁犯胃所致之胃痛、呃逆、脘胀等证，用之皆有明显效果。再诊加白芍柔肝以治本。三诊去代赭石之重镇，加逍遥丸调畅气机，养肝健脾，扶正以防复发。

编者按： 本案辨证论治，以经方（旋覆代赭汤）与时方（沉香降气散）合用，既"降胃气"，又"泻肝郁"，再加一药两用"泻肝和胃之佳品"白蒺藜，切合病机，故十余年之呃逆很快取得疗效。非学识广博，经验丰富之良医老手，难有如此功夫！

（2）雷某，男，60余岁。半月前因急性腹泻而住院。经输液使用抗生素及痢特灵等治疗，7天后腹泻基本停止，止泻后第二天出现膈肌痉挛，呃逆不止，连声不断，持续十余天，服中西药多类，未见好转。之后，余一徒弟为其诊治，先后投以半夏厚朴汤、旋覆代赭汤、丁香柿蒂汤也未获疗效。邀余再诊，见此证确系久泻伤胃，中虚呃逆。按理用旋覆代赭汤适证无误，何以不效？余审其处方，无须再

加，只将其中党参 12g，改为人参 9g，令服一剂试之。服药当日呃逆即止。（《门纯德中医临证要录》）

原按： 此徒欲寻此理，余云：党参、人参性味虽相通，但主治确不相代，人参补虚之功，党参莫能及也，仲景所以治中虚者常用人参，是取其天地阴阳气血之全意，后人所用党参代之，若病无真虚则可，若真虚者莫及。今此老翁呃逆，系中虚为主。故汝之旋覆代赭汤治其不效，而吾之旋覆代赭汤示效当日。古云：精穷方术，必宗其原理；理法方药，必依其证而立。

编者按：《金匮要略》第十七篇有 3 条（7、22、23）论述哕病证治。"哕"自明代之后统称为"呃逆"，俗称"打嗝"。西医学认为是由于"膈肌痉挛"所致。《素问·宣明五气》曰："胃为气逆为哕。"上述治例，以旋覆代赭汤治疗呃逆，为研究经方者之常识，但"原按"所论该方用人参与党参区别之要，却是许多医者不明白的。门氏理论功底之深厚与临床经验之宝贵就此而彰显。

门氏还以旋覆代赭汤治疗下列病症：①胃虚痰阻诸证。即治疗胃虚痰阻之胃肠神经症、胃扩张、幽门梗阻。②噎膈、反胃重症。即治疗因胃气不足，津液亏乏，食管枯涩而致的噎膈反胃重症。先宜服大半夏汤一二剂，然后由此方收功。③嗳气、呕逆。即治疗久患胃、肠溃疡病，嗳气、呕逆，脉迟者。④心下痞满、噫气。即重病恢复期，心下痞满、噫气者。

4. 痞证，呕吐（慢性胃炎、神经性呕吐） 李某某，女性，60 岁。2004 年 3 月 6 日初诊：心下痞闷胀痛约 6 个月，伴恶心呕吐，食少纳差，倦怠乏力，面色萎黄，尿赤，便秘而十余日一行。经华北石油总医院、北京、天津等医院检查，诊断：慢性胃炎，神经性呕吐。给服诸多西药治疗罔效，他人介绍来诊，舌质淡苔薄略黄，脉弦缓。证为胃虚气逆，升降失和，治宜和胃降逆，化痰下气。处方以旋覆代赭汤加味：旋覆花 10g，代赭石 18g，清半夏 10g，党参 30g，甘草 10g，大枣 12 枚，生姜 15g，木香 10g，白芍 30g，枳壳 10g，焦三仙各 10g，日 1 剂，水煎 2 遍，合汁约 300ml，日 3 次温服。服药 3 剂，心下痞闷胀痛、恶心呕吐等症缓解，食少纳差、面色萎黄等如前，继用香砂六君子汤 6 剂调理而痊，至今无复发。（张顺启医案）

【临证指要】 旋覆代赭汤用于胃虚气逆、痰气交阻、升降失和所致慢性胃炎、神经性呕吐、膈肌痉挛、胃及十二指肠溃疡、幽门不全梗阻、胃扩张、胆道感染、食管癌等病症。

【实验研究】

1. 减轻化疗毒副反应 该方能够有效降低晚期胃癌患者的化疗毒副反应，可抑制化疗后白细胞和中性粒细胞的减少，缓解恶心呕吐以及便秘等症状。

2. 改善消化道功能 该方能治疗功能性消化不良，改善食管组织的舒缩功能，增强消化道蠕动功能。

3. 减轻反流性食管炎、保护胃黏膜　该方能抑制胃肠内容物的反流，促进胃黏膜的修复；且对反流性食管炎治疗作用最好。

4. 抗炎　该方可抑制食管组织及外周血中促炎因子，抑制反流性食管炎模型大鼠的食管黏膜损伤，并促进其恢复。

厚朴生姜半夏甘草人参汤

【原文温习】发汗后，腹胀满者，厚朴生姜半夏甘草人参汤主之。（66）

厚朴生姜半夏甘草人参汤方：厚朴半斤（炙，去皮），生姜半斤（切），半夏半升（洗），甘草二两（炙），人参一两。上五味，以水一斗，煮取三升，去滓。温服一升，日三服。

【医案精选】

1. 腹胀　叶某某，男，39岁，1977年8月10日就诊。患者行胃次全切除术后，恢复良好。唯出院后逐渐感觉脘腹痞满，嗳气频作，大便不畅，虽少食多餐以流质软食为主，亦感痞闷不饥，病情日渐明显。脉象细弱，舌白润，病者虽属手术之后腹胀满，但与《伤寒论》"发汗后，腹胀满"对照，病因虽不同，而病症相同，故用厚朴生姜半夏甘草人参汤加味论治：党参12g，法半夏9g，枳壳6g，厚朴9g，炙甘草6g，佛手片9g，广木香6g，生姜3g。服5剂后自觉气往下行，腹胀嗳气大减。继则服至20余剂，每隔1~2日服1剂，经2个多月，一切正常。1年后腹胀未发作，消化良好，体略发胖。（陈瑞春.《中医杂志》1977；6：35）

编者按：患者因术后中虚，气机壅滞，遂发脘腹痞胀，嗳气食少，苔白润，脉细弱等。故用辛开苦降之品调理气机，以消痞满；术后中虚，故用参、草补中益气，数药合用，共奏通补兼施之功。

2. 奔豚气，腹胀　杨某某，男，22岁，成都某大学在校生，2021年8月29日初诊。患者通过其姐代述：2天前开始自觉腹中有气从心下上冲至天突处，几分钟发作一次，嗳气后觉舒，腹胀，脐下亦有气攻冲感，被覆转矢气后好转，无食欲，大便量少，不畅不净气阻感，小便可。舌脉未见。根据《伤寒论》第66条"发汗后，腹胀满者，厚朴生姜半夏甘草人参汤主之"原方治之。药物：厚朴24g，生姜24g，清半夏9g，炙甘草6g，党参3g，5剂，中药配方颗粒。3日后微信代述，服药1剂，腹胀减轻一半，食欲恢复，继续服药，诸症豁然。（班光国医案）

编者按：此案未曾面诊，仅凭代诉，抓主症，辨病机，据原文主治要点而处方取得良效。取效之机理，在于方专药精。该方君药厚朴苦温，苦能降逆气，温能散结气；生姜与半夏合用为小半夏汤，此乃和胃降逆之专方良药；甘草与党参味甘补中以护正气。全方辛开苦降甘补，既以降胃气为主，又能升运脾气，中焦之气机因之调和，故诸症消除矣。

3. 腹部胀满、尿少便溏、面背水肿（慢性心衰、肾衰） 李某某，女，85岁，2022年7月26日初诊。其女儿来门诊代述：患者于4个月前因股骨头骨折术后卧床，导致"坠积性肺炎"，入住重症监护室（ICU）40余天，转普通病房后发热1个月，最高体温达40℃，应用多种抗生素后，体温渐趋正常。刻下：患者腹大如鼓（西医检查无腹水），面部虚浮，背部水肿，精神萎靡（鼻饲插管与气管切开），大便多（少者数次，多则十几次），小便少（24小时尿量100~200ml）。西医诊断：高血压、冠心病（支架植入）、心功能不全、肾功能不全（肌酐高）、低蛋白血症、贫血。西医束手，故求助于中医，期望缓解病情，延长寿命。视频望诊：面色苍白虚胖，舌淡苔白润。综合上述病情，考虑年老体衰，阳气衰微，水湿泛滥。处方：以茯苓四逆汤扶正助阳以治本，以茯苓导水汤利水以治标，两方各2剂，隔日交替服用。

7月28日复诊：服药后精神、听力及反应均有好转，但上述主诉症状无改善。我考虑去医院面诊，只有四诊合参才能详细地了解病情，从而更好地辨证论治。因此主动要求义务探视病人，家属喜出望外。诊脉弦细略滑（笔者几十年的经验：高血压肯定脉弦，其脉细为虚象，滑主脾虚而痰盛），双足趺阳脉切按不清（此脾胃气衰也），下肢微肿，腹部胀大而松软如揉面（为脾虚特点）。其他症状如前家属所述。家属反复说"肚子这么大"，能否用中药治疗？此时想到《伤寒论》曰："发汗后，腹胀满者，厚朴生姜半夏甘草人参汤主之。"因此处方：厚朴40g，生姜15g，清半夏20g，炙甘草10g，人参10g。3剂，为颗粒剂，每剂2袋。服法：上午、下午与晚上各服药1袋，病情如有变化，随时沟通。服3次颗粒后，白天及夜里汗出淋漓，湿透衣被。但伴见小便量增多（尿量由约100ml增加为500ml），大便次数减少变稠，吐痰增多，面部与后背水肿明显消减，精神进一步好转。医生查房发现患者面部、背部水肿明显减轻，直呼不可思议！告之家属，减少用量，改为一日2袋，服完后，又守方加浮小麦30g以养心敛汗，2剂，水煎服，汗出减少，病情稳定。考虑患者病情为心脾肾阳气虚衰之本虚为主，改拟归脾汤益气健脾，水煎剂，白日服；理中汤加附子温补脾肾，少佐诃子涩肠固脱，颗粒剂，晚上服。如上着重补虚，病情日趋好转。（吕志杰医案）

编者按： 服用上方后，为何汗大出，病症明显减轻呢？方中厚朴半斤，生姜半斤，剂量最大，可知厚朴生姜在方中所起作用最大。生姜乃散寒化饮的常用药，而厚朴是否也有发散之力呢？如此，则必须求索于《神农本草经》。《本经》曰厚朴"主中风，伤寒，头痛，寒热"，所主乃三阳表证。可见《本经》所载厚朴的功能主治，乃取其温散之力也。刘潜江说："草木或四时不凋者，或得于纯阴，或得于纯阳。如厚朴则所谓纯阳者，故取木皮为用，而气味苦辛，色性赤烈也。夫味之苦者，应于花赤皮紫，是味归形也；形色紫赤者，应于气温，是形归气也。苦能下泄，然苦从乎温，则不下而为温散，若苦从乎寒，则直下泄，如枳实是已。"如此分析，法乎自然物化之性，本草气味相合之妙。诸如《伤寒论》之桂枝加厚朴杏子汤证、厚朴生姜半夏甘草人参汤证，《金匮》之厚朴麻黄汤证、厚朴七物汤证等4方证，均为表里同病。那么，为何表里同病以厚朴为君，或加用厚朴呢？《本经疏证》解答说："此厚朴不必治伤寒、中风，而伤寒、中风内外牵连者，必不可无厚朴，此所以推为首功欤！"真是一语中的。当然，厚朴不仅适应于表里同病证候，据《名医别录》所述，厚朴还适应于里病气机壅实证。明白了上述古圣先贤对厚朴之功效特点的精辟论述，自能领悟患者服药后汗大出而诸症改善之机理。由此可知，要想学好中药，必须要攻读《本经》，并博采历代本草学家对中药的独到见解。还有三点尚须明确：

第一，近十几年来，笔者的临床经验证实，重症心衰而下肢肿甚，中医辨证为心脾肾阳虚水肿者，以茯苓四逆汤（茯苓60g，人参15g，炮附子20g，干姜15g，炙甘草10g。上述剂量可适当增减）原方，或适当加味（加味不可多）治之，温阳利水（强心利尿）的疗效肯定，能救治西医西药几乎束手无策的危重病人。那么要问：为何该患者用之却疗效不佳呢？这是下面要明确的。

第二，为何服用了厚朴生姜半夏甘草人参汤后，汗大出而肿消，且诸症减轻呢？经曰："诸有水者，腰以下肿，当利小便；腰以上肿，当发汗乃愈。"（《金匮要略》水气病篇第18条）。如此经典之论，令人省悟。用该方本为利腹气以消胀满为主，反而起到了发汗消胀之功。如此治此愈彼"东方不亮西方亮"之奇效，并非偶然，偶然性中存在着必然性。如此哲理，亦即中医学无与伦比的理论特色，谁说中医只是经验，没有理论，此不学无术之辈也。

第三，患者年龄较大，众病缠身，且重症监护、各种营养支持40余日，正气虚衰可见一斑。假如初诊即用本方，则不一定能够取得如此良效，正所谓"神不使也"（《素问·汤液醪醴论》），故初诊之茯苓四逆汤的使用，虽然主诉症状未见缓解，但从"精神、听力及反应均有好转"来看，茯苓四逆汤方的使用对正气虚衰、神气衰弱之病机起到了很好的治疗作用，提振了正气，恢复了精神，为后续厚朴生姜半夏甘草人参汤神效的取得，奠定了坚实的基础。

【实验研究】该方结合针刺胃俞募穴治疗糖尿病胃轻瘫疗效显著，能减轻患者上腹疼痛、脘腹胀满、早饱、恶心呕吐症状，缩短胃排空时间，提升胃排空率。

小陷胸汤

【原文温习】小结胸病，正在心下，按之则痛，脉浮滑者，小陷胸汤主之。（138）

小陷胸汤方：黄连一两，半夏半升（洗），瓜蒌实大者一枚。上三味，以水六升，先煮瓜蒌，取三升，去滓，内诸药，煮取二升，去滓，分温三服。

【医案精选】

1. 结胸病

（1）孙某某，女，58岁。胃脘作痛，按之则痛甚，其疼痛之处向外鼓起一包，大如鸡卵，濡软不硬。患者恐为癌变，急到医院做X光钡餐透视，因需排队等候，心急如火，乃请中医治疗。切其脉弦滑有力，舌苔白中带滑。问其饮食、二便，皆为正常。刘老辨为痰热内凝，脉络瘀滞之证。为疏小陷胸汤：糖瓜蒌30g，黄连9g，半夏10g。此方共服3剂，大便解下许多黄色黏液，胃脘之痛立止，鼓起之包遂消，病愈。（《刘渡舟临证验案精选》）

原按："心下"，指胃脘。观本案脉证，正为痰热之邪结于胃脘，不蔓不枝的小结胸证。故治用小陷胸汤，以清热涤痰，活络开结。方中瓜蒌实甘寒滑润，清热涤痰、宽胸利肠，并能疏通血脉；黄连苦寒，清泄心胃之热；半夏辛温，涤痰化饮散结。三药配伍，使痰热各自分消，顺肠下行，而去其结滞。刘老认为：瓜蒌实在本方起主要作用，其量宜大，并且先煎。服本方后，大便泻下黄色黏涎，乃是痰涎下出的现象。本方可用于治疗急性胃炎、渗出性胸膜炎、支气管肺炎等属痰热凝结者。若兼见少阳证胸胁苦满者，可与小柴胡汤合方，效如桴鼓。

（2）我校王某的爱人，母某，在大同某医院住院，一天半夜十二点左右，请我去医院看病。当时患者仰卧着，一天没有进食，脉搏细弱的几乎无法触及，患者用双手抓搔胸口，难受得很。我当时用的就是小陷胸汤：瓜蒌五钱，黄连二钱，半夏三钱。服药后2小时，诸症消失。（《门纯德中医临证要录》）

原按：小陷胸汤所治就是胸脯的中下部、胃脘以上这个部位的憋胀难受，欲吐又不吐之证。我反复强调，不要画蛇添足，如在小陷胸汤中加厚朴等药，则起不了小陷胸汤的作用。

编者按：上述治例疗效之著，可谓神效！林亿等在《金匮要略方论·序》中说："尝以对方证对者，施之于人，其效若神。"这是当时医者运用经方的真实写照，也是古今诸多医家运用经方的共同经验。笔者临证亦有如此案例，才对"其效若神"深信不疑。因此，总结历代经方家运用经方的"三个境界"，首要者，即"方证相对，即用原方"。这就是上述治例之抓主症特点与门氏"原按"强调的经方不可随意加减之意。当然，经方并非不可加减，本集笔者将仲景书之全部经方编辑成"类方"，即求索仲景"观其脉证，知犯何逆，随证治之"之大经大法。因此，总结运用经方的第二个境界，为"随证加减，活用经方"。第三个境界则为后世名家师法经方，发挥用之，创新思路，自行立方，即"善师古法，创立新方"。如此"新方"，统称为"时方"。时方与经方的"血缘关系"，不可不知。

2. 胃脘痛

（1）杨某某，男，45岁。主诉：患者素嗜酒，长期在高温车间工作，又兼饥饱不时，久之遂成胃痛。一日胃痛发作，数天不止，辗转不安。诊查：心下灼热疼痛不可按。口渴尿黄，便溏不爽，呕恶食不下，口中秽气逼人，苔黄厚腻，脉滑而数。辨证、治法：前医所处方，率多广皮、木香、香附、良姜、枳壳之属。予小陷胸汤，药仅半夏、黄连、全瓜蒌三味，连服五剂，痛遂止，苔退后渐渐进食。此后每于发病时，自用此方药二三剂，即可缓解。其他胃痛患者，服他药不效转用此方而愈者亦不少。因此号称"胃痛三味方"，遂广为流传。（《中国现代名中医医案精华·欧阳琦医案》）

原按：痰热互结中上二焦，用小陷胸汤，实属药简功宏。《伤寒论》所谓小结胸证"正在心下，脉浮滑，按之则痛"，实即指胃痛之属于热证者。既属热证，一般辛温行气之药自非所宜。

（2）安某某，女，50岁。初诊：1983年6月20日。主诉：近四十天来，胸骨后及胃脘部胀痛，胸骨后有灼热感，吞咽时有梗噎感，伴嗳气、恶心、泛酸，时呕吐出食物，纳食差，大便秘结。进寒冷食物时疼痛加剧，周身疲乏无力，经用中西药治疗无明显效果。诊查：现面色无华，舌质淡红、舌苔薄黄，脉弦滑略数，经钡餐透视检查诊为可复性食管裂孔疝，反流性食管炎。辨证：肝胃不和，痰热互结。治法：宽胸理气，涤痰开结。以小陷胸汤加味。处方：炒川连5g，清半夏5g，全瓜蒌20g，厚朴花5g，制香附10g，砂仁壳5g，紫丹参10g，台乌药10g，大刀豆10g。二诊：服上方药1剂，即觉胸骨后烧灼感减轻，进食也较前顺利，效不更方，加重剂量，3剂。处方：川连10g，清半夏10g，全瓜蒌30g，厚朴花10g，制香附10g，砂仁壳6g，紫丹参10g，台乌药10g，大刀豆12g。三诊：胸骨后烧灼感已明显好转，进食亦顺利，上腹胀疼及嗳气、泛酸等症均明显减轻。原方去大刀豆，7剂。四诊：诸症均已消失，一般情况好，再服上方药3剂。1个月后做上消化道钡餐透视检查：已正常。（《中国现代名中医医案精华·何世英医案》）

原按：此例胃脘胀痛，并有胸骨后食管灼热疼痛，舌苔薄黄，脉滑略数，显系内有郁热。小陷胸汤为清热化痰消结之方，又加理气活血等品，使气降热清而痰消，故诸症均除，钡餐检查也证实病变已消失。

编者按：上述治胃脘痛二案，案一为典型的小陷胸汤证，故原方治之，疗效显著；案二是不典型的小陷胸汤证，适当加味，疗效亦佳。这就体现了用好经方的两个原则：方证相对，即用原方；随证加减，活用经方。

3. 吐血（食管憩室） 小陷胸汤主治的病变部位在心胸及胃脘部，症见痞满闷胀，按之疼痛或有黄稠痰，舌苔黄腻。临床凡具有上述症状，或者其病机为痰热交阻者，均可以用小陷胸汤治疗。笔者试用本方治疗痰热互结的吐血获取良效。病者女性，45岁，3天前因中上腹部不适，隐隐疼痛而呕吐，初起为呕吐胃内容物或见有黄色黏稠液体，以后呕吐次数增多，每日2~3次，呕吐物内见有血液，少量汗出，口干不欲多饮，脉濡滑，舌红苔根黄腻。来院心电图检查排除心脏疾患，胃镜检查发现有"食管下端憩室"。拟诊为痰热交阻，灼伤血络，胃失和降，取清热化痰，降逆宁络之法，处方：黄连6g，姜半夏10g，全瓜蒌15g。服药5剂病人复诊，说药后呕吐好转，但胃脘部仍有不适感，续用六君子汤合小陷胸汤加减而愈。另外，笔者也常用小陷胸汤治疗痰热互结的慢性支气管炎急性发作的病例，也能起到痰咯喘平的效果。（李家榕.《中国中医急症》1995；5：220）

编者按： 本案吐血之成因为痰热交阻，以小陷胸汤治之而获效，为治病求因之法也。

【临证指要】小陷胸汤为主方或适当加味，主治痰热互结于中。症见心下痞，按之痛，或不按亦痛，脉浮滑或滑数，舌苔黄腻为特点的胃病（急性胃炎、慢性胃炎、胃与十二指肠溃疡、胃窦炎、胃神经症）等杂病以及温病。

【实验研究】

1. 抗动脉粥样硬化 该方能抑制 Akt/mTOR 通路，降低血脂，从而发挥抗动脉粥样硬化的作用。

2. 抗炎、保护血管内皮 该方能降低主动脉组织中促炎因子的含量，抑制高脂血症（HLP）的发展，对小鼠血管内皮具有保护作用。

3. 调节免疫 该方可降低 HLP 小鼠血脂水平，减轻机体炎症反应，并提高免疫功能。

4. 抗肿瘤 该方通过调节胃癌的侵袭、转移和上皮间质转化，能预防和治疗胃癌。

类方串解

本章共10首方剂，所治病证多以正虚邪陷的脾胃病变为主要病机，以心下痞满为主要症状，以调中消痞为大法。由于具体病因病机、临床表现有所不同，故具体治法、处方有别。归纳如下：

1. 辛开苦降、补中消痞法 此为调补中焦脾胃之大法。脾气当升不升，宜用辛开升运之品，如干姜、半夏；胃气当降不降，宜用苦降泄下之药，如黄芩、黄连；中焦脾胃之虚，宜用甘味药物补之，阳气虚者宜用人参、炙甘草、大枣等甘温之类，阴血亏者宜用麦冬、百合等甘寒之类。半夏泻心汤乃针对脾胃气虚、寒热互结之"心下痞"而设。若"水气"较重者，当以生姜为君散之，故曰生姜泻心汤。若"胃中虚"为甚者，当重用炙甘草为君补之，故曰甘草泻心汤。还有如上热中寒的黄连汤证、寒热格拒的干姜黄芩黄连人参汤证、脾虚气滞的厚朴生姜半夏甘草人参汤证等，皆不外辛开苦降补中法，唯病情有所不同，故方药有所出入。

2. 辛开苦降、涤痰消痞法　方如小陷胸汤。

3. 降逆补中消痞法　方如旋覆代赭汤。

4. 苦寒泄热消痞法　方如大黄黄连泻心汤。

5. 苦寒泄热消痞与辛热助阳固表并用法　方如附子泻心汤。

第十四章　五苓散类——利水剂

凡以甘淡渗利药物为主组成，具有通利小便、利水渗湿作用，用以治疗津气不化，水湿内停所导致的水肿、小便不利及痰饮等病证的一类方剂，统称为利水剂。属"八法"中"消"法的范畴。

《素问·汤液醪醴论》指出："平治于权衡，去宛陈莝，……开鬼门，洁净府。"利水属"洁净府"之法，常用茯苓、泽泻、猪苓等利水渗湿药物组成方剂，代表方剂如五苓散、苓桂术甘汤等。

津液不化，水湿内停，可由外邪不解，内传膀胱，膀胱气化不利所致，或因内伤，肺脾肾功能失调，水液停蓄而成。故本节病证可见于外感病及内伤杂病，包括膀胱蓄水证、水气病、痰饮病、小便不利及泄泻等。

本类病证的形成，多因肺、脾、肾功能失调，膀胱气化不利所致，故治疗上需联系有关脏腑，辨证论治，注意温运阳气，使"气化则湿亦化"。由于本类方多由甘淡渗利之品组成，易于耗伤阴津，故对素体阴虚津亏及病后体弱者慎用；滑利之品，有碍胎气，故孕妇亦当慎用。

五苓散

【原文温习】太阳病，发汗后，大汗出，胃中干，烦躁不得眠，欲得饮水者，少少与饮之，令胃气和则愈；若脉浮，小便不利，微热消渴者，五苓散主之。(71)

五苓散方：猪苓十八铢（去皮），泽泻一两六铢，白术十八铢，茯苓十八铢，桂枝半两（去皮）。上五味，捣为散，以白饮，和服方寸匕，日三服。多饮暖水，汗出愈。如法将息。

编者按：本条把发汗后引发的两种变证并列：一为"胃中干"（发汗伤津之故）而渴欲饮水，与水则愈；一为水蓄于下而"消渴"，利水则愈。同一口渴症而治法不同，其前者为生理现象，为善后调理法；后者为病理表现，应辨证论治。

《伤寒论》本条与下文第72、73、74条及后文第141、156、244、386条等，都是论述或涉及五苓散证，以本方主治太阳蓄水证、水逆证等。在《金匮》第十二篇第31条，则以五苓散治疗痰饮病"脐下悸，吐涎沫而癫眩"者。综合《伤寒杂病论》五苓散证可知，本方证以蓄水证为病机要点，而表证则为或然证。

【方歌】

二苓白术五苓散，重用泽泻桂为半；

太阳蓄水水逆证，通阳化气利小便。

【医案精选】

一、伤寒

1. 伤风寒而腹泻

（1）王成三患伤风，腹泻百二十来度。五苓散加白术三钱，前胡八分，羌活一钱（风能胜湿），苍术二钱，神曲（炒）一钱。（《名医类案·卷一·伤风》）

（2）吴亮年六十三岁，患伤寒，发热头痛，泄泻。一日一夜，二三十度，五苓散加白术、神曲、芍药、砂仁各一钱，服之愈。（《名医类案·卷一·伤寒》）

编者按：五苓散中有白术，这古代良医不会不知道。所说"五苓散加白术"，想必五苓散为散剂，加重白术之剂量，以着重治腹泻，即健脾利小便以实大便也。古之医案论述要简略精要，读者应善自领悟。

2. 水逆证　友人王晓同寓云中，一仆十九岁，患伤寒发热，饮食下咽，少顷尽吐，喜饮凉水，入咽亦吐，号叫不定，脉洪大浮滑，此水逆证。投五苓散而愈。（《名医类案·卷一·伤寒》）

3. 二便不通　一卒伤寒，大小便不通，予与五苓散而皆通。五苓固利小便矣，而大便亦通者，津液生故也。或小便通而大便尚不通，宜用蜜煎法导。（《续名医类案·卷一·伤寒》）

4. 太阳伤寒误下变证　沈明生治叶惟和室，月夜探亲，其母留之食，时春寒犹峭，归途即觉肌寒懔懔。次早复当窗梳栉，重感于邪，无热恶寒，胸膈填闷。一医见其肌表无热，竟作食伤太阴主治，遽用大黄下之，不特不更衣，反致水道闭涩。尤可异者，白物腥秽如膏淋之状，从大肠来，绵绵不绝，渐至肌体萎弱，骨立难支。诊之，脉沉而涩，虚寒可知，计唯有温中益元之法。然虑大便尚结，小水未行，或有增满之患。遂先用五苓散倍加肉桂，一服而水道果通，再服而宿垢并下。嗣用附子理中汤三四剂，后白物渐止。更以十全大补，调理一月而安。夫白淫白沃，载在灵兰之典，皆指前窍中来，今乃转移于后，何也？盖此病始终是一寒症，初因食在胃脘之上，火衰不能熟腐，而反下之太早，则有形之物不能即降，而无形之寒抑遏于阑门之际，遂致清浊混淆，涓涓不息，似乎淋带，而实非淋带也。今先以五苓分利阴阳，而倍肉桂，使寒随溺泄，上下宣通。继以理中之剂，撤其余邪，鼓其阳气，令脾土湿燥，而浊流有制，宜其效如桴鼓也。夫始用行大便之药，大便不行，并致小便赤涩。今用利小便之药，小便即利，并致大便亦通，其得失为何如哉。（《续名医类案·卷二十三·妇人症·交肠》）

二、杂病

（一）内科病

1. 霍乱 江应宿治一妇人，六月中旬，病霍乱，吐泻转筋。一医投藿香正气散，加烦躁面赤，揭衣卧地。予诊视，脉虚无力，身热引饮，此得之伤暑，宜辛甘大寒之剂，泻其火热。以五苓散加滑石、石膏，吐泻定，再与桂苓甘露饮而愈（凡治霍乱，俱要辛热寒凉并用）。（《名医类案·卷四·霍乱》）

2. 癃闭 程仁甫治孚潭汪尚新之父，年五十余，六月间，忽小便不通，更数医，已五日矣。予诊其六脉沉而细，曰："夏月伏阴在内，因用冷水凉药过多，气不化而愈不通矣。用五苓散倍加肉桂（桂属龙火，使助其化也）。"外用葱白煎水热洗，一剂顿通。（《名医类案·卷九·淋闭》）

编者按： 此案治病求因（因冰水凉药过多），因时辨证（夏月伏阴在内），以脉定证（六脉沉细）。用五苓散加肉桂通阳利水，重在温里；葱白煎水热洗，意在温表，表里阳气通畅，气血周流，三焦"水道出焉"，故一剂小便顿通。可见方证相对，疗效则如《灵枢·九针十二原》一连串形象的比喻："夫五脏之有疾也，譬犹刺也，犹污也，犹结也，犹闭也。刺虽久，犹可拔也；污虽久，犹可雪也；结虽久，犹可解也；闭虽久，犹可决也。或言久疾之不可取（治）者，非其说也（即其说非也。为主谓倒装句）……言不可治者，未得其术也。"

3. 停饮 一妇患时疫，饮水过多，心下坚痞，咳逆倚息，短气不卧，诸药无效。作停饮治之，进以五苓散一剂而安。（《续名医类案·卷十四·呃逆》）

4. 呃逆 老仆王忠妇呕逆呃气，几无宁刻。脉之，右寸独大，余脉虚微。此中州土败，水气不行，五阳不布，浊阴上逆也。与五苓散一剂。此肝邪夹水气上逆也，五苓利水，中有桂以制肝，故速愈。服后一时许吐逆顿止，再与附桂理中汤连服之，明日两脉向和，呃逆亦止。微觉倦怠，与加桂理中汤，四五剂而安。（《续名医类案·卷十四·呃逆》）

编者按： 当今医者，皆知柴胡疏肝，却不知桂枝可"制肝"。所以然者，以其味辛，辛以散结也。《名医别录》曰桂枝主治"胁风、胁痛，温筋通脉"，可知其功。

5. 蓄水证 何某某，男，54岁，农民。春季，复修江堤，气候甚暖，上午劳动口渴，肆饮凉水；下午天气骤变，又冒风雨，旋即发热汗出，口微渴，肢软神疲，延医诊治，与银翘散加减，表热稍减，渴反转增，口不离杯，犹难解渴。医又与白虎汤加生津等药，非唯口渴不减，且见饮水即吐，胸闭气喘。遂更他医，与行气宽胸、清热止吐之剂，仍无寸效。如期六七日，乃邀余治。脉微浮有力，舌苔微黄而润，身热不扬，面容暗淡，气促胸闭，随饮随吐。询其二便，小便短赤，大便如常；询其饮食，稍进干食，尚不作呕。细推此证，虽似实热，实为蓄水，否则干食何由能纳？《伤寒论》云："渴欲饮水，水入则吐者，名曰水逆。"正属斯病。且《内经》云："劳则气耗，热则气散。"其始劳动口渴，大饮凉水，体内气化，先已有亏；继而保护失宜，更冒风雨，体表欠和，致使元真之气不能化水成津，故渴欲饮水，饮不解渴，更以旧水不行，新水难入，故水入即吐而干食能纳。前服银翘疏解，辛凉散热，有伤体气；白虎生津，甘寒腻滞，抑遏胸阳；行气清热，苦辛开泄，耗损中气，俱非中的之方，无怪愈医愈变。此际化气行水，自为正法，然身热不扬，犹有表湿，拟五苓散改白术为苍术，表里兼顾，处方：桂枝6g，炒苍术9g，猪苓6g，泽泻9g，云苓9g。一服即瘥。(《湖北中医医案选集》第一辑)

编者按： 患者初因劳作伤阳，暴饮留中，继又触冒风雨，新凉外加，致使体热不得泄越，水热相搏，影响膀胱气化，形成蓄水重证。银翘、白虎俱与病机不合，故药效难期。五苓化气行水，切合病机，故其应如响。

6. 水肿 金某某，女，52岁。1992年1月15日就诊。主诉：下肢浮肿，按之凹陷不起，时轻时重，小便不利，色如浓茶，排尿时足跟麻木，口渴，胸闷，气上冲咽，腰酸，困倦无力，时发头晕等。舌体胖大、苔白，脉弦无力。刘老辨为气虚受湿，膀胱气化不利，水湿内蓄之证。治应补气通阳，化湿利水。拟春泽汤：茯苓30g，猪苓20g，白术10g，泽泻20g，桂枝12g，党参12g。服3剂，小便畅利，下肢之浮肿随之消退，口渴与上冲之症皆愈。转方党参加至15g，又服5剂，肿消溲利，诸症若失。(《刘渡舟临证验案精选》)

原按： 《素问·灵兰秘典论》曰："膀胱者，州都之官，津液藏焉，气化则能出矣。"气化不及，水蓄于州都，则上不能润而口渴，下不能通而小便不利。水气内蓄，代谢不利，导致下肢浮肿。春泽汤转载于《医方集解》，为"气虚伤湿，渴而小便不利"设。方用五苓散洁净府以通足太阳之气，渗利水湿从小便而出；加党参者，补益脾肺之气，复振气化之机，则水能化气，输布津液于周身。

编者按： 五苓散为治疗蓄水证、水逆证而设。古今医家扩大了五苓散的应用范围，用于治疗内、妇、儿、五官等各科病证水液代谢失常者。五苓散之所以能够治疗水液代谢失常所致的诸病，主要在于本方的利水作用。现代实验研究已证实，五苓散的利尿作用缓和而持久，并有整体调节作用。

7. 奔豚气，水痫 王某某，男，18岁。主诉：患癫痫，虽屡用苯妥英钠等抗癫痫药物，不能控制发作。自述发病前感觉有一股气从下往上冲逆，至胃则呕，至心胸则烦闷不堪，上至头则晕厥，不省人事。少顷，气下行则苏醒，小便少而频数。诊查：其脉沉，舌淡嫩，苔白润滑。辨证：太阳膀胱蓄水，水气上逆，冒蔽清阳之"水痫"。治法：利水下气，通阳消阴。处方：茯苓30g，泽泻12g，猪苓10g，白术10g，桂枝10g，肉桂3g。服药3次，病发次数见减，小便通利，继服

药 6 付，病除。（《中国现代名中医医案精华·刘渡舟医案》）

原按：水气之为病，范围广泛，表现多样。五苓散为仲景治蓄水症之要方，其功能化气行水，表里两解。而本病非表邪所致，但亦水气上逆，冒蔽清阳为患。再加肉桂则温化之力更强。于癫痫治疗，别开生面。

编者按：水病，以五苓散治之，《金匮要略》痰饮咳嗽病篇第 31 条已述之，曰："假令瘦人脐下有悸，吐涎沫而癫眩，此水也，五苓散主之。"对"癫眩"有不同解释，一种理解即认为是癫痫病。本案以五苓散治之，三剂减，六剂愈。如此良效的关键是辨证选方准确。辨证之关键是"舌淡嫩，苔白润滑"，为典型水湿内盛之象，其脉沉亦主水潜于下。癫痫是一种发作性疾病，治愈较难。故本案患者是否治愈，尚需随访。

（二）妇科病

1. 妊娠水肿　一妇年三十八，妊娠水肿，以鲤鱼汤加五苓散、人参，湿加苍术一钱，厚朴、陈皮五分，萝卜子、炒车前子、滑石各一钱，作一帖。若喘急，加苦葶苈，小便不利，加木通、灯草，甚者车前子、浚川散，其湿毒自消。防己治腰以下湿热肿，如内伤胃弱者，不可用也。（《名医类案·卷十一·妇人症·胎水胎肿》）

编者按：此案以鲤鱼汤配合五苓散适当加味，用治妊娠水肿的经验切实可法。

2. 阴痒　李姓媪，年五十余，阴道奇痒，多处治无效。其女曰曾患糖尿病，今糖尿病减轻，痒症未愈反而加重。诊其脉沉数有力，乃湿热下注，瘀而毒化也。尿当浊，问其果然。以五苓散加知柏、滑石、地骨皮、木通、贯众、木贼、蒺藜之类，煎汤服。三日后来复诊，曰症大减，仅溺时有微痛。其脉仍数而力减。仍与前方加减之，去白术改苍术，加土茯苓一两。竟愈。母女俱喜，余窃自思之，治病苟得其理，则难者亦易，若不求其理，而专泥古方，碰巧则效如桴鼓，碰不巧，则欲出无门矣。（《中国现代名中医医案精华·高式国医案》）

原按：本案阴痒因湿热循肝经下注阴器而发病，其辨证要点为阴部奇痒难忍，带下量多，色黄如脓。故本例用知柏、滑石、地骨皮、木通、茯苓、泽泻、猪苓等，清利湿热，杀虫止痒。

编者按：本案之疗效，主功不在五苓散，而在随证加味之药。录之于此，以备临证变通时参考。

（三）儿科病

1. 水痘泄泻溺涩

（1）一痘将靥（yè 液。本指脸上嘴旁酒窝儿，此指痘症已将干瘪），忽作泄泻，口渴饮水，小便短少，其痘胖壮红润，此内热也。用五苓散加黄芩、白芍，煎调益元散而愈。（《续名医类案·卷二十七·痘症·泄泻》）

编者按：泄泻伤津则渴饮、尿少，以五苓散利小便而实大便，辨证加入了清热益阴药更佳。

（2）一痘泄泻溺涩，此阴阳不分，五苓散加车、通而愈。（《续名医类案·卷二十七·痘症·便秘》）

编者按：泄泻而致溺涩，此水湿偏渗大肠也。五苓散加车前、通草，以利小便而实大便。

2. 囟填 杨某某，男，7月。初诊：1983年9月21日。主诉：上月初开始发热，大便泄利，小溲短少。诊查：现体温尚平，9月初囟门高突，纳呆作恶，神志清晰，大便干结，小溲仍少。面色萎黄，舌苔淡白。夜睡尚安。辨证、治法：证属肾阳不振，水饮阻结。治以五苓散加附子。处方：桂枝3g，米泔浸苍术9g，赤苓9g，猪苓9g，泽泻9g，淡附片6g，通草3g，炒谷芽9g。5剂药后小便通利，囟门已平，续以温化调治。（《中国现代名中医医案精华·董廷瑶医案》）

原按："囟填"即婴儿囟门凸起，古人有"解颅者，上下囟不合，乃肾气不足之故""囟肿者，脏腑不调，其气上冲，为之填胀囟突而高"之说。治疗当辨寒热虚实，热者用清热解毒法，虚者用健脾益气法。本例患儿辨证较特殊，考虑到患儿因发热以后大便泄利，小溲短少，囟门高突，是由于肾阳不振影响膀胱的气化功能，水蓄不行，故用五苓散加附子，温阳利水，水道利则囟填得以平软。（以上由陈家树整理）

编者按：本案小儿之"囟填"，为病症名，指囟门胀满或隆起如堆，即囟门突起。儿科良医董氏，对幼儿囟填，治之求因、求本，以五苓散加附子等，5剂而取效。注意，本病亦"当辨寒热虚实"，辨证准确，方药得当，才能取得良效。

3. 幼儿发热，下利气 某男，1岁。初诊：1969年9月。主诉：发热十余天，早上发热38.2℃，傍晚发热至39℃；口唇干燥，小便短少色黄。当地卫生所以中西药退热数天未见效。诊查：苔薄，指纹稍紫。治法：余主与麦冬、知母、花粉、甘草等生津清热药治疗。服药后热稍减而增泄利矢气，余遂本《金匮要略》"下利气者，当利其小便"之法，投以"五苓散"。处方：茯苓8g，白术5g，桂枝3g，泽泻5g，猪苓5g。服药1剂后小便即利而热亦退。（《中国现代名中医医案精华·李今庸医案》）

原按：患儿湿热壅遏，阻塞气机，膀胱气化不利，津液不能上奉，故下为小便短少色黄而上为口唇干燥。热邪为湿所恋而郁遏，故身体发热而指纹见紫色。湿热交结，湿不去则热不能退。其服生津清热药而增泄利矢气之证者，乃生津药助湿，湿盛气滞，故导致泄利而矢气。然用生津药虽为误，但其资助湿邪，却使湿病证候充分暴露，易于认识，亦属不坏之事。《金匮要略·呕吐哕下利病脉证治篇》谓"下利气者，当利其小便"。以五苓散化气利小便，使湿邪从小便而去，湿去热无所恋而亦消。湿去热消，气机来复，故诸症减退而病愈。

编者按：本案幼儿发热，辨证以利小便的五苓散治之，一剂而愈，真乃神奇之方也！其神者，就在于经方之精；其奇者，就在于辨证之准。而准确辨证的窍门，就在于熟悉经典原文，以触发思路。李今庸先生"原按"分析得句句入理，非潜心经典，学识渊博者，难有如此思辨之水平。

【临证指要】临床多种病症，凡具水停下焦气化不利的病机特点，皆可以五苓散治疗。另外，用本方治疗脑积水、精神性尿频、胃肠型感冒、汗证等，也有一定疗效。

【实验研究】

1. **调节糖脂代谢** 该方能够有效控制 2 型糖尿病小鼠的血糖水平，调节脂代谢，修复心肌损伤。能够抑制肝脂肪变性，促进糖异生。

2. **抗炎、利尿、减轻肾损伤** 该方能降低果糖代谢综合征小鼠的肝肾组织炎症损伤。通过下调肾脏 AQP1、AQP2、AQP3 的表达，能抑制水的重吸收，改善肾阳虚水肿大鼠的水肿状态，并减轻肾脏损伤。

3. **减轻脑水肿** 该方可增强缺血缺氧脑组织的能量供应，进而改善脑水肿程度，发挥脑保护作用。

4. **降压** 该方通过调控肾素 – 血管紧张素 – 醛固酮系统，能够降低血压。

5. **减轻心肌损伤** 该方可通过干预 AMI 小鼠心肌细胞的凋亡，发挥心脏保护作用。

6. **抗肾纤维化** 对腺嘌呤致肾间质纤维化模型大鼠，五苓散能降低 24 小时尿蛋白量、BUN、Cre，减轻肾间质纤维化程度，对肾脏组织结构损伤有改善作用。

7. **抑制肾结石** 该方能促进肾结石溶解，明显抑制尿中和肾组织中草酸钙晶体的形成，减轻肾脏损伤程度。

8. **抑制前列腺增生** 该方通过调节大鼠膀胱逼尿肌中胶原蛋白 I、III 的表达，能抑制前列腺增生，减轻膀胱逼尿肌损伤。

猪苓汤

【原文温习】若脉浮，发热，渴欲饮水，小便不利者，猪苓汤主之。（223）（十三·13）

阳明病，汗出多而渴者，不可与猪苓汤，以汗多胃中燥，猪苓汤复利其小便故也。（224）

少阴病，下利六七日，咳而呕渴，心烦不得眠者，猪苓汤主之。（319）

夫诸病在脏之，当随其所得而攻之。如渴者，与猪苓汤。余皆仿此。

　　猪苓汤方：猪苓（去皮）、茯苓、泽泻、阿胶、滑石（碎）各一两。上五味，以水四升，先煮四味，取二升，去滓，内阿胶烊消。温服七合，日三服。

【医案精选】

　　1. 痢疾　……一人阴虚发热，下痢不食，郭友三用猪苓汤、黄连阿胶汤而痊。张飞畴曰："世患阴虚下痢者颇多，未有不发热，不烦渴，不畏食，不见红，不夜甚者。盖阴气内亡，势必虚阳外扰，故治阴虚之痢，凉血死，攻积死，补气亦死。唯清解热毒，兼滋阴血，庶可保全。此用仲景少阴例中，救热存阴之法。"与《金匮》治产后下痢，虚极用白头翁加甘草阿胶汤不殊也。（《续名医类案·卷八·疟痢》）

　　2. 淋证（慢性肾盂肾炎）　高某某，女性，干部，患慢性肾盂肾炎，因体质较弱，抗病功能减退，长期反复发作，久治不愈。发作时有高热，头痛，腰酸，腰痛，食欲不振，尿意窘迫、排尿少、有不快与疼痛感。尿检查：混有脓球，上皮细胞，红、白细胞等；尿培养：有大肠埃希菌。中医诊断属淋病范畴。此为湿热侵入下焦。法宜清利下焦湿热。选张仲景《伤寒论》猪苓汤。因本方为治下焦蓄热之专剂。即书原方予服。处方：猪苓 12g，茯苓 12g，滑石 12g，泽泻 18g，阿胶 9g（烊化兑服）。水煎服 6 剂后，诸症即消失。（《岳美中医案集》）

　　原按：猪苓汤能疏泄湿浊之气而不留其郁滞，亦能滋润其真阴而不虑其枯燥，虽与五苓散同为利水之剂，一则用术、桂暖肾以行水，一则用滑石、阿胶以滋阴利水。日本医生更具体指出治"淋病脓血"；加车前子、大黄，更治尿血之重证。

　　3. 血淋（膀胱炎）　于某，男，30 岁。小便点滴而出且涩痛，化验为血尿（尿中有大量红细胞）。医院诊断为膀胱炎、尿道炎。找余治疗，先与服"八正散"汤4 剂。尿痛减轻，仍有血尿，后与猪苓汤 10 余剂，小便自利，血尿消失，化验尿中已无红细胞。（《门纯德中医临证要录》）

　　编者按：八正散为治疗淋证的常用方之一，治例服之"尿痛减轻，仍有血尿"，改用猪苓汤 10 余剂血尿消失。从文献报道之个案与数十例观察的结果可知，猪苓汤为治疗泌尿系统多种原因所致血尿的止血良方。下列门氏治例就是例证之一。

　　4. 血尿（肾结核）　兰某，男，45 岁。因肾结核血尿症，住某医院治疗月余，仍时轻时重，效果不佳，常腰痛、精神不振。后找余治疗。经服用猪苓汤加生山药18g，白茅根 10g，10 余剂，血尿止。（《门纯德中医临证要录》）

　　5. 石淋（泌尿系结石）

　　（1）施男，53 岁。初诊：1962 年 4 月 16 日。主诉：2 个月前开始右侧腰痛，尿血，经某医院 X 线摄片检查，发现右侧输尿管相当于第 3 腰椎之下缘处，有约 0.8cm×0.5cm 之结石阴影。同年 3 月，又进行泌尿系统静脉造影，结石下移至骨盆腔，距离输尿管口约 5cm，因来求诊。治法：疏以猪苓汤治之。处方：猪苓 10g，茯苓 10g，泽泻 12g，滑石 20g，阿胶 10g。二诊：5 月 2 日。前方药服 14 剂，小便血止，尿转短赤，仍腰痛。1 周前，腹部平片检查示结石位置未动，因改服如下方药。处方：金钱草 60g，滑石 15g，石韦 12g，冬葵子 10g，海金砂 12g，车前子 12g，泽泻 12g，茯苓 10g。上方药服近 20 剂，结石排出，诸症消失而痊愈。（《中国现代名中医医案精华·岳美中医案》）

原按：对于泌尿系统结石属于下焦湿热者，常用石韦散、八正散、猪苓汤等方剂治疗，虽均主在清利，但其用法各不相同。如湿热蕴蓄膀胱不甚，出现小便短赤、尿道灼热者，以石韦散为宜；若湿热较甚，不仅小便短赤或不通，大便亦秘者，当用八正散兼泻二阴；若湿热踞于下焦，灼伤阴络，尿血者，苦寒清利之品非其所宜，若勉为其用，必更损阴液，此时应以猪苓汤治之。二苓甘平，泽泻、滑石甘寒，清利湿热而不伤阴，阿胶养血止血而不碍清利。因此，例二、例三（本丛书该册省略了）湿热不盛，均以石韦散加减取效。而例一（本案）则用猪苓汤，迫血止阴复，而后再用石韦散加减收功。方剂必须辨证选用，恰如其分，方能奏效。

编者按：上述治验三则（只选取了一则），为名老中医之验案，疗效确切，值得学习。治验疗效，虽非全是猪苓汤之功，却讲述了泌尿系结石应用猪苓汤之适应证，并讲述了石韦散、八正散、猪苓汤三方之如何正确运用，经验之谈弥足珍贵。石韦散出自唐《外台秘要》引《古今录验方》，其原名为"瞿麦散"。后由宋《太平圣惠方》改录并加甘草，更名为"石韦散"。方药组成：去毛石韦二两，瞿麦一两，滑石五两，车前子三两，冬葵子二两。上为散，每服方寸匕（约 9g）。功效：引水泄热，排石通淋。必须要明白，仲景书之经方是古圣经验良方，而古圣先贤们还有很多经验良方需要发掘。这些圣贤之经验良方，比当今所谓"科研秘方"，或者"经验之方"，或许更值得珍惜！人贵有自知之明，不要自以为是。谦虚一点，多向古圣先贤学习，坚持下去，必成良医。

（2）戈某，男，9 岁。1984 年春天腹痛，小便不利，食差，消瘦，手足心热。医院检查后诊断为尿路结石。病已数月，多方治疗不效。余以猪苓 15g，泽泻 12g，茯苓 12g，滑石 6g，阿胶 9g（烊化），远志 6g，白茅根 15g，金钱草 12g，生甘草 3g，4 剂，隔日 1 剂，水煎服。患儿服药期间，尿量大增，尿出大如小豆、小如米粒大小"石头"四五十块，其母很害怕，药未服完便带着"石头"前来详述其情况。余亦感惊！小儿用成人量，其效颇神，嘱其继用前方，同时又处以轻剂归脾汤与上方反复轮服三轮而告痊愈。病未复发。（《门纯德中医临证要录》）

编者按："中医不传之秘在于剂量"。治病之方药剂量，有常用剂量，而特殊剂量就要因病、因人、因时，以及个人经验等不同而不同了。上述治例，9 岁"小儿用成人量，其效颇神"。如此特殊疗效之宝贵经验，是否经得住重复，有待验证及深入研究。

门氏总结性地说:"余多年来临证体会,此方治疗泌尿系疾患疗效甚佳,如泌尿系感染、泌尿系结石、尿血及肾小球肾炎等。"如此经验,下列笔者治例便是佐证。

6. 治淋证覆杯而愈 刘某某,女,48岁,东北吉林市人(海南过冬)。2018年1月24日下午初诊。尿频、尿急、尿痛时轻时重4年,每因疲劳、少寐、心情不好加重。曾做多种检查(-)。多次使用抗生素、阴部外用药,并就诊于许多中医,采取多种方药治疗,始终病无改善。本次即因尿频、尿急、尿痛,伴外阴痒就诊。问之夜尿四五次,白天二三十分钟即小便一次,口干口渴,习惯饮茶水,常因上述小便异常而心烦、少寐、后背痛。近日尿液检查(-),支原体(+)。望之面黄少华。月经正常,近2个月量少(追述既往史:于19岁时做人工流产后大出血,20岁产后贫血,至今体质较差),白带少而阴部干。脉沉弦缓,舌暗红苔微黄。以猪苓汤原方治之。处方:猪苓30g,茯苓20g,泽泻20g,滑石20g,阿胶12g。3剂,上五味,水煎四味,去渣,纳入阿胶烊化,每日分3次温服,药房代煎。

1月28日上午复诊:初诊当日晚睡前服药1次,当夜尿频、尿急、尿痛消失,仅小便一次,夜眠安好。第2天继续服药,小便恢复正常。服完3剂后今日复诊,对上述意外之奇效,十分惊喜!守原方,再开3剂,代煎,一天半服1剂。

2月4日三诊:服上方后,停药2天,病无复发,但昨日吃海鲜后外阴有点痒,今日尿道略痛。脉缓略弦,舌略暗少苔薄白。守方猪苓汤3剂,两日1剂,同时服用五子衍宗丸以补肾固本。(吕志杰医案)

编者按: 初诊后仅服一剂的三分之一,其尿频、尿急、尿痛等小便不利症即消失。如此覆杯而愈,真是不可思议,令人惊叹经方疗效之神奇!深不可测也。综合文献资料研究可知,猪苓汤证揭示了人体客观存在的一种特殊复杂的病变,即阴虚、有热、水停并见。猪苓汤育阴清热利水法与真武汤、苓桂术甘汤等温阳化气利水相对应,确立了治疗虚性水气病的两大法则。猪苓汤所用五味药的配伍独具匠心,含意深刻,文献资料中凡运用猪苓汤者一般都谨守原方。故临证之时,虽可适当变通用药,但切不可随意加减,以免影响原方疗效。这是应用古方的一个原则。

7. 产后癃闭 阚某某,23岁,业医。新产未久,小便癃闭,小腹胀痛拘急,心烦渴饮,但以尿闭故,不敢稍饮。病急投诊,先是西医利尿剂,无显著效果,唯导尿方可缓解一二。越三日,又因导尿所致尿道口肿大,痛苦难当,乃邀余会诊。视其舌质红而无苔,脉来洪数无伦。据悉,初由失利而胀急,继转胀急而拘痛。病系产后血虚,阴阳失调,膀胱气化不利,水热搏结使然。取育阴利水法,宗仲景"猪苓汤"意,加乌药、小茴以行气,俾使阴阳互根,小便自然通利无阻。顿服一剂溲利;再剂,尿溲如注,胀痛除;三剂病乃瘥。(《湖南省老中医医案选》第

一集）

编者按：此案在西医利尿剂、导尿皆疗效不佳的情况下，治用猪苓汤加味，三剂而愈，堪称良效！这又一次证明：中医能治西医治不好的病。

【临证指要】猪苓汤可治疗水热互结兼有阴伤所致的多种泌尿系统疾患，如慢性肾盂肾炎、泌尿系感染、泌尿系结石、前列腺炎、肾炎、肾积水、产后尿潴留、乳糜尿等。

【实验研究】

1. 利尿、减轻肾损伤　该方有明显修复肾小管上皮细胞损伤、促进再生的作用，还有直接保护肾组织，减少肾损伤的作用。可改善阴虚水肿证大鼠的躁动不安，降低大鼠肛温，增加尿量。

2. 抗炎　该方通过减少肾组织中 α-SMA 和 TGF-β1 的表达，对系膜增生性肾炎有治疗作用。

3. 抗肿瘤　该方对高转移肺癌的转移属性有一定的调节作用，可抑制肺肿瘤转移，改善肿瘤预后。

4. 抑制肾结石　该方可抑制骨桥蛋白 OPN mRNA 的表达，对乙醛酸溶液诱发的草酸钙结晶肾结石形成有抑制作用。

猪苓散

【原文温习】呕吐而病在膈上，后思水者，解，急与之。思水者，猪苓散主之。（十七·13）

猪苓散方：猪苓、茯苓、白术各等份。上三味，杵为散，饮服方寸匕，日三服。

【医案精选】

呕吐（尿毒症）　我用此方治疗了 10 余例"尿毒症"的呕吐不止。我的体会是：凡化验非蛋白氮、尿素氮高，超过 60~70mg/dl 的尿毒症的呕吐，用此方是很有效的，一般情况服四顿即可。如新华大队队长的爱人，连牛奶、米汤服下后亦要吐出来，肚子很大，腹水严重，非蛋白氮 90mg/dl 左右，医院已报了两次病危。我先给予"猪苓散"，三顿就把吐止了。然后才开始治疗她的肾炎尿毒症。（《门纯德中医临证要录》）

原按：我平时常用小半夏加茯苓汤止呕，但有时解决不了问题，则需用猪苓散。我也曾试过将这三味药煎汤服，但效果不好，不如散剂。所以仲景丸、散、膏、丹，各有妙用。此方也不能加半夏等止呕药，加上后反而不见效了。猪苓散是将猪苓、茯苓、白术等份，一顿一方寸匕，即现在的每次一钱。"匕"这个字是古

代 "匙" 的简写。此方是治水逆的，就是由于水气病、痰饮病引起的呕而不止。一定要用散，服上散剂后，药就分布在了胃黏膜上。

编者按： 门氏上述临证经验让我辈明白了运用猪苓散的要点：①其主症如原文所论，即以呕吐为主。②用之必须遵循原文之剂型，即用猪苓散，不可随意改为汤剂。③本方看似平常，但用之得当，如此小方能治大病危症。④方寸匕，门氏说现代用 "每次一钱"，即 3g。有的学者研究，一方寸匕，若是草木类药末约 5g。应因病而异，视病情而增减。详见本集之 "附录"。

【临证指要】猪苓散可治疗小儿脾虚泄泻、小儿单纯性消化不良。

【实验研究】猪苓散能降低血脂，对于动脉粥样硬化大鼠具有保护作用。

茯苓甘草汤

【原文温习】伤寒，汗出而渴者，五苓散主之；不渴者，茯苓甘草汤主之。（73）

伤寒，厥而心下悸，宜先治水，当服茯苓甘草汤，却治其厥。不尔，水渍入胃，必作利也。（356）

茯苓甘草汤方：茯苓二两，桂枝二两（去皮），甘草一两（炙），生姜三两（切）。上四味，以水四升，煮取二升，去滓。分温三服。

【医案精选】

心下悸 阎某某，男，26 岁。患心下筑筑然动悸不安，腹诊有振水音与上腹悸动。三五日必发作一次腹泻，泻下如水，清冷无臭味，泻后心下之悸动减轻。问其饮食、小便，尚可。舌苔白滑少津，脉象弦。辨为胃中停饮不化，与气相搏的水悸病证。若胃中水饮顺流而下趋于肠道，则作腹泻，泻后胃饮稍减，故心下悸动随之减轻。然去而旋生，转日又见悸动。当温中化饮为治，疏方：茯苓 24g，生姜 24g，桂枝 10g，炙甘草 6g。药服 3 剂，小便增多，而心下之悸明显减少。再进 3 剂，诸症得安。自此之后，未再复发。（《刘渡舟临证验案精选》）

原按： 胃中停饮一证，临床可见心下悸动，四肢不温，或见下利，舌苔水滑，脉象滑或弦。本案脉证，主胃中停饮无疑，根据仲景治水之法，处以茯苓甘草汤温胃化饮获效。本方为苓桂术甘汤去白术加生姜而成，因生姜有健胃化饮行水之功，用于水饮停胃，与气相搏所致的 "厥而心下悸" 之证，甚为切中，故生姜为本方治疗主药，剂量一定要大，起码是 15g 以上。病重者亦可改之用生姜汁冲服。本证的特点是水饮停滞于中焦胃腑，而非下焦之水邪，故治疗总以温中暖胃，通气化饮为法。

【实验研究】

1. **抑制幽门螺旋杆菌**　该方对幽门螺旋杆菌（Hp）有中度敏感的抑菌作用。

2. **促进消化道功能**。该方能够提高大鼠血清中 MTL、GAS 及 5-HT 的含量，缓解功能性消化不良大鼠的症状。

茯苓泽泻汤

【原文温习】胃反，吐而渴欲饮水者，茯苓泽泻汤主之。（十七·18）

茯苓泽泻汤方：茯苓半斤，泽泻四两，甘草二两，桂枝二两，白术三两，生姜四两。上六味，以水一斗，煮取三升，内泽泻，再煮取二升半，温服八合，日三服。

【医案精选】

胃反　成迹录云：安部侯臣菊池大夫，从侯在浪华，久患胃反，请治于先生曰：不佞曩在江户得此病，其初频吐水，间交以食，吐已乃渴，一医教我断食，诸证果已。七日始饮，复吐如初，至今五年，未尝有宁居之日。先生乃诊其腹，自胸下至脐旁硬满，乃与茯苓泽泻汤，数日而痊愈。（转录自《金匮今释·卷六》）

编者按：本案治例表明，用仲景方既要辨证，又要抓主症。抓准主症，辨清病机，方证相对，治无不效。

【实验研究】该方治疗 2 型糖尿病患者，可有效提高胰岛 β 细胞功能，调节糖脂代谢。

防己黄芪汤

【原文温习】风湿，脉浮身重，汗出恶风者，防己黄芪汤主之。（二·22）

风水，脉浮身重，汗出恶风者，防己黄芪汤主之。腹痛加芍药。（十四·22）

防己黄芪汤方：防己一两，甘草半两（炒），白术七钱半，黄芪一两一分（去芦）。上剉麻豆大，每炒五钱匕，生姜四片，大枣一枚，水盏半，煎八分，去滓，温服，良久再服。喘者加麻黄半两，胃中不和者加芍药三分，气上冲者加桂枝三分，下有陈寒者加细辛三分。服后当如虫行皮中，从腰下如冰，后坐被上，又以一被绕腰以下，温令微汗，差。

编者按：本方之用量与煎法，疑是后人改定，而《千金》卷八所载可能是原方，为："防己四两，甘草二两，白术三两，黄芪五两，生姜三两，大枣十二枚。上六味，㕮咀，以水六升，煮取三升，分三服。服了坐被中，欲解如虫行皮中，卧取汗。"

【医案精选】

功能性水肿　王某某,女,41 岁,营业员。1993 年 1 月 29 日初诊。常年久立,双下肢浮肿,尤以左腿为重,按之凹陷不起,两腿酸沉无力,小便频数量少。查尿常规(-)。伴有自汗,短气,疲乏,带下量多,面色㿠白虚浮,神色萎靡,舌胖大,苔白润,脉浮无力。诊为气虚夹湿,水湿客于肌腠。当益气固表,利水消肿。治用防己黄芪汤加茯苓:黄芪 30g,防己 15g,白术 20g,茯苓 30g,炙甘草 10g,生姜 3 片,大枣 4 枚。服药 14 剂,下肢浮肿明显消退,气力有增。拟上方加党参 10g,又进 7 剂,浮肿全消,亦不乏力。舌脉如常,病愈。(《刘渡舟临证验案精选》)

原按:本案下肢浮肿伴见汗出、短气、身重、脉浮等症,显为风水表虚之候。由脾肺气虚,卫气不固,湿邪内渍所致。本方功专益气固表,补益脾肺,渗利水湿。刘老常用于治疗气虚夹湿,表虚不固之浮肿,甚为效验。脾虚湿盛者,加茯苓;水湿犯肺作喘,加麻黄;水气上冲者,加桂枝。

【实验研究】

1. **抗炎、抗氧化**　该方治疗类风湿关节炎,可减轻大鼠关节组织病理改变,降低炎症反应。能明显减轻缺血脑组织的脑梗死面积,减少细胞凋亡,抑制氧化损伤和炎症反应。

2. **镇痛**　该方可明显降低醋酸所致小鼠腹腔毛细血管通透性的增加,提高热板痛阈值,延长扭体反应潜伏期,减少扭体次数。

3. **抑制血管增生**　该方有抑制 CIA 小鼠关节滑膜及大鼠胸主动脉环中血管新生的作用。

4. **抗肿瘤**　该方能够抑制人乳腺癌细胞 MB-MDA-231 的增殖、迁移,并且促进其凋亡。

5. **降压、保护血管**　对肥胖性高血压模型大鼠,该方能减轻血管炎症损伤,调节胰岛素敏感性,从而达到保护血管、减重降压的作用。

6. **降尿酸、保护肾功能**　该方除具有直接的肾保护作用,还可通过降低尿酸水平达到间接的肾保护作用。

7. **调节糖脂代谢**　该方可以提升高脂饲养大鼠的胰岛素敏感性,改善脂质代谢紊乱,对改善脂肪组织胰岛素抵抗具有积极作用。

8. **抗心肌纤维化**　该方对糖尿病大鼠心肌纤维化具有保护作用。

9. **改善膀胱功能**　该方可调节膀胱逼尿肌和尿道平滑肌的舒缩,能改善膀胱过度活动症大鼠的下尿路症状。

防己茯苓汤

【原文温习】皮水为病，四肢肿，水气在皮肤中，四肢聂聂动者，防己茯苓汤主之。（十四·24）

防己茯苓汤方：防己、黄芪、桂枝各三两，茯苓六两，甘草二两。上五味，以水六升，煮取二升，分温三服。

【医案精选】

皮水

（1）王某某，男，28岁。主诉：浮肿不消已1年，时轻时重，用过西药利尿剂，也用过中药健脾、温肾、发汗、利尿法等，效果不明显。故应邀会诊。诊查所见：全身浮肿，腹大腰粗，小溲短黄。脉象弦滑，舌质嫩红，苔薄白，没有脾肾阳虚的证候。进一步观察，腹大按之不坚，叩之不实，胸膈不闷，能食，食后不作胀，大便一天一次，很少矢气。辨证：说明水不在里而在肌表，断为皮水。治法：用防己茯苓汤化裁治之。处方：汉防己15g，生黄芪15g，带皮茯苓15g，桂枝8g，炙甘草3g，生姜2片，红枣3枚。服药2剂后，小便渐增，即以原方加减，约半个多月症状完全消失。（《中国现代名中医医案精华·秦伯未医案》）

原按："风水"和"皮水"，这两种证候都是水在肌表，但风水有外感风寒症状，皮水则否，依据本例特点乃属皮水无疑。故不拟采用麻黄加术汤和越婢加术汤发汗利水，而用防己茯苓汤行气利尿。秦老认为，虽然皮水也可用发汗法，但久病已经用过汗法，不宜再伤卫气。所拟防己茯苓汤，即用黄芪协助防己，桂枝协助茯苓，甘草、姜、枣调和营卫，一同走表，通阳气以行水，使之仍从小便排出，故肿势速消。

编者按：本案全身"诊查"之周到，从而分辨"水不在里而在肌表"，乃良医之所为也。本案以防己茯苓汤治全身浮肿取得良效，笔者曾用该方治下肢肿亦取良效。

（2）李某某，男，6岁。全身浮肿，先自足跗部开始，面目及身逐渐浮肿，腹皮膨胀如鼓，四肢水气聂聂动，色明亮，皮光薄，按之凹陷，阴囊肿大如柑，水液淋漓渗出，溲短气喘，脉象浮弱。病缘脾虚不能制水，肾关不利，复外感风寒，湿邪引动而急剧发作。治宜补虚托表，兼佐利水，使卫气行而潴留体表之水邪消退。仿《金匮》防己茯苓汤加味而治，日服1剂，7日后体重由24kg减为12kg，水去殆半，痊愈出院。防己一钱，茯苓一钱，黄芪一钱，桂枝六分，炙草四分，陈皮六分，腹皮一钱。（《陈耀庚医案》）

编者按：数十例临床观察表明（康爱秋.《天津中医》1989；1：14）重用茯苓

30~100g 可治疗各种心脏病所致心衰性水肿，茯苓的利水作用随其剂量的递增而增强。这正合防己茯苓汤重用茯苓本义。编者曾听有经验的临床医生在学术报告中谈到，重用茯苓 60~120g 治疗心衰性水肿，取得较好疗效。茯苓甘淡性平，非大剂不足以健脾利水消肿。

【临证指要】 防己茯苓汤可治疗气虚水停所致的慢性肾炎、肾病综合征、心力衰竭性水肿、营养不良性水肿、特发性水肿以及妊娠高血压综合征等。

【实验研究】

1. 抗炎、镇痛 该方对二甲苯、蛋清所致急性炎症有明显抑制作用。能提高小鼠痛阈值，减少醋酸所致小鼠扭体次数，有明显的镇痛作用。

2. 保护肾功能 该方对急性肾损伤疗效显著，能改善患者临床检验指标 ANP、尿 β2- 微球蛋白、Cys C。

3. 改善血循环 该方可以明显改善下肢深静脉血栓后遗症患者的临床体征，并能改善凝血功能指标，超声检查发现，管腔内径、管壁内膜、血管压缩性及管腔内回声均有明显好转。

苓桂术甘汤

【原文温习】 伤寒，若吐若下后，心下逆满，气上冲胸，起则头眩，脉沉紧，发汗则动经，身为振振摇者，茯苓桂枝白术甘草汤主之。(67)

心下有痰饮，胸胁支满，目眩，苓桂术甘汤主之。(十二·16)

夫短气有微饮，当从小便去之，苓桂术甘汤主之；肾气丸亦主之。(十二·17)

苓桂术甘汤方：茯苓四两，桂枝三两（去皮），白术、甘草（炙）各二两。上四味，以水六升，煮取三升，去滓，分温三服（编者注：《金匮》有"小便则利"四字）。

【医案精选】

1. 眩晕 郭某某，女，48 岁。患头晕一年多，每于饮食不适，或者受风寒时即发作。头晕时目眩，耳鸣，脘闷，恶心，欲吐不得，食欲减退，不喜饮水，甚时不能起床，脉缓，舌淡、苔白。证属脾胃阳虚，中气虚衰，致水气内停，清阳不得上升，浊阴不得下降所致。治以苓桂术甘汤 2 剂后，头晕及烦满、恶心皆有好转。后宗此方制成散剂，日服四钱，服一月痊愈，以后未复发。(《经方发挥》)

原按： 眩晕为临床常见症状之一，病因多端，病机复杂，本例因痰饮停于中焦，致升降失司，清阳不升，浊气不降，痰浊上蒙清阳，遂致"起则头眩"而晕，故用苓桂术甘汤治疗获效。此外，本方还可以治疗痰厥头痛、头晕。这种头痛头晕的特点是痛时目眩、耳鸣、烦闷、恶心、甚则呕吐，得吐则头痛能稍微缓解。从这一系列表现来看，颇似西医学的梅尼埃病。以苓桂术甘汤为主，酌加半夏、天麻之类治之，常获捷效。

2. 泄泻（慢性肠炎），痰饮 李姓，男，50岁，病腹泻经年，反复进丸药、汤剂，终未能效。西医确诊为慢性肠炎。症见腹痛泄泻，日5~6行或7~8行，便下稀水或软便，有时夹杂少许食物残渣，偶有里急坠胀感，食量减少。前医投附桂理中汤、理中汤加吴茱萸、四神丸等，温补则稀便稍硬，数次不减；用赤石脂禹余粮丸、真人养脏汤等，收涩则腹胀更甚，数次略减。上述医治，温无益，涩不止，实难为力。笔者接诊，视其有里急，便意频，初用痛泻要方，略有转机，再剂无效。改用半夏泻心汤，胀痞缓解，便次依然，再服亦无效。又改用理中汤加青陈皮，服后竟无反应。前后互参，收涩不止，温中无益，培土抑木，调和寒热，一概无功。再详审病情，询及其泄泻之前，肠鸣特甚，如水走肠间，辘辘有声，泻之则快，旋即又鸣，脉沉弦紧，苔白而滑润。《伤寒论》说："伤寒……心下逆满，气上冲胸，起则头眩，脉沉紧，茯苓桂枝白术甘草汤主之。"《金匮》说："水走肠间，辘辘有声，谓之痰饮。"本病实为痰饮，有形之水下趋肠间，则腹痛肠鸣而泻，泄泻是标，痰饮为本，遵《金匮》"病痰饮者，当以温药和之"，遂处以苓桂术甘汤加味：茯苓20g，白术15g，桂枝10g，炙甘草10g，广木香10g，枳壳10g。服5剂后大有转机，肠鸣腹泻均减。继服30余剂后（并辅以参苓白术散冲服，每日早起空腹服药15g），大便日行一次，临床痊愈。由此可见，主证与主方必须一致，不然则恐难中病。（陈瑞春《伤寒实践论》）

编者按： 此案诊治过程叙述得具体而简明扼要，在采取多种方法治无疗效的情况下，最后受仲景书原文的启发，以苓桂术甘汤为主治之而收功。其取效的宝贵经验是：详细问诊，联系仲景原文，明辨病机而准确处方。处方以苓桂术甘汤为主，"辅以参苓白术散冲服"，这可能考虑到两点：一是"无湿不成泻"；二是泄泻较久者脾虚也。如此经方与时方联合应用，更加切合病机，故收到了前述诸方起不到的疗效。

【临证指要】 苓桂术甘汤临床应用十分广泛，凡脾虚饮停所致的多种病症皆有疗效。

【实验研究】

1. 保护神经元 该方通过降低水通道蛋白4相关的IL-1β水平，改善由脑淋巴引流阻断引起的皮质损伤，可抑制神经炎症，并改善神经元损伤。

2. 抗炎、护肝、调节糖脂代谢 该方通过减少非酒精性脂肪肝大鼠的肝脏内脂肪沉积，降低促炎因子的含量，能改善肝脏细胞脂肪变程度及炎症浸润状态。对代谢综合征模型大鼠有调节糖脂代谢的作用。

3. 抗氧化、抗心肌缺血、抗心律失常 苓桂术甘汤含药血清可抑制心肌细胞的氧化应激，减轻炎症反应，降低心肌细胞凋亡，从而保护心肌细胞。苓桂术甘汤提取物具有较强的抗心肌缺血及抗心律失常作用，并有较强的抗血小板聚集的作用。

4. 抗心肌纤维化　该方能抑制乳鼠的心肌成纤维细胞中胶原蛋白合成，抑制 α-SMA 和 FN 的表达，有抗心肌纤维化作用。

5. 抗膜迷路积水　该方可减轻豚鼠膜迷路积水，抑制氧化应激，治疗梅尼埃病。

6. 调节肠道菌群　该方对瘦素缺陷代谢紊乱模型小鼠的骨损伤具有保护作用，可以逆转菌群属水平的改变，调节肠道菌群。

7. 改善肺功能　该方可改善大鼠的肺通气功能，对气道黏液高分泌模型大鼠具有一定的治疗作用。

8. 抗过敏　该方可改善过敏性鼻炎的症状，抑制炎症反应，减少组织中嗜酸细胞、肥大细胞释放。

茯苓桂枝甘草大枣汤

【原文温习】发汗后，其人脐下悸者，欲作奔豚，茯苓桂枝甘草大枣汤主之。（65）

发汗后，脐下悸者，欲作奔豚，茯苓桂枝甘草大枣汤主之。（八·4）

茯苓桂枝甘草大枣汤：茯苓半斤，桂枝四两（去皮），甘草二两（炙），大枣十五枚（擘）。上四味，以甘澜水一斗，先煮茯苓，减二升，内诸药，煮取二升，去滓。温服一升，日三服。

作甘澜水法：取水二升，置大盆内，以杓扬之，水上有珠子五六千颗相逐，取用之。

【医案精选】

脐下悸　任某某，女，26 岁，于 2007 年 11 月 4 日应诊。主诉：阵发性小腹悸动 1 周。患者 7 天前，无明显诱因出现阵发性小腹跳动（诉说如眼皮跳动），发作历时 3~5 分钟。3 天前在某诊所就诊，医生怀疑欲发生阑尾炎，患者服左氧氟沙星、替硝唑，无效。其纳可，寐安，二便正常，月经正常。腹诊：无异常。舌淡红少苔，脉和缓。诊断："欲作奔豚"。处方以茯苓桂枝甘草大枣汤：茯苓 40g，桂枝 30g，炙甘草 15g，大枣 12 枚。6 剂，每日 1 剂，分 3 次温服。服上方 2 剂后"脐下悸"即消失，继服 4 剂停药，随访 1 周未复发。（吕志杰医案）

【临证指要】苓桂甘枣汤所治脐下悸动，欲作奔豚证，见于西医学所述的神经症、癔症、更年期综合征等。

【实验研究】采用小白鼠利尿实验法发现，该方在投药后第 3、4、5、6 小时均有明显的利尿作用。

木防己汤、木防己去石膏加茯苓芒硝汤

【原文温习】膈间支饮，其人喘满，心下痞坚，面色黧黑，其脉沉紧，得之数十日，医吐下之不愈，木防己汤主之。虚者即愈，实者三日复发，复与不愈者，宜木防己去石膏加茯苓芒硝汤主之。（十二·24）

木防己汤方：木防己三两，石膏十二枚鸡子大，桂枝二两，人参四两。上四味，以水六升，煮取二升，分温再服。

木防己去石膏加茯苓芒硝汤方：木防己、桂枝各二两，人参四两，芒硝三合，茯苓四两。上五味，以水六升，煮取二升，去滓，内芒硝，再微煎，分温再服，微利则愈。

【医案精选】

1. 痰饮　刘某某，年近古稀，酷嗜酒，体肥胖，精神奕奕，以为期颐之寿可至。讵意其长子在1946年秋因经商折阅，忧郁以死，家境日转恶化，胸襟以而不舒，发生咳嗽，每晨须吐痰数口，膈上始宽，但仍嗜酒，借资排遣。昨日饮于邻居，以酒过量而大吐，遂病胸膈痞痛，时吐涎沫。医用涤痰汤有时少安，旋又复作，渐至面色黧黑，喘满不宁，形体日瘠，神困饮少，犹能饮，因循数月，始觉不支……按其心下似痛非痛，随有痰涎吐出；再从其脉沉弦与胸胀痛而论，实为痰饮弥漫于胸胃之间而作痛。又从病理分析，其人嗜酒则湿多，湿停于胃而不化，水冲于肺则发喘，阴不降则阳不升，水势泛溢则面黧黑，湿因久郁而化热，津不输布故口渴。总而言之，乃脾湿不运，上郁于肺所致。若言治理，如用小陷胸汤清热化痰，则鲜健脾利水之功；如用苓桂术甘汤温阳燥湿，则乏清热之力；欲求其化痰利水清热诸作用具备，莫若《金匮》之木防己汤。方中防己转运胸中之水以下行，喘满可平；湿久热郁，则有石膏以清之；又恐胃气之伤，阳气之弱，故配人参益气，桂枝温阳，以补救石膏、防己之偏寒而助成其用，乃一攻补兼施之良法，极切合于本证者。方是：防己、党参各四钱，石膏六钱，桂枝二钱，另加茯苓五钱增强燥脾利水功能而大其效。三剂喘平，夜能成寐，舌现和润，胸膈略舒，痰吐亦少，尚不思食。复于前方中去石膏，增佛手、砂仁、内金调气开胃。又四剂各证递减，食亦知味，精神转佳，唯胸膈间略有不适而已。吾以事不能久留，书给《外台》茯苓饮调理而归。（《治验回忆录》）

编者按：读罢此案，不禁拍案叫好！真良医也。此案详审病因、阐述病机、鉴别方证、选定木防己汤加减之良效，以及善后调养之方等，读后感佩良医审因辨证论治之清晰思路，获益良多。

2. 喘证（风心病、心力衰竭） 曾治疗一例 50 多岁的风心病心衰患者，其临床表现即如原文所述，用木防己汤治疗而获效，但易复发。（吕志杰）

编者按： 木防己汤所治证候特点，颇似各种心脏病导致心力衰竭的表现。"心下痞坚"为心衰所致的肝大。

【临证指要】木防己汤和木防己去石膏加茯苓芒硝汤原书用于治疗痰饮病之支饮重证。

【实验研究】

1. 抗炎 该方能够减轻 AIA 大鼠足踝关节肿胀度，降低胸腺指数和脾脏指数，减轻关节滑膜增生和炎性病变，对类风湿关节炎具有明显的治疗作用。

2. 抗心衰、心肌纤维化 该方治疗野百合碱诱导的肺动脉高压致右心衰模型大鼠，可改善大鼠的心功能，抑制心肌纤维化。

3. 调节免疫 通过调节 AIA 大鼠血清中 Th_1/Th_2 细胞因子的平衡，调节免疫功能。

方中所加茯苓具有利尿、保肝、镇静、提高免疫力、抗炎、抗肿瘤以及降血脂作用；芒硝具有导泻、抗炎作用。

泽泻汤

【原文温习】心下有支饮，其人苦冒眩，泽泻汤主之。（十二·25）

泽泻汤方：泽泻五两，白术二两。上二味，以水二升，煮取一升，分温再服。

【医案精选】

1. 支饮眩晕证

（1）管右，住南阳桥花场，9 月 1 日。咳吐沫，业经多年，时眩冒，冒则呕吐，大便燥，小溲少，咳则胸满，此为支饮，宜泽泻汤。泽泻一两三钱，生白术六钱。（《经方实验录》）

原按： 本案病者管妇年三十余，其夫在上海大场莳花为业。妇素有痰饮病，自少已然。每届冬令必发，剧时头眩，不能平卧。师与本汤，妇服之一剂，既觉小溲畅行，而咳嗽大平。续服五剂，其冬竟得安度。明年春，天转寒，病又发。师仍与本方，泽泻加至二两，白术加至一两，又加苍术以助之，病愈。至其年冬，又发。宿疾之难除根，有如是者！

（2）六十余岁一老太太，平时血压较高，一般是 180/120mmHg 左右，头晕脑涨，手指麻木。自述：头晕非常严重，不敢动弹，来诊时血压不太高，150~160/100mmHg，诊其脉象亦不洪大，呈弦细之象，面色亦不太红，略有短气。问其是头晕还是昏胀？答曰："是以晕为主，稍有昏胀。"《金匮要略》中泽泻汤主症为"冒眩",冒眩就是指头昏目眩,恰为患者之病症。于是,当时我就处以泽泻汤:泽泻四钱,白术三钱。服药一剂后,头晕就大有减轻。(《门纯德中医临证要录》)

原按: 后来我用此方治疗西医诊断的脑压高的患者效果很好,看来这个老太太可能就是脑压高。有时我也用此方治疗青光眼的眼压高所致头疼、头晕之证。

编者按: 古今许多良医之医案证实,泽泻汤是治疗"支饮……冒眩"的小方良剂。时至现代,中西并立,二者汇通,探讨提高疗效的方法,此乃时代赋予的课题。门氏治例,不仅验证了泽泻汤治头晕之快捷,更重要的是指出此方可以治疗西医诊断的"脑压高"。脑压高成因有三:①大面积的脑梗死与脑出血及脑膜炎。②头颅占位性病变,如脑瘤。③脑外伤引起的脑挫裂伤或者外伤性脑出血。上述三种情况,都可引起颅内压增高。治之要点有二:一是使用降颅压的药物;二是针对原发病治疗。前者是治标,后者是治本,二者兼治才是周全。

2. 眩晕、呕吐、耳鸣(内耳性眩晕)

(1)冯某某,女,45岁。头晕目眩4天。素有眩晕宿患,近日发作。头晕欲倒,自觉屋内物件旋转,不能起床。勉强坐起,则恶心不止,呕吐痰水,脘腹胀满,食少,便溏,小便少。舌苔白腻,脉弦细滑。证属脾失健运,痰饮内聚,不下行而上冒,清阳被阻。法当利水健脾。处方:泽泻30g,炒白术18g,猪苓15g。2剂,水煎服。服药2剂后,小便增多,眩晕较轻,呕恶亦减。原方继服3剂。三诊:头目眩晕大减,脘腹胀势亦轻,已不呕吐,能坐起进食,二便如常。水饮渐去,脾运初复。仍从前法以善其后:泽泻10g,白术10g。服3剂,已无不适。(夏锦堂医案)

(2)李某,女,45岁,职员。1992年5月13日诊。患者近半月来不时眩晕,并伴耳鸣,某医院诊为梅尼埃综合征,严重时并伴呕吐痰水,下肢有轻度浮肿。诊其脉沉弦,舌淡胖、苔薄白而润滑。询其眩晕时前额部是否有贴物之感,答曰:然。此正为《金匮》所云"心下有支饮,其人苦冒眩"之证,遂拟:泽泻30g,白术10g。3剂,水煎服。三日后患者复诊,诉服药后眩晕、耳鸣皆消失,头部清爽如常,下肢浮肿亦无。再嘱其续服原方7剂,病愈未再复发。(刘保和医案)

(3)杨某某,女,35岁。头眩伴呕吐1天,眩而眼不能睁,晕而头不能转侧。诊断:梅尼埃病。投泽泻汤原方,1剂轻,3剂愈。(刘文汉医案)

编者按: 综合以上医案与文摘资料可知,泽泻汤治疗内耳眩晕病疗效可靠,可谓特效专方。现代药理研究证实,泽泻与白术均有明显而持久的利尿作用。本方治疗内耳眩晕病(梅尼埃综合征)疗效显著,似与减轻迷路积水及降低内淋巴压力有关。此外,以重剂泽泻汤为主治疗其他病症亦可取得良效,但应辨证采用。

3. 小儿眩晕症 张某,女,13岁。患者近2年来,每隔10天或半月便易发生眩晕，甚则恶心呕吐。经中西医治疗可缓解。但因反复发作，曾作多种检查，未发现器质性病变。近日又发作，不能上学，故来就诊。察其身体较消瘦，舌脉如常。据主症为"其人苦冒眩"，故治用泽泻汤。处方：泽泻15g，白术6g。3剂，日1剂，水煎分3次温服。1年后因患病毒性心肌炎来诊治，方知服泽泻汤3剂后，至今未再发生眩晕。（吕志杰医案）

【临证指要】泽泻汤是治疗内耳眩晕病的特效专方，并可辨证治疗水饮上泛所致的其他病症。

【实验研究】

1.**抗氧化、抗纤维化**　该方通过抑制氧化应激，降低NASH肝纤维化模型小鼠的肝纤维化。

2.**降脂、保肝**　该方可减少ALT、AST、TG、TC，有效改善PA诱导的肝细胞脂质堆积，减少非酒精性脂肪肝小鼠的肝脏脂质堆积。

3.**降压**　该方主要通过调节RAAS系统、保护血管内皮、抑制血管重构、调控K^+-Na^+泵、保钾利尿、减轻胰岛素抵抗等环节，治疗原发性高血压，降压效果安全而稳定。

4.**调节肠道菌群**　该方可使大鼠肠道菌群失调得到改善，并有调节脂质代谢的作用。

5.**抗动脉粥样硬化**　建立VSMCs迁移的动脉粥样硬化细胞模型，加入泽泻汤含药血清干预后，可抑制ox-LDL诱导的VSMCs迁移。

6.**减轻膜迷路积水**　该方通过抑制内耳中的AVP-V2R-cAMP途径，减轻内耳膜迷路积水，治疗梅尼埃病。

蒲灰散、滑石白鱼散、茯苓戎盐汤

【原文温习】小便不利，蒲灰散主之；滑石白鱼散、茯苓戎盐汤并主之。（十三·11）

厥而皮水者，蒲灰散主之。（十四·27）

蒲灰散方：蒲灰七分，滑石三分。上二味，杵为散，饮服方寸匕，日三服。

滑石白鱼散方：滑石二分，乱发二分（烧），白鱼二分。上三味，杵为散，饮服方寸匕，日三服。

茯苓戎盐汤方：茯苓半斤，白术二两，戎盐弹丸大一枚。上三味，先将茯苓、白术煎成，入戎盐再煎，分温三服。

【临证指要】以上三方，临床结合辨证，单用或合用，可治疗小便不利，茎中刺痛或血尿。如西医学之急性泌尿系感染、急性肾盂肾炎等。

【实验研究】蒲灰散通过促进血中尿酸排出，增加尿液中尿酸量，能治疗高尿酸血症。该方中蒲黄具有抗血栓、抗炎、抑菌、抗氧化、调节糖脂代谢、抗动脉粥样性硬化、调节免疫、促进肠蠕动、抗肿瘤作用；滑石有利尿、抑菌、镇吐、止泻作用，且滑石外用有保护皮肤和黏膜的作用。

葵子茯苓散

【原文温习】妊娠有水气，身重，小便不利，洒淅恶寒，起即头眩，葵子茯苓散主之。（二十·8）

葵子茯苓散方：葵子一斤，茯苓三两。上二味，杵为散，饮服方寸匕，日三服，小便利则愈。

【临证指要】本方适宜于治疗妊娠水肿属实证者。若孕妇素体气虚，或有滑胎史者，则当慎用。尚应明确，妊娠晚期，可见下肢轻度浮肿，一般无须处理。

牡蛎泽泻散

【原文温习】大病差后，从腰以下有水气者，牡蛎泽泻散主之。（395）

牡蛎泽泻散方：牡蛎（熬）、泽泻、蜀漆（暖水洗，去腥）、葶苈子（熬）、商陆根（熬）、海藻（洗，去咸）、栝楼根各等份。上七味，异捣，下筛为散，更于臼中治之，白饮和，服方寸匕，日三服。小便利，止后服。

【医案精选】

肿胀　某，脉如涩，凡阳气动则遗，右胁汩汩有声，坠水少腹，可知肿胀非阳道不利，是阴道实，水谷之湿热不化也。议用牡蛎泽泻散：左牡蛎四钱泄湿，泽泻一钱半，花粉一钱半，川桂枝木五分通阳，茯苓三钱化气，紫厚朴一钱，午服。（《临证指南医案·肿胀》）

徐（大椿）评：胀满之为病，即使正虚，终属邪实，古人慎用补法。又胀必有湿，湿则有热……胀满必有有形之物，宜缓缓下之。

类方串解

本章类方共 17 首，多以淡渗利水药为主组成，五苓散是其代表方剂。按其处方用药规律，可以归纳为以下三个方面。

1. 以茯苓为君药的方剂　本章 17 首方剂中用茯苓者达 11 首，可知茯苓为利水的常用药物之一。在这 11 首方剂中，充分体现茯苓利水之功的有以下 5 方：①防己茯苓汤：本方重用茯苓六两为君药，主治"皮水为病，四肢肿"甚，取茯苓利水消肿；②茯苓泽泻汤：本方重用茯苓半斤，主治胃有停水，呕吐与口渴并见的"胃反"证，取茯苓利水以止呕；③苓桂甘枣汤：本方亦重用茯苓半斤，主治下焦水饮有上冲之势的"欲作奔豚"证，取茯苓"伐肾邪"（《名医别录》）；④茯苓戎盐汤：本方也是重用茯苓半斤，主治"小便不利"，显然取茯苓"利小便"（《本经》）之功效。⑤苓桂术甘汤：本方用茯苓四两，为四味药中剂量最大者，主治"心下有痰饮"，取茯苓渗利胃中之停饮。需要明确，评价一味药在方剂中的主次地位与功用，必须参考其剂量。"方制君臣"（《内经》）之分，多在剂量之别。李东垣说得好："君药分量最多，臣药次之，使药又次之，不可令臣过于君，君臣有序，相互宣摄，则可以御邪除病矣。"张景岳进一步说："主病者，对症之要药也，故谓之君。君者，味数少而分量重，赖之以为主也。……"上述五方之外，还有五苓散、猪苓汤、猪苓散、茯苓甘草汤、木防己去石膏加茯苓芒硝汤、葵子茯苓散 6 方，均取茯苓作为方中的辅助药以利水。茯苓性味甘淡而平和，不仅利水，并能健脾，一药两用，最适宜于脾虚不能运化水湿而为患者。为了增强茯苓的健脾利水之功，仲景常取其他健脾利水药与茯苓合用而成方。例如，上述 11 首方剂中，茯苓与白术合用者有 4 方；与猪苓合用者有 2 方；与泽泻合用者亦有 2 方。更值得探讨的是，上述 11 首方剂中，有 7 首方剂是茯苓与桂枝同用，桂枝辛甘而温，不仅辛温发散以治表证，并能通阳化气行水以治里证，运用之妙，存乎于仲景方法之中。

2. 以泽泻为君药的方剂 本章 17 首方剂中用泽泻者有 5 首，可知泽泻亦为利水的常用药物之一。在这 5 首方剂中，突出体现泽泻利水之功者有 2 方：一是主治"蓄水证"的五苓散，本方泽泻剂量最大；二是主治"心下有支饮，其人苦冒眩"的泽泻汤，本方重用泽泻五两以利水饮，只用白术二两"培土而防之于堤岸"。古有泽泻"利水不伤阴"之说，实乃"令邪水去，则真阴得养"（《药品化义》）。

3. 利水剂配合补益药 在本类方剂中，有 2 首方应提出讨论，一是治疗"风水"而卫气虚者用防己黄芪汤，本方取黄芪补卫气固表以助治水；二是治疗"膈间支饮"而里气虚者用木防己汤，本方取人参补内脏虚损以助化饮。这表明，水气病、痰饮病为患，水饮邪盛而正气虚者，应适当配合补益药物，正气充实才能祛邪有力。此外，本章 17 首方剂中有 5 方配合用甘草补中或取其调和诸药。必须明确，甘草在治疗水饮疾患的处方中，只能用作佐使药，用量比例较小，切记不可为主药而用大剂量，因其用之过量有恋湿加重水肿之弊也。

第十五章 小半夏汤类——化痰止呕剂

凡具有消痰化饮、和胃止呕作用，用于治疗痰饮所致呕吐等病证的方剂，称之为化痰止呕剂。

呕吐原因很多，不论外感、内伤，虚实寒热，均可损及于胃，使胃失和降，气逆于上而致病。本章主要讨论胃中停饮，胃气上逆所致的呕吐，临床表现为呕吐清水痰涎、心下痞满、眩晕、心悸、口渴或不渴、舌苔白滑、脉弦等症。以小半夏汤为代表方。见于妊娠期间者，称妊娠恶阻，亦可辨证采用本类方剂。

需要明确，呕吐既是一种临床表现，有时又是人体排出胃中有害物质的保护性反应，如《金匮要略》呕吐哕下利病篇曰："夫呕家有痈脓，不可治呕，脓尽自愈。"

小半夏汤

【原文温习】呕家本渴，渴者为欲解，今反不渴，心下有支饮故也，小半夏汤主之。（十二·28）

黄疸病，小便色不变，欲自利，腹满而喘，不可除热，热除必哕。哕者，小半夏汤主之。（十五·20）

诸呕吐，谷不得下者，小半夏汤主之。（十七·12）

小半夏汤方：半夏一升，生姜半斤。上二味，以水七升，煮取一升半，分温再服。

【医案精选】

1. 中风呕逆 田氏，女，59岁，1981年12月30日突因中风偏瘫入医院抢救。医院诊为脑血管意外，并采取急救措施。次日，患者神志渐清，欲饮水，少饮片刻，即呕吐。此后，呕逆频作，饮食不进。余以半夏12g，生姜15g，冷水煎后缓缓服下，嘱其服后少进米粥，未再犯呕。次日饭后又作呕逆，又以此方治效。后家属持此方药煎取数杯。每于饮食前服之几勺，直至病情稳定出院，呕逆未再发作。（《门纯德中医临证要录》）

编者按：中风乃大病急症，呕逆不能进食饮水，以小半夏汤治之而呕止。其"每于饮食前服之"，防患于未然，此善于变通者也。

2. 止痛药致呕吐 张某，女，69岁。2008年5月13日初诊。素有胃炎病史，食欲不振。因摔倒致一侧下肢疼痛，自行服用布洛芬胶囊（芬必得）300mg止痛，出现呃逆，呕吐不能饮食，甚则水入即吐，遂往某医院治疗。住院治疗20日，仍呃逆，不能饮食，水入即吐，且胃中有灼热感，可闻及振水声，无矢气。予小半夏汤：姜半夏30g，生姜15g。水煎，分4~5次少量频服。当日下午服药后，晚上则呕吐止，并闻及矢气声。次日晨进食米粥未吐，而后服阿胶，意欲补之，又引发呕吐，停服阿胶，再进上方，吐止未复发。（《经方新论》）

编者按：《金匮要略》第十七篇第12条曰："诸呕吐，谷不得下者，小半夏汤主之。"临床上以呕吐为主症者，在辨证论治的基础上，均可配合小半夏汤，或治标，或治本，或标本兼治。此案未察舌按脉，但凭患者水入即吐，胃中有振水声等证候，初步辨证为水饮呕吐，故以小半夏汤标本兼治。患者服阿胶而致吐，乃脾胃虚弱，阿胶滋腻碍胃所致，况且《伤寒论》有"呕家不喜甘"之训也。

3. 眩晕（内耳性眩晕） 王某某，女，53岁，退休工人，1963年5月10日初诊。眩晕3天，呕吐频频，呕吐物俱是清水涎沫，量多盈盆，合目卧床，稍转动便感觉天旋地转。自述每年要发数次，每次长达月余，痛苦不堪，西医诊断为"内耳眩晕病"。刻诊见形体肥胖，苔薄白而腻，脉沉软滑。此水饮停胃，浊邪僭上，清空不清。法当和胃化饮，饮化浊降则诸症除。处方：制半夏12g，生姜10g。2剂。5月13日复诊：眩晕、呕吐均止。原方加茯苓12g，续服2剂。并予丸方（二陈汤加白术、姜汁泛丸）常服，以求巩固。追访2年，未发作。（陈嘉栋.《中医杂志》1980；7：16）

编者按：本例频吐涎沫清水，形体胖，脉沉滑，为水饮停胃之特点，经投小半夏汤化饮和胃，2剂而眩晕、呕吐皆愈。

4. 妊娠恶阻

（1）郄某某，女，25岁。怀孕2个月，恶心呕吐半月。患者时时恶心，见脏物、闻异味加重，时有呕吐。诊断：妊娠恶阻。予鲜生姜20g，清半夏15g（清水漂洗），水煎频服。1剂呕恶止。（刘文汉医案）

编者按：自古有妊娠忌用半夏之说。金元医家张元素说："半夏动胎，妊妇忌之，用生姜则无害。"以生姜能解半夏之毒也。《金匮要略》治"妊娠呕吐不止"之"干姜人参半夏丸"，即"以生姜汁糊为丸"解半夏之毒性，并加强止呕之功。

（2）马某，女，26岁。初诊：1982年3月8日。主诉：妊娠2个月后，恶心呕吐。经中西调治月余，反而日趋恶化。初起尚能进少许饮食，至妊娠3个月呕吐加剧，食物入口即吐，饮水片刻亦复吐出。经入院点滴输液，脱水及酸中毒症状虽有缓解，但恶心呕吐如故。妇科医生见其过于衰惫，拟中止妊娠，以防意外。诊查：其人消瘦，倦怠，头晕，气短音低，口干思饮，闻到药味亦呕逆欲吐，大便七日未行。脉数而细,舌干红绛,苔薄黄。辨证:乃胃失和降,津液大亏,气阴两虚之象。治法:宜益气养阴,和胃降逆。但患者难于服药,乃选用近于无味的小半夏汤加味,以治其标。处方:生半夏20g(捣碎),生姜20g(切),代赭石70g(捣细),竹茹10g。煎汤300ml,每饮一口,频频饮之,一日之内服完一剂。

二诊:3月10日。呕吐明显减轻,能食粥少许,大便未通下。舌苔仍薄黄。原方代赭石改为150g。

三诊:3月12日。前方药服用1剂后,大便通下羊矢状燥屎三四枚。将赭石改为50g。

四诊:3月27日。前方药连服15剂后,呕吐止,饮食增,大便正常而愈。(《中国现代名中医医案精华·王德光医案》)

原按:恶阻有肝郁、脾虚、痰阻之分,宜分型而治。但本例属于急症,生命垂危,理应先治其标,以止呕为当务之急。呕止饮食增加,脾气自充,脾气充则痰自化。脾为生血之源,血足则肝郁自疏。故治标实寓治本之意。选用无味之药治疗恶阻,亦为成功之关键。若气、味俱厚,反助其呕吐之势。至于服药方法,亦宜讲究,一次只饮一口,或一二匙,则多能坚持服完。恶阻之便秘,常因呕吐伤津所致。张锡纯氏常用代赭石以降逆通便,治疗妊娠恶阻,本例伍用于小半夏汤之内,以收相得益彰之效。

编者按:本案妊娠呕吐导致之病变,可谓既重又急矣!而处方之疗效,可谓既神又奇也。疗效之神奇,首先是辨证准确。其舌脉等四诊表现,为频频呕吐所致的极度气阴大亏,但虚不能补。再者就是方药之得当。处方之中的小半夏汤是止呕之经方、要方、良方,对寒饮呕吐者,屡用屡验之方也;加竹茹甘寒而润,清热止呕,切合气阴两虚;而令人瞠目结舌者,为重用代赭石150g,以降逆气,下燥屎。若问,对如此妊娠恶阻者为何胆敢重用赭石呢?原来取法于善于单味治病的良医张锡纯之经验也。张锡纯巧用代赭石四两(160g)治妊娠呕吐的经验,收录于本丛书《祖药良方治验录》分册赭石条下。《名医别录》曰:代赭"养血气,除五脏血脉中热",如此功效,适合本案之患者;又曰有"坠胎"之弊,则本案不可用之也。张锡纯对《名医别录》所述,于验案中有理性解析,拜读之自然明了。

【临证指要】小半夏汤为治疗呕吐之祖方,降逆止呕作用颇佳,除用于治疗痰饮呕吐外,通过加味配伍,还适用于各种证型的呕吐。

【实验研究】该方中半夏有镇咳、祛痰、抗氧化、抗肿瘤、保护胃黏膜、镇静催眠的作用;生姜具有抗炎、镇痛、提高免疫、抗凝血、抗癌和调节脂代谢等作用。

1. 止呕、抑制顺铂化疗性异食癖 该方能防治大鼠化疗性恶心呕吐,对于顺铂和阿扑吗啡所导致的呕吐均有抑制作用,又能明显降低顺铂化疗模型大鼠高岭土摄食量。

2. 抗炎、抗氧化、保护胃肠黏膜 该方通过抑制胃肠道炎性因子表达，抑制氧化应激反应，可以改善大鼠化疗致胃肠道黏膜损伤。

3. 双向调节胃肠运动 该方可拮抗新斯的明、多巴胺和肾上腺素所致的小鼠胃排空和小肠推进亢进，同时改善阿托品引起的胃排空抑制，双向调节作用机制可能与胆碱能系统和肾上腺素能系统有关。

小半夏加茯苓汤

【原文温习】 卒呕吐，心下痞，膈间有水，眩悸者，小半夏加茯苓汤主之。（十二·30）

先渴后呕，为水停心下，此属饮家，小半夏加茯苓汤主之。（十二·41）

小半夏加茯苓汤方：半夏一升，生姜半斤，茯苓三两（一法四两）。上三味，以水七升，煮取一升五合，分温再服。

【医案精选】

1. 洋人呕吐 东洋某某某某曰，英国军医某某某屡屡吐，绝食者久矣。其弟与美医某某氏协力治疗之，呕吐卒不止，乞诊于余，当时已认患者为不起之人，但求余一决其死生而已。美医某某氏等遂将患者之症状及治疗之经过，一一告余。余遂向两氏曰：余有一策，试姑行之。遂辞归检查汉法医书，制小半夏加茯苓汤，贮瓶令其服用，一二服后奇效忽显，数日竟回复原有之康健。至今半夏浸剂，遂为一种之镇呕剂，先行于医科大学，次及于各病院与医家。（《医学衷中参西录》）

原按： 此证若用大半夏汤加赭石尤效，因吐久则伤津伤气，方中人参能生津补气，加赭石以助之，力又专于下行也。若有热者，可再加天冬佐之，若无自制半夏，可用药房清半夏两许，淘净矾味入煎。

2. 肾衰呕吐，妊娠呕吐，诸病呕逆 肾病常因氮质等代谢物潴留，引起明显的胃肠系症状，呕吐、恶心严重。一般慢性肾衰竭，病机常属水气内停，肾阳虚衰。治疗原则是先降水逆，继化浊阴，待阳气得复，阴霾渐消，然后扶助肾阳，鼓动气血，缓缓图本。余治此类20余例，大都先以小半夏汤加茯苓、伏龙肝和胃止呕，以降水逆，投之即效。（《门纯德中医临证要录》）

原按： 是症呕恶，水气上逆。据《金匮要略》所云，以小半夏加茯苓汤降逆安中，引水下行，配伍伏龙肝意在调中燥湿，止呕很好，余每用之。

编者按： 治例所加"伏龙肝"，即灶心黄土，黄土治疗妊娠恶阻之神效，《丛桂亭医事小言》说："治恶阻不能受药者，可用小半夏加茯苓汤，若仍不受，可用伏龙肝一两，置器中，用水二盏搅之，后静置使澄，取一盏，用此水煎服小半夏加茯苓汤，无不受者。不但治恶阻呕吐，用于诸病呕逆，诸医所束手者，皆得奇验。"

现代学者（陈慧珍.《广西中医药》1992；2：16）以小半夏加茯苓汤再适当加味治妊娠呕吐 66 例，大多数患者服药 5~10 剂治愈或显效。

3. 神经性呕吐　姜某，女，33 岁。1986 年 5 月 3 日来诊。呕吐 1 年余，或在饭前，或在饭后，或进食即吐，或夜阑（夜深）而呕，发作无时。吐物或为未尽消化之食物，或为清水痰涎。曾于哈市医院做多项检查。除轻度胃下垂外，未见其他异常，诊为"神经性呕吐"，但中西药物屡用乏效。刻诊：体质瘦弱，面色苍白，纳减，体倦，头晕心悸，脘腹部痞闷不舒，中下腹时肠鸣，舌质淡红、苔白腻，脉弦细。证属胃失和降，痰饮内停。治宜降逆和胃化痰，拟小半夏加茯苓汤与之。半夏 30g（温水浸 30 分钟后，去水，合诸药共煎），生姜 25g（切片），茯苓 20g。徐服。药下呕吐即大为减轻，仅进 5 剂，呕吐肠鸣诸症悉止。（李华.《河南中医》1996；1：21）

4. 痰饮　笔者有机会随我国著名经方专家、北京中医药大学刘渡舟教授侍诊多年，见刘老以小半夏加茯苓汤原方治疗多种疾患而获出奇之效，使我们对小半夏加茯苓汤本身及仲景关于痰饮水气的理论都有了更深刻的认识。

治例刘某，女，42 岁。1995 年 1 月 23 日初诊。1 年来不明原因而见恶心、嗳气、心下痞闷，纳食不馨，曾服用舒肝和胃丸等中成药，药后稍缓。其后病情如故，伴口苦咽干，胸闷心悸头晕，月经 2~3 月一行，月水量少色暗，呈酱油色，观舌淡苔白腻，脉沉弦，辨属水饮停于胃脘之证。治当行水散痞，引水下行：茯苓 30g，半夏 18g，生姜 16 片。7 剂。

二诊：述服药后第 2 天，恶心、嗳气、心下痞闷均明显好转，胸膈间有豁然开朗之感，头晕心悸若失，值月经来潮，月水颜色转红，量亦增多，苔腻已减，治疗有效继宗上法：茯苓 30g，半夏 18g，生姜 16 片，泽泻 15g，白术 6g。7 剂。

三诊：脘痞、嗳气、恶心、心悸头晕均好转若失，要求巩固疗效。茯苓 30g，半夏 14g，天麻 10g，猪苓 20g，泽泻 16g，白术 10g，桂枝 10g。7 剂。（舒友廉.《北京中医药大学学报》1997；3：48）

原按：针对上述病例，刘老分析到，根据病人的症状，最先想到的是肝气不舒，肝气犯胃之证，因为有口苦、咽干、目眩的少阳主证，又有心下痞闷、纳食不馨、嗳气等肝气犯胃的症状，但仔细分析，疏肝理气和胃的中成药不在少数，病人一定服过，详问果然多次服过舒肝和胃丸等中成药，服后稍有好转，但其后病情如故，若是木郁克土之证，症状定会明显减轻，可患者至今未愈，考虑其中该有其他缘由，脾胃主运化受盛，运化不及时，痰浊水饮最易生成，基于此再问诊，病人述胃脘部总有水汪汪、凉凉的感觉，自觉胸腹之间气不通畅，胸膈部似有物阻隔其间，平日口干不欲饮水，与小半夏加茯苓汤证"卒呕吐，心下痞，膈间有水，眩悸"的描述十分相像，观舌淡苔白腻，脉沉弦，经云沉潜水蓄是也，沉脉主水饮，弦亦为阴脉，这样辨证便从肝胃不和之证转为水饮停于胃脘之证，那又如何解释肝气不畅的少阳证及月经量少的血瘀证呢？水饮阻隔于心下膈间，势必影响肝气的运行，服用和胃理气中药后，肝气稍有顺畅，但水饮未去，肝气复又阻滞如初，所以见病情稍有好转复又如故。肝气不畅，由气及血，又可见血分不畅，月经量少色暗。可见本证为水饮停于心下胃脘为本，肝气不畅为标。治病先治本，饮去则胃脘部诸症好转，气畅则嗳气、痞闷、口苦、咽干若失，血行则月水量多色红。

【临证指要】小半夏加茯苓汤为古今推崇的止呕良方。可辨证治疗各种原因引起的呕吐，如慢性胃炎、神经性呕吐、妊娠呕吐、梅尼埃综合征、肿瘤化疗及肾炎尿毒症所导致的呕吐等。

【实验研究】该方除具小半夏汤作用外，还有抗肿瘤、调节免疫、减轻心肌损伤的作用。方中茯苓具有利尿、保肝、镇静、提高免疫力、抗炎、抗肿瘤以及降血脂的作用。

生姜半夏汤

【原文温习】病人胸中似喘不喘，似呕不呕，似哕不哕，彻心中愦愦然无奈者，生姜半夏汤主之。（十七·21）

生姜半夏汤方：半夏半升，生姜汁一升。上二味，以水三升，煮半夏，取二升，内生姜汁，煮取一升半，小冷，分四服，日三夜一服。止，停后服。

【临证指要】生姜半夏汤原用于寒饮搏结胸中所致的证候，现代个案报道，本方治眉棱骨痛有良效。

【实验研究】该方由半夏与生姜汁组成，参见小半夏汤条。

半夏干姜散

【原文温习】干呕，吐逆，吐涎沫，半夏干姜散主之。（十七·20）

半夏干姜散方：半夏、干姜等份。上二味，杵为散，取方寸匕，浆水一升半，煮取七合，顿服之。

【临证指要】该方用于治疗阳虚寒饮所致之呕吐、吐涎沫以及眩晕者有良效。

【实验研究】该方有止呕、抑制顺铂化疗性异食癖的作用。方中干姜具有抗炎抑菌、抗氧化、保护肝脏、保护心血管、保护脾胃等药理作用。

干姜人参半夏丸

【原文温习】妊娠呕吐不止，干姜人参半夏丸主之。（二十·6）

干姜人参半夏丸方：姜、人参各一两，半夏二两。上三味，末之，以生姜汁糊为丸，如梧桐子大，饮服十丸，日三服。

【方歌】

干姜人参半夏丸，生姜汁糊妙难言！

妊娠呕吐总不止，胃虚寒饮此方安。

胎前多热恶阻病，宜用苏叶与川连。

【医案精选】

1. 妊娠恶阻3个月 林某某，26岁。停经2个月，开始胃纳不佳，饮食无味，倦怠嗜卧、晨起头晕恶心，干呕吐逆，口涎增多，时或吐出痰涎宿食。根据经验自知是妊娠恶阻，认为恶阻乃妊娠常事，未加适当处理。延时将近一月，渐至水饮不进，食入则吐，所吐皆痰涎清水，稀薄澄澈，动则头晕，甚则呕吐。始延诊治。诊其脉虽细，但滑象明显，面色苍白，形容憔悴，羸瘦衰弱，无力以动，闭眼畏光，面里而卧，唇舌色淡，苔白而滑，口中和，四末冷，胸脘痞塞不舒，二便如常而量少。脉症合参，一派虚寒之象毕露。遂拟：干姜4.5g，党参9g，半夏4.5g。水煎，日1剂。连服3剂，呕吐大减，略能进食稀粥和汤饮。再服3剂，呕吐俱停，但饮食尚少，继以五味异功散调理而安。7个月后顺产一男婴。（林善星.《中医杂志》1964；9：31）

编者按：妊娠期间最常见的典型脉象是"滑脉"，故本案"诊其脉虽细，但滑象明显"。脉细主气血不足，与下列表现正相符合，且舌象等为阳虚寒饮证，正切合干姜人参半夏丸，改丸为汤，止吐良好。

2. 妊娠恶阻7个月 老汉呕吐不止 我40岁之前在广灵时曾治过一名妇女，从妊娠一开始就呕吐，一直呕吐到七个多月，找我诊治时，全身已很消瘦，开始我用的是"小半夏加茯苓汤"，不效（还需特别指出，怀孕时不可在止吐方中加伏龙肝，因为它有收缩子宫的作用），这才用上"干姜人参半夏丸"：干姜、人参、半夏各一钱，水煎服。一付后，患者自觉胸腹舒服一些，呕吐有所好转，两付后就不吐了。到后来，我就嘱其将这三味药等份，做成丸剂，一次服一钱的丸药。还曾治一例大同安装四处的妇女，怀孕四个多月，妊娠反应很厉害，已发展成妊娠恶阻，与服"干姜人参半夏丸"，嘱其制成丸剂服用，三次后就好了。

还治愈过大同口泉一老汉，呕吐不止，曾用过各种降逆止呕剂，如丁香柿蒂汤、温胆汤、小半夏汤、小半夏加茯苓汤、半夏厚朴汤，皆药效不显，后用干姜、

人参、半夏做丸，嘱一顿服一钱，共服丸药一两后病愈。(《门纯德中医临证要录》)

编者按：门氏治例，以干姜、人参、半夏三味之煎剂对恶阻可止呕，又以三味为丸剂治例疗效均佳。但不知氏如何"做成丸剂"？仲景原文曰为"以生姜汁糊为丸"，巧妙也。妙在姜汁不仅加强半夏止吐之功，并且解半夏之毒性。

【临证指要】干姜人参半夏丸不仅可用治重症妊娠恶阻属虚寒性者，还可用于胃虚寒饮停胃所致的腹痛、吐逆、眩晕、痞证等。

【实验研究】该方降逆止呕的作用明显，对生殖发育无毒性。同时可抑制离体子宫平滑肌的收缩。对孕鼠的生殖功能及胚胎发育未见明显影响，对孕鼠及胎仔无明显的毒性。

半夏麻黄丸

【原文温习】心下悸者，半夏麻黄丸主之。(十六·13)

半夏麻黄丸方：半夏、麻黄等份。上二味，末之，炼蜜和丸小豆大，饮服三丸，日三服。

【医案精选】

心下悸（慢性气管炎） 张某某，男，58岁。患者夙有慢性气管炎，入冬以来，自感心窝部悸动不宁，久不减轻，心电图检查尚属正常。脉滑苔白，治宜蠲饮。处方：姜半夏、生麻黄各30g。上两味各研末和匀，装入胶囊中。每次服2丸，蜜糖冲水吞服，1日3次。胶丸服完后，心下悸动已瘥。又续配1剂，以巩固之。(何若苹.《浙江中医杂志》1988；4：178)

编者按：本案为作者整理的国医大师何任先生之验案。

【实验研究】该方中半夏请参考小半夏汤条，麻黄具有解热发汗、利尿、平喘、免疫抑制、抗氧化及抗病毒等作用。

类方串解

本章共6首方剂，是以小半夏汤为主方的类方。本类方剂的用药规律是以姜、夏为主要药物，通过药味、剂量、配伍及剂型的变化，适用于不同证候特点的痰饮呕吐。

小半夏汤方用半夏一升，生姜半斤，功在和胃止呕，散饮降逆，用于痰饮呕吐，为治呕之祖方，适当加味，可治疗各种呕吐。痰饮较盛，不但呕吐，且兼"眩悸"者，则加茯苓导水下行，是为小半夏加茯苓汤。半夏干姜散为小半夏汤以干姜易生姜而成，干姜温阳，守而不走，治疗中阳不足，寒饮呕逆之证。生姜半夏汤重用生姜取汁，主要在于散饮去结，用于寒饮搏结，阳气郁遏之呕哕之证。干姜人参半夏丸，方中半夏、姜汁、干姜温胃散寒，化饮降逆，人参补虚，为治胃虚寒饮之妊娠呕吐。此外，半夏麻黄丸一方，尤在泾解说为主治"饮气抑其阳气者之法"，深得仲景本义。

本章6首方剂皆用半夏（汤剂3方、散剂1方、丸剂2方），合用生姜者2方、生姜汁者2方、干姜者2方，可知仲景书化痰饮止呕逆之剂常常是半夏与姜配合应用，或加茯苓以健脾化饮，或加人参以健脾益气。而半夏与麻黄为末炼蜜和丸，则是一配伍奇巧之方。总之，6首方皆为单捷小剂，方小而力专，用之得当，良效奇特，仲景匠心独运之处，堪为后世效法。

第十六章 栝楼薤白白酒汤类——宽胸通阳剂

宽胸通阳剂是以辛温通阳、化痰理气药为主组成，具有祛痰通痹、宣达阳气作用的方剂。属《内经》"结者散之""逸者行之"之法。

此类 3 首方剂，主要有豁痰下气、宣痹通阳之功效，用治胸痹心痛病。但因其中有些药物功能宽胸降逆，和胃理气，故用治咳嗽气喘，脘腹胀痛等症亦有疗效。3 方以祛邪为主，若病以虚为主者，非其所宜。

栝楼薤白白酒汤

【原文温习】胸痹之病，喘息咳唾，胸背痛，短气，寸口脉沉而迟，关上小紧数，栝楼薤白白酒汤主之。（九·3）

栝楼薤白白酒汤方：瓜蒌实一枚（捣），薤白半斤，白酒七升。上三味，同煮，取二升，分温再服。

【医案精选】

1. 胸痹

（1）病者但言胸背痛，脉之沉而涩，尺至关上紧，虽无喘息咳吐，其为胸痹则确然无疑。问其病因，则为寒夜伛偻制裘，裘成稍觉胸闷，久乃作痛。予即书栝楼薤白白酒汤授之。方用瓜蒌五钱，薤白三钱，高粱酒一小杯。二剂而痛止。（《金匮发微》）

（2）朱某，患胸痛，以膻中周围为甚，波及乳上胸部憋闷，气短，脉象沉迟，苔白微腻。处方以瓜蒌、薤白、半夏、厚朴、枳实（麸炒）、砂仁、茯苓等，每剂加镇江米醋 3 匙同煎（前曾服该方 4 剂，因未加米醋无效），连服 5 剂痛止。米醋味酸收敛温行，可敛其下焦之阴而温其上焦之阳，与病机亦甚合拍。（《浙江中医杂志》1964；9：25）

编者按：例 1、例 2 均为胸痹心绞痛，特别是例 2，是典型的心绞痛发作病位。例 1 用原方，例 2 以原方加味，皆获速效。需要说明，方中之白酒，不少学者有考证，一般认为是古代的米酒，而绝非目前饮用之白酒，亦非黄酒及米醋。但古之米酒，当今药店早已断档，结合治疗经验，凡高粱酒、白烧酒、黄酒或米醋，皆可酌情选用，以作煎药溶剂，并有清扬宣通之功，确能提高疗效。

2. **胸痹、心悸** 郑某某，女，成年。初诊：1971年9月14日。诊查：心动悸，胸满闷时痛，头眩，寐不安，梦多。苔薄，脉细弦。治法：拟栝楼薤白、丹参饮加味。处方：薤白头三钱，瓜蒌皮三钱，紫丹参五钱，白檀香八分，广木香八分，云茯苓三钱，制半夏三钱，陈广皮一钱半，干菖蒲一钱，酒炒黄芩一钱半。二诊：诸恙见减，原方加川桂枝五分。（《中国现代名中医医案精华·程门雪医案》）

原按：本例用《金匮》栝楼薤白汤和《金鉴》丹参饮，治心动悸、胸满闷痛，取得疗效。胸气郁痹则中阳不展，心络瘀阻则心气结滞，必致痰湿留聚，程老用二陈汤法佐以化痰湿，很有意义。

编者按：本案之处方，为栝楼薤白白酒汤、丹参饮（丹参、檀香、砂仁）、二陈汤加减治疗的效果。中老年心脏病患者，胸阳不振→痰凝→血瘀，是其常见的病机。本案患者即如此病机与治之"三法"。

【**临证指要**】栝楼薤白白酒汤可辨证治疗形体肥胖、痰浊偏盛之冠心病、心律失常、病窦综合征、心肌炎等，亦可用治慢性气管炎、渗出性胸膜炎等呼吸系统疾患。

【**实验研究**】该方具有扩张冠状动脉、增加冠脉流量、增强心肌缺氧耐受力、抗动脉粥样硬化、抑制血小板聚集等作用。方中瓜蒌能扩张冠状动脉，增加冠脉流量，降低耗氧量，减慢心律，抑制血小板凝集；薤白提取物可降低血脂，抑制主动脉及冠状动脉脂质斑块的形成，保护血管内壁；白酒还能起到"媒介"作用，酒能使方中薤白的有效成分更好地溶解。

栝楼薤白半夏汤

【**原文温习**】胸痹不得卧，心痛彻背者，栝楼薤白半夏汤主之。（九·4）

栝楼薤白半夏汤方：瓜蒌实一枚（捣），薤白三两，半夏半升，白酒一斗。上四味，同煮，取四升，温服一升，日三服。

【**医案精选**】

胸痹（冠心病、心绞痛）

（1）胡某某，男，48岁。胸背痛半年。近因劳累太过，胸痛彻背，每天发作4~5次，已经3天，胸闷，气短，咳吐黏痰。舌苔白腻，脉沉滑。此乃痰浊壅阻心肺，胸阳不得展布。法当豁痰通阳。处方：全瓜蒌30g，干薤白15g，法半夏12g。水煎服。二诊：服药3剂后，胸背痛已减，黏痰仍多，原方继服3剂。三诊：今日胸痛未作，胸部较前舒畅，咳痰亦少，唯食欲欠佳。拟将原方用量减半，并加理气药：瓜蒌15g，薤白8g，半夏6g，陈皮6g。取3剂。服药后，未再胸痛，胸闷、气短亦除，停药休养。（夏锦堂医案）

编者按: 本案证候是比较典型的栝楼薤白半夏汤证,故原文治之效佳。

（2）解某某,女,58岁。1986年8月30日初诊。患者嗜食肥甘,形体丰腴。3年来阵发性下颌部拘急不适,胸骨后及心前区憋闷而痛,"短气不足以息",历时3~5分钟,发作日趋频繁,近1周发作3次,含服速效救心丸后1~2分钟缓解。多因饱食或情绪波动而诱发。舌紫绛、苔黄腻,脉沉弦硬。血压正常。血脂测定:胆固醇245mg%,甘油三酯257mg%,脂浊（±）。心电图检查:窦性心律,冠状动脉供血不足。B/M超声提示:冠心病。诊断:冠心病,心绞痛。辨证:痰瘀交结,气血壅实,湿热内蕴,心脉痹阻。治法:活血化瘀,清热化痰,宽胸理气。冠心Ⅱ号合栝楼薤白半夏汤加减:丹参18g、红花、川芎、降香各6g,瓜蒌24g,赤芍、薤白、清半夏各10g,郁金12g,黄连3g。日1剂,分温三服。服药至第2剂仅发作1次,症状较轻,时间亦短。尔后守方服药1个月,胸闷、心痛基本控制,黄腻苔渐退,舌渐红活。复查血脂:胆固醇165mg%,甘油三酯201mg%,脂浊正常。改服复方丹参片巩固治疗。嘱其要饮食清淡,加强活动。数月后随访,心绞痛很少发作。（田乃庚教授治验,吕志杰.《新中医》1988;1:9）

原按: 上述医案是把宽胸通阳法与活血化瘀法结合运用。此为目前治疗冠心病的常用方法之一。配合运用活血化瘀法要注意如下三辨:

一辨气之虚实:气与血关系极其密切,"气帅血行,气滞血瘀"。冠心病者,心脉瘀阻,或因于气虚,或因气滞（实）,二者治法截然不同,不可犯"虚虚实实"之戒。

二辨血之虚实:一般来说,瘀血当为血实证,然血虚亦可致瘀。冠心病者可因瘀血阻滞心脉而发心痛,亦可因血虚,血不养心致心悸而痛,前者为不通则痛,后者为不荣则痛,实则泻之,虚则补之。若不辨血之虚实,血虚再活血,则更伤正气,病情反甚。故对血虚致瘀者,治当养血活血。目前治疗冠心病的有效方剂中,多用丹参,古人有"一味丹参,功同四物"之说,这说明养血活血是治疗冠心病的基本法则之一。

三辨瘀血之寒热:瘀血可因寒而凝,亦可因热而结,但一般受"血得热则行,得寒则凝"的传统理论影响,大多认为瘀血多因寒而起,其实不尽如此。冠心病者心绞痛之发作,若因感寒而发,或遇寒加重,冬季发病率尤高,这可用"血得寒则凝"来解释。但该类病人合并高血压、吸烟、嗜食膏粱厚味及情绪易于波动者,常兼"阴虚内热"或"痰热内阻"的现象,不可拘泥温通之法,否则适得其反,则热伤阴血。因此,心痛因寒而瘀者宜温通化瘀,因热而结者则宜凉血化瘀,二法不可偏废。

【临证指要】 栝楼薤白半夏汤用于治疗冠心病、心绞痛及慢性气管炎、支气管哮喘等属痰浊壅盛者。

【实验研究】该方有减轻心肌损伤、抗炎、抗氧化的作用，并能减轻心肌组织结构损伤，维持线粒体功能相对完整，对 MI/RI 大鼠具有较好的心脏保护作用。还能提高心肌细胞的氧自由基清除率，对心肌缺血再灌注损伤起到保护作用。

枳实薤白桂枝汤

【原文温习】胸痹，心中痞，留气结在胸，胸满，胁下逆抢心，枳实薤白桂枝汤主之；人参汤亦主之。（九·5）

枳实薤白桂枝汤方：枳实四枚，厚朴四两，薤白半升，桂枝一两，瓜蒌实一枚（捣）。上五味，以水五升，先煮枳实、厚朴，取二升，去滓，内诸药，煮数沸，分温三服。

【医案精选】

胸痹心痛　刘某某，年四旬许，店员。每日持筹握算，晷无寸闲。如俯伏时久，则胸极感不舒，寝至微咳吐痰，尚无若何异象。近以年关，尤多焦劳，初觉胸膈满胀，嗳气时作，继则喘咳痰唾，夜不安眠，甚而胸背牵引作痛，服调气化痰药不效，乃走治于余。诊脉弦滑，舌苔白腻，不渴，喘咳，胸背掣痛不休，并无恶寒肢厥现象。此固《金匮》之胸痹证。非调气化痰之所能治也。盖胸痹一证，因阳气不振，阴寒乘之，浊痰上泛，弥漫胸膈，气机阻滞，上下失调，故前后攻冲，胸背剧痛。如属阴寒剧盛，胸痛彻背、背痛彻心者，则宜辛温大热，与乌头赤石脂丸以逐寒邪；如内寒不甚而兼虚者，则当相其轻重分别用人参汤或大建中汤以为温补。本证则阳未虚甚而寒亦不盛，既不合前者椒附之大温，亦不宜后者姜参之温补，仅应温阳祛痰，舒展中气，运用栝楼薤白半夏枳实桂枝汤调理，可谓方证切合，三剂可愈。数日病者来告，果如所期。（《治验回忆录》）

编者按：临证处方之要，在于切合病情。本案之案语分析比较，选定"方证切合"的方药。预计"三剂可愈"。果如其言，真良医也。

【临证指要】枳实薤白桂枝汤用于辨证治疗冠心病、慢性气管炎、渗出性胸膜炎等心肺疾患，亦可用治胆胃气滞之消化系统疾患。

【实验研究】该方治疗胸阳不振型稳定型心绞痛疗效显著。对结扎冠状动脉左前降支建造心肌缺血再灌注损伤模型的大鼠，具有显著改善所诱发的心律失常的作用，能改善心肌组织结构损伤，抑制心肌细胞凋亡。近年研究发现，心血管病与某些微量元素缺乏或比例失调有关，而薤白、桂枝等通阳药物则含有锰、钼、铜等微量元素，对心血管系统有很好的保护与调节作用。

类方串解

本章 3 方是治疗痰气痹阻所致胸痹心痛的常用方剂。其中栝楼薤白白酒汤为宣痹通阳之基础方，主症是"喘息咳唾，胸背痛，短气"。栝楼薤白半夏汤加用了化痰降逆之力较强的半夏，用治胸痹心痛之痰气阻痹较重者。枳实薤白桂枝汤宽胸下气之力较盛，用治胸痹心痛之气滞较重者。三方相较，在治疗范围上，第一、二方主治心胸病变，第三方则兼及胃脘及两胁之症。就功效而言，三方同中有异，临证当鉴别选用。

第十七章　橘枳姜汤类——理气剂

凡以理气药为主组成，具有行气或降气作用，治疗气滞或气逆病证的方剂，统称理气剂。

应用本类方剂，首先应分辨气病的病因病机，而选用相应的理气剂。本类方剂多针对气滞或气逆之实证而设。若兼正气不足者，应适当配伍补益之品，以防进一步损伤正气。此外，理气剂多由芳香辛燥药物组成，易耗津伤气，故应中病即止，勿使过剂，尤其对素体阴亏气弱者，用之更需谨慎。

橘枳姜汤

附：茯苓杏仁甘草汤。

【原文温习】胸痹，胸中气塞，短气，茯苓杏仁甘草汤主之；橘枳姜汤亦主之。（九·6）

橘枳姜汤方：橘皮一斤，枳实三两，生姜半斤。上三味，以水五升，煮取二升，分温再服。

茯苓杏仁甘草汤方：茯苓三两，杏仁五十个，甘草一两。上三味，以水一斗，煮取五升，温服一升，日三服，不差，更服。

【医案精选】

胸痹　何某某，男，34岁。咳嗽5年，经中西医久治未愈。细询咳虽久而并不剧，痰亦不多，其主要证候为入夜胸中似有气上冲至咽喉，呼吸作声，短气，胃脘胸胁及背部隐隐作痛，畏寒，纳减，脉迟而细，苔薄白。乃以橘枳生姜汤加味治之。橘皮12g，枳实12g，生姜15g，姜半夏12g，茯苓12g。二诊：服药3剂后，诸症消退，唯胃脘尚有隐痛，再拟原方出入。橘皮12g，枳实9g，生姜12g，桂枝6g，薤白9g，全瓜蒌12g。三诊：五年宿疾，基本痊愈，痛亦缓解，再拟上方去薤、蒌、桂枝，加半夏、茯苓、甘草以善其后。（姚国鑫.《中医杂志》1964；6：22）

编者按：本例师仲景治胸痹之法，而不泥守一方，根据病机，数方合之加减出入，以对证为要。胸痹病情有轻重，病机有虚实，病势有缓急，临证当明辨轻重、虚实、缓急以治之。何时希说："此治轻症之二方，化痰之力多，散寒之力弱，而虚则未顾及也。上海已故名医丁甘仁先生治上中下三焦之湿，用轻剂辛开、苦降、淡渗三法，曰杏朴苓，曰桔枳苓，曰杏蔻苡，其开上最佳者曰杏蔻桔橘。综观胸痹数方，知丁氏亦法乳仲景者也。"

【临证指要】上述两方均可辨证治疗冠心病之轻证患者，重者可与栝楼薤白半夏汤合用。此外，橘枳姜汤加味治疗消化系统疾病，如慢性胃炎、神经性呕吐等属气滞饮停者，亦常有效。

【实验研究】网络药理学研究和临床研究发现，橘枳姜汤有治疗冠心病的作用。该方中橘皮含挥发油，可刺激呼吸道黏膜，使分泌物增多，对痰液有稀释作用，有利于痰浊咳出；枳实可增加胃肠兴奋性，增加肠蠕动，同时又可降低肠管平滑肌张力，起到解痉作用，这种对胃肠的双重作用，有利于胃肠功能的恢复；生姜可促进消化液分泌，对胃肠张力及蠕动有双向作用，故对食欲不振、呕吐、胃肠胀气等，有较好的治疗效果。

【实验研究】该方通过调控 TGF-β1/Smads 信号通路，能预防雾霾引起的大鼠吸入性肺损伤。网络药理学研究发现，该方可能有治疗冠心病的作用。

桂枝生姜枳实汤

【原文温习】心中痞，诸逆，心悬痛，桂枝生姜枳实汤主之。（九·8）

桂枝生姜枳实汤方：桂枝、生姜各三两，枳实五枚。上三味，以水六升，煮取三升，分温三服。

【医案精选】

呕吐

（1）一妇女，患吐水，水升胸间，漫漫有声，遂致吐水，每日晡而发，至初更乃已，诸医与大小柴胡汤及小半夏汤之类无效。先生诊之，用桂枝枳实生姜汤乃愈。（《奉天医学成绩录》）

（2）一男子，患吐水数十日，羸瘦日加，每至黄昏，脐旁有水声，扬腾上迫，心下满痛，吐水数升，至初更必止，饮食如故，先生投桂枝枳实生姜汤，其夜水虽上行，然遂上吐，翌夜，诸证尽退，五六日而痊愈。（《奉天医学成绩录》）

编者按：上述二例以桂枝生姜枳实汤治"吐水"，疗效称奇，所述证候，既似痰饮病，又似奔豚气，但发作有时为其特点。如此怪病用如此小方而治愈，诚为可贵。贵在经验心得，非理论套话所能概之。

【实验研究】研究发现，心血管病与某些微量元素缺乏或比例失调有关，而桂枝等通阳利尿药物含有较多对心血管系统有保护作用的微量元素（如锰、钼、铜等）。

枳术汤

【原文温习】心下坚，大如盘，边如旋盘，水饮所作，枳术汤主之。
（十四·32）

枳术汤方：枳实七枚，白术二两。上二味，以水五升，煮取三升，分温三服。
腹中软即当散也。

【医案精选】

1. 鼓胀，齿衄（肝硬化） 枳术汤常用量：枳实 15g，白术 12g。曾治一例，女
性，患肝硬化，腹水，齿衄，纳差，化验血小板低，白球比倒置，脑磷脂胆固醇絮
状试验（＋），麝香草酚絮状试验（＋）。我用联合方组：第一方"半夏泻心汤"和
胃降逆，开结除痞；第二方"枳术汤"加味：枳实 50g，白术 30g，三七粉 3g，山
药 20g，因其有牙龈出血，故加三七粉以活血止血；第三方"茵陈四苓汤"，因她
有牙出血，"血家不可乱用桂"，所以把桂枝去了。嘱其交替轮服。服药三轮后，患
者复诊时说，白球比已不倒置了，化验其他各项指标均已正常，症状也大减了。
（《门纯德中医临证要录》）

编者按：以二三个方子交替服用之"联合方组"治病，此乃门氏独到经验。上
述治例之疗效难能可贵。如上三方联用，虽非枳术汤加味一方之功，但该方在消坚
（以原文曰治"心下坚"）止血等方面肯定起到了重要作用。其枳术汤的两味药之重
用，体现了病重而剂量亦重的原则，为治例取效的关键。这些经验，应当记取。

2. 痞证（腹腔镜胆囊切除术后腹胀痞满） 邵某某，男，42 岁。教师。1994 年
10 月 15 日入院。入院诊断：慢性胆囊炎、胆石症（择期手术）。患者入院 1 周后
做腹腔胆囊切除术，术后全麻醒即感腹部作胀，胸脘痞塞满闷，阻塞不舒以致辗转
不安。体检后诊断：腹腔镜胆囊切除术后反应。经常规对症处理未取效。乃于术后
24 小时即给予枳实 24g，白术 12g，加水 300ml，煎至 150ml，分 3 次口服。服药
4 小时后，患者即感腹部作胀、胸脘痞塞满闷明显减轻，7 小时后临床症状全部消
失。患者手术后 3 天即出院。（陆永才.《浙江中医杂志》1996；3：107）

原按：腹腔镜胆囊切除术（LC）后的腹胀痞满之证，我们观察到《金匮要略》
枳术汤治疗组（117 例）痊愈率及总有效率均大于西药对照组（112 例）。这说明，
对于本证的治疗中药优于西药。应用中药枳术汤治疗该证，总有效率为 96.6%，可
见枳术汤是目前治疗腹腔镜胆囊切除术后腹胀痞满较为理想的方法之一。腹腔镜胆
囊切除术后，由于二氧化碳气体残留在患者的腹腔内而产生腹胀痞满之证，根据中
医理论可理解为，该证是由于气阻而导致脾滞不运所致。枳术汤药虽简却能消补平
行，寓消于补。方中枳实利气机泄痞满，白术补脾运湿，共奏消滞健脾之效。在服

法及疗效观察上,《金匮要略》中也明确指出:"分温三服,腹中软即当散也。"现代药理实验也证明枳实有使胃肠节律性蠕动增强的作用,我们在临床上又观察到在 LC 术后 24 小时给药疗效最好。

【临证指要】枳术汤可辨证治疗消化系统病症,如慢性胃炎、胃下垂、消化不良、胃肠功能紊乱、胃结石、十二指肠壅积症以及便秘等。

【实验研究】

1. **促进肠动力**　对慢传输型便秘大鼠的肠道传输有明显改善作用,并且能有效改善肠神经系统的病变。

2. **保护肠黏膜屏障**　枳术汤加味对大鼠肠黏膜屏障有保护作用,可以明显改善缺血－再灌注早期肠黏膜细胞的凋亡。

3. **促进消化道功能、调节肠道菌群**　该方通过调节肠神经系统的兴奋性和抑制性神经递质 ACh、NO 的释放,促进胃肠运动,治疗功能性消化不良;能有效调节脾虚便秘小鼠紊乱的肠道菌群。

4. **保护神经元**　该方能改善急性脑梗死大鼠的神经功能,减少脑梗死体积比例。

橘皮汤

【原文温习】干呕、哕,若手足厥者,橘皮汤主之。(十七·22)

橘皮汤方:橘皮四两,生姜半斤　上二味,以水七升,煮取三升,温服一升,下咽即愈。

【实验研究】该方具有抗顺铂化疗呕吐作用,并能促进大鼠胃排空;还能抑制结肠内有害菌的生长,有调节肠道菌群的作用。

橘皮竹茹汤

【原文温习】哕逆者,橘皮竹茹汤主之。(十七·23)

橘皮竹茹汤方:橘皮二升,竹茹二升,大枣三十枚,人参一两,生姜半斤,甘草五两。上六味,以水一斗,煮取三升,温服一升,日三服。

【医案精选】

1. **干呕,便秘**　胃虚气热,干呕不便。橘皮竹茹汤加芦根、杭米。再诊:呕止热退。石斛、茯苓、半夏、广皮、麦冬、杭米、芦根、枇杷叶。三诊:大便不通。生首乌、玄明粉、枳壳。四诊:大便通,脉和。唯宜滋养。石斛、归身、秦艽、白芍、丹皮、炙草、茯苓、广皮。(《增评柳选四家医案·尤在泾医案》)

诒按：迭用四方，运意灵巧，自能与病机宛转相处。

邓评：至此大势去矣，故唯和养为宜。而用石斛、秦艽、丹皮者，肠中之燥热殆未尽清耶？

编者按：从本案先后四诊之方药可知，患者之"大便不通"为津亏肠燥所致，三诊治用"生首乌、玄明粉、枳壳"者，以生首乌润肠通便；玄明粉（芒硝经风化失去结晶水者）润燥软坚，"利大小便……推陈致新"（《名医别录》）；枳壳"利肠胃"（《本草纲目》）之气。从四诊说"大便通"可知，三味药相合，为治肠燥便秘之良方。由此经验还可知，虚性便秘可用玄明粉（泻下之力次于芒硝）治标，不宜用大黄也。

2. 呃逆　冯某某，女，48 岁。1986 年 10 月 5 日初诊。外感后低热不退 3 个多月，食少乏味，大便数日一行，神疲，虚乏，少寐，动则微喘，口干欲得凉润。一日因食凉物而致呃逆不止。曾用丁香柿蒂汤治疗效不佳。查脉细略数，舌红少苔。分析病机：胃阴不足为本，食凉只是诱因，寒热相激，升降相悖，故发呃逆。用橘皮竹茹汤治之，处方：鲜橘皮 90g，竹茹 12g，太子参 15g，生甘草 15g，生姜 24g，大枣 15 枚。3 剂，日 1 剂，水煎两遍合汁约 400ml，从早至晚分 4~5 次温服之。复诊：服药 3 剂不仅呃逆止，食欲亦增，守方服 5 剂。五日后三诊：低热渐趋正常，体温由午后 37.8℃左右降至 37℃以下，其他症状均好转。（吕志杰医案）

编者按："哕"自明代之后统称"呃逆"，俗称"打嗝"。西医学认为是由于膈肌痉挛所致。《素问·宣明五气篇》说："胃为气逆为哕。"故其主要病位在胃。临床表现以喉间气逆上冲而作声（或频频相连，或时断时续）为特点。其辨证论治要分清寒热虚实，《金匮要略》第十七篇第 22 条所述为胃寒气逆，治宜散寒降逆止哕；第 23 条所述为虚热气逆，治宜补虚清热、降逆止哕；第 7 条所述为腑实为患，治宜通利方法。从呃逆判断疾病的预后很有意义，《内经》说："病深者，其声哕。"《济生拔粹》亦说："大抵老人、虚人、久病人及妇人产后有此证者，皆是病深之候，非佳兆也。"《医碥》并说："病重得此，多为气脱。"编者临证中曾遇一心肌病患者，男性，52 岁。曾 3 次住院，逐年加重。第 3 次住院出现呃逆时断时续，呃声低微，用大补元气、温阳止呃方药，延续 20 余天而病故。

【临证指要】橘皮竹茹汤用于治疗消化系统病症，如急性胃炎、慢性胃炎、胃神经症等属胃虚有热者。另外，本方治疗妊娠恶阻亦有良效。

【实验研究】该方能有效地保护胃肠道黏膜细胞和组织，使顺铂导致的胃肠道神经-内分泌失调、胃肠道动力失调和组织病理变化均得到改善，治疗化疗引起的胃肠道反应。

四逆散

【原文温习】少阴病，四逆，其人或咳，或悸，或小便不利，或腹中痛，或泄利下重者，四逆散主之。（318）

四逆散方：甘草（炙）、枳实（破，水渍，炙干）、柴胡、芍药。上四味，各十分，捣筛，白饮和服方寸匕，日三服。咳者，加五味子、干姜各五分，并主下利。悸者，加桂枝五分。小便不利者，加茯苓五分。腹中痛者，加附子一枚，炮令坼（chè 彻。裂开）。泄利下重者，先以水五升，煮薤白三升，去滓，以散三方寸匕，内汤中，煮取一升半，分温再服。

【医案精选】

1. **阳厥**　颜某，男孩，1岁多。1956年9月间，突然高热呕吐泄泻，经县人民医院以急性肠胃炎治疗三日，呕泄均止，转而心烦扰乱，口渴索饮，四肢厥冷，其母抱往我院陈医处诊治，陈医以吐泻后，四肢逆冷，为阴寒内盛，拟桂附理中汤，因病势较急，就商于予。予视之，手足虽厥冷如冰，扪其胸部跳动急促，肤热灼手，触其腹部亦如炕。予曰：初病即手足逆冷，可辨证用桂附理中；此发病三日之后，虽手足逆冷，桂附理中不可轻试，况患儿舌深绛，溲短赤涩，大便成黑黄色而又带有窘迫，时索冷饮，烦扰不宁，是为阳郁厥逆也，宜四逆散。陈医惑其手足冰冷，疑四逆散不能胜任，适彭医至，复邀参看此证，彭医亦赞同四逆散，非急服不可，遂投以此药。服尽1剂，夜半手足变温，心亦不烦，尚能安睡，继服2剂而病愈。（《湖南省老中医医案选》第一集）

编者按：此例患者虽手足逆冷，但胸腹灼热，心烦饮冷，小溲短赤，舌深绛。此为阳气内郁而厥。用四逆散解郁疏肝清热，药到病除。此与少阴寒厥完全不同，一热一寒，一实一虚，临证之际当细心辨识。

2. **胁痛（慢性肝炎）三案**

（1）黄某某，男，36岁。初诊：1971年9月19日。主诉：患慢性肝炎，肝脾均肿大，两胁疼痛而以右胁为甚，并牵引腰背酸痛，头项亦痛，嗜睡严重。诊查：舌红苔薄白，脉浮取则弦，沉取则弱，但尚能食。先后投药10余剂少效。改投下方。处方：柴胡一两，枳实五钱，白芍一两，甘草五钱，白芷一两。连服药6剂，胁痛大减，头痛嗜睡全除，患者自觉病去十之八九。乃守上方加减以善后。

（2）涂某某，女，14岁。主诉：患慢性肝炎，右胁疼痛不止，纳差。诊查：舌红苔薄黄，脉细稍数。治法：投以四逆散合金铃子散加味。处方：柴胡三钱，枳实三钱，白芍五钱，甘草三钱，延胡索三钱，川楝子三钱，丹参五钱，山楂五钱，六神曲三钱，鸡内金三钱，谷麦芽各五钱。连服药5剂，右胁痛减止，胃纳转佳，但面目微肿，小便黄短。二诊：守上方加白茅根一两，生苡仁、赤小豆各五钱。再进药5剂，胁痛全除，食增神旺，面目浮肿基本消矣（仅早起面部仍有微肿），小便转长而色仍黄。三诊：守上方加黄芪五钱、当归三钱以收功。

（3）曹某某，女，35岁。主诉：患慢性肝炎，右胁胀痛，寐差多梦。两目干涩，咽喉口舌干燥而不欲饮水，大便结如羊矢。诊查：舌红，脉细。治法：投以芍药甘草汤加味多剂，两目干涩、咽喉口舌干燥均见减轻，但右胁胀痛仍甚，夜寐不安。二诊：改用大剂四逆散加味。处方：白芍二两，甘草二两，柴胡一两，枳实五钱，白芷一两，酸枣仁一两，柏子仁一两，夜交藤一两，合欢皮一两。连服药3剂，右胁胀痛大减，夜寐亦安，大便亦不干燥。因嘱守方再进以竟全功。（《中国现代名中医医案精华·万友生医案》）

原按： 以上肝病胁痛治验，都是采用四逆散为主之例。本方既能疏解肝气郁结，又能柔缓肝木横逆。即用柴胡以疏肝郁，枳实以平肝逆，白芍以柔肝，甘草以缓肝。其中柴胡和枳实一升一降，能使肝气郁而不升者得升，肝气逆而不降者得降，以行其春气和畅之令。白芍和甘草即芍药甘草汤，《伤寒论》用以主治"脚挛急"，可见其具有柔缓筋脉的作用。又从《伤寒论》用小建中汤主治木横侮土的"腹中急痛"来看，可见其能柔木和土以止痛。因此，我常用以治肝病胁痛。但如肝病传脾，脾气不足以运化者，则应合用异功散等以益脾气而助运化，才能奏效。还须指出的是，四逆散治肝病胁痛虽有良效，但如证重药轻则往往不应，必须加大剂量才能建功，例如黄、曹两案的肝病胁痛重证，就都是采用大剂四逆散加白芷获得显效的（从这两例治验来看，前人用白芷治胁痛的经验是可信的）。其中黄案右胁痛甚而头顶亦痛，并严重嗜睡，经用大剂四逆散加白芷后，不仅胁痛大减，而且头痛、嗜睡全除。胁痛大减和头顶痛除之理易明，嗜睡全除之理则应归之于白芷，因其辛香醒脾气以升清阳。曹案肝阴亏损证候显著，故方中白芍用量尤重。

编者按： 以上经验3例，都是慢性肝炎患者，都是以胁痛（右胁常痛或时痛，其中一例是"两胁疼痛而以右胁为甚"）为主诉；都是以四逆散为主，适当合方（异功散），以及加味治之；都取得胁痛渐除或大减等佳效。其疗效机制与"原按"之分析，体现了经验丰富的良医之水平。特别是曹案重用四逆散加味，治愈胁痛、失眠、便秘之经验，很值得借鉴。

【临证指要】 四逆汤可辨证治疗急性肝炎、慢性肝炎、急性胆囊炎、慢性胆囊炎、慢性胃炎、溃疡病等以及妇科肝郁气滞所致的病证。

【实验研究】

1. **抗抑郁** 该方可通过缓解线粒体结构损伤以及能量代谢障碍，调控海马突触重塑，从而改善早期应激抑郁损伤。

2. **抗炎、抗氧化、降脂** 该方可阻断溃疡性结肠炎的炎症反应；能降低肝细胞脂质积累，改善脂质代谢，改善细胞超微结构，抑制炎症和氧化应激，对非酒精性脂肪肝疾病有防治作用。

3. 促进消化道功能 该方干预功能性消化不良模型大鼠，能有效改善胃顺应性下降及胃敏感性升高情况，缓解 FD 模型大鼠的十二指肠黏膜屏障功能损伤及微炎症状态。

4. 减轻心肌损伤 四逆散有效成分能降低慢性睡眠剥夺所致大鼠心脏功能损伤。

5. 保肝、抗肝纤维化 该方对 CCl_4 诱导肝纤维化小鼠有治疗作用，能够不同程度的降低小鼠血清 ALT、AST 及 HA 水平，改善小鼠肝脏的病理组织变化，抑制肝纤维化。

6. 调节免疫 四逆散对青少期慢性应激大鼠引起的免疫紊乱，有双向调节作用。

7. 催眠 四逆散有效成分可以改善由慢性情绪应激诱导的睡眠障碍，可增加大鼠全天睡眠时间，降低夜晚的活动度，睡眠的片段化有整合趋势。

8. 减轻胰岛素抵抗 该方能抑制肝糖产生过多，降低血糖，改善胰岛素抵抗。

半夏厚朴汤

【原文温习】妇人咽中如有炙脔，半夏厚朴汤主之。（二十二·5）

半夏厚朴汤方：半夏一升，厚朴三两，茯苓四两，生姜五两，干苏叶二两。上五味，以水七升，煮取四升，分温四服，日三夜一服。

【医案精选】

梅核气 孙文垣治张溪亭乃眷，喉中梗梗有肉如炙脔，吞之不下，吐之不出，鼻塞头晕，耳常啾啾不安，汗出如雨，心惊胆怯，不敢出门，稍见风则遍身疼痛，小腹时痛，小水淋漓而疼，脉两尺皆短，两关滑大，右关尤搏指。孙曰：此梅核症也。以半夏四钱，厚朴一钱，苏叶一钱，茯苓一钱三分，姜三片。水煎食后服。每用此汤调理多效。（《续名医类案》第 334 页）

编者按：条文所谓"妇人咽中如有炙脔"的证候，中医通称为"梅核气"，属于"郁证"范畴。本病证与西医学所谓的"癔症""神经症"颇类似。其由痰凝气滞者，半夏厚朴汤确有疗效。

【临证指要】半夏厚朴汤可治疗"梅核气"为主症特点的许多病症。

【实验研究】

1. 抗炎、保护神经元 该方能抑制脂多糖（LPS）诱导的小胶质细胞炎症反应，并在人神经母细胞瘤细胞中表现出神经保护作用。

2. 抗抑郁 该方可改善 PSD 大鼠的抑郁症状，减少梗死面积，减低炎症反应。

3. 止呕、镇痛 该方可以治疗顺铂导致的水貂之呕吐；还能减少冰醋酸所致的小鼠扭体次数，有良好的镇痛效果。

4. 促进消化道功能 该方能拮抗顺铂对小鼠胃肠排空的抑制作用，且与吗丁啉（多潘立酮）作用相当，使胃残留率显著降低，小肠推进率也显著增加。

5. 镇静 方中紫苏和厚朴对喉反射有抑制作用。该方对于气道及食管无器质性病变的患者，在发生神经性疾病、支气管炎或哮喘时，常可收到显著的疗效。

类方串解

本章共 8 首方剂。根据病因病机的不同，采用不同的理气药。并针对具体病情，辅佐适当药物。

1. 调理中气方 脾胃为人体之中轴，脾以升为健，胃以降为和。若脾气当升不升，胃气应降不降，气机悖逆则病矣，可见心中痞、心下坚、干呕、哕等症。仲景常用橘皮、枳实、生姜以理气和胃，代表方如橘枳姜汤、橘皮汤。或用桂枝以降逆，如桂枝生姜枳实汤；或用白术以健脾，如枳术丸；或用竹茹清虚热，人参益气阴，甘草、大枣补中气，如橘皮竹茹汤。

2. 调理肺气方 肺主一身之气，主宣发肃降。肺气上逆则见咳嗽，喘息；而肺气不利，则见"胸中气塞，短气"等症，应辨证选用有关方药。本章只有茯苓杏仁甘草汤一方，可酌情选用，或与其他方合用，以方证相对为准则。

3. 调理肝气方 肝喜条达疏泄，情志不畅，气机郁结多累于肝。肝气不舒，阳气不能达于四末则见"四逆"；木乘土则见"腹中痛"；木刑金则见"咳"；影响膀胱，气化不利则见"小便不利"，等等。治病必求于本，故四逆散以柴胡、枳实疏肝理气为主，并用芍药、甘草酸甘化阴，即养血柔肝，又缓急止痛以治"腹中痛"。若见"咳"或"小便不利"，则应如四逆散方后注所云：加五味子之酸以收敛肺气，干姜之辛以散外寒，或加茯苓之甘淡健脾利水。

4. 理气化痰方 痰为病理产物，脏腑经络，头项四肢，皆可侵及。痰的成因很多，六淫、七情、饮食不节，皆可生痰。治痰之法，当随其成因而求之。因气而得者，治当理气与祛痰药物相配伍。以痰之为物，随气而升降，气壅则痰滞，气顺则痰消。故"善治痰者，不治痰而治气，气顺则一身之津液亦随气而顺矣"(《证治准绳·杂病·痰饮》)。本章治气郁生痰，痰气凝滞于咽喉所致的"妇人咽中如有炙脔"方——半夏厚朴汤，就是一个典型的理气祛痰剂。

第十八章　当归芍药散类——和血剂

和血即调和营血之义。血化于脾，由心所主，藏之于肝，故和血当以健脾、补心、调肝为大法。并应视其寒热虚实，寒者温之，热者清之，虚者补之，逸者行之，结者散之，以达到调和营血之目的。

仲景此类方剂，多以养血和血之当归、芍药为主药，再结合具体病情，或用桂、附、细辛、吴茱萸以温阳；或用黄芩、苦参以清热；或用枳实以行气；或用茯苓、泽泻、白术以祛湿，以期达到血气畅达，营血调和之目的。

当归芍药散

【原文温习】妇人怀妊，腹中疠痛，当归芍药散主之。（二十·5）

妇人腹中诸疾痛，当归芍药散主之。（二十二·17）

当归芍药散方：当归三两，芍药一斤，芎劳半斤（一作三两），茯苓四两，泽泻半斤，白术四两。上六味，杵为散，取方寸匕，酒和，日三服。

编者按：以上两条合看可知，当归芍药散和血利湿、调和肝脾的功用，可治疗多种妇人病以腹痛为主者，并可调治肝脾不和所致的其他病变。

【方歌】

当归芍药与川芎，泽泻白术与茯苓；

血虚肝郁木克土，脾虚水停诸般病。

【医案精选】

1. 妊娠腹痛

（1）于某，23岁，自孕后1个月觉小腹隐痛，时作时止，4个月后痛及上腹，有时牵及两胁，呈游走痛，而且胀满，伴胸闷太息，嗳气，身沉，食少，面色萎黄，脉弦滑、关脉弦细。脉证合参，属肝郁脾虚之妊娠腹痛。以当归芍药散为汤剂：当归、川芎、茯苓各10g，白术、白芍各15g，泽泻6g。水煎服。服2剂后腹痛即除。随访足月顺产一男孩。（张天恩.《陕西中医》1985；7：315）

（2）汤某某，27岁。婚后2个月停经而孕，至今3个月，脐下疼痛不舒，时重时轻，疼痛甚时欲解大便，便后疼痛略减，有时夜间痛醒，伴有恶心呕吐，以晨间为甚，面色萎黄，头晕目眩，舌苔薄腻，脉滑数。此属肝郁脾滞。治拟疏肝健脾，当归芍药丸主之，日服3次，每次5g。服药后小腹痛日减，1周后基本消失，恶阻亦好转。后随访，顺产一女婴，母女平安。（戚广崇.《中成药》1984；6：18）

编者按： 作者将本方之散剂改为蜜丸，制如绿豆大，备用。临床应用于妇科病中的先兆流产、妊娠腹痛、排卵期子宫出血、功能性子宫出血等属肝虚血滞、脾虚湿恋的患者，均获得较为满意的效果。

2. **胎漏（习惯性流产）** 赵某，女，24岁。曾流产两胎，第三胎怀孕后，又出现流产预兆，于是请余诊治。症见下腹虚胀发冷，每晚少腹疼痛。此系血虚湿滞，久之胎儿受抑，影响发育，造成坠胎。治以当归芍药散汤加川椒6g，阿胶12g（烊化），嘱其产前5个月，每月服2剂；5个月后，每月服3剂。该患遵嘱服药，安然怀胎九月余，顺生一男孩，现已6岁。（《门纯德中医临证要录》）

编者按： 治例以当归芍药汤加味，更切合病情。川椒辛温能温暖脾胃，以治其虚冷；阿胶补血止血，防患于未然。间断服药，为值得借鉴的经验。

3. **胎胀（羊水过多）** 田某，女，34岁。妊娠后，胎不满五月，腹大而沉重，下肢浮肿，行动不便，好似妊娠尽月一般，小腹隐隐作痛，胎动不安。妇科诊为：羊水过多症，令其注意营养，常服维生素。后找余诊治。触其全腹胀大而不硬，且有光滑之波动。此并非胎儿体大，确系羊水过多，于是处以当归芍药散汤剂。服药两剂，小便量增，下肢浮肿减轻，饮食、睡眠亦好。略施加减，令再服两剂，后安然怀妊至顺产。（《门纯德中医临证要录》）

编者按：《素问·至真要大论》所述病机十九条之一曰："诸湿肿满，皆属于脾。"治例"羊水过多症"所致的腹满胀大，为湿浊内停所致，病位以脾为主，土郁可致木壅。治用健肝利湿、疏木和血之当归芍药汤，2剂轻，4剂愈，堪称良效。此案腹部触诊以确诊羊水过多，说明门氏切诊，不但重脉，并且重视腹诊，以全面继承仲景思想，真良医也。

门氏还以当归芍药散（汤）治"子肿""痛经"。他说："痛经是临床常见之证，其发生机制多为气血运行不畅、气滞血瘀、寒湿下注。余治疗此证甚多，不论久病痛经者、新病痛经者，多选用当归芍药散加丹皮9g，延胡索9g，肉桂3g治之，疗效很好。"

4. **腹满（无名全腹肿大）** 周某，女，21岁，未婚。全腹肿大4个月之久，曾赴医院妇科、内科及X光透视详细诊查，确定：无怀胎，无肝、肾病变。医院查无病因，故请中医诊治。余触之溶溶大腹，实感异常，询其无痛感，脉象略弦。如此全腹肿大竟无病证？余思时许，是瘀血？积气？虫疾？最后细思辨为肝脾不和，水湿内停，试与当归芍药散汤剂，茯苓倍量，1剂。岂知药后小便增多，腹肿大减，医患均为之赞叹！再拟当归芍药散汤加茯苓皮12g，木香9g，生姜9g，令服3剂，肿胀消解，全腹柔软而告愈。（《门纯德中医临证要录》）

编者按：读罢上述治例，使我想起《毛泽东选集》中的一句话："辩证的方法，就是分析的方法。"（《矛盾论》）辩证分析法是马克思主义理论经济学研究的基本方法。中医学凡病都强调辩证论治，辩证就是善于分析病因病机。门氏对治例也没有经验，但就是凭借中医理论，仔细思考而想到了当归芍药散，变通用之，取得意外之良效，这就是正确辩证论治的结果，就是理论指导了临床。因此，成就良医的两个基本点：一是潜心学习，具有深厚的理论功底；二是勤奋临证，具有丰富的临床经验。二者相辅相成，相得益彰，缺一不能成为国医大师也。

5. 水气病（慢性肾炎） 晋某，男，40岁。5年前因患肾炎住某医院。患者浮肿、心口憋胀、小便不利，化验尿蛋白（+++），经治疗2个月，诸症基本消失而出院。近来由于劳累过度，诸症复发，化验尿蛋白在（+）或（++）之间，医院建议中医治疗为好。患者找余与治。诊其脉不浮不沉，便处以当归芍药散令其长期以散服之。1年后余下乡时遇见该患者，其云：服药不到1个月就见了大效，后又坚持服药一段时间，症状全部消失而自行停药，近日医院化验尿蛋白已为（-）。（《门纯德中医临证要录》）

编者按：治例是对当归芍药散的发挥应用。本例谨守原方剂型，"以散服之"而治愈了慢性肾炎，其医理为何？笔者认为，该患者病情较轻，则以散剂小量缓缓治之。门氏认为，"当归芍药散具有调养气血，和血利湿之功"，为既调肝气，又调肝血；既健脾气（脾藏营），又利脾湿。如此调气血则能通调周身之气血。"人之所有者，血与气耳"（《素问·调经论》）。气血调和了，百病可去之。

6. 崩漏 王某某，女，36岁。每次月经来潮，量多而又淋漓不止，以致身体虚衰，不能自持。欲做子宫摘除手术，又恐体弱不能胜任。右小腹时痛，白带淋漓为多。切脉沉弦而滑，舌苔白腻。刘老辨为肝血不荣，脾虚湿多，肝脾不和之证。治当调经止带，为疏当归芍药散：当归15g，白芍20g，川芎10g，白术30g，茯苓20g，泽泻20g。服药6剂，小腹痛止，白带减少。唯觉心悸气短，寐少而梦多。此乃心之阴阳不足，神气浮荡不敛之象。为疏炙甘草汤加减：炙甘草12g，党参15g，麦冬30g，生地15g，酸枣仁30g，麻仁12g，阿胶10g（烊化），大枣12枚，龙骨20g，牡蛎20g。连服6剂，则得寐而梦安。又进归脾汤10余剂而体力有增，此病从此痊愈。（《刘渡舟临证验案精选》）

编者按：当归芍药散为妇人胎前、产后及杂病腹痛的主方，具有调肝脾、和气血、止疼痛的综合作用。除上述个案之外，目前以本方比例共研细末，装入胶囊服用，分别治疗妇科腹痛206例、痛经178例、妊娠高血压综合征轻中度患者92例，或改为汤剂，适当加减治疗阴道炎437例、胎位不正217例等，均收到较好疗效。历代医家推而广之，本方不仅用于妇科，并且用于肝脾不调所致的其他各科疾病，收效良好。

【临证指要】当归芍药散主要用于治疗肝郁血虚、脾虚湿盛所致的妇产科病，如月经不调、功能性子宫出血、痛经、更年期综合征、卵巢囊肿及妊娠腹痛、先兆流产、妊娠腹泻、妊娠高血压综合征、纠正胎位、宫外孕等。此外，本方还可辨证治疗内科病。

【实验研究】

1. **保护神经元、改善认知障碍**　该方能改善 β 淀粉样蛋白诱导的胆碱能神经元凋亡，发挥保护神经元作用；还可明显改善糖尿病小鼠糖耐量受损及认知障碍。

2. **减轻肾损伤**　该方能改善足细胞结构完整性，修复肾小球损伤，减缓肾病综合征中蛋白尿的发展进程。

3. **抗炎、调节免疫**　该方能降低大鼠机体内的促炎因子水平、提高抗炎因子水平，进而改善慢性盆腔炎大鼠的机体免疫状态。

4. **抗氧化、抗衰老**　该方可抑制氧化应激，对子宫缺血再灌注损伤具有保护作用。该方还能有效地清除机体内心肌、卵巢、基底前脑中的自由基，提高 SOD 活性，具有较好的抗衰老的作用。

5. **降脂、降压**　该方可有效降低妊娠期高血压模型大鼠的收缩压、舒张压及 24 小时尿蛋白量，并对血脂相关指标有良好的调节作用。

6. **调节内分泌、保护卵巢功能**　该方通过改善内分泌代谢指标、血液流变学和子宫动脉血流动力学，提高免疫功能，对肾虚肝郁型早发性卵巢功能不全患者，具有较好的临床疗效，可减缓卵巢功能退化。

7. **调节肠道菌群**　该方可优化小鼠肠道菌群，降低海马脑区 Aβ1–42 的表达，改善阿尔茨海默病小鼠的认知功能。

8. **改善胎盘功能**　该方能改善控制性超促排卵模型小鼠的胎盘功能，促进胚胎生长。

9. **保肝、利尿**　该方能抑制 TNF-α 表达和脂质过氧化，对抗结核药物所致肝损伤有保护作用；还能上调肝硬化腹水模型大鼠的肾脏 AQP2 的表达，使 24 小时尿量明显增多，大鼠腹腔积液量显著降低，发挥利尿作用。

10. **镇痛**　该方对福尔马林炎性疼痛模型有显著的镇痛作用。

11. **保护心肌细胞**　该方能够有效保护心肌细胞，减轻垂体后叶素所致心肌缺血的损伤程度。

12. **改善子宫功能**　该方能促进缺血 – 再灌注损伤小鼠子宫的生理功能恢复。

当归散

【原文温习】妇人妊娠，宜常服当归散主之。（二十·9）

当归散方：当归、黄芩、芍药、芎䓖各一斤，白术半斤。上五味，杵为散，酒饮服方寸匕，日再服。妊娠常服即易产，胎无疾苦。产后百病悉主之。

【医案精选】

1. 滑胎（习惯性流产） 一妇年龄三十余，或经住，或成形未具，其胎必堕，察其性急多怒，色黑气实，此相火太盛，不能生气化胎，反食气伤精故也。因令住经第二月，用黄芩、白术、当归、甘草，服至三月尽，止药，后生一子。（《古今医案精选按·卷九·堕胎》）

编者按： 上述处方为当归散去芍、芎，加甘草，治堕胎而取效。堕胎为早期流产，一般指妊娠 3 个月以内，胎儿还未成形时堕下。在 3 个月以上，胎儿已经形成的，称为"小产"或"半产"。若连续堕胎或小产超过 3 次以上者，称为"滑胎"。在未经堕胎、小产之前，一般先有胎动不安，点滴出血，腹部隐痛等"先兆流产"症状，应及早防治。此案"令住经第二月"即服药，更属于"治未病"思想。

2. 防治滑胎与胎死腹中 余常以当归散保胎，治疗习惯性流产，收验甚多，凡血虚稍有热者，皆可用之。遵仲景"妇人妊娠，宜常服当归散主之"之理，应少量"常服"方能奏效。

（1）周某，31 岁。婚后八年，连续堕胎五次，皆于怀孕三至六月之间，出现腰腹坠痛，阴道下血，胎块或胎儿堕下。近日其经医院检查，确认已妊娠两月余，身感乍冷乍热，头晕恶心，腰困神疲，不思饮食，心神不安，找吾保胎。见其发育一般，中等身材，面色淡白，舌淡，脉细弱，乃采用补血养胎之法，以当归散治之，处方：当归、生白芍、川芎、白术各 200g，黄芩 100g，上药共为细末，每日 6g 开水送服。令其服半月，停半月，直至临产。患者盼子心切，恒守其法，又慎于养护，终于足月顺产一男婴，母子健康，合家欢喜。（《门纯德中医临证要录》）

（2）常某，34 岁，农民。28 岁结婚，曾怀孕 3 次，分别于妊娠 5、7、8 个月时胎死腹中，皆住院取胎，术后见胎瘦小。近已怀孕 3 个月，惧怕胎死腹中，四处求医。余察其面色萎黄，身体瘦弱，且心烦易怒，舌淡尖红，脉细弱滑数。此乃为血虚火旺，不能生气化胎而伤精之故。即以当归、生白芍、川芎、白术、黄芩各 300g，共为细末，令按妊娠几个月，每日即服几克，逐月增长。坚持服至 9 个月时，自感一切正常，唯下肢稍浮肿，血压升高（150/100mmHg）。为谨防不测，住院观察。足月临产时，骨盆狭窄，为保母子安全，采取剖宫产术，生一名 3.25 斤重女婴，母子安康。（同上）

编者按： 读罢上述经验治例，令我肃然起敬、感慨万千！感慨之一，当归散看似平淡，却疗效神奇！若无上述治例为证，你能相信如此小剂量之散剂"常服"，竟然具有这样保胎之良效吗？这也无可争辩地说明，经方源于实践、指导临床之无与伦比的价值，应倍加珍惜。感慨之二，门纯德先生崇尚经典、笃信经方，学以致用，为民解难的精神，弘扬了经方，彰显了"医者仁术"也。感慨之三，现今中医搞科研者不少，如此人士是否将眼力、精力、财力用在经典、经方上呢？据我所知，有的研究者，不自量力，自创"新方"研究之，最后科研鉴定说达到国内"先进"，甚至说"领先"水平。扪心自问，有此水平吗？若方向不对，徒有虚名，一事无成。还是向门纯德这样的先辈们学习，搞科研要脚踏实地，勤于临证，在实践中寻找科研思路，则有望研究出有价值的成果。提个醒，以门氏用当归散保胎的宝贵经验为基础，借助现代科技手段研究之，有望研究出有价值的成果，开发出预防滑胎之新药，这才是创新，是源于"经方"为基础之创新。具体而言，门氏治验之例一，其面色与舌脉所见，为体质偏于气血不足，故黄芩少用点，用法谨遵原方剂型，共为细末，每日 6g，间断服至临产。例二为曾经三次"胎死腹中"的孕妇，对其四诊合参，为朱丹溪说的"瘦人血少有热"之体质，故五味药等份用之为细末，用量按妊娠月份"逐月增长"，服至足月临产。总之，妊娠保胎，"常服当归散"，其用法、用量可因人而宜。

3. 保胎"三方"比较分析　门纯德先生对《金匮要略》妇人妊娠病篇保胎三方还有综合性比较分析，体现了他的临床经验，转录如下：

我常以三方用于治疗妇科病：①属于阴虚血热的用当归散，服散剂就可以把胎保住；②假如脉象不快，手足心也不热，用白术散，服散剂保胎很好；③如果小腹绞痛，有胎也好，无胎也好，只要妇女下焦有湿气、血滞者，用当归芍药散效果很好。(《门纯德中医临证要录》)

【临证指要】当归散可辨证治疗胎动不安或先兆流产，亦可用于习惯性流产患者，以保胎、安胎、预防流产与预防胎停育。

【实验研究】该方能抑制异常的子宫收缩，可有效改善两种先兆流产动物模型的阴道出血症状；也可以改善促排卵引起的子宫内膜容受性降低状态。

当归四逆汤

【原文温习】手足厥寒，脉细欲绝者，当归四逆汤主之。（351）

当归四逆汤方：当归三两，桂枝三两（去皮），芍药三两，细辛三两，甘草二两（炙），通草二两，大枣二十五枚（擘，一法十二枚）。上七味，以水八升，煮取三升，去滓，温服一升，日三服。

【医案精选】

（一）内科之体表四肢病

1. 腰痛　刘宏辟曰："一女病腰痛，医以杜仲、补骨脂等治之不效。诊其脉浮细缓涩，知为风寒入于血脉耳。与当归四逆汤，剂尽痛瘥。"同年周六谦患腰痛，牵及两胯，每酉、戌、亥三时则发，余时则否，脉沉而涩，予以此汤少加附子，二剂而愈。次日前医来，深诋此汤之谬，复进杜仲等药，腰痛如故。怪而问之，曰："或又服他药耶？"已以实对。令其再服当归四逆汤一帖愈。（《续名医类案·卷十九·腰痛》）

编者按：血气虚寒之人，风寒入于肾之外府，正合当归四逆汤之适应证，故补肾药无功。又，"每酉、戌、亥三时则发"，类似"病人脏无他病，时发热自汗出而不愈……宜桂枝汤"（54）之机。当归四逆汤亦桂枝汤方之类。总之，此案对当归四逆汤的活用开拓了思路。

2. **震颤** 张某某，女，30岁。初诊：1978年9月8日。主诉：昨日月经来潮洗澡，晚上突然全身颤抖，手足痹冷，下肢冷过膝部，伴心悸，心烦不眠。诊查：舌紫胖苔黄腻，脉细数而涩。辨证：证属寒湿阻络，气血不达。治法：予当归四逆汤加减。处方：当归9g，白芍9g，桂枝6g，吴萸8g，通草8g，甘草5g，生姜3片。二诊：9月9日。上方药服1剂，诸症均减，已能下地行走，睡眠转佳，唯觉疲乏。处方：党参15g，黄芪15g，茯苓15g，白术9g，半夏9g，当归6g，桂枝6g，陈皮4.5g，甘草3g。续服药2剂痊安。（《中国现代名中医医案精华·俞长荣医案》）

原按：本例月经来潮，血脉较虚，洗澡冲凉，阳气受戕，阴气乘之，阴阳乖和，气血不达。故方取当归四逆汤以通阳散寒、调理气血。

编者按：本案是审症求因而处方。以经期受寒，寒性收引，故"突然全身颤抖"也。"手足厥冷，脉细数涩"，为当归四逆汤之主症、主脉。患者"舌紫胖苔黄腻"，其舌苔主湿热，舌紫主瘀血；脉数主热，若仅凭舌象、脉诊辨病情，则不可选用当归四逆汤。因此可以得出结论，临床诊病，既要治病求本（辨证），又要审症求因。对一个具体病人，或着重求因，如本案；或着重求本。求本之诊，首先要四诊准确、具体、全面，然后四诊合参，综合分析，明确辨证，辨证应辨病性、病位，以便分析辨别病之轻重、发展趋势、预后等。四诊都典型者，辨证不难；四诊不典型、错综复杂及相互矛盾者，则辨证不易也！对于复杂的病情，需要抓主要矛盾，即主症特点，四诊必须有取有舍，"取"的是反映病情本质的方面，"舍"的是次要的，甚至假象。只有辨证准确，才能为正确论治打下基础。

3. **血痹** 蒙某某，女，31岁。初诊：1978年8月。主诉：5个月前用雷佛奴尔（依沙吖啶）液引产而致阴道大量出血，经中西药治疗好转，但四肢麻木，手指、足趾抽掣转筋，形寒畏冷，手足尤甚，用辣椒热汤浸泡手足，麻木冷痛可暂减。夜卧汗出。诊查：苔白脉细。辨证：此为寒湿阻滞经脉之血痹证。治法：方用当归四逆汤加黄芪以温经通痹。处方：当归10g，桂枝10g，白芍10g，细辛3g，

木通 6g，甘草 6g，大枣 5 枚，黄芪 18g。上方药服 4 剂病愈。(《中国现代名中医医案精华·宋鹭冰医案》)

原按：张路玉谓："血痹者，寒湿之邪，痹着于血分也。"陆渊雷治案中，认为血痹是四末知觉不仁，早起手指厥冷麻木，不能持物，稍加运动，血液流畅，麻木反轻。本例因引产大出血后寒邪乘虚袭入，气血为寒所遏，寒凝血滞，阳气不达四末，故肢冷麻木，阳气虚则形寒畏冷，阴血亏则夜卧汗出。以辣椒水浸洗，血流得通，麻木冷感暂时减轻。《伤寒论·厥阴病》中说："手足厥寒，脉细欲绝者，当归四逆汤主之。"加黄芪共奏补血活血、温经祛寒之功，四剂得效，足见古方之妙。

编者按：本案之病因，由于大失血，气随血失，卫气不固，外邪袭之而发病也。活用当归四逆汤温通血脉，加黄芪益气固表而病愈。

4. 头痛 梁某，男，32 岁。头项牵掣疼痛，时发时止，痛甚则四肢厥逆。多方求治不效。某医院诊为结核性脑膜炎，屡用链霉素及镇痛药，头痛无减。诊见：面容苍白，终夜失眠，怕声畏光，胸闷不适，舌淡，六脉俱细。处以当归四逆汤（当归 12g，桂枝 9g，生白芍 9g，细辛 3g，炙甘草 6g，通草 9g，红枣 4 枚），令服 5 剂。服 4 剂后，头痛渐止，但有便秘，遂加麻仁 12g，继服 6 剂而痊愈。(《门纯德中医临证要录》)

原按：头痛之证，种类颇多。此例头痛，属营血久虚，肝不藏血，风寒伤及厥阴所致。常有阵发性掣痛，精神委顿，形寒肢冷，脉象沉细兼弦诸症，故多以当归四逆汤治之奏效。

5. 四肢麻木 全氏，女，87 岁。四肢麻木，已半年不能下床活动。面黄肌瘦，四肢不温，触之皮肤不仁，其脉沉弦。处以当归四逆汤，令服 3 剂。服后，麻木有知，四肢温和，再以黄芪桂枝五物汤 4 剂，麻木基本消失，已能下床行走。(《门纯德中医临证要录》)

原按：素日气虚血虚，血行不畅，上肢或下肢麻木，证属血痹。若针灸不效者，可与当归四逆汤治之。

编者按：仲景书对血痹病的论治，见于《金匮要略》第六篇之前两条，其第 1 条对血痹轻证，用"针引阳气"，以期达到气行血亦行；第 2 条对血痹重证，用黄芪桂枝五物汤主治。上述治例，先用当归四逆汤温通血脉，再以五物汤补益肌表之气血，"气主煦之，血主濡之"(《难经》)，麻木自愈。

6. 血栓闭塞性脉管炎 任某，男，48 岁。患者右足趾发冷，疼痛，趾背红紫青肿，已四月之久，医院诊为"血栓闭塞性脉管炎"。治与当归四逆汤，令服五剂，疼痛减轻，下肢渐温。再与服四剂，疼痛基本消失，跗阳脉已触及。(《门纯德中医临证要录》)

原按：血栓闭塞性脉管炎，初期多见患指（趾）红紫、麻木、冷痛等症。与当归四逆汤治之，既增强气化功能，促进循环，又通经活血，祛寒止痛。故此症用之，收效很好。余治此案病例甚多，兹不赘述。

7. 雷诺病 李某，女，35岁。患者双手指冷痛麻木1年余，受凉、生气后痛麻加重，遇冷则手指变白。面色萎黄、神疲懒言、纳差、脉细弱，先以当归四逆汤加黄芪30g、鸡血藤20g，间断服用半个月而病愈。此外，余临床治疗素日畏寒肢冷者，或由此而引起心悸、性冷淡诸症，服之数剂可愈。（《门纯德中医临证要录》）

编者按： 雷诺病一般指雷诺综合征。该病是由于寒冷或情绪激动等引起发作性的手指（足趾）苍白、发紫，然后变为潮红的一组综合征。其病因分为特发性与继发性者。前者病因不明，可能与寒冷刺激、神经兴奋、职业、遗传等有关；后者与硬皮病、狼疮、皮肤炎、类风湿及动脉硬化等有关。上述治例属于特发性者，辨证以当归四逆汤加味，温通阳气、补益气血而愈。

（二）妇科、儿科病

1. 痛经

（1）王某，女，37岁。痛经10余年，时重时轻。近年内，月经经常错后，经量较多，色黑，且有血块。月经前后，少腹抽痛难忍，触其四肢清冷，六脉皆细。治以当归四逆汤，令其月经前3~5日服2剂，连用3个月。服后，该患者痛经得止，经量适常。（《门纯德中医临证要录》）

原按： 妇女痛经者，临证多见。其证大致分为两类，一为血实气滞，二为血虚寒凝。当归四逆汤养血驱寒，治疗血虚寒凝之痛经，疗效显著。症见面色苍白，口唇色淡，四肢不温，少腹冷痛，月经错后，经水初来色暗，继则色淡，腹痛牵及腰背，且有头晕、心悸、倦怠诸症，投之无误。

编者按： 上述治例仅在经前3~5日服2剂，为门氏经验，值得借鉴，如此免得服药多剂之苦。

（2）赵某某，女，27岁。初诊：1960年7月10日。主诉：自1954年起经前乳房胀痛且多愆期，1957年7月结婚，婚后三年来每至六七月间出现腹部右下角剧痛而昏仆，经至尤多痛楚。诊查：来诊时，乳核胀痛，手臂屈伸不利，肢麻，食欲不振，呕吐；胯腹引涉腰际疼痛，有抽掣感，得温则舒；头昏而痛，痛从额际上引；面色青苍，发音不亮，苔白，脉细而迟。辨证：证属血分虚寒，气滞血郁，波及奇经，侵犯冲任，致月经失常，甚则乳房凝核而胀痛，臂酸络疼。治法：治选当归四逆汤加味。处方：当归10g，川桂枝3g，炒白芍10g，粉甘草3g，细辛2g，大枣5枚，川通草3g，橘核12g，鹿角霜10g，干姜2g，制乳香8g，青木香10g。用本方加减，于经前服6~8剂，调治三月，经汛按期来潮，腹痛不作，乳房凝核渐消，不感胀痛，呕吐能平，精神好转；唯头眩甚于午后，脘部有似饥非饥之感，腹胀肠鸣，矢气则舒，脉体细。脾阳不振，体力犹欠，转拟温脾化气养血和血并施。处方：当归8g，川芎2g，炒白术6g，干姜2g，老木香2.5g，连壳砂仁2.5g（后下），细辛1g，炒黑豆皮10g，陈皮8g，制香附6g，淡吴萸2g，云茯苓10g，炒枳壳10g。调治三月，诸症得平，精神如常，食欲亦好，病告痊愈。（《中国现代名中医医案精华·周筱斋医案》）

原按： 书云"女子以肝为先天"。经云"肝藏血"，又云"冲脉为血海"，故《内经》谈到女子生理时有"二七而天癸至，太冲脉盛，月事以时下"之语。这说明妇女月事，要以肝脏和冲脉为主，月经正常与否，当决定于肝之调节、冲之盈虚。今寒邪久羁血分，厥阴、太冲均病，首先表现于月汛失常，因血遇寒则凝，凝则郁滞，血滞波及于气，气滞又复导致血郁，从而经汛愆期，痛胀剧甚。故治疗取法温运血行，方用当归四逆汤为主，针对乳房凝核胀痛，加入相应药物，六年宿疾，得获佳效。

编者按： 本案痛经五六年，久病多虚、多瘀。诊查其脉细而迟，为血气虚寒之象，面色青苍，色青主痛、主瘀，因虚致瘀、因瘀致痛之色；发音不亮，为虚之征，气力之衰也；诸病"得温则舒"者，可知因寒而凝而痛也。四诊合参，综合辨证，可知痛经及愆期，为血气虚寒，寒凝血瘀而也。乳核胀痛，为肝经之病，肝气失于条达疏泄所致也。据证而立法，法当养血温经以治本，佐以止痛行气之品。以当归四逆汤治痛经，笔者亦有治例见后面。本案之加减变通对笔者有启发，如生姜易干姜以温里，加鹿角霜者，既温补元气，又通络散结，如此一药两用，切合本案之病。

（3）唐某某，女，17岁，2018年2月23日复诊。患者痛经间作5年，于2013年3月2日因痛经由笔者诊治，当时用当归四逆汤加味（当归20g，桂枝15g，白芍30g，甘草10g，大枣10g，细辛10g，木通10g，香附15g，益母草15g，桃仁10g，红花10g）。服3剂后因药味难闻而停药，但此后两三个月痛经基本消失。近2年痛经又甚，呈绞痛感，喜温喜按，兼有手足厥冷，因服用其他中药疗效不佳，因此又来复诊。舌质略暗红苔白，脉沉细。守前方略作加减变通，服之痛经明显减轻。（吕志杰医案）

2. 小儿麻痹症 杨某某，男，2岁，患小儿麻痹症月余，营养状况尚好，颜面苍白，四肢厥冷，仰卧位，上下肢均呈运动性障碍，肌肉弛缓，各种病理反射迟钝，颈项不强直。腹部肌肉松弛无力，无抵抗、压痛，脉沉细、状如游丝。与"手足厥寒，脉细欲绝"的证候相符，乃予当归四逆汤。处方：当归、桂枝、赤芍、木通各一钱，细辛、甘草各七分，大枣一枚。3剂，每日1剂。服至17剂时，患儿已能在扶持下学步，四肢已无冷感，其肌肉亦较治疗前丰满充实，面色脉象均转正常，乃停药继续观察。1个月后随访，四肢活动完全恢复正常，11个月后随访，疗

效巩固。(雷声.《中医杂志》1965；9：24)

【临证指要】当归四逆汤可治疗肝经虚寒所致的雷诺病、末梢神经炎、坐骨神经痛、血栓闭塞性脉管炎等。此外，本方还可治疗冻疮、多形性红斑、荨麻疹、痛经等。

【实验研究】

1. **抗炎、调节免疫**　当归四逆汤含药血清可减轻炎症反应，减弱线粒体分裂，缓解 SD 大鼠的背根神经元损伤；能提高系统性硬化症模型小鼠外周血中 CD4$^+$、CD8$^+$T 水平，提高腹腔巨噬细胞的活力。

2. **抗氧化、抗心律失常**　该方能抑制氧化应激，治疗心肌再灌注损伤；还能降低心律失常的发生，改善血液流变学。

3. **镇痛**　该方能够促进损伤的坐骨神经修复，缓解 CCI 大鼠的热痛敏、机械痛敏、冷痛敏。

4. **抑制血管平滑肌细胞的增殖和迁移**　该方能抑制血管平滑肌细胞的增殖和迁移，阻止动脉硬化闭塞症的发生和发展。

5. **降糖、抑制周围神经病变**　该方能降低血糖，并通过下调 AGEs/RAGE 的含量，提高坐骨神经传导速度，保护坐骨神经结构，还能抑制大鼠糖尿病周围神经病变的发生发展。

6. **抗凝**　该方通过调节氨基酸代谢，影响血小板聚集功能和组织因子、纤维蛋白酶的表达，发挥抗凝作用。

当归四逆加吴茱萸生姜汤

【原文温习】若其人内有久寒者，宜当归四逆加吴茱萸生姜汤。(352)

当归四逆加吴茱萸生姜汤方：当归三两，芍药三两，甘草二两（炙），通草二两，桂枝三两（去皮），细辛三两，生姜半斤（切），吴茱萸二升，大枣二十五枚（擘）。上九味，以水六升，清酒六升和，煮取五升，去滓，温分五服（一方，水、酒各四升）。

【医案精选】

1. **脐腹冷痛**　罗谦甫治赵运使夫人，年五十八岁，于至元甲戌三月中，病脐腹冷疼，相引胁下痛不可忍，反复闷乱，不得安卧，以当归四逆汤主之，灸中庭穴。(《续名医类案·卷十四·诸气》)

编者按：本案患者脐腹冷痛者，此"内有久寒"所致；引胁下痛，以肝脉布两胁乃肝经血气虚寒所致也。治宜当归四逆加吴茱萸生姜汤。

2. **产后肝虚招风**　萧万如治陈昌之内，首胎特壮，当风澡体，即病发热如燎，口眼㖞斜，喘呕有沫，面目青黄，心腹膨胀，扬手舞足，脉见弦数不鼓。曰："此肝虚自招风也，非表病也。"急以姜附丸灌下，仍用当归四逆汤加入吴茱萸，两剂诸症如失。(《续名医类案·卷二十五·产后·类风》)

编者按：产后必虚，恃壮招风，其"脉见弦数"为邪实；"不鼓"乃正虚之象。外邪乘虚内扰血室，故所见类似"热入血室"证候。当归四逆汤加味，为暖肝养血、和营卫祛邪之剂。

3. 肢端冷痛（雷诺病） 钱步元，男，38岁。1960年12月20日就诊。自诉1960年冬发病，就诊时面部青紫斑斑，鼻尖、耳轮几乎呈青黑色，两手青紫及腕际，指尖更甚，有麻冷感，拇指亦紫。体温35℃，脉象细微。遇火烤则转红，束臂试验阴性，血小板计数正常，诊断为早期"雷诺病"。处方：当归三钱，桂枝三钱，赤芍二钱，北细辛八分，木通二钱，吴茱萸二钱，艾叶一钱五分，桃仁三钱，红花一钱，炙甘草八分，红枣五枚，生姜三片。服三十余剂而愈，至1963年未复发。(朱遇春.《江苏中医》1963；6：15)

编者按：此案"脉象细微"，不仅血虚，阳气亦衰。治用当归四逆加吴茱萸生姜汤，再加艾叶、桃仁、红花以温通血络，效果更佳。

4. 痛经

（1）万某某，女，22岁，学生。患者经来腹痛已有五年之久，曾服温经汤及调经诸药，收效甚微，乃请余诊治。自述平时身冷，恶寒，四肢酸软无力，小腹常觉不温，月经衍期，白带多而清稀，每逢经期，小腹剧痛，痛时手足冰冷，口不渴，时吐清涎，小便量多。查其舌质淡暗、苔薄，脉沉迟细弱。余认为证属虚寒痛经，欲以当归四逆汤加吴茱萸生姜汤治之。有人问：温经诸方皆不应，当归四逆加吴茱萸生姜汤乃厥阴伤寒之方，用之何据？答曰：患者素体血虚，肝阳不足，久处潮湿之地，阴寒侵袭三焦，厥阴经寒，阳气不振，不通则痛，当归四逆是为厥阴伤寒而设，然而伤寒中最多杂病，女子又以肝为先天，厥阴之脉绕阴器而抵少腹，从其见症，当属厥阴虚寒，用当归四逆加吴茱萸生姜汤温而散，补而通，何疑也？处方如下：当归15g，桂枝12g，白芍15g（酒炒），细辛6g，大枣18g，木通9g，炙草6g，官桂6g，台乌9g，艾叶6g（炒），吴萸9g，生姜9g，加白酒1杯同煎。嘱在经前煎服本方3剂，下月经前再服3剂。后6剂而愈。(陈源生.《中医杂志》1978；3：7)

（2）邱某，女，20岁，2017年11月22日初诊。痛经三四年。月经周期正常，月经之前3天腹痛，经量少，有血块，色暗，小腹胀痛，喜温喜按，经期四五天。脉沉偏细，舌淡略暗少苔而润。辨为血虚寒凝证。治疗方案：平时服人参归脾丸与乌鸡白凤丸。经前五六天与经期服当归四逆加吴茱萸生姜汤，去木通，加鸡血藤。处方：当归20g，白芍20g，桂枝20g，鸡血藤20g，细辛10g，吴茱萸10g，炙甘草15g，生姜20g，大枣30g。7剂，日1剂，水煎每日分3次温服。2018年3月25日复诊：患者历经4个月来复诊。询问上次就诊情况，说按照医生告诉的，月经来之前五六天服用汤药，经期前与经期未再出现腹痛。因近二三个月停药，本月来月经之前又腹痛较重，故来复诊。脉沉缓少力，舌淡红苔白。再守去年11月22日原方治之。（吕志杰医案）

编者按： 编者多年来常以当归四逆加吴茱萸生姜汤治疗血气虚寒性痛经，多能取得缓解痛经之良效。但方中吴茱萸极苦而难以下咽，故原方剂量多用大枣佐制之。

5. 寒厥（克山病） 王某某，女。初诊：1959年12月1日。主诉：患者突发心口难受。诊查：恶心欲呕，出气迫促，张口呼吸，四肢厥冷，神气苦楚，颜面口唇手指色青，舌苔白滑，脉微欲绝。辨证：伤寒血虚寒厥证（克山病慢型急性发作、心肌缺氧）。治法：温经散寒，养血通脉，益气和胃，平肝降逆。当归四逆汤加味1剂。处方：当归18g，桂枝18g，白芍18g，生姜30g，大枣8枚，通草12g，炙甘草12g，细辛10g，人参9g，吴萸18g，白酒60ml。服第一煎后约2小时，患者手足温暖，脉转有力，呼吸转平稳，心口难受和恶心症状消失。服药第二煎后，精神明显好转，症状消失，病人已脱险。（《中国现代名中医医案精华·米伯让医案》）

原按： 本例系克山病之厥证。实由患者平素心营亏损，心阳不振，中气不足，导致肾阳虚衰，突然过度受寒，机体无力抗御外邪，心气被遏，导致全身功能降低，各脏器功能无力代偿而成。心主血脉，为气血运行之主宰，心气虚，无力主宰血液运行，阳气不能随血脉通达于四肢体表，则见四肢厥冷，脉微欲绝。本患者由于中气不足，脾胃虚弱，不能输水谷之精于肝以养心肺，心肺失养则血瘀，气虚则无力吸清吐浊，因而形成缺氧缺血现象，故呼吸迫促，颜面、口唇、手指色青，此为气衰血瘀运行障碍之表现。肝藏血，肝脾失调，肝血失养则肝郁气逆，肝气横逆犯胃，胃虚失养则心口难受，恶心欲呕。方中以温经散寒、养血通脉之当归四逆汤加人参、生姜、吴萸，以益气和胃，平肝降逆。妙在加入白酒60ml，使诸药借助白酒上行之力，故一剂而证转。

编者按： 本案审症求因，即素体不足也。精确辨证，其四肢厥冷等，为阳气大虚之症；脉微欲绝，为阳气衰微之脉；舌苔白滑，为阳虚湿盛，水湿上泛之象。总之为阳气虚寒证，本应四逆汤为主方。本案处方，虽然未用四逆汤，但不离其温阳之大法，只不过根据审病（克山病）而辨证选方也。

6. 缩阴症 邱某某，男，22岁，未婚。初诊：1964年5月13日。主诉：近5年来有遗精史。2个多月前因感冒，连续20多天身体不适，伴畏冷。2月23日晚梦遗一次后，突然阴茎冷缩，手足冰冷，背部恶寒及筋惕，异常惊慌，经家人以火烤并饮热茶，才逐渐恢复。以后经常在走路或大便时，阴茎突然内缩变小变硬，如花生仁大，并觉一股冷气自小腹直达足内侧。手足冰冷，平时怕冷，精神易于激动，睡眠时阴茎易于勃起。某医院诊为"精神过度紧张"，予服镇静药，并嘱休息而无效。诊查：来诊时细问病情，患者尚有多梦、头晕等症状。面色较为苍白，舌苔薄浊，脉弦数紧。辨证：脉证合参，系属肝经虚寒。治法：治当温肝散寒，方拟当归四逆加吴茱萸生姜汤。处方：全当归5g，小桂枝3g，杭白芍9g，北细辛2g，炙甘草3g，白通草5g，生姜片6g，泡吴萸3g，大红枣3枚。二诊：5月15日。药后未见阴缩，头晕减轻，唯夜寐多梦，阴茎勃起，小溲清长。苔薄白，右脉弦细。治仍从肝肾着手。照前方加肾气丸9g分吞，服4剂。三诊：5月19日。缩阴已愈，唯倦怠，食欲差，连续三晚遗精。苔薄白，脉弦有力。阳气已回，宜以调和肝脾收功。方拟丹栀逍遥散加车前子，以善其后。(《中国现代名中医医案精华·郑孙谋医案》)

原按：缩阴一症，临床少见。《灵枢·经筋》曰："足厥阴之筋，伤于寒则阴缩入。"本例系素体血虚，阳气不足，复感外寒，足厥阴筋脉失荣，气血运行不利，不能温养四末，寒主收引，出现阴蜷囊缩，遗精，四肢冰冷，面色苍白，一股冷气由少腹至足内侧，脉弦紧，舌苔薄浊等一派肝寒证候。遵"寒者温之"的治疗原则，选温肝散寒、调营通滞的当归四逆加吴萸生姜汤较为合拍，当归四逆汤治厥阴表寒，加吴茱萸从上达下，生姜从内发表，达到复阳而生阴，舒筋而散寒的目的。二诊中前方加温补肾阳的肾气丸9g，取其阴中求阳之意也。三诊因阳气已回，乃以疏肝理脾的丹栀逍遥散主之，使肝气舒畅，脾得健运，则遗精、食欲差、倦怠、情绪激动等诸症自愈。

编者按：本案之男性22岁未婚，精滑而泄泻，为正常生理现象。以《素问·上古天真论》曰："丈夫……二八，肾气盛，天癸至，精气溢泻……"。未婚，思"房事"而不能，则多犯"手淫"，以射精为快，若数犯手淫，伤损肾精肾气，肾气不固，则易发生梦遗滑精，反复遗精，肾虚日甚矣！本案患者遗精5年，肾虚无疑。《灵枢·经筋》曰："足厥阴之筋……结于阴器……伤于寒则阴缩入，伤于热则纵挺不收。"患者必遗精之后伤于寒，而数"阴缩入"。当归四逆加吴茱萸生姜汤为温通肝经虚寒之专方良剂，故服之立见功效；二诊合用肾气丸固本，清心寡欲，才能治因而固本。

7. 少腹痛 杨某某，男，45岁。初诊：1982年5月15日。主诉：1978年9月14日，突发小腹少腹胀痛，经西医治疗，疼痛消失，旬日后，腹痛再作，此后反复发作近四年之久。痛剧时，小腹、少腹散见核桃大小团状包块，伴恶心欲吐，手指尖有凉感，需注射杜冷丁方可缓解。其间虽经中西医多方治疗（曾作虫证治疗过），病情仍每况愈下，近三月来发作频繁，甚则5~7日一作，病势急迫，几不欲生，经人介绍，于1982年5月15日前来就诊。诊查：患者形容清癯，面色苍白，双手压腹，口中呻吟，恶心欲吐，四末厥冷；腹部喜暖，按之柔软；小腹及少腹胀痛，痛区散见核桃大小包块，触之质软，揉按则可行消散，少顷，包块兀自又起；二便自调。舌质稍淡，苔薄白，脉沉细弦。详询病史，其妻谓其素体质弱，1978年9月13日晚曾因暑天炎热露宿至鸡鸣，次日即发腹痛。治法：治宜养血和营，温中散寒，行气止痛。拟当归四逆合吴茱萸生姜汤加味。处方：当归15g，桂枝9g，白芍15g，细辛4g，木通9g，吴茱萸6g，乌药10g，香附10g，生姜15g，炙甘草10g，大枣12枚，5剂。服法：每四小时服药1次，痛解则一日服3次。翌日，患者之妻欣喜若狂，奔走来告：昨日饮药，须臾痛减，至今已服药5次，其痛顿失。余嘱：尽服余药，续服十全大补膏一月以资巩固；切勿过劳，严禁生、冷、贪凉，以防复发。1983年5月、1985年7月两次随访，未见再发。(《中国现代名中医医案精华·熊魁梧医案》)

原按： 本例患者素体虚弱，阴血不足于先；江城9月，天虽炎热，然序属交秋，贪凉露宿，因热伤冷，感寒于后。血虚寒凝则气血运行涩滞，经脉肢体失于温养，故症见腹痛起核，喜温喜按，四末厥冷，脉沉细弦，寒上逆则欲作呕吐。此疾累作，治失中的，虚虚实实，故发作日见频繁，病势日益增剧，此血虚寒凝胶固之际，非补不能益其虚，非温不能散其寒。仲景《伤寒论》云："手足厥寒，脉细欲绝者，当归四逆汤主之。若其人内有久寒者，宜当归四逆加吴茱萸生姜汤。"经义昭昭，何不用焉！运效其法，取诸方，更加香附、乌药行气散寒止痛，众药协力则虚损得济，凝阴骤散，营卫通畅，病何有哉！痛止之后，当气血双补以收全功。

编者按： 本案之治，一求体质（素体质弱）；二求病因（因暑天炎热露宿至鸡鸣）；三抓主症（少腹病——肝之经脉所过之处）；四辨舌脉（舌淡、脉沉细主血气虚寒，脉弦主寒、主痛）；五则选方精当，适当加味。上述五点验证了辨证准确，方证相对，故服药后立见功效，四年顽疾顿失！经方之神而奇也。还以十全大补固护正气，以防复发，如此周到，其乃医者仁心也。

8. 虚寒腹痛及寒疝腹痛 无论男女，有四肢清冷、小腹抽痛、绵绵不已诸症，服止痛药不效者，服当归四逆汤治之定效。若寒疝腹痛已久，或少腹两侧，或一侧下坠抽痛，或睾丸坠痛，阴囊肿胀，当归四逆汤加吴茱萸6g、生姜9g，二三剂可收效。(《门纯德中医临证要录》)

【**临证指要**】该方主治与当归四逆汤略同，并兼见里寒之病症。

【**实验研究**】

1. **抗炎、调节免疫** 该方可有效抑制不孕症模型大鼠体内的炎症因子及免疫因子表达。

2. **镇痛** 该方可抑制痛经小鼠的扭体次数，有较好的镇痛作用。

3. 肾毒性 该方通过影响小鼠肾脏组织细胞 Ca^{2+} 的含量、Na^+–K^+–ATP 酶活性，影响小鼠血清中 Cr、NO，对小鼠肾脏产生毒性。该方应用木通科八月札茎可能比用马兜铃科关木通更安全。

当归生姜羊肉汤

【原文温习】 寒疝，腹中痛及胁痛里急者，当归生姜羊肉汤主之。（十·18）

产后腹中㽲痛，当归生姜羊肉汤主之；并治腹中寒疝，虚劳不足。（二十一·4）

当归生姜羊肉汤方：当归三两，生姜五两，羊肉一斤。上三味，以水八升，煮取三升，温服七合，日三服。若寒多者加生姜成一斤；痛多而呕者加橘皮二两，白术一两。加生姜者亦加水五升，煮取三升二合，服之。

【医案精选】

1. 产后腹痛

（1）衍义治一妇人，产当寒月，脐腹胀满，痛不可按，百治不效。或作瘀血，将用抵当汤。曰："非其治也，此脾虚寒，邪客于子门也。"以羊肉四两，当归、川芎、陈皮各五钱，姜一两，煎服，二三次而安。（《续名医类案·卷二十五·产后·腹痛》）

编者按： 一般而言，腹痛者拒按为实，喜按为虚。此案产后必虚，因"产当寒月，脐腹胀满，痛不可按"者，似实而本为虚也。以寒性收引，脏寒生满病，故见是症。处方乃《金匮》治"产后腹中㽲痛"之当归生姜羊肉汤加味，补虚温血散寒而安。

（2）周某某内人。冬日产后，少腹绞痛，诸医称为儿枕之患。去瘀之药，屡投愈重，乃至手不可触，痛甚则呕，二便紧急，欲解不畅，且更牵引腰胁俱痛，势颇迫切。急延二医相商，咸议当用峻攻，庶几通则不痛。余曰：形羸气馁，何胜攻击？乃临产胎下，寒入阴中，攻触作痛，故亦拒按，与中寒腹痛无异。然表里俱虚，脉象浮大，法当托里散邪，但气短不续，表药既不可用，而腹痛拒按，补剂亦难遽投。仿仲景寒疝例，与当归生姜羊肉汤，因兼呕吐，略加陈皮、葱白，一服微汗而愈。（《谢映庐医案》）

编者按： 据王伯章报道（《上海中医药杂志》1991；12：17）以当归生姜羊肉汤作为食疗方，先后介绍百余例产妇服食，经随访均疗效满意。治疗方法：全当归60g，生姜150g，羊肉500g。适应证：产妇失血较多，气血虚损，郁冒头晕，大便难，或恶露不净，腹中痛，乳汁不畅，均宜服用。一般1~3天服1剂，可连服5~7剂。寒重加生姜；血热减少当归剂量；津液亏加甘蔗150g，并能去羊肉之膻气味。煲至羊肉熟烂，汤成。调味即可饮汤。羊肉可取出切成小块蘸酱油吃。结果：服后大多数产妇的恶露能在1~2周内干净，腹痛消失。

当归生姜羊肉汤既是药治方，又是食疗法，为切实可行的补虚良方。但本方只适用于血气虚寒证，不可用于阴虚火旺证。

2. 白细胞减少症　治一男性患者，48岁。腹泻半年，1日3~4次，腹胀且痛，头昏腰酸，神疲乏力，面色㿠白，颜面及双下肢浮肿，舌苔白腻，脉濡细。白细胞在（2000~3000）/mm³之间，中性粒细胞20%~40%。用温肾助阳，运脾健中药未效。处方：羊肉1kg，当归30g，生姜60g，加黄芪100g。行将羊肉煮熟后捞起，汤中放入上药再煎。患者自服本方1周后，胃纳顿增，大便成形。以后汤、肉连同服用，1个月后白细胞增至（5000~6000）/mm³之间，中性粒细胞50%~60%，余症消失。（来春茂.《浙江中医杂志》1986；1：21）

【临证指要】当归生姜羊肉汤用于辨证治疗产后恶露不尽、乳汁不畅、腹痛，以及十二指肠球部溃疡、虚寒性脐腹痛、白细胞及血小板减少症等偏于阳气不足者。本方为药疗与食疗结合之方，故本方不仅可以祛病，亦可作为食疗、保健之用。

【实验研究】该方治疗寒凝型原发性痛经疗效显著，可以降低VAS评分和血清5-HT的含量。

芍药甘草汤

【原文温习】伤寒，脉浮，自汗出，小便数，心烦，微恶寒，脚挛急，反与桂枝欲攻其表，此误也。得之便厥，咽中干，烦躁吐逆者，作甘草干姜汤与之，以复其阳；若厥愈足温者，更作芍药甘草汤与之，其脚即伸；……（29）

芍药甘草汤方：芍药、甘草（炙）各四两。上二味，以水三升，煮取一升五合，去滓，分温再服。

【医案精选】

1. 脚挛急（腓肠肌痉挛）

（1）四嫂，十一月十三日。足遇多行走时则肿痛，色紫，始则右足，继乃痛及左足。天寒不可向火，见火则痛剧。故虽甚恶寒，必得耐冷。然天气过冷，则又痛。眠睡至凌晨，而肿痛止，至夜则痛如故。按历节病足亦肿，但肿常不退，今有时退者，非历节也。唯痛甚时筋挛，先用芍药甘草汤以舒筋。赤白芍各一两，生甘草八钱。（《经方实验录》）

拙巢注：二剂愈。

（2）贾某某，男，53岁。诊查：症见左腿肚子经常转筋，发作时聚起一包，腿疼不能伸直。同时，患侧的大脚趾也向足心处抽搐，疼痛难忍。切其脉弦，视其舌红而少苔。辨证：阴血不滋，筋脉弦急而脚挛急。处方：白芍24g，炙甘草12g。连服药4剂，病不再发。(《中国现代名中医医案精华·刘渡舟医案》)

原按： 肝之阴血不足，所主之筋失于滋濡而拘变。芍药、甘草酸甘化阴，最善缓急，药简力宏，四剂收功。

（3）康某某，男，45岁。1980年10月25日诊。有高血压病史10余年。右臂憋胀，右手拇、食指麻木数日。近两天夜间下肢亦憋胀，且阵阵小腿挛急，疼痛难忍，不能行动，前天夜间发作3次，昨夜发作6次，彻夜难眠，脉弦细，舌质偏红、苔黄腻，舌体胖有齿痕。《伤寒论》说："脚挛急，……更作芍药甘草汤与之，其脚即伸。"遂处方：白芍31g，生甘草31g。服药1剂，当夜即脚挛急未作，上下肢憋胀亦减，测血压亦有所下降，唯手指麻木如故。观察数日未复发。(吕志杰.《四川中医》1986；5：10）

编者按： 高血压日久而出现手指麻木，此乃中风先兆之象。罗天益说："凡大指、次指麻木或不用者，三年中有中风之患。"患者小腿挛急，据舌脉分析，乃湿热内蕴，筋脉失却阴血濡养所致。芍药甘草汤酸甘之味，化生阴血，筋脉得养，故"脚挛急"缓解。肝血得养，故因血不养肝、肝阳上亢所致的血压高亦下降。且《本经》谓芍药能"利小便"，可使湿热有去路也。

2. 上下肢痉挛 张某，女，40岁，农民。1984年7月2日诊。患者因颈椎病经某院手术后，出现肢体痉挛，但不仅下肢拘挛，而且上肢亦拘挛，以致四肢挛缩，不能伸展。该院医生亦云不能治疗。患者因闻刘某患此病被余治愈，遂乘吉普车到余处治疗。当时因患者不能下车，只能在车内诊察，见患者上下肢拘挛，以致全身挛缩成团状，痛苦难忍，如此已1月余。诊其脉弦细，舌淡红苔薄白，遂拟芍药甘草汤与服。白芍20g，炙甘草15g。3剂，水煎服。患者服上方3剂后，上下肢伸展已较为松缓，但仍难以完全伸直。再予原方7剂，上下肢拘挛完全消失，一切恢复正常，以后未再复发。(刘保和医案)

3. 踝部扭伤肿痛 赵某，男，19岁，学生。初因打篮球不慎右踝部扭伤肿痛半天，于1998年8月6日就诊。处方：赤芍、白芍各30g，生甘草20g，丹参20g。每日煎服2次，第3次水煎趁温洗患处，每次洗30分钟。如此14日肿消而愈。(秦发中医案)

原按： 芍药甘草汤中赤白芍并用活血化瘀，缓急止痛。本案加丹参加强活血消肿止痛之功。此外，笔者以本方加桂枝治扭伤疼痛后遗症；加红花治软组织挫伤患部肿痛；加木瓜、桂枝治小腿肚痉挛疼痛等，如上法煎服、熏洗，均取得较好疗效。

编者按： 综合众多文献资料可知，古今医家从芍药甘草汤养血缓急止痛治"脚挛急"受到启发，对本方推而广之，以本方原方或适当加味，用于治疗阴血不足，筋脉失养所致的周身内外上下各个部位的疼痛，都取得满意疗效。本方治疗痛证的广泛用途已被现代实验研究所证实。故芍药甘草汤可作为痛证的通治方。为了提高其疗效，尚应辨证用之或适当加味。

4. **肝风** 孙某某，女，中年，两臂乱动，昼夜不止。却自己不住地说："累死我了！累死我了！"由其家人强按其手臂，才能诊脉。现已记不住脉象，也记不起处方是什么，只记得当时是以养血息风为治，服药后无效。后一老药工李树亭与一方，是芍药30g，甘草30g，服后竟获痊愈。(《伤寒解惑论》)

编者按：《素问·至真要大论》说："诸风掉眩，皆属于肝。"肝主筋，阴血不足，筋脉失养，故可见本案疾患。芍药甘草汤养血柔肝，缓急止痛而效佳。

【临证指要】本方主治腓肠肌痉挛，并可治疗阴血不足所致的多种部位痉挛性痛证及其他许多疾患。

【实验研究】

1. **抗氧化、抗溃疡** 该方可显著降低胃溃疡模型大鼠胃组织中丙二醛（MDA）的含量，显著增加 NO、表皮生长因子（EGF）、超氧化物歧化酶（SOD）的含量，抑制氧化应激，治疗胃溃疡。

2. **抗炎** 该方能抑制膀胱炎模型大鼠的氧化应激及炎症反应，改善膀胱功能，减轻膀胱组织损伤。

3. **调节肠道菌群、改善肠道功能** 该方通过抑制肠道菌群紊乱，能有效改善多囊卵巢综合征大鼠症状；还能提高肠道平滑肌的运动和结肠推进率，改善便秘症状。

4. **镇痛** 该方能显著延长小鼠热板法的痛阈值，降低醋酸所致小鼠扭体次数，对急性期神经根型颈椎病有良好的抗炎镇痛效果。

5. **调节免疫** 该方有提升免疫功能的作用，能缓解呼吸道合胞病毒（RSV）诱发的哮喘急性发作，又能治疗系统性红斑狼疮小鼠活动期。

6. **抗高温** 大鼠心肌、下丘脑内瞬时感受器电位香草酸受体 3（TRPV3）、瞬时感受器电位香草酸受体 4（TRPV4）通道在高温环境下被激活，该方抗高温机制与调节 TRPV3、TRPV4 通道有关。

7. **保护神经元** 该方能减少老年痴呆模型大鼠神经元损伤、抑制 β 淀粉样肽（Aβ）和炎症因子表达、干预小胶质细胞活化。

8. **平喘、抗过敏** 该方有平喘和抗过敏作用，能显著延长豚鼠哮喘潜伏期，抑制大鼠颅骨骨膜肥大细胞脱颗粒。

9. **舒张平滑肌** 该方具有明显解痉和舒张平滑肌作用，可松弛奥迪括约肌、膀胱平滑肌。

当归贝母苦参丸

【原文温习】妊娠，小便难，饮食如故，当归贝母苦参丸主之。（二十·7）

当归贝母苦参丸方：当归、贝母、苦参各四两。上三味，末之，炼蜜丸如小豆大，饮服三丸，加至十丸。

【医案精选】

小便不利（急性泌尿系感染） 包某某，女，42岁，住北京朝阳区。1994年6月22日就诊。尿急、尿频，小便时尿道灼热涩痛。尿检：白细胞10~16/HP，红细胞3~4/HP。某医院诊为"急性泌尿系感染"，服氟哌酸（诺氟沙星）等西药，效果不佳。伴腰酸，小腹胀，足踝部略有浮肿，心烦少寐，口干不欲饮，微咳，大便偏干，二日一行，小便黄，舌红、苔薄腻，脉滑细。辨为血虚夹有湿热下注，治当养血清热利湿。方用《金匮要略》之当归贝母苦参丸。当归20g，浙贝15g，苦参12g。7剂。服4剂后，症状明显减轻，小便灼痛消失，排尿通畅。然足踝处之浮肿、腿重、乏力未瘥。转方当归贝母苦参汤与防己黄芪汤合方，清热除湿之中并扶卫气之虚。又服7剂，诸症悉除，尿常规化验为阴性。（《刘渡舟临证验案精选》）

原按：本案为血虚湿热下注，又加上焦肺气不宣，上壅下闭，水道不利，湿无从出所致，故上有微咳、口干、心烦，下见尿频、尿急、尿痛。血虚不润，则大便偏干。此虚实夹杂之证。若徒用清利，则必伤津化燥，刘老以《金匮》当归贝母苦参丸养血润燥，清热通淋。本方原为"妊娠小便难"而设，方中当归养血润肠，贝母开郁结利肺气、通调水道，苦参清利膀胱之湿热。全方上下并调，标本兼顾。临床用于治疗妇人小便不利，其色发黄，尿道热涩，或见大便秘结，身发虚弱之证，屡有效验。

编者按：据张浩良经验（《中医杂志》1992；3：55），用当归贝母苦参丸适当加大剂量（当归10g，大贝母24~30g，苦参24~30g），结合辨证处方选药，治疗急慢性前列腺炎、肺热久咳、湿热痢疾均有明显效果。

【临证指要】当归贝母苦参丸主要用于治疗妊娠期间出现的尿道炎、膀胱炎等泌尿系感染或妊娠大便难。

【实验研究】

1. 抗炎、抑制前列腺增生 该方能下调细胞增殖细胞核抗原（PCNA）蛋白、凋亡抑制蛋白Bcl-2的表达、增加Bax的表达，对丙酸睾酮所致的实验性小鼠良性前列腺增生（BPH）有抑制作用。

2. 抗肿瘤 当归贝母苦参丸的含药血清可以抑制SGC-7901、MKN-45细胞增殖，减弱其侵袭转移能力。

3. 降低顺铂毒副作用 该方具有抑瘤作用和对顺铂化疗的增效减毒作用。

枳实芍药散

【原文温习】产后腹痛，烦满不得卧，枳实芍药散主之。（二十一·5）

枳实芍药散方：枳实（烧令黑，勿太过）、芍药等份。上二味，杵为散，服方寸匕，日三服，并主痈脓，以麦粥下之。

【医案精选】

产后腹痛 杨某某，女，21岁，1981年4月15日就诊。产后7天，恶露已尽，小腹隐痛，前医治疗无效。现小腹疼痛剧烈，面色苍白带青，痛苦面容，烦躁满闷，不能睡卧，拒按，舌质淡紫苔薄白，脉沉弦，此乃气血壅结。治以破气散结、和血止痛，投枳实芍药散：枳实（烧黑）、芍药各12g，水煎服。当晚即安，1剂而愈。（尹光候.《四川中医》1986；11：38）

【临证指要】本方为主可治疗产后恶露不尽、胎盘残留或情志不畅所致的腹痛，并可用于治疗血气郁滞所致的胃痛、腹痛、胃下垂、子宫脱垂、痛经等病症。

【实验研究】

一是调节胃肠功能。该方可以治疗便秘型肠易激综合征；且可降慢性应激刺激所致肠道高敏性模型大鼠，可降低肠道的敏感性，调节肥大细胞及其P物质的分泌。二是抗炎、抗溃疡。该方能有效治疗实验性溃疡性结肠炎，阻断炎症反应。

温经汤

【原文温习】问曰：妇人年五十所，病下利数十日不止，暮即发热，少腹里急，腹满，手掌烦热，唇口干燥，何也？师曰：此病属带下，何以故？曾经半产，瘀血在少腹不去。何以知之？其证唇口干燥，故知之。当以温经汤主之。（二十二·9）

温经汤方：吴茱萸三两，当归、芎䓖、芍药、人参、桂枝、阿胶、生姜、牡丹皮（去心）、甘草各二两，半夏半升，麦门冬一升（去心）。上十二味，以水一斗，煮取三升，分温三服。亦主妇人少腹寒，久不受胎；兼取崩中去血，或月水来过多，及至期不来。

【医案精选】

1. 崩漏

（1）更年期子宫出血 黄某，女，52岁。年过大衍，天癸应去而不去。今年来，经行淋漓不净，少则10天，多则20多天，这次经来1月未止。有认为血热而用固经丸；有认为血虚而用胶艾汤；有认为脾虚而用归脾汤。诸药不能止，怀疑肿瘤，经妇科检查，诊断为子宫出血。宜服中药治疗，因来门诊求治。望其面色红润，形体丰满。问其证，经来 32 天，淋漓不尽，色暗紫，有时夹有血块，腹中隐痛拘急不舒。脉来迟滞不利，舌中有紫斑。病瘀血内阻，欲行不畅，非血热虚寒引起，故用清热、收涩、补虚诸法治疗无效。治当活血化瘀，但年纪将老，气血渐衰，不任攻破。仿《金匮》温经汤法。因为血瘀遇热则行，遇冷则凝，故用温经以行其瘀。处方：吴萸 5g，桂枝 8g，当归、阿胶（水化服）、白芍各 10g，桃仁 5g，红花 5g，党参 10g，甘草 5g，艾叶 5g。嘱服药 3 剂。说明药后漏血可能会更多，切勿惊怕。因为瘀血必须排泄，瘀尽血自止。药后果然出血比前时多，并有血块，乃瘀血外泄佳象。遂按原方去桃仁、红花，再服 3 剂。漏下停止，腹痛方解。后用八珍汤调理。下次月经来，预服温经汤 2 剂，3 日经尽。以后月经渐少而断，病告痊愈。（张谷才.《辽宁中医杂志》1990；8：13）

原按： 老年妇人崩漏日久不止，常因寒凝血瘀，经行不畅，淋漓不尽，少腹拘急疼痛，形寒怕冷，脉迟涩，舌色紫，治疗必用温经汤，温经行血，瘀血去除则崩漏自止。如夹有血块，可暂加桃仁、红花活血化瘀。本方应用时要注意的是，初用时则下血更多，再用则下血渐止，此瘀血已去，新血渐生的征象，勿因血多而不敢再服。

（2）子宫内膜炎 于某，女，51 岁。初诊：1957 年。主诉：患者因间歇性阴道流血 7 个月，伴经前寒冷。曾在某妇产医院作诊断性刮宫，确诊为"子宫内膜炎"。因拒绝手术治疗而来本院中医门诊求治。诊查：头昏头痛，神疲肢冷，呃逆心慌，眠食俱差，大便数日一行，溺频而白带如注。经血淋漓不尽，脉象虚弱无力，舌质淡胖，苔白滑。辨证、治法：属脾肾虚寒，亟予散寒温经。方用二陈、四君加枳、朴、姜、桂、砂仁、丁香、大枣。连服药 12 剂，纳增呃止，肢体转温，经血不流矣。旬日后复诊，又有少量流血，仍感头昏。乃改用温经汤原方，又连服药 27 剂，停药则又有少量经血。细思其故，盖因结婚过早，生育过多（曾足月生产十四胎，尚存子女九人，最小者方四岁），克伤气血，脾肾两亏，冲任皆虚。遂于温经汤原方去川芎、丹皮、麦冬、法夏，加鹿角胶、黄芪、附片、山茱萸、黑固脂、白术、茯苓，连服未断。三月之后，精神健旺，诸症如失，天癸绝矣。（《中国现代名中医医案精华·张孝纯医案》）

原按： 温经汤为张仲景治妇人杂病之方。原主妇人年五十所，下血数十日不止，为冲任不固、气血两亏而设。方中补脾益气以助生血之源，温经活血而除崩漏之根。本例以产育过多，兼之脾肾虚寒，非加用大剂温补，不克收功。故遵用经方而亦贵增损。

编者按： 本案之学术价值与启发读者的要点是"遵用经方而亦贵增损"。用笔者的话说，即"随症加减，活用经方"。患者发病年龄与主症特点，与温经汤证之原文所述颇切合。该方虽有止血之功效，但停药又复出血。细思之，审病求因，乃生育过多，冲任虚损，法当虚则补之，缓缓补益脾肾，久服（3个月之后）才能本固而彻底痊愈。

（3）郭妇，年30岁，于1956年6月来我处就诊。患者自诉：二月间小腹胀痛，间有赤白带下，草医作"风气"医治，服草药三剂，忽然血大下，抬至人民医院针药兼治，治疗月余，小腹仍痛，流血不止。予按其脉弦迟，询其所下之血紫红色，或成块，或腥臭，伴有手心发热，口干不欲饮。断为血海虚寒，冲任受损，拟用《金匮》温经汤，服5剂，腹痛减轻，下血亦少，神色好转，症状大减；继服前方10剂，诸症悉愈，形神健旺。（《湖南省老中医医案选》第一辑）

编者按：本案脉属虚寒，证属虚热夹瘀，总的病机符合温经汤证。虚则无力摄血，瘀则新血不能归经，治以温经汤5剂见效，10剂收功，真神方也。

2. 不孕症（子宫发育不良、子宫小）

（1）患者32岁。结婚5年未孕，婚后经期日趋错后，妇科检查：子宫小。用性激素治疗未效。现已6个月未潮，焦思忧虑，饮食日减，精神萎靡，面色枯白，舌淡嫩无苔，脉沉细。证属先天肾气不足，继发心脾亏损，胞虚经闭。治宜温肾养心健脾，用大温经汤加减。连服30剂，经水来潮，经量亦趋增加，饮食日增。2个月后经闭，经妇科检查，已然怀孕。（邵文虎.《天津中医》1991；1：11）

（2）张某，女，30岁。患者于21岁时生一女孩，产后因经期发热过饮生冷，导致月经不调。经来少腹剧痛，形寒怕冷，喜热熨，喜按，经期每次过期，有时40多天方行。脉象沉迟，舌淡苔白，边缘有瘀斑。病因寒凝气滞血瘀，故宫寒而不孕，月经不调。治以温经汤化裁，暖宫而调经。处方：吴萸5g，川芎6g，当归、白芍各10g，桂枝8g，丹皮6g，生姜3片，甘草3g，半夏6g。嘱于每月经行前服5~7剂。经行即停服药。连服半年，月经渐调正常。后怀孕，生一男孩。原方后云："亦主妇人少腹寒，久不受胎。"用之竟获良效。（张谷才.《辽宁中医杂志》1980；8：13）

编者按：不孕症原因很多，上述"子宫发育不良""子宫小"等发育不良者，为成因之一。所述两案病机皆是先天肾气未充，冲任不盛，胞中虚寒，用温经汤温补肾气，调补冲任，养血补脾，均取得生儿育女之效果。

温经汤不仅治原发性不孕症，并治继发性不孕症（即生育一胎后数年不能再怀孕），临床有报道，编者亦有治验。

3. 痛经

范某，女，24岁。痛经2年多，服药多剂，终不见愈。主诉：经期先后不定，经色暗红，并伴血块；每痛经时，手足厥冷，饮食不进，其状甚苦；触其六脉沉而细弦，手足不温。拟温经汤原方，嘱其每逢经前四五日，服之二三剂。

当月服后即效，后自持此方，按嘱服药，痛经解除。（《门纯德中医临证要录》）

编者按：上述痛经治例，本可用当归四逆汤（详见前门氏等治例三则），不知此前"痛经2年多"是否用过？今以"温经汤原方"，于经前服药二三剂而即效。这为血气虚寒，经血凝滞而痛经者，又开辟一经方新径。

4. 经闭 李姓，38岁。产后10余天，进食大量瓜果及生冷食物，次日即感少腹冷痛。服用生姜煎汤，得汗，症状稍减。此后未经医治病情渐重，月经已3年未行，曾服中药数十剂，未获效。经某医院妇产科检查，诊为"继发性闭经症"，注射黄体酮2周，效果亦不明显。现面色白而浮肿，四肢不温，少腹冷痛，倦怠乏力，目眩，动则喘促，胸闷恶心，饮食欠佳，大便不实，白带量多，唇舌淡红，脉沉而紧。乃产后过食生冷，血为寒凝，滞于冲任，壅于胞脉，致经闭不行。属虚寒闭经证。治宜温经散寒、养血调经，用《金匮》温经汤加减。服药4剂后，食欲增加，少腹冷痛、四肢不温已消，其他症状均有减轻。原方续服4剂后月经来潮。（李贯国.《上海中医药杂志》1966；5：193）

编者按：本案闭经与前述崩漏，临床表现截然不同，温经汤何以能使经闭者通，崩漏者止？一言以蔽之，即"辨证论治"。

5. 月经后期（慢性盆腔炎） 郭某某，45岁。近年来，月经愆期，两三个月一次，色黑量多，旬日不净，小腹隐痛，白带清稀，甚以为苦。经某医院妇科检查，诊断为"慢性盆腔炎"。由友人介绍来我处就诊，患者面色不华，自觉下腹如扇冷风，饮食二便尚可，舌苔薄白，脉象沉细尺弱。此子脏虚寒所致，治宜温经摄血，用温经汤：西党15g，当归10g，川芎3g，白芍10g，桂枝10g，吴萸3g，丹皮6g，法夏10g，麦冬10g，阿胶10g（烊化），生姜3片，甘草3g。连服20余剂，月经基本正常，唯白带未净。继用六君子汤加鹿角霜、煅牡蛎、乌贼骨、炒白芷等味，健脾止带以善其后。（《金匮要略浅述》）

编者按：《金匮》温经汤又俗称大温经汤。大温经汤之主治，前贤多有论述，曹颖甫《金匮要略发微》指出："此为调经总治之方，凡不受孕，经水先期或后期，或见紫黑，或淡如黄浊之水，施治无不愈者。"《医宗金鉴》谓："凡胞中虚寒，一切经病，经来多，胞虚受寒，或因受寒过期不行，小腹疼痛者，宜用大温经汤。"上述名医平生应用温经汤之宝贵经验，对临床有指导意义。

6. 慢性前列腺炎 阎某，男，62岁。1964年8月7日初诊。患者会阴部胀痛3月余，伴有排尿困难、尿频尿痛等症。入院治疗，经直肠指诊，前列腺充血增大、压痛，诊为前列腺炎。中西医治疗月余不效，邀余诊之。诊见：形体消瘦，情绪低沉，脉沉而细，舌淡苔白。自诉：会阴部隐痛不休，痛引少腹，腰酸重。每与热水坐浴，少得舒适。辨此为下焦虚寒，瘀血阻滞。拟吴茱萸9g，当归12g，生白芍9g，川芎6g，党参15g，桂枝9g，阿胶10g（烊化），丹皮6g，麦冬9g，半夏

6g，生姜 9g，炙甘草 6g，水煎服。服用 5 剂，诸痛大减，精神好转，又拟上方与当归生姜羊肉汤两方各服 5 剂，此症渐愈。(《门纯德中医临证要录》)

原按：慢性前列腺炎是男性生殖系统常见病，且以中老年居多。患此久病，下焦气血瘀阻，往往误用清热解毒及抗生素类，使其局部瘀滞加甚。临证需明此理：慢性感染系局部瘀血阻滞日久所致，其本乃属血滞寒凝，固多采用温经汤，温经散寒、养血祛瘀。曾治此类数例，皆取效。

编者按：读罢此案，令我深受启发。学中医者一般都知道，"异病同治"乃中医学治病大法，但到了临床上不一定运用得好。上述治例可知，门氏对异病同治法用得真是炉火纯青了。"原按"所述，亦为金玉良言。每一位读者，包括我自己，都应扪心自问，深刻反思，从误导误用中摆脱出来，回归中医传统思维，发挥中医诊治之特色，才能取得中医固有之疗效。

7. 月经不调（HPV 高危型阳性） 闫某，女，39 岁，河北石家庄市人，2021 年 5 月 31 日就诊。已婚，孕二。主诉：2020 年 5 月 12 日检查 HPV（56 型）高危型阳性，近三四个月月经错后，经期 10 天，有血块。在生一胎前有痛经，之后无痛经。睡眠质量差，入睡难，夜间醒后有心慌。脉沉细略弦，舌红少苔。处方：定坤丹、柏子养心丸，按说明书服用。

二诊：2021 年 6 月 7 日。服上方 1 周，夜间醒后心慌感减轻，月经第四天，脉沉细略弦滑，舌红少苔。温经汤加味，处方：红参 5g，桂枝 5g，阿胶 10g，吴茱萸 5g，姜半夏 10g，麦冬 20g，当归 10g，川芎 5g，白芍 10g，牡丹皮 10g，甘草 5g，生姜 5g，地黄 10g，玫瑰花 5g，合欢皮 5g。颗粒剂，14 剂，日 1 剂，分两次开水冲泡，待温和可口时服下。中成药：定坤丹、柏子养心丸，按说明书服用其量的一半。

三诊：2021 年 7 月 5 日。二诊为 14 剂药服用 1 个月，睡眠改善很多，体力增加，怕冷减轻，月经血块减少，脉沉略细，舌红少苔。二诊方已收到功效，谨守原方加黄精 10g。颗粒剂，14 剂，日 1 剂，服法同前。中成药：定坤丹，按说明书服用半量。

随访：2021 年 8 月 9 日，服上方后，月经周期恢复正常，经期恢复为 7 天，颜色正常，8 月 5 日复查 HPV（56 型）结果阴性。(吕志杰医案)

原按：首先说明，高危型 HPV 持续感染（一过性感染不必担心），是引起宫颈癌之癌前病变原因之一。目前出现的 HPV 高危型包括：16、18、31、33、35、39、45、51、52、56、58、59、68、73、82 型，其中 16 型与 18 型危险性最高。本案患者 HPV（56 型）阳性，月经不调，且失眠等。辨证论治，以主治冲任脉虚兼夹瘀血的温经汤为主方，配合滋补气血，调经舒郁的定坤丹以调经；柏子养心丸补气、养血、安神以治失眠。半量服用，考虑汤剂与两种丸剂并用，用量过大而恐虚不受补。服药约 2 个月之后，月经恢复正常，失眠明显改善，而 HPV（56 型）高危阳性转为阴性，则是意外疗效，格外惊喜！如此疗效，是中医学辨证论治的结果。如此结果，有待进一步验证。有一点可以肯定：中医药用得对，用得好，可以治疗西医棘手的许多病症。

【临证指要】温经汤对冲任虚寒兼瘀血所致的经、带、胎、产等多种妇人病具有可靠疗效，特别是对"妇人少腹寒，久不受胎"之不孕症的特殊疗效，更应重视。温经汤配伍严谨，药多而不杂，具有温经散寒而不燥，活血化瘀而不峻，补益冲任而不滞等特点及综合功用，故温经汤之"温"乃"温通""温养"之义。根据异病同治的原则，符合本方证病机的内科病等许多病症，该方亦有疗效。

【实验研究】

1. **调节性激素**　该方能调节大鼠的性激素，对运动性月经失调有防治作用，又能明显增加大鼠间脑－脑垂体灌流实验中黄体生成素的分泌。在垂体前叶细胞培养中，温经汤能降低催乳素的释放。

2. **改善子宫功能**　该方通过下调子宫内膜 VEGF 的表达，上调 LIF、STAT3、P-STAT3 的蛋白表达水平，增加子宫内膜厚度，修复虚寒证模型大鼠子宫内膜的损伤，治疗妇科虚寒证。

3. **诱导细胞凋亡、调节免疫**　该方能改善低氧应激，诱导细胞凋亡，防治子宫内膜异位症。温经汤加味治疗 EM 肾虚血瘀证的疗效确切，有解除局部微环境免疫抑制状态和阻断微血管新生的作用。

4. **增加耐力**　该方能使小鼠在冷水中的游泳时间显著延长。

5. **改善血液流变学**　该方用于实验性虚寒型血瘀大鼠，能明显改善血液流变学多项指标。

6. **镇痛**　该方能减少醋酸所致小鼠扭体反应次数，延长扭体反应出现的时间。

7. **促进造血**　该方可升高急性大出血小鼠的 Hb 含量和 RBC 数量。

类方串解

本章类方共 9 首。其中用当归者 7 首，用芍药者 7 首，归、芍并用者 5 首。由此可见，当归、芍药为和血剂之主药，并结合具体病机，酌情配伍健脾、渗湿、散寒、清热等药物。归纳如下：

1. **当归、芍药并用的类方**　①当归芍药散：本方芍药剂量最大为君，配合当归、川芎和血以调肝，合用白术、茯苓、泽泻三药健脾渗湿，全方肝脾并调，主治"妇人怀妊，腹中疞痛"。②当归散：本方归、芍、芎三药剂量相等以和血，合用白术健脾，黄芩清热，主治"妇人妊娠"而血虚胎热者。本方与上方均能调补肝脾，而本方并能清热，上方并能利湿。③当归四逆汤、当归四逆加吴茱萸生姜汤：两方均为归、芍并用，配合其他温经通络药，主治血虚寒凝所致的"手足厥寒，脉细欲绝者"。④温经汤亦为归、芍、芎并用以和血，但病机复杂，本方12味药总为温经和血而设。

2. 应用当归的类方　①当归生姜羊肉汤：本方三药合用，具有养血散寒之功，主治"产后腹中疙痛……并治腹中寒疝，虚劳不足"。②当归贝母苦参丸：本方三药合用，具有养血清利湿热之功，主治"妊娠，小便难"因血虚郁热，而膀胱气化不利者。以上两方均取当归养血，而前方并能散寒，本方并能清热，这提示胎前多热、产后多寒之机制。

3. 应用芍药的类方　①芍药甘草汤：两药合用酸甘化阴，主治阴血不足，筋脉失养所致的"脚挛急"疼痛等痛证。②枳实芍药散：本方芍药和血，枳实烧黑亦入血分以利血中之气，两药合用和血行气，主治"产后腹痛"及其他病症因气血郁滞者。需要明确，"仲景凡治腹痛，多用芍药，何也？以其能治气血积聚，宣行脏腑，通则痛止也"（赵以德《金匮玉函经二注》）。《本经》谓芍药"主邪气腹痛……止痛"，故仲景治腹痛多用之。

第十九章　泻心汤、柏叶汤等——止血剂

凡具有止血功能，用以治疗吐血、衄血、下血、崩漏等出血性疾患的方剂，称为止血剂。出血成因当分寒、热、虚、实。属实热证者，清热泻火即可止血，如泻心汤、赤小豆当归散等；属虚寒证者，温补固涩即可止血，如柏叶汤、胶艾汤、黄土汤等。因此，治出血证的关键不在止血，而在"审察病机，无失气宜"（《素问·至真要大论》）。古人所谓"见血休治血"（《医宗必读》）即是此意。

泻心汤

【原文温习】 心气不足，吐血、衄血，泻心汤主之。（十六·17）

泻心汤方：大黄二两，黄连、黄芩各一两。上三味，以水三升，煮取一升，顿服之。

编者按： 原文曰"心气不足，吐血、衄血"用苦寒清降的三黄泻心汤，似乎方证相悖，令人生疑，故历代注家提出不同见解。笔者认为，若以方测证，其"心气不足"并非病之始因，乃吐血、衄血之后果。

【医案精选】

1. 吐血　史，50岁。酒客大吐狂血成盆，六脉洪数，面赤，三阳实火为病，与大黄六钱，黄连五钱，黄芩五钱，泻心汤一帖而止，二帖脉平，后七日又发，脉如故，又二帖。（《吴鞠通医案》）

编者按： 本案疗效表明，泻心汤治"实火"迫血妄行之吐血，疗效快捷。陈修园注《十药神书》谓："余治吐血，诸药不止者，用《金匮》泻心汤百试百效，其效在生大黄之多，以行瘀也。"《寿世保元》即用一味大黄酒拌，九蒸九晒，为末，制成将军丸，"治吐血不止"。唐容川指出："大黄一味，既是气药，又是血药，止血不留瘀，尤为妙药。"（《血证论·卷七》）古今医家用泻心汤及大黄治血证积累了丰富经验，详见笔者编著的《大黄治百病辑要》。

2. 衄血　何某，男，26岁。偶患鼻腔大量出血，流之不止，其母予棉堵之，则满口流溢。邻人传一法，以凉毛巾敷前额，仍不止，急召余治。视其面部潮红，脉象洪大，急拟川军9g，川连6g，黄芩12g，茜草9g，令煎好听用，并以川连、川军、黄芩各3g，令速炒为焦炭，研末，以前汤药一次送服之。服后一刻许，衄

血停止，上床安卧，睡醒后未复流血，只觉头晕，遂令其停药养息。(《门纯德中医临证要录》)

3. 咯血（肺结核） 吕某，男，30岁。患空洞性肺结核五年之久。1个月前突因咳嗽阵发，咯出鲜血，经服西药维生素C、白阿胶，肌内注射链霉素，咯血仍不止。诊见：面红身热，寸脉有力，即与服泻心汤加茜草9g，阿胶9g（烊化）。2剂后，咯血明显减少，面亦转为淡黄，精神略差，再拟归脾汤加味，令服10剂，咯血止，后嘱其长期服用异烟肼抗结核治疗。又治伊某，女，27岁。因肺结核咯血，并伴高热而住院，数日血痰不止，西医建议中医治疗。余诊其脉滑而数，面颊潮红，咯吐血痰，色鲜红，体温38.5℃。此系邪热犯肺，火郁迫血。故以泻心汤加茜草9g，阿胶9g（烊化），小蓟9g治之。次日痰中血少，胸痛干咳，又予麦门冬汤5剂，咳痰减少，未见有血。(《门纯德中医临证要录》)

编者按：临证中，凡见实热或急性上焦出血，如吐血、咯血、衄血，常以泻心汤加味，其效颇捷。门氏擅长用经方，临床经验十分丰富，他应用泻心汤的经验上述两则之外，还用之治疗下列内、妇、五官、皮肤等病变，笔者将其归纳如下：

（1）高血压脑病。高血压之脑充血或溢血之急发症状时，可急与本方救治，急发症已过，再不可施。

（2）充血性头痛。症见面红口干，心烦尿赤，头胀痛便秘者，以泻心汤加生石膏18g，水煎服，有速效。

（3）肝郁化火证。治疗肝气郁甚，郁怒无常，头晕发胀，面红唇焦者，可与泻心汤加龙胆草6g，栀子6g，柴胡9g，滑石6g，水煎温服。

（4）急性热痢。治疗急性热痢，热毒腹泻，脉数有力，痢赤而后重者，可与泻心汤加生白芍12g，水煎温服。

（5）急性充血性眼病。余每遇此类疾患，常拟泻心汤加生石膏18g，麻黄3g，并嘱热服之，二三日即愈。

（6）舌炎。成人或小儿，舌赤而疼痛，状如火灼，流涎甚多，或舌赤肿，舌下又叠一舌，微痛流涎难忍者，服减量泻心汤加归尾，数剂可愈。

（7）湿疮、湿疹。余常以本方倍量，研末外敷，治疗湿疮、湿疹，疗效甚佳。

（8）火毒疮疖。此证疼多于痒者，可与泻心汤加银花15g，蝉蜕9g，赤芍9g，水煎温服治之。

（9）经行吐衄（倒经）。妇人月经来潮，周期性出现鼻出血或吐衄者，谓之"经行吐血"，状如月经倒逆上行，故也称"倒经""逆经"，现代称为"代偿性月经"。此多由冲脉气盛，邪热上逆所致，常以泻心汤加怀牛膝15g，当归9g治之，效果很好。

总之，泻心汤为治疗实热火毒之急症、重症，临证往往只投一二剂则效，切不可久服之。

4. 倒经咳血（子宫内膜异位症） 治一妇女患咳血病。自称在北京某大医院诊为"子宫内膜异位症"。每届经期则大口咳血不止。切其脉数而滑，舌质红绛，苔黄薄而干。余辨为心胃之火，迫阳络而上为咳血。此为倒经之证。为疏三黄泻心汤，仅服 5 剂，则经事通顺，咳血之病未见复发。（刘渡舟.《中医杂志》1987；3：19）

编者按： 有的女性伴随月经来潮出现鼻衄、呕血、咳血及结膜出血现象，中医称为"倒经"，西医学归类为"子宫内膜异位症"。西医没有理想的处理办法，或可采取手术治疗。上述治例与前述门氏经验，可知中医审病辨证论治之疗效良好。

【**临证指要**】泻心汤是泻火剂的主方，主治三焦火盛所致的出血证及各科多种病症，参见第十二章大黄黄连泻心汤。

【**实验研究**】

1. 降脂、抗氧化、抗动脉粥样硬化 该方具有调节脂质水平，改善抗氧化能力，抑制斑马鱼血管中胆固醇积累等作用，能较好地抗动脉粥样硬化。

2. 抗炎 该方对 4 种炎症模型均具有良好的抗炎效应，且可以通过多途径产生抗炎作用。

3. 抑菌 该方对表皮葡萄球菌所致兔胫骨慢性骨髓炎有明显的抑菌效果，且对黑曲霉菌有明显的抑菌效果。

4. 保护肾功能 该方治疗实验性糖尿病大鼠的早期肾病，能降低血脂和 HbAlc 的含量，改善胰岛素抵抗，有保护肾功能的作用。

5. 抗内毒素 该方对内毒素性肺损伤模型大鼠有保护作用，可抑制 NF-κB 的核转位及抑制 IκB 的降解，起到抗内毒素作用。

6. 降糖 该方具有类似磺脲类药物和双胍类药物的降糖作用，能拮抗 ALX 诱导的小鼠高血糖。

7. 止血、保护胃黏膜 该方对热盛性胃出血有止血作用，且对胃黏膜损伤有保护作用。

8. 抗心肌缺血 该方能改善心肌缺血所致心电图的 ST 段改变，降低 CK、CK-MB，减轻心肌损伤。

9. 调节肠道菌群 该方能保护小鼠肠道屏障，增加肠道菌群的多样性和丰富度。

赤小豆当归散

【**原文温习**】病者脉数，无热，微烦，默默但欲卧，汗出，初得之三四日，

目赤如鸠眼；七八日，目四眦黑。若能食者，脓已成也，赤小豆当归散主之。（三·13）

下血，先血后便，此近血也，赤小豆当归散主之。（十六·16）

赤小豆当归散方：赤小豆三升（浸，令芽出，曝干），当归三两。上二味，杵为散，浆水服方寸匕，日三服。

【医案精选】

痔疮出血　王（左），内痔便血又发，气虚不能摄血，血渗大肠，兼湿热内蕴所致，拟益气养阴而化湿热。赤豆一两，当归二钱，党参一钱五分，荆芥炭八分，炙黄芪二钱，大白芍一钱五分，侧柏炭一钱五分，炙甘草六分，生地炭三钱，槐花炭三钱（包）。（《丁甘仁医案》）

编者按：丁氏为近代名医。本案清利湿热、凉血止血以治标，益气养阴以固本，标本兼顾。如此既治疗局部病变，又照顾整体，颇见临证功夫，此乃中医特色。

【临证指要】赤小豆当归散加味可治疗痔疮下血，以及渗出性皮肤病等。

【实验研究】该方通过改变癌细胞形态、促进细胞自噬、抑制细胞增殖与迁移、调节细胞线粒体功能、调节细胞信号传导和机体免疫等，能增强机体排异能力，维持皮肤细胞稳态，从而防治皮肤癌。

柏叶汤

【原文温习】吐血不止者，柏叶汤主之。（十六·14）

柏叶汤方：柏叶、干姜各三两，艾叶三把。上三味，以水五升，取马通汁一升，合煮取一升，分温再服。

【医案精选】

1. 吐血（胃溃疡出血）　段某某，男，38岁，干部。旧有胃溃疡病，并有胃出血史，前二十日大便检查潜血阳性，近因过度疲劳，加之出差适大雨受冷，饮葡萄酒一杯后，突然发生吐血不止，精神萎靡，急送某医院检查为胃出血，经住院治疗两日，大口吐血仍不止，恐导致胃穿孔，决定立即施行手术，迟则将失去手术机会，而患者家属不同意，半夜后请蒲老处一方以止血。蒲老曰：吐血已两昼夜，若未穿孔，尚可以服药止之。询其原因是受寒饮酒致血上溢，未可凉药止血，宜用《金匮要略》侧柏叶汤，温通胃阳，化瘀止血。处方：侧柏叶三钱，炮干姜二钱，艾叶二钱。浓煎取汁，兑童便60ml，频频服之。次晨复诊吐血渐止，脉细涩，舌质淡无苔，原方再进，加西洋参四钱益气摄血，三七（研末吞）二钱止血消瘀，频频服之。次日复诊，血止，神安欲寐，知饥思食，并转矢气，脉两寸微、关尺沉弱，舌质淡无苔，此乃气弱血虚之象，但在大失血之后，脉证相符为吉，治宜温运脾阳，并养营血，佐以消瘀。……（《蒲辅周医案》）

编者按： 蒲辅周先生是现代一位学验俱丰的著名老中医。本案治吐血不止师仲景方法，灵活变通，化险为夷，足以表明先生的渊博学识与丰富经验。读者仔细推敲，学以致用，自能提高临床水平。

2.**齿衄** 张某，男，5岁。患儿脾胃素虚，麻疹回落后，牙龈流血不止，曾服养阴清热止血之品，出血有增无减。细察症状，见精神疲乏，盖被向内而卧，齿衄涓涓不断，但血色淡红，牙龈不肿，上腭有两个溃疡点，周围不甚红晕，二便通调，手足尖微凉，舌淡红，脉细。此属中焦虚寒，血不归经，宜温中止血，柏叶汤主之。侧柏叶 6g，炮姜炭 3g，艾叶炭 3g，童便 10ml（兑入）。3剂后不仅齿衄止，口疮亦见好转，继用健脾养胃之剂调理而愈。（戴子辰.《河北中医》1997；1：30）

编者按： 上述治例以柏叶汤加童便很值得重视。童便治疗血证历史悠久。童便对多种病变导致的出血证绝大多数有良效，这是古今许多医家的宝贵经验。童便取用方便，应重视用之。

【临证指要】 柏叶汤治疗胃、十二指肠溃疡性出血，支气管扩张咯血等病属中焦虚寒者，每有良效。

【实验研究】 该方能缩短凝血时间、增加血小板计数、减少胃溃疡指数、增高脑组织中去甲肾上腺素和多巴胺的含量，有抑制胃溃疡出血的作用。

黄土汤

【原文温习】 下血，先便后血，此远血也，黄土汤主之。（十六·15）
黄土汤方：甘草、干地黄、白术、附子（炮）、阿胶、黄芩各三两，灶中黄土半斤。上七味，以水八升，煮取三升，分温二服。

【医案精选】

1.**便血** 泻痢便血，五年不愈，色黄心悸，肢体无力。此病始于脾阳不振，继而脾阴亦伤。治当阴阳两顾为佳。人参、白术、附子、炙草、熟地、阿胶、伏龙肝、黄芩。（《增评柳选四家医案·尤在泾医案》）

编者按： 本案以黄土汤加人参之三分补阳、七分补阴，以熟地之甘温易干地黄之甘寒（滑肠），更加切合脾阳不足、脾阴亦伤之病情。此善于变通经方者也。

2.**胃脘痛，便血（十二指肠球部溃疡）** 毛某某，男，18岁。胃脘痛已十载，每逢冬春则发作，一周来胃脘痛，夜间较剧，反酸泛恶，便血色黑，苔白质淡，脉细。脾虚生寒不能摄血，肝虚生热不能藏血，统藏失职，血不归经，下渗大肠则为便血，拟《金匮》黄土汤，刚柔温清，调和肝脾以止血。处方：党参 12g，炒白术

9g，熟附片 9g（先煎），熟地 12g，炒黄芩 9g，阿胶 9g（烊冲），仙鹤草 30g，灶心土 30g（包）。服 4 剂，大便隐血阴性。（《张伯臾医案》）

编者按：此案胃痛"每逢冬春则发作"，这是十二指肠球部溃疡之特点。

3. 吐血，便血（溃疡病合并出血）　王某，男，19 岁。主诉：因反酸、胃痛 6 年，头昏、乏力、黑便 4 天，于 1959 年 11 月 24 日收住院。入院后诊为"溃疡病合并出血"，经多次输血和止血针药等治疗，病情反逐渐加重。特邀米老诊治。诊查：症见精神萎靡，面色苍白，全身乏力，食欲不振，口臭，腹痛腹胀，恶心欲呕。昨日吐血 200ml，舌质淡，苔黄腻，脉细弱数。血压 100/60~20mmHg。大便色黑呈柏油样，红细胞 256 万 /mm³。大便隐血试验阳性。辨证：证属脾虚湿盛，胃络损伤。治法：宜健脾化湿，凉血止血。以黄土汤加减。处方：灶心土 24g，白术 9g，炒黄芩 9g，生地 24g，杭芍 12g，丹皮 12g，阿胶 9g（烊化兑入），炙甘草 9g，地榆炭 9g。服药 2 剂后，症状好转，大便稀色黄，无恶心呕吐、头晕、腹痛，有饥饿感，舌淡、苔白腻略黄，无吐血便血，脉细弱。血压 100/76mmHg。继服上方药 5 剂。药后精神明显好转，多食后腹部不适，大便日 1~2 次，呈棕色，苔白腻，脉沉细。继用上方加血余炭 12g，附子 3g。服上方药 3 剂后，大便成形，日 1次，色黄。舌脉如前。继用上方药 2 剂，以巩固疗效。药后大便正常，昨日食后腹胀，腹部隐隐作痛，咽干，苔白，脉细。血压正常。红细胞 380 万 /mm³。大便隐血试验阴性。证为脾胃虚弱，气津不足。以六君子汤加味。处方：党参 9g，白术 9g，姜半夏 9g，茯苓 9g，陈皮 9g，炙甘草 9g，麦冬 9g，五味子 4.5g。服上方药 6剂后，症状消失，痊愈出院。（《中国现代名中医医案精华·米伯让医案》）

原按：便血有远血、近血之分。本例远血，使用黄土汤去附子，加丹皮、杭芍、地榆炭以凉血止血。待三诊时上方加用附子、血余炭以温摄止血。妙在附子用量仅为 3g，若过量大热则失其温摄，反而致使出血。五诊时出血已痊愈，改用六君子汤加味，以健脾养胃，补益气血。符合陈修园所说"血之道，化中焦"脾之血液生成机制。

编者按：本案之诊治师法仲景之书，《金匮要略》第十六篇将"下血"分为远血、近血治之。黄土汤所治之"远血"，指出血病位距离肛门远者，多见胃部与十二指肠部溃疡并出血。

吐血与便血机制之要：出血多且急者，表现吐血；出血少且缓者，表现便血。吐血者，肯定便血。以吐血之余者，必下行而便血也。远血者，一般为色黑呈柏油样，若微量便血，肉眼看不见，但是大便潜血呈阳性。本案既吐血，又便血，可知其出血大且急也。辨证以黄土汤加减治之而血止病愈。方中黄土，必为烧柴草之"灶中黄土"，过去好找，现今难寻。陈修园说："愚每用此方，以赤石脂一斤代黄土如神……"可以效法。

4. 胞漏（先兆流产） 赵某某，婚后初孕，患早期流产，出血不止，索方求治。用黄土汤加味，数剂而愈，后生一女。二孕又出现先兆流产，仍服前方数剂得保无恙，两女均甚健。处方：熟地 60g，桂圆肉 30g，当归 12g，黄芪 18g，白术 9g，附子 9g，甘草 9g，黄芩 9g，鹿角胶 30g，伏龙肝 12g。以上十味，以水十二杯，先煮伏龙肝，取八杯去渣，再煎前八味二杯去渣，入鹿角胶，再上火候胶化尽，分 2 次服。（《赵锡武治疗经验》）

编者按： 赵锡武先生认为，早期流产病因冲任脉虚，故本方重用熟地、鹿角胶，以补冲任。并依据清·唐宗海所谓"血上逆者宜降，下泄者当升"之理，认为鹿角胶补督脉而性升，当用于下血；阿胶滋补任脉，性潜，用于吐衄为优。

5. 小儿瘛疭 钱乙治皇子病瘛疭，国医莫能疗。闻乙有异能，召之，进黄土汤而愈。神宗问此何以能愈此疾。对曰："以土胜水，木得其平则风自止。"帝悦，擢（zhuó 着。提拔）太医丞。（《名医类案·卷十二·小儿症·瘛疭》）

编者按： 本案以五行之生克制化的理论指导处方，非精通医理者难为。

【临证指要】 黄土汤主要用于治疗中焦虚寒所致的出血证，如溃疡病出血。此外，坏死性肠炎、慢性痢疾、痔疮出血、崩漏、紫癜等，亦可辨证用本方加减治疗。

【实验研究】 黄土汤中灶心土可抑制纤溶酶及增加血小板第三因子活性，缩短凝血时间，内服后对胃肠的末梢神经有镇静、麻醉作用，减少对胃肠黏膜的刺激，达到止呕、止泻作用。

1. 抗炎、抗溃疡 该方对大鼠虚寒型溃疡性结肠炎有良好的治疗作用，通过抑制巨噬细胞迁移抑制因子（MIF）、Toll 样受体 4（TLR4）表达，减少炎症反应，能促进结肠黏膜修复。

2. 止血 对消化性溃疡并出血患者，采用内镜下注射西药（去甲肾上腺素）+ 内镜下喷洒中药（黄土汤）的治疗方案，西药合用黄土汤组的疗效优于西药组，可提高止血率，减少再出血，减少输血量，缩短患者住院时间。

3. 抗肿瘤 该方对恶性程度不同的非小细胞肺癌（NSCLC）细胞转移均有抑制作用，可通过下调端锚聚合酶 2（TNKS2）表达或诱导抑癌蛋白 APC 表达，从而影响 NSCLC 的发生、发展、转移。

胶艾汤

【原文温习】 师曰：妇人有漏下者，有半产后因续下血都不绝者，有妊娠下血者，假令妊娠腹中痛，为胞阻，胶艾汤主之。（二十·4）

胶艾汤方：芎䓖、阿胶、甘草各二两，艾叶、当归各三两，芍药四两，干地黄

（编者注：地黄无分量，《金匮玉函经二注》为六两）。上七味，以水五升，清酒三升，合煮取三升，去滓，内胶，令消尽，温服一升，日三服。不差，更作。

【医案精选】

1. **滑胎（习惯性流产）** 侯某某，女，36岁。第三胎怀孕三月，偶因闪挫发生腹痛腰酸出血。自云：以往每怀胎三月就要流产，已流产两胎。察其面色萎黄，精神忧郁恐怖，脉象浮缓，腰酸腹痛，小腹下坠，有轻度出血。妇科检查：子宫大如鹅卵，宫口未开。数经滑胎，冲任脉虚，正气不固。此属习惯性流产前期症状。胶艾汤加味，处方：全当归9g，川芎4.5g，白芍6g，大熟地12g，阿胶12g（烊化），甘草4.5g，白术9g，桑寄生9g，党参12g，升麻4.5g，杜仲9g，黄芪9g，艾叶7片。服药4剂，出血等症状消失，嘱其休息1周。以后未发生意外，临产母子安全。（许永龙.《中医杂志》1965；3：24）

编者按： 据本文作者报道，用胶艾汤加白术、寄生等治疗先兆流产及习惯性流产15例，全部治愈。轻症1~2剂，重症2~4剂即效。

2. **崩漏（功能性子宫出血）** 于某某，女，40岁。1993年11月29日初诊。患者素来月经量多，近月余淋漓不断。某医院诊为"功能性子宫出血"。经色鲜红、质稀，头晕乏力，腰酸腿沉，口渴，口苦，便干，舌体胖大、边有齿痕、苔白，脉沉按之无力。此证属于气血两虚兼有虚热。古人云：冲为血海，任主胞胎。今冲任不固，阴血不能内守，而成漏经。治当养血止血，益气养阴调经。方用《金匮》之胶艾汤加味：阿胶珠12g（烊化），炒艾叶炭10g，川芎10g，当归15g，白芍15g，生地20g，麦冬20g，太子参18g，炙甘草10g。服7剂而血量大减，仍口苦，腰酸，大便两日一行，于上方中加火麻仁12g，又服7剂，诸症皆安。（《刘渡舟临证验案精选》）

原按： 综合本案脉证，月经不止而质稀、头晕、乏力、舌胖、脉沉无力等，究为气血两虚，冲任不固。冲任调和，则血海、胞脉充盛，月事以时下。若血虚冲任失养，气虚冲任不固，则可使经血频至，甚则淋漓不止。故治疗应益气血，调冲任，止崩漏，处以胶艾汤。本方善治"妇人有漏下"属血虚冲任不固者。

3. **交阴痛** 曾治疗一例30多岁患者，每次夫妻同房时则阴道内疼痛，同房后阴道少量出血，因而惧怕同房，以致夫妻不睦。用胶艾汤治之，三剂痛解且不再出血。（吕志杰医案）

编者按： 上述案例为十几年前所治。近几年又在门诊见到几例同房后阴道出血者，有的做宫颈活检病理检查，结果是子宫颈癌而手术。因此，如上患者应注意排除癌变，再以中药治之。

【临证指要】 胶艾汤常用于治疗冲任虚寒之崩漏、月经过多、先兆流产、产后恶露不尽、产后子宫恢复不良等妇产科疾病，以及取环后出血、宫外孕或人工流产后出血、习惯性流产等，亦有较好效果。

【实验研究】

1. 调节内分泌激素，保胎 该方治疗胎动不安临床疗效确切，可显著改善血清 P、E_2 及 β-HCG 水平，改善妊娠结局。该方可提高缩宫素致流产模型小鼠的保胎率，提高其平均产仔数，对先兆流产孕鼠具有保胎作用。

2. 促进凝血、止血 该方能减少人流术后的阴道流血的出血量，而且能缩短出血时间，降低术后不良反应的发生。该方治疗子宫出血模型大鼠，能增加血栓素 B_2 的含量和血小板聚集率，降低子宫出血时间和子宫出血量。

3. 补血、提高免疫 胶艾汤能使失血性贫血小鼠 Hb 的含量升高，RBC 数增加；能显著增加小鼠脾脏及胸腺指数；增强小鼠腹腔巨噬细胞的吞噬功能，提高机体免疫功能。

胶姜汤

【原文温习】 妇人陷经，漏下黑不解，胶姜汤主之。（二十二·12）

编者按：胶姜汤原书有方无药，后世医家有以下三种说法：①林亿等认为胶姜汤即胶艾汤。②陆渊雷认为是《备急千金要方》之大胶艾汤，即胶艾汤加干姜。③尤在泾认为本方应由阿胶、干姜二药组成。当以尤说为是。

【临证指要】 胶姜汤主要用治冲任虚寒之漏下证。若偏气虚，可加人参、黄芪等益气摄血；偏血虚夹瘀可合用四物汤以和血止血。

王不留行散

【原文温习】 病金疮，王不留行散主之。（十八·6）

王不留行散方：王不留行十分（八月八日采），蒴藋细叶十分（七月七日采），桑东南根白皮十分（三月三日采），甘草十八分，川椒三分（除目及闭口，去汗），黄芩二分，干姜二分，厚朴二分，芍药二分。上九味，桑根皮以上三味烧灰存性，勿令灰过；各别杵筛，合治之为散，服方寸匕。小疮即粉之，大疮但服之，产后亦可服。如风寒，桑东根勿取之。前三物皆阴干百日。

【医案精选】

1. 剖宫产后恶露不绝 初诊：李某，33 岁，2012 年 12 月 1 日。2012 年 10 月 1 日剖宫产后，恶露至今 2 个月未净，出血量少，血色鲜暗间现，无腰腹疼痛，无带下，二便正常。B 超检查：子宫三径为 55mm×31mm×56mm，子宫内膜纤细，未见胎物残留。舌淡红，苔薄白，脉细。治法：活血行瘀，清热止血。方剂以王不留行散（参照原方剂量）加味：炒王不留30g，桑白皮30g，甘草10g，花椒6g，黄芩10g，炮姜6g，赤芍10g，厚朴6g，益母草30g，贯众炭30g，马齿苋30g，3剂。二诊：2012年12月5日。进药当天起，恶露即未再出现，无任何不适，舌脉如上。改拟养血和血，清利湿热法。方剂：清白散加减。当归15g，白芍15g，生地15g，川芎10g，黄柏10g，椿皮10g，甘草6g，败酱草15g，红藤15g，地榆15g，马齿苋20g，贯众炭20g，7剂。三诊：2012年12月13日。自觉抱孩子吃力之后，从12月8日开始阴道又出现少量出血，伴腰部酸痛，头晕，纳便正常，舌脉如上。再用首方，但以白芍易赤芍，5剂。四诊：2012年12月19日。进药1剂，阴道出血即净，带下微黄，舌脉如上。中药守12月5日方，续进7剂。（谭展望医案）

2. 药流清宫后恶露不绝　初诊：2013年11月21日。王某，29岁，10月26日因过期流产行药物流产术，1周后恶露不绝，又行清宫术，至今恶露不绝，量少，咖啡色。B超检查：宫腔内见一15mm×7mm×15mm絮状回声，边界不清，彩色多普勒检查，无明显血流信号。舌淡红苔薄白，脉细。治法：活血通经、化瘀止血。方剂：以上述例1之首诊方去贯众炭、马齿苋，改赤芍15g，加土鳖虫10g，4剂。二诊：2013年11月27日。服药当天，恶露即净，至今未再出血，带下不多，腰倦，阴痒，舌脉如上。治法：益肾兼清湿热。方剂：知柏地黄汤加味。熟地15g，生地15g，山药15g，山萸肉15g，丹皮10g，茯苓10g，泽泻10g，知母10g，黄柏10g，椿皮10g，地肤子15g，白鲜皮15g，5剂。三诊：2013年12月7日。阴道出血未再出现，B超复查，宫腔内絮状回声已经消失，子宫内膜厚度3mm。（谭展望医案）

原按：《金匮要略》第十八篇第6条曰："病金疮，王不留行散主之。"沈明宗说："此金刃所伤皮肉筋骨，故为金疮。"方中葂蘼为何物者不详。一般药房不备此药，笔者常常去掉而代之以益母草。益母草性微寒，味苦辛，可祛瘀生新、活血调经、利尿消肿，是历代医家治疗妇科疾病之要药，尤为产后良药。西医学研究证明，益母草浸膏及煎剂对子宫有强而持久的兴奋作用，不但能增强其收缩力，同时能提高其紧张度和收缩率。对于产后，无论是正常分娩，还是剖宫产，抑或流产，都可以考虑在产后服用以益母草为主要成分的药品或保健品。

案1为剖宫产后恶露不绝。剖宫产致病，实与金刃所伤无异。金刃所伤者，留瘀不容置疑，夹有湿热则更为常见。由于条文中称王不留行散用于"病金疮"，且"产后亦可服"，故以此方治疗该病，真是天造地设。王不留行散加益母草、贯众炭、马齿苋，可以活血行瘀，清利湿热，止血缩宫，对该案病情十分合拍，故有药到病除之功。此后虽然反复，再投辄效。案2恶露不绝缘于过期流产行药物流产术及清宫术，病因病理与案1相似，且B超发现宫内积血，恶露量少，咖啡色，则血瘀之象昭然若揭，以王不留行散加土鳖虫、血余炭活血通经，化瘀止血，效如鼓桴相应。

根据王不留行散的药物组成，以及"产后亦可服"一句，可以推断仲师取该方活血止血等功用，以治疗产后诸疾。该方可与时方生化汤并举而辨证选取之，以开拓思路，提高疗效。

编者按：古今医家应用王不留行散者罕见。上述两则治例之良效，会唤起对该方之重视。

【临证指要】王不留行散外敷或内服，可治疗金疮出血肿痛以及产后恶露不绝。

【实验研究】该方具有促进磷在骨痂中沉积、减少毛细血管通透性、改善微循环、抗炎、抗硬化、抗肿瘤等作用。方中王不留行有催乳、抗氧化、抗肿瘤、抗凝等作用。

类方串解

本章共 7 首方剂。可分为清热止血、温补止血和祛瘀止血三类。

1. 清热止血剂 本类用以治疗热性出血证。以苦寒直折之泻心汤为代表方。而赤小豆当归散则属清利湿热，祛瘀和血之剂。

2. 温补止血剂 本类用以治疗中焦虚寒，血失统摄所致的吐血、便血等出血证，酌情选用柏叶汤、黄土汤。若属于冲任虚寒、阴血不固或兼瘀血所致的漏下不止、妊娠下血等病症，可选用胶艾汤或胶姜汤。

3. 祛瘀止血剂 即王不留行散，主治金疮出血、肿痛血瘀，"产后亦可服"之。

第二十章 大乌头煎类——止痛剂

痛证病因复杂。治之大法以通为主，所谓痛则不通，通则不痛也。而通无定法，泻实、补虚、祛寒、清热，皆可令通则不痛。此类止痛剂是以温经散寒为主的方剂，主治阳虚寒凝之痛证，方中均以乌头、附子等温经散寒之峻药为主，再根据不同证候，或兼解表，或兼扶正，或兼化饮降逆，令寒去邪除，则诸痛向愈。

大乌头煎

【原文温习】腹痛，脉弦而紧，弦则卫气不行，即恶寒，紧则不欲食，邪正相搏，即为寒疝。寒疝绕脐痛，若发则白汗出，手足厥冷，其脉沉紧者，大乌头煎主之。（十·17）

大乌头煎方：乌头大者五枚（熬，去皮，不㕮咀）。上以水三升，煮取一升，去滓，内蜜二升。煎令水气尽，取二升，强人服七合，弱人服五合。不差，明日更服，不可一日再服。

【医案精选】

1. 寒疝（胃肠神经症） 沈某，50余岁。有多年宿恙，为阵发性腹痛，因旧病复发，自外地来京住我院。诊为"胃肠神经症"。自述每发皆与寒凉疲劳有关。症见腹痛频作，痛无定位，唯多在绕脐周围一带，喜温可按，痛甚以致大汗出。查舌质淡，苔薄腻而滑，脉沉弦。证为寒气内结，阳气不运。曾投理中汤，药力尚轻，不能胜病，非大乌头煎不可，故先小其量以消息之。乌头用4.5g，以药房无蜜，权以黑豆、甘草代之。2剂后；腹痛未作，知药证相符，乌头加至9g。4剂后复诊，腹痛未复发，只腹部微有不适，腻苔已化，舌转嫩红，弦脉缓和，知沉寒痼冷得乌头大热之品，涣然冰释矣。病者月余痊愈出院。（魏龙骧.《中医杂志》1978；12：14）

编者按：上述治例表明，大乌头煎对寒疝阵发性腹痛疗效确实。为了防止过量中毒，应先用小量，逐步加量，适可而止。

2. 足冷麻木 患者是怀仁县医院王某介绍来的，男，60岁。县医院怀疑是脉管炎，我通过检查判断不是脉管炎。因为他双足发冷、麻木对称，足背动脉搏动良好，白格试验（－）。此证以麻木为主症，不伴疼痛，就是一个简单的寒证，并没有阻塞不通的现象。我就开了两付乌头煎：川乌9g，蜂蜜15g，嘱其一付后如病症解除，则第二付就不用服了。头一付后症状大减，两付后就痊愈了。（《门纯德中医临证要录》第50页）

原按：我们在治疗时，要尽量"方精药简"，避免"大杂烩"。我常对我的子女和学生说："我们在临证时，能用小方治病，就不要开大方；能用经方，就不要开杂烩汤，也就是要尽量做到方精药简。这样既能有效治病，又减轻了患者的经济负担，还可节省国家的资源。"

编者按：门氏对子女和学生说的话，情真意切！如此谆谆教诲对每一名从事中医者都适合，都应当牢记于心，见之行动。上述治例，就是以方精药简的小方治疗，用之得当而取得良效。

又按：通览仲景书，《伤寒论》治阳虚寒盛性危急重症，皆以附子为主药组方，如四逆汤；《金匮要略》治寒凝气血所致的多种痛证，皆以乌头为主药组方，如本条之大乌头煎治寒疝，后文乌头汤治历节病之肢节痛、乌头赤石脂丸治真心痛等。古人已经认识到乌头具有良好的止痛功用，这种镇痛作用也被现代实验研究证实。但又必须明确，乌头有大毒，用之不当，轻者中毒，重者致命！如何防止中毒呢？详见《仲景方药临证思辨录》第四章"乌头（附子）减毒论"一文。

【临证指要】大乌头煎主要用治寒性腹痛以及关节痛、疝瘕、胃肠神经症、晚期癌症疼痛、风湿与类风湿关节炎、头风等。

【实验研究】该方中乌头有镇痛抗炎、调节免疫、抗肿瘤作用。乌头煎熏洗结合可帮助减缓pilon骨折中损伤部位的疼痛、肿胀程度。该方对皮下瘤模型小鼠肝癌具有一定的防治作用，能够调节免疫功能，改善小鼠一般生存状况，抑制肿瘤生长，延长小鼠生存时间。

乌头桂枝汤

【原文温习】寒疝腹中痛，逆冷，手足不仁，若身疼痛，灸刺诸药不能治，抵当乌头桂枝汤主之。（十·19）

乌头桂枝汤方：乌头（按：此下脱剂量。《千金》作"秋干乌头，实中者五枚，除去角"）。上一味，以蜜二斤（按：斤为"升"之误。详见乌头汤），煎减半，去滓，以桂枝汤五合解之，令得一升后，初服二合；不知，即服三合；又不知，复加至五合。其知者，如醉状，得吐者为中病。

桂枝汤方：桂枝三两（去皮），芍药三两，甘草二两（炙），生姜三两，大枣十二枚。上五味，剉，以水七升，微火煮取三升，去滓。

编者按：关于乌头桂枝汤煎法、服法及服药后反应。《医宗金鉴》："以桂枝汤五合解之者，溶化也。令得一升，谓以乌头所煎之蜜五合，加桂枝汤五合，溶化令得一升也。不知，不效也；又不知，又不效也，其知者，已效也。如醉状，外寒方散，得吐者，内寒已伸，故为中病也。"笔者认为，"不知"为药不及病，由于用药量轻而疗效不明显；"其知者"是药已"中病"，而"如醉状，得吐者"，为乌头轻度中毒的反应，即药量已用到最佳"火候"，不可再加大剂量，以免重度中毒，危及生命。

需要明确，如果服药后发现呼吸迫促、头痛、心跳过速、脉象歇止及肢体麻木等，则为乌头中毒的严重表现。应中西医结合抢救，中药可速服绿豆汤或黑豆甘草汤，可以缓解。

【医案精选】

1. 寒疝 袁某某，青年妇女，体甚健，经期准，已育子女三四人矣。一日，少腹大痛，筋脉拘急而未少安，虽按亦不住，服行经调气药不止，迁延十余日，病益增剧，迎余治之。其脉沉紧，头身痛，肢厥冷，时有汗出，舌润，口不渴，吐清水，不发热而恶寒，脐以下痛，痛剧则冷汗出，常觉有冷气从阴户冲出，痛处喜热敷。此由阴气积于内，寒气结搏而不散，脏腑虚弱，风冷邪气相击，则腹痛里急，而成纯阴无阳之寒疝。窃思该妇经期如常，不属血凝气滞，亦非伤冷食积，从其脉紧肢厥而知为表里俱寒，而有类于《金匮》之寒疝。……处以乌头桂枝汤：制乌头12g，桂枝18g，芍药12g，甘草6g，大枣6枚，生姜3片。水煎，兑蜜服。上药连进两帖，痛减厥回，汗止人安。换方当归四逆加吴茱萸生姜汤，以温通经络，清除余寒，病竟愈。(《治验回忆录》)

编者按：此例寒疝由内外皆寒而发。寒邪痹表则头身痛；寒气内结，阳气不行则畏寒肢厥，腹痛，不渴，脉沉紧；疼痛剧烈则汗出。因属表里兼病，故宜选用乌头桂枝汤两解表里寒邪。服药2剂，痛减厥回，汗止人安。遂改进当归四逆加吴茱萸生姜汤善后调理。

2. 变应性亚败血症 马某，男，7岁。患儿高热，体温持续40.7℃左右，皮肤红疹，关节疼痛等，达11个月之久。曾在某医院诊断为"变应性亚败血症"。使用各种抗生素、激素以及中药清热解毒方药，治疗未效。诊见：面色萎黄，形体消瘦，神色惨淡，食少纳呆，口不渴，无汗，关节疼痛，体温很高（一般在39℃），二便正常，舌淡胖苔薄白，脉虚大、重按无力。初拟小柴胡汤加减，继以麻杏苡甘汤、桂枝芍药知母汤化裁，症状未见进退。复诊见诸方未效，原因何在？细审病情：患儿体温虽高，反欲着衣；热势虽重，但不欲饮；关节疼痛，痛处不热；脉象虽大，重按不及；身热已久，舌无热象。再观病史，前医曾多以白虎汤、犀角地黄汤之类，亦未见效。余慎察前后，详审病机，大胆断言，患儿系内伏真寒，外浮假热之真寒假热证。宜以兴阳温经祛寒法，方用仲景乌头桂枝汤、乌头汤治之。

第一方：川乌片 6g，桂枝 6g，生白芍 12g，炙甘草 6g，生姜 3 片，大枣 4 枚，入蜂蜜 15g 与药同煎，水煎，饭前服。

第二方：生白芍 12g，麻黄 3g，黄芪 12g，川乌片 6g，入蜂蜜 15g 与药同煎，水煎，饭前服。

令其将上二方递服二轮。复诊：服用上两方两轮后，体温渐退，关节疼痛若失。继以上方化裁，加入补益元气的方药，调治月余，体温正常，热未再起。后长期随访，康复如常。（《门纯德中医临证要录》）

原按： 真热、实热往往来去迅速，难以久驻。此患者病程已达 11 个月之久，当非真热。复诊时从细微处着眼，详审病情，始得知其热乃为阴盛于内，逼阳外越，而造成的阴盛格阳的真寒假热之证。故采用从者反治，热因热用之法。此例提示：高热临证不能陈陈相因，拘于以寒治热之法，亦不能粗观脉症，草率处方。余以为：辨证贵乎精细，治疗贵乎灵活，用药贵乎大胆，如此，方能奏效。

编者按： 本案是难得的审病辨证论治的"活教材"。本案之好与价值有四：①疗效之好不必多言。述说病情十分逼真，读之如身临其境。②分析病情精细入微，令人学以致用。③名师之精明，不是"常胜将军"，而是能够从难免的失误之中"转败为胜"。④以两方、三方，多者四方轮换交替服用，为门氏独到经验，详见本书相关内容。其"原按"最后"余以为"之三点，是古今良医成功之共同点，我辈当努力为之。

3. 慢性前列腺炎 杨某，男，56 岁。患者曾患慢性前列腺炎半年之久。住院治疗，常以抗生素之类治之，其症有增无减。近已行动不便，出院后邀余诊治。诊见：面色萎黄，形体消瘦，苦闷异常，小腹及生殖器急痛难耐，排尿痛势加重，手足厥冷，溲时恶寒而栗，舌淡嫩、苔白，脉沉迟细紧。纵观脉证，余以为此患系下焦寒凝血滞，故以乌头桂枝汤大力温之。处方：川乌片 6g，桂枝 9g，生白芍 9g，炙甘草 6g，生姜 3 片，大枣 4 枚，入蜂蜜 15g 与诸药同煎，水煎饭前服。3 剂后，患者症状明显改善，急痛解除，已能自如活动，自觉小腹坠冷，继以温经汤，令服数剂后而逐渐痊愈。（《门纯德中医临证要录》）

编者按： 上述治例，辨证治之，改善体质，疗效明显，难得也。

4. 历节病（类风湿关节炎） 杨某，女，16 岁。患类风湿关节炎。全身肢节疼痛、强硬，活动则痛剧，关节无明显变形。就诊时，被人拥抬而至。诊见：神色暗淡，肢节疼痛，双手更甚，恶寒欲衣，口淡不渴，舌苔薄白，脉沉紧。先以桂枝附子汤、甘草附子汤治之，略有效果，但疼痛仍无大减。遂拟以乌头桂枝汤、附子汤两方，令其交替服三轮。自云：服药两轮后，疼痛顿减，已能动作。继以乌头桂枝汤、桂枝芍药知母汤、人参养荣汤组成方组，整体论治。仅治月余，诸痛消失，已能骑自行车往返就诊。后令其冲服五虫散半月，病基本获愈而复学。（《门纯德中医

临证要录》）

  编者按：类风湿之证候特点与历节病颇相类似。上述治例以附子（温补较好）乌头（止痛更好）为主药的经方治之，取得良效。比较分析，所列数方之用药既相同，又相异，从精细配伍处着想，选取更切合病情的方药治之，随证变化而改换"联合方组"，难得之理论功夫与临床经验也。

  5. 痹证 笔者素体强健，退休前上课站立半天不觉腿累，近几年站着讲座 2 个多小时，则觉膝关节酸软，甚则微痛，休息后可缓解。近 20 多天以来，时觉右膝关节局部不适感，休息或活动后可缓解。2 天前，即 2022 年 6 月 16 日下午，应邀去河北电视台"非常大中医"栏目给我录制"经方治病有神功"节目 3 个多小时，期间演播室空调温度较低，1 个小时后自觉胸脘发凉，结束后膝关节觉略酸软。第二天晨练时，右膝关节不适，关节腔内微痛阻滞之感。至傍晚仍不缓解，原以为锻炼一下可促进好转，但活动后反而加重，次日晨起更重了，右膝酸痛且活动受限。回想起来，盖因录制节目时，集中精力回答问题，气血聚于心脑，肢节缺乏濡养，阴寒之邪乘虚侵入右膝关节而致痹证表现。如何治之？想到经方治痹证痛痹者有几首，而最切合的当为乌头桂枝汤。方中君药乌头是"除寒湿痹"（《本经》）之首选良药（但其有大毒，一般医者畏之不用，或用之剂量较少），桂枝汤解肌和营卫，可助乌头祛邪止痛也。处方：制川乌 15g，桂枝 30g，白芍 30g，炙甘草 15g，生姜 30g（切片），大枣 6 枚（掰开）。上午门诊取药 3 剂。当时随诊徒弟知道我的病情，热心为我按摩（即右手腰腿点和左手曲池穴位按压）后，右膝关节确实灵活点了。中午回家，将该方六味药浸泡 1 个小时，开锅后煮了约 1 个小时，分为 4 次温服，每次服加入适量蜂蜜（不加亦可）。约下午 4 点服第 1 次，1 个小时后右膝关节痛即有好转；下午 6 点多服第 2 次，右膝关节痛与活动不利进一步改善；晚上 10 点多服第 3 次，第二天（19 日）晨起后明显缓解；7 点服第 4 次，上午右膝关节活动基本恢复正常。又煎了第二剂，分次小量服一天半以加强疗效。第三天（20日）上午门诊，右膝关节功能已恢复正常，因不痛了，第三剂只服桂枝汤，取之调和营卫，以巩固疗效。服药过程中无任何乌头中毒表现。（吕志杰自治案）

  编者按：上述治疗过程，需要讨论及明确四点：①服乌头桂枝汤一剂显效，二剂恢复，这彰显了该方治疗痹证寒湿痹之捷效。②该方原本煎法是：乌头以蜜煎之；桂枝汤以水煎之，再合药汁分次服之，先服小量，"不知"而逐渐加量，以"其知者……为中病"。③笔者变通煎法如案语所述，如此则将乌头等药泡透泡软，再煎之较长，则乌头之毒性大减，且保留了有效成分。若"先煎"之太久，虽然无中毒之忧了，但有效成分丧失殆尽，还能有应有之疗效吗？服药时加入适量蜂蜜，既可解乌头之毒，又改善口感。④笔者之所以敢用这么大剂量的乌头，在于心中有数，这首先是深知原文"方后注"对乌头这样的毒性药"慎用之法"，再者明了乌头（附子）中毒的临床表现。明白于此，从小量服药，服之有中毒的早期表现，即应谨慎对待，或暂时停药，或减量服药，但是否服至"其知者如醉状，得吐者为中病"之中毒的最佳火候（至此可能疗效最佳），非常人可为也。

那么，乌头（附子）中毒有哪些表现呢？一篇综述（《中医药学报》1990；3：30）中谈到，通过对635例乌头类药物中毒的统计，其中毒症状由轻至重的主要表现在三个系统：一是神经系统：依次表现为口舌→四肢→全身发麻、烦躁不安、头痛、昏倒、神志不清等；二是消化系统，依次表现为恶心、呕吐、腹痛、腹泻等；三是循环系统，依次表现为心慌、心动悸（心律失常）、血压下降等。了解了乌头中毒的临床特点，可做到心中有数，以利及时解救乌头中毒。

6. 痛证（恶性肿瘤） 常某，男，39岁。右上臂患"滑膜肉瘤"，手术1年后，肿瘤又发，且疼痛愈来愈烈。医院检查后确定为晚期癌变，遂以哌替啶之类药物予以镇痛。初用有效，但后来注射后仅能止痛1小时左右。患者痛苦万分，家属邀余治之。症见疼痛冷汗出，神疲面色白，手足厥逆，脉沉紧。拟以乌头桂枝汤，处方：川乌片12g，桂枝12g，生白芍12g，炙甘草6g，生姜3片，红枣4枚，入蜂蜜30g与药同煎，水煎服。当晚服药后，疼痛减轻，渐渐入眠。次日复诊，令其每日服1剂，三日后，改为隔日1剂。至死疼痛未再大作。于此，余获得这一经验，后又遇此类痛症，用之皆效。（《门纯德中医临证要录》）

原按：门氏总结性地说："乌头桂枝汤治验甚多，其功当以乌头为主。乌头为兴阳祛寒之圣药，且有大毒。临证中切不可不加辨证草率用之，亦不可单味独投之。若用之，必有两点遵循：其一，治疗范围不外乎寒凝血滞；其二，用乌头必加蜂蜜，且要文火久煎，时间宜在1小时以上。凡见实热、阴虚之证，禁用此药。"

编者按：以上门氏"原按"，是至当不移之用药理论与宝贵经验的总结，我辈同仁应牢记于心，指导临床，提高技能，救民之病痛。上述治例，恶性肿瘤疼痛不已，服了乌头桂枝汤，"至死未再发作"，且"这一经验"还可重复"皆效"。读者信乎？反正我信。因为，笔者亦有治癌症案例如此，详见《仲景方药临证思辨录》第二章第四节笔者相关内容。在此特别说明，门氏以乌头桂枝汤为主方的联合方组治疗血栓闭塞性脉管炎（寒凝血滞型）1000余例，疗效满意者占75%以上。如上宝贵经验，详见原著。

【临证指要】乌头桂枝汤主要用治风寒湿痹，如风湿与类风湿关节炎、血栓闭塞性脉管炎等，兼表证者更加适宜。

【实验研究】该方具有抗菌、抗炎、镇痛、抗病毒、增强免疫能力、保护胃黏膜等作用，对类风湿关节炎有显著的镇痛作用。

乌头汤

【原文温习】病历节,不可屈伸,疼痛,乌头汤主之。(五·10)

乌头汤方:治脚气疼痛,不可屈伸。麻黄、芍药、黄芪各三两,甘草三两(炙),川乌五枚。上五味,咬咀四味,以水三升,煮取一升,去滓,内蜜煎中,更煎之,服七合。不知,尽服之。

【医案精选】

1. 痛痹(风湿性关节炎) 张某某,女,28岁。1982年12月3日初诊。2年前,因产后大失血,复感风寒引致恶寒发热,周身骨节疼痛,不能转侧。经查诊为风湿性关节炎,多方求医,服多种中西药,疗效不佳。近十余日,病情逐日加重。现全身关节掣痛,得温则舒,遇寒加剧,每午后肢体困重,疼痛更甚,舌体胖大、质淡、苔薄白,脉沉弱。证属气血亏虚,寒湿内侵之痛痹。治宜温经补血,散寒止痛。拟方:制川乌9g,黄芪24g,麻黄6g,炒白芍12g,炙甘草6g,当归12g,白蜜30g。水煎服。5剂后,疼痛缓解。继进6剂,仅感腰痛,守原方加杜仲12g,续断12g,连服10剂,痊愈。1年后,随访未见复发。(李清海.《吉林中医药》1985;6:27)

编者按: 本案病因产后气血骤虚,外邪乘虚侵犯肢节。证属寒湿痹痛,正气亏虚。治以乌头汤加当归而效著,续加补肝肾、强筋骨药而收功。

据临床报道,以乌头汤适当加味,分别治疗坐骨神经痛54例、坐骨神经炎120例、椎管狭窄症35例等,中医辨证为寒湿腰腿痛者,均取得较好疗效。

2. 脚气重症 梁某某之子,15岁。因得脚气症返自香江,四肢瘫痪,医辈齐集,纷无定见,亟备来迎。患者面色青白,气逆上喘,腿部胫骨疼痛,麻木不仁,脉细小而浮,重按无力,此乃白虎历节重症,《金匮》以乌头汤主治,余用其方重用麻黄15g。服1剂,麻木疼痛立减,略能舒动,因照前方连服10余剂,麻木疼痛全失,已能举步行动,唯尚觉脚筋微痛,关节屈伸不利,改用芍药甘草汤,以养阴血,方中白芍、甘草均用60g,连服8剂,应手奏效。(程祖培.《新中医》1962;1:37)

编者按: 此案病情之重,疗效之著非良医莫为!案中所谓"脚气"为古代病名,今人多闻之生疏。《景岳全书》卷三十二说:"脚气之说,古所无也,自晋苏敬始有此名。然其肿痛麻顽即经之所谓痹也;其纵缓不收即经之所谓痿也;其甚而上冲即经之所谓厥逆也。……夫脚气本水湿下壅之病。"并认为"脚气之因有二:一则自外而感;一则自内而致也。"由此可知,脚气病因复杂,病证多端,但病始必先起于脚(下肢)为其特点。"……必先中脚,久而不瘥,遍及四肢腹背头项。

微时不觉，痼滞乃知。"（《张氏医通》）

3. 股膝痛痹 李叟，山左籍，年逾六十。主诉：炎暑之季，以劳乏，临户纳凉，神疲入寐，寤后左膝股痛不可当，遣媪来，延诊之。诊查：未入室，闻呼痛声。入见邻人十余辈，群集慰问。询以经过，谓因值暑贪凉，为户牖邪风所袭，左膝股冷痛拘急，掣及腰胯，手不可近。试使屈伸，痛莫敢试。抚其股膝，肌肤清冷。脉沉紧有力。辨证：余以为寒邪客诸脉中则血泣，泣则血虚，虚则筋失养，拘急且痛。治法：治必逐寒通脉，使邪出表，乃酌《金匮》乌头汤，益以桂枝、牛膝、苍术、独活，使如法煎服之。命饮药后，拥被温覆，病所置热水囊，饮以姜汤，俾助其取汗。如斯，一剂知，痛立减。续服药三剂，冷痛止，膝股屈伸若平时矣。（《中国现代名中医医案精华·马骥医案》）。

原按：川乌头辛温有大毒，为逐寒止痛之要药，然用之失当，每易中毒。故用时必依大乌头煎、乌头汤、乌头桂枝诸方煎法及服法，始可得效而安。若草乌头，其毒尤烈，用之更当审慎焉。陶隐居谓："乌头、天雄、附子毒，用大豆汁、远志、防风、枣肉、饴糖并解之。"余用斯品，皆使文火久煎，并遵《本经》"若用毒药疗病，先起如黍粟，病去即止，不去倍之"之法，故效著而无害。李叟之病，乃为痛痹。《素问·痹论》曰："风寒湿三气杂至，合而为痹。寒气胜者为痛痹。"《素问·宣明五气》曰："痛者，寒气多也，有寒故痛也。"斯证因寒湿胜于关节筋脉肌肉之分，故掣急而痛，不可屈伸，是寒则收引也。乌头汤君以乌头，气味辛温，除寒湿痛痹；麻黄发表通阳，出汗散邪；芍药、甘草，除痹缓急而止痛；更加黄芪，实表气以御邪。余疗寒湿痹，诸药不效者，屡依本方增味而得效。

编者按：本案疗效之好，首先是审证求因，辨证准确。其病因乃暑天贪凉，风寒之邪袭表入络也。此为寒痹，寒性收引，故寒甚如"诊查"所述。二是选方之准。寒湿痹痛，乌头汤应为首选良方。三是煎法之要。见"原按"所述。四是服药法之巧妙。如《本经》神农氏所云，凡用毒药治病，先服少量，酌情加量。五是服药后要盖被保暖，热水袋外敷，并饮姜汤以助力致邪。

【临证指要】乌头汤主治外感风寒湿引起的肢体疼痛（风湿、类风湿关节炎），特别是腰腿疼痛（坐骨神经痛、坐骨神经炎、椎管狭窄症），并应根据寒重、湿重及是否阳气虚等不同病情，变通方中剂量或加减药物。

【实验研究】

1. 抗炎 该方对胶原诱导性关节炎模型大鼠，能抑制炎症反应，使关节滑膜增生和关节软骨表面损伤减轻；可通过上调 PI3K/AKT 信号通路相关蛋白表达，减轻糖尿病周围神经病变组织的损伤程度。

2. 镇痛 该方治疗慢性炎症痛模型大鼠，可使冷板痛阈值、机械痛阈值和热辐射痛阈值明显增高。

3. **保护神经元** 该方治疗神经病理性疼痛小鼠，具有海马谷氨酸能神经元兴奋性作用，对可塑性损伤具有修复作用。

4. **调节免疫** 该方通过调节外周血中 $CD4^+$、$CD8^+$ 的百分比的含量，调节免疫功能，抑制佐剂性关节炎大鼠的病情发展。

5. **改善血液流变学** 该方通过降低血浆黏度、红细胞聚集指数，对佐剂性关节炎大鼠血液中浓、黏、凝、聚状态有不同程度的改善作用。

乌头赤石脂丸

【原文温习】心痛彻背，背痛彻心，乌头赤石脂丸主之。（九·9）

乌头赤石脂丸方：蜀椒一两（一法二分），乌头一分（炮），附子半两（炮，一法一分），干姜一两（一法一分），赤石脂一两（一法二分）。上五味，末之，蜜丸如桐子大，先食服一丸，日三服。不知，稍加服。

【医案精选】

1. 真心痛（心肌梗死） 刘某某，男，73岁。患冠心病、心肌梗死，住某军医院。脉症：心痛彻背，背痛彻心，面色发绀，汗出肢冷，舌质紫暗，脉象沉细。此为心阳衰弱，心血瘀阻。治宜回阳固脱，通瘀止痛。用乌头赤石脂丸：炮乌头5g，炮附子10g，川椒3g，干姜5g，赤石脂10g，加红参10g，苏木10g。作汤剂服，并配合西药抢救，1剂汗止肢温；再剂心痛渐止，继用柏子养心丸调理。（《金匮要略浅述》）

编者按：临床观察表明，心绞痛发作较甚或发生心肌梗死者多有诱因，如体力劳累、情绪激动、肥腻饱餐及寒冷环境等，数因相加，更易诱发。因此，冠心病患者应注重护理，防患于未然。

乌头赤石脂丸最值得研究的是川乌与附子并用之机制，综合仲景书经方用药之规律：《伤寒论》只用附子，不用乌头，《金匮要略》治杂病或用附子，或用乌头，而一方中两味药并用者，只有乌头赤石脂丸。刘庆增等（《中成药》1988，5：44）做动物实验已证实："……同时服用附子粉末，可使乌头中乌头碱的急性毒性显著降低（$P < 0.01$）；附子与乌头并用，可增强止痛效果。"如此，两药同用不解之谜这就解开了，足见先圣经验之宝贵。

2. 胃脘痛 项某某，女，47岁。初诊：1978年3月27日。主诉：胃脘疼痛，每遇寒或饮冷而发，发则疼痛牵及背部绵绵不已，甚则吐酸泛漾，大便溏泄，曾温灸中脘而得缓解。诊查：脉迟苔白。治法：以散剂缓进。处方：制川乌9g，炒白术15g，川椒9g，高良姜9g，干姜12g，制附子9g，炙甘草9g，党参15g，煅瓦楞子30g，赤石脂30g。上方药各研细末，和匀再研极细。存贮。每日服2次，每

次 1.5g，开水吞服。随访：药后胃痛大减，大便成形，续服上方药料以巩固疗效。（《中国现代名中医医案精华·何任医案》）

原按： 本方是《金匮》乌头赤石脂丸加参、术、甘草、瓦楞子。《金匮》原方治"心痛彻背，背痛彻心"。方义是附子、乌头温中散寒止痛，协同川椒、姜、脂以除其沉痼。本例则加入参、术、甘草，以和胃缓急，扶脾止泻，而赤石脂亦发挥涩肠止泻的作用；煅瓦楞子治脘痛泛酸有显效，近人叶橘泉氏配合三分之一橘皮，末服，治胃酸过多、胃溃疡（见《现代实用中药》）。诸药配合，并以散剂缓进，故病告愈。

【临证指要】 乌头赤石脂丸主要用于治疗冠心病、心绞痛或心肌梗死，以及脘腹痛等消化系统疾病辨证为阳虚寒盛者。

【实验研究】

1. 抗炎、抗心肌纤维化 该方可改善急性心梗后心衰大鼠的心肌纤维化程度，延缓心室重构的发生，降低炎症损伤，保护心肌细胞。

2. 减轻心肌损伤 该方能够改善心肌缺血再灌注大鼠的心肌损伤，降低心律失常发生率，通过调节血管内皮细胞稳态。乌头赤石脂丸含药血清能减轻过氧化氢导致的心肌细胞损伤。

赤 丸

【原文温习】 寒气厥逆，赤丸主之。（十·16）

赤丸方：茯苓四两，半夏四两（洗，一方用桂），乌头二两（炮），细辛一两（《千金》作人参）。上四味，末之，内真朱为色，炼蜜丸如麻子大，先食酒饮下三丸，日再夜一服；不知，稍增之，以知为度。

【医案精选】

急性腹痛 周某，男，28岁。患者白天因天气炎热，口渴，饮大量河水，晚餐又食酸腐食物，夜宿露天乘凉，半夜突然出现心腹绞痛，呕吐饮食，四肢厥冷，脉象沉迟，舌淡苔白。寒湿内伤，中焦阳虚，治当温中散寒，降逆化湿。仿仲景赤丸方意：制乌头（先煎）、甘草各4g，细辛2g，半夏、苍术各6g，太子参、茯苓各10g，生姜汁5滴（冲服）。煎200ml，分两次服。1剂痛解呕止，再服1剂痊愈。（张谷才.《安徽中医学院学报》1983；2：40）

编者按： 本案审病求因，辨证论治，效法"赤丸方意"，取得捷效。张谷才先生是研究《金匮》很有水平的专家教授，临床经验丰富。

【临证指要】 赤丸主要用治阴寒性腹痛，有个案报道用治顽固性头痛、结核性脑膜炎有疗效。

【实验研究】 该方具有保护胃黏膜、改善肠胃运动、强心利尿、抗心肌缺氧缺血、抗炎等作用。毒理研究发现，正常剂量且短期服用无毒性反应。但是该方短期大剂量或长期服用可导致肝损害，为可逆性损害。停药 3 周后，肝功能明显好转，肝组织的损害也明显减轻。

类方串解

本章共 5 首方剂。皆以乌头为主药，或内治"寒气厥逆""寒疝绕脐痛""心痛彻背，背痛彻心"；或外治"病历节不可屈伸，疼痛"。均取其温通散寒止痛之功效。

1. 方制君臣 ①沉寒痼结，寒气凝滞，绕脐剧痛，则以一味乌头（蜜煎）单行独治之。②若不仅"寒疝腹中痛"，且兼见"身疼痛"者，则以乌头与桂枝汤合方，兼祛表里之寒止全身内外之痛。③若寒湿之邪痹着肢节，筋脉拘急，挛痛不可屈伸，则以乌头配麻黄散寒驱湿以除邪气，并用黄芪、芍药、炙甘草益气和血以扶正气，祛邪而不伤正，至善之法也。④若"阴寒邪甚，浸浸乎阳光欲熄"（《医宗金鉴》），心痛甚，有"旦发夕死，夕发旦死"之虞，则以乌头配合附子、干姜、蜀椒，皆大辛大热，温散壮烈，相得益彰，取赤石脂佐制之。⑤若寒气夹饮邪肆虐于内而为"厥逆"诸疾患，则以乌头配伍细辛以祛寒邪，并用茯苓、半夏以除饮邪。

2. 煎服方法 煎法：上述 5 方，前 3 方为汤剂，乌头皆生用（不可"㕮咀"，以免中毒），以蜜煎之；后 2 方为丸剂，乌头均炮用以蜜为丸，5 方都是取蜜缓解其毒性，并能延长乌头止痛之疗效。服法：①大乌头煎"强人服七合，弱人服五合。不差，明日更服，不可一日再服"。②乌头桂枝汤"初服二合，不知，即服三合；又不知，复加至五合"。③乌头汤"……服七合，不知，尽服之"。④乌头赤石脂丸为"先食服一丸，日三服。不知，稍加服"。⑤赤丸为"先食酒饮下三丸，日再夜一服；不知，稍增之，以知为度"。综上所述可知，服用乌头煎剂与丸剂，都要谨慎注重两点：一是先服用小剂量，然后视病情适当加大用量；二是服用间隔的时间要适当，以免造成蓄积中毒。所谓"以知为度"，"其知者，如醉状，得吐者为中病"。即出现眩晕如喝醉酒状，或呕吐者，此乃乌头中毒的表现，"不可一日再服"。如此看来，古人用乌头可谓胆大而心细，认识到该药非用到一定"火候"，才能达到最佳疗效。这些宝贵的经验来之不易，后人应当记取。

第二十一章 茵陈蒿汤类——退黄剂

本章所述退黄剂是针对湿热疫毒蕴结于血分，外溢体表发生黄疸而设。《金匮要略》有黄疸病专篇，系统阐述了黄疸病的脉证并治，内容丰富而切实。

关于黄疸病的病因病机及主症，张仲景明确指出："黄家所得，从湿得之。"可知黄疸病因以"湿"为主。由于湿毒化热，致使湿热疫毒深入血分，血分瘀热成为本病之主要病机。"瘀热以行"，下流膀胱则尿黄（呈浓茶水色）；上熏面目则目黄，外熏皮肤则身黄。正如《素问·平人气象论》所说："溺黄赤安卧者，黄疸。……目黄者，曰黄疸。"

关于黄疸病的分类，《金匮要略》黄疸病篇分为谷疸、酒疸、女劳疸、黑疸四种类型。顾名思义，谷疸与饮食（不节或不洁）有关；酒疸与嗜酒有关；女劳疸与房劳有关（其实与肝郁、劳倦、体弱均有关）；而黑疸则为诸疸恶化的晚期表现。此外，病因不明者，概称黄疸。至于火劫发黄、燥结发黄以及虚黄，则为特殊的黄疸类型。后世医家将黄疸病分为阳黄与阴黄两大类，阳黄指病情初起，湿热疫毒方盛者；阴黄则为病程日久，正虚邪恋，已成痼疾者。本章方药是论述阳黄证治，对阴黄证治未论及，可参见其他章。

茵陈蒿汤

【原文温习】阳明病，发热汗出者，此为热越，不能发黄也。但头汗出，身无汗，剂颈而还，小便不利，渴引水浆者，此为瘀热在里，身必发黄，茵陈蒿汤主之。（236）

伤寒七八日，身黄如橘子色，小便不利，腹微满者，茵陈蒿汤主之。（260）

谷疸之为病，寒热不食，食即头眩，心胸不安，久久发黄为谷疸，茵陈蒿汤主之。（十五·13）

茵陈蒿汤方：茵陈蒿六两，栀子十四枚（擘），大黄二两（去皮）。上三味，以水一斗二升，先煮茵陈，减六升，内二味，煮取三升，去滓，分三服。小便当利，尿如皂角汁状，色正赤。一宿腹减，黄从小便去也。

【医案精选】

1. 黄疸（急性黄疸型病毒性肝炎） 王某某，女，41岁。1周来全身不适，近几天发热，头眩，脘腹痞满，恶心欲吐，不思饮食，厌食油腻。乡村医生以为"感冒"，对症治疗而无效。正值笔者因事回乡，患者求治。问之小便黄如浓茶，大便灰白。肝大肋下约 1.5cm，质软而触痛，肝区叩击痛。舌红苔黄腻，脉滑。经查肝功能异常，诊断为"病毒性肝炎"。告之一二日后必发黄疸，应急服中药以"治未病"。处方：茵陈 45g，栀子 15g，大黄 15g。日 1 剂，水煎服。3 日后复诊：巩膜与周身发黄如橘黄色，而寒热、厌食、腹满、头眩等症状均减轻，大小便较前通利。发黄为邪有外达之机，故湿热疫毒内蕴的症状减轻。守方略加变通，连服 20 余剂，黄疸退净，唯遗留上腹部不适，食欲不振，改拟调和肝脾法而收功，2 个月后复查肝功能已正常。（吕志杰医案）

编者按： 患者为阳黄湿热证，故以茵陈蒿汤加味治之而显效。所遗留之临床表现，为湿热渐清，脾虚欠运所致，改拟调和肝脾法，即《金匮要略》首篇首条所谓"此治肝补脾之要妙也"。以茵陈蒿汤为主治疗阳黄，古今医案屡见不鲜，笔者治例，不足为奇。茵陈蒿汤中茵陈与大黄的用量比例为 3∶1。古今不少名医、学者认为，临证应用本方可酌情重用大黄。笔者认为，若黄疸病热重湿轻者，可加重大黄用量以泻血分中的"瘀热"疫毒。若湿热并重者，仍以茵陈蒿汤之用量比例为宜。

2. 黄疸，昏迷（重症肝炎） 王某某，男，19 岁。黄疸昏迷，西医诊为急性肝萎缩，病情危笃。据脉症所见系湿热郁蒸阳明，内陷心包，上蒙清窍之候。一方面用茵陈蒿汤合栀子柏皮汤加减清热解毒利胆，一方面用安宫牛黄丸芳香开窍。治疗 3 日，神识渐清，大便已通，黄疸渐退。6 日后基本治愈。（杨护生.《福建中医药》1962；4：封 3）

编者按： 西医学根据病理变化、病变轻重以及病程经过，将病毒性肝炎分为急性、慢性和重症 3 大类。其中重症肝炎的肝实质破坏严重，呈大块或亚大块坏死，因而称肝坏死；由于肝细胞大量丧失和自溶，肝脏体积缩小，因而亦称肝萎缩。重症肝炎按病程和病变程度，可分为急性和亚急性 2 型。重症肝炎起病急，病程短，病情重，其病死率很高，可达 70%~90%（《实用内科学》第 8 版，1983：55）。重症肝炎如此危重，中医药有如上之疗效，实乃幸事。当继承发扬，进一步深入研究。

据统计，用茵陈蒿汤治疗急性黄疸型病毒性肝炎上万例，近期治愈率均在 95% 以上，有效率 100%。故茵陈蒿汤可作为治疗黄疸病阳黄的专治方。

3. 黄疸，水鼓（重症病毒性肝炎） 王某，男，52 岁。主诉：因黄疸、水鼓住本市南岸某市立医院。该院邀请某医学院教授与余会诊。患者起病约半月余，起初感脘腹作胀满，厌油，食少纳呆，时有恶心欲呕，大便微溏，以后腹胀日渐加重，目睛发黄，迅即蔓延全身呈重度黄染。近几日来腹大如鼓，腹水明显，呈蛙腹式。诊查：舌苔白厚腻，脉濡软。血清胆红素 13.8mg/dl，黄疸指数 220 单位，谷丙转氨酶 850 单位。辨证：某教授诊为重症病毒性肝炎。余从中医辨证为肝胆湿热，湿重于热，胆汁溢泄，发为黄疸，湿阻中焦，气滞水停，发为水鼓。治法：利湿清热、行气利水。方用茵陈蒿汤合胃苓汤。处方：茵陈 30g，栀子 9g，制大黄 9g，苍术 10g，厚朴 9g，陈皮 10g，白术 12g，茯苓 30g，猪苓 15g，泽泻 30g，桂枝 9g，广藿香 15g，法半夏 10g。服药 3 剂，腹胀大明显减退，周身黄染减轻，不呕恶，复查血清胆红素降至 4.2mg，主管医生疑有误，当日复查仍为 4mg。守原方继服药 3 剂，血清胆红素又降至 2.4mg，黄疸指数降为 58 单位，全身黄染明显减退。守原方再进药 3 剂，全身黄染极轻微。谷丙转氨酶 68 单位，胆红素 1.8mg，黄疸指数 12 单位。原方大黄减量为 6g，栀子减量为 6g，茵陈减量为 15g。继服药 5 剂，全身黄染退净，诸症悉明显减退，腹不大而软，无腹水征，饮食明显好转，肝功全部正常。改用柴芍香砂六君子汤调理 2 周而愈。(《中国现代名中医医案精华·王希知医案》)

原按： 本例黄疸系湿重于热，而用茵陈蒿汤者，以余临床所见，如此重症黄疸，不用大黄直入，鲜能斩关取胜，况配胃苓汤等，则祛湿之力足矣。

编者按： 本案独立思考，针对湿重于热之重症者，以茵陈蒿汤合胃苓汤加味，服药 14 剂取得良效，以健脾方药收功。强调对如此重症黄疸，大黄有持续功效。这一点古人有论述，如《温疫论·发黄》茵陈蒿汤即重用大黄（茵陈一钱，山栀子二钱，大黄五钱，加生姜煎服）。关于大黄治重症肝炎及急性黄疸型病毒性肝炎之显著疗效，可参考笔者编著的《大黄治百病辑要》相关内容。

4. 妊娠黄疸 朱某，女，27 岁。初诊：1983 年 5 月 8 日。主诉：妊娠 5 个月，胎动已显，口干溲少，更衣难下，左胁下胀满不适，腰膂酸楚。第一胎由于患黄疸型肝炎而终止妊娠。第二、三胎足月分娩，婴儿因患溶血性黄疸而亡。现要求服中药保胎。经浙一医院血型检查：女方为 O 型，男方为 A 型，胎儿 HA 阴性。孕妇免疫球蛋白、抗 A 抗体 1：512。诊查：两脉弦涩，苔薄燥，质偏绛。辨证：证属肝郁失宣，湿热内蕴，久而不化。治法：治用茵陈蒿汤化裁。处方：制川军 9g，绵茵陈 30g，焦山栀 15g，炒川柏 9g，黄芩 9g，炒枳壳 9g，地骨皮 12g，炒知母 9g，茯苓 9g，泽泻 9g，生甘草 3g，红枣 12g。嘱其连服药五帖后，隔日一剂服一月，每日晨起喝淡盐水一杯，多食水果。二诊：6 月 10 日。药后口干溲少好转，大便转润，胁下胀满减轻，复查免疫球蛋白、抗 A 抗体下降为 1：128。脉弦细，舌质绛。再宗前意。前方去枳壳、茯苓、地骨皮、炒知母、红枣，加葡伏瑾 12g，半枝莲 9g，蒲公英 15g，黄毛茸草 20g，嘱其服两月，再来复查。1983 年 8 月底，其家属来诉，婴儿早产，体重 4 斤多，虽发黄疸但 3 天后已退，产妇复验免疫球蛋白、抗 A 抗体 1：30，婴儿 12mg/dl，均属正常，痊愈出院。(《中国现代名中医医

案精华·裘笑梅医案》)

原按： 本例妊娠黄疸属肝经蕴热，仿用仲景茵陈蒿汤，以茵陈为君，泻太阴、阳明之湿热，为泻黄之主药，栀子为臣，大黄为佐，分泄湿热从大小便而出。二诊时，病情显著好转，血象下降，去养阴生津之药，加重泻湿热之品而取效。

编者按： 本案之疗效意义很大。患者前因妊娠黄疸而终止妊娠，还有两胎因新生儿黄疸而亡。本次妊娠后以中药保胎，辨证用茵陈蒿汤为主方，适当加味，治之3个月，虽早产而母子平安，这佐证了经方之价值。先圣之功德，光照千古！

【**临证指要**】茵陈蒿汤主要用于治疗湿热内蕴所致的肝胆疾患，如急性传染性黄疸型肝炎、急性传染性无黄疸型肝炎、慢性肝炎、亚急性重症肝炎、胆道蛔虫症及胆汁性肝硬化、肝脓肿等。此外，其他疾病引起的湿热黄疸，如胡豆黄病、溶血性黄疸及血吸虫病、钩端螺旋体病，以及新生儿黄疸等，亦有较好疗效。

【**实验研究**】

1. **抗炎、抗病毒** 该方有显著的抗炎作用，能抑制角叉菜所致大鼠足肿胀，抑制棉球肉芽组织增生；通过抑制 DHBV-DNA 的复制及 DHBsAg 蛋白的表达，能治疗鸭乙肝病毒持续感染造成的急性损伤。

2. **防治胆固醇结石** 对致石饮食诱导致胆囊胆固醇结石模型小鼠，该方能显著降低小鼠血清中 ALT、AST、ALP、TC 和 LDL-C 水平，降低肝组织中 TC 水平，通过调控胆固醇代谢，起到防治胆囊胆固醇结石的作用。

3. **抗肝纤维化、保肝** 该方能够降低 CCl_4 诱导的实验性肝纤维化大鼠血清 PDGF-BB、β-PDGFR 和 AST、ALT 的含量，改善肝组织病理损伤状况，抑制肝纤维化的发生与发展。

4. **利胆** 该方有利胆作用，能降低胆汁酸，改善能量代谢，减轻肝组织损伤，因此是治疗梗阻性黄疸的有效药物。

5. **减轻肾损伤、抗肾纤维化** 该方能降低大鼠血肌酐、尿素氮的含量；且能够改善大鼠肾小管-间质的病理损伤状况，减轻肾间质纤维化，延缓大鼠的慢性肾衰竭。

6. **抗肿瘤** 该方可抑制肝癌细胞增殖，亦可诱导其凋亡。

7. **调节糖脂代谢、抗氧化** 该方能够改善糖脂代谢，抑制氧化应激，进而减轻肝脏脂肪性改变，缓解肝纤维化程度。

8. **镇痛** 该方能显著抑制醋酸诱发的小鼠扭体次数，有显著的镇痛作用。

茵陈五苓散

【**原文温习**】黄疸病，茵陈五苓散主之。（十五·18）

茵陈五苓散方：茵陈蒿末十分，五苓散五分。上二物和，先食饮方寸匕，日三服。

【医案精选】

1. 黄疸（急性黄疸型传染性肝炎）阳黄证 曾某某，男性，20岁。病者一星期前发热，全身不适疲倦，数日后即出现黄疸，食欲更加不振，恶心呕吐，极度疲倦，便溏，肝区作痛，舌苔白腻，脉弦迟。查体：肝大二横指多，有触痛及叩击痛，脾未触及。化验室检查后，西医诊断为"急性黄疸型传染性肝炎"。中医诊断：阳黄（湿重于热），嘱患者卧床休息，高糖低脂适量蛋白饮食，内服酵母片、维生素 C，并投以茵陈五苓散加减。服至 14 剂黄疸消退，肝缩小至一横指，各种症状均有所改善。1 个月后复查，病者无任何不适，肝已不大，肝功能恢复正常。（叶任高.《新中医》1959；6：250）

编者按：此案证候是典型的黄疸病湿重热轻之表现，以茵陈五苓散治疗取得可靠疗效。

2. 黄疸阴黄证 姜某某，男，26岁。久居山洼之地，又值春雨连绵，雨渍衣湿，劳而汗出，内外交杂，遂成黄疸。前医用清热利湿退黄之剂，经治月余，毫无功效，几欲不支。就诊时，黄疸指数 85 单位，转氨酶高达 500 单位。察其全身色黄而暗，面色晦滞如垢。问其二便，大便溏，日行二三次，小便甚少。全身虚浮似肿，神疲短气，无汗而身凉。舌质淡、苔白而腻，脉沉迟。脉证合参，辨为寒湿阴黄之证。治宜温阳化湿退黄。疏方：茵陈 30g，茯苓 15g，泽泻 10g，白术 15g，桂枝 10g，猪苓 10g，附子 10g，干姜 6g。初服日进 2 剂，3 天后诸症好转。继则日服 1 剂，3 周痊愈。化验检查：各项指标均为正常。（《刘渡舟临证验案精选》）

原按：本案辨证属于"阴黄"范畴。阴黄之因，或外受寒湿之伤，或食生冷伤脾，或医者过用寒凉之药损伤脾胃。寒湿阻于中焦，肝胆气机疏泄不利，胆汁外溢而发生黄疸。寒湿为阴邪，故黄疸之色晦暗。又见便溏，虚肿，小便不利，舌淡、苔白，脉来沉迟等症。一派寒湿之象，故辨为阴黄。治当健脾利湿，退黄消疸。方以茵陈蒿为主药，本品无论阳黄、阴黄，皆可施用。用五苓散温阳化气以利小便，所谓"治湿不利小便，非其治也"。加附子、干姜以温脾肾之阳气，阳气一复，则寒湿之邪自散。临床上，刘老常用本方治疗慢性病毒性肝炎、黄疸型肝炎、肝硬化之属于寒湿内阻者，服之即效，颇称得心应手。

编者按：刘渡舟先生善用经方、善治肝病，此案可见一斑。治例疏方以茵陈五苓散加附子、干姜，较《医学心悟》的茵陈术附汤（茵陈、白术、附子、干姜、甘草、肉桂），更加切合所治病情。

【临证指要】茵陈五苓散所治病证与茵陈蒿汤大致相同，但其病机以湿重热轻为特点。本方治疗新生儿溶血性黄疸、小儿胆汁淤积综合征、心源性黄疸等，效果亦佳。

【实验研究】

1. **利胆、抗氧化**　该方对 ANIT 诱导幼龄大鼠的胆汁淤积型肝损伤具有保护作用，能提高机体的抗氧化能力，减轻氧化应激性损伤。

2. **抗炎、保肝**　该方可改善肝细胞的脂质代谢，减缓脂肪变性程度，抑制炎症反应和氧化应激，调节肝细胞凋亡，进而保护肝组织，治疗非酒精性脂肪性肝病。

3. **利水**　该方治疗肝硬化腹水的机制，与降低血清 NO、ET-1 水平及调节肝脏 AQP-2 基因表达有关。

4. **调节糖脂代谢**　该方能有效治疗代谢综合征，改善大鼠糖脂代谢和胰岛素抵抗，降低炎性因子的含量。

5. **改善血循环**　该方治疗高脂血症大鼠，能降低血黏度、红细胞压积及血小板黏附率，调节凝血因子，改善血循环。

栀子大黄汤

【原文温习】心中懊憹而热，不能食，时欲吐，名曰酒疸。（十五·2）

夫病酒黄疸，必小便不利，其候心中热，足下热，是其证也。（十五·4）

酒黄疸，心中懊憹或热痛，栀子大黄汤主之。（十五·15）

栀子大黄汤方：栀子十四枚，大黄一两，枳实五枚，豉一升。上四味，以水六升，煮取二升，分温三服。

【医案精选】

食复　曹翁，夏月患感冒，自用白虎治愈，后因饮食不节，病复发热腹胀，服消导药不效，再服白虎汤亦不效，热盛口渴，舌黄，便闭。予曰：此食复也。投以枳实栀子汤加大黄，1 剂知，2 剂已。（《古方医案选编》）

编者按：《伤寒论》第 392 条说："大病差后，劳复者，枳实栀子豉汤主之。"方后云："……若有宿食，内大黄如博棋子大五六枚，服之愈。"本案所述之病情，即病差之后，余热未尽，气血未复，胃气未充，因饮食不节，宿食停滞所致的"食复"。所处之方，即枳实栀子豉汤加大黄，亦即本条的"栀子大黄汤"。由此可见，仲景以一方治多病，即"异病同治"的法则。

【临证指要】栀子大黄汤主要用于治疗热重湿轻之肝胆疾患，或心经郁热者。

【实验研究】

1. **利胆退黄**　该方的有效成分能非常显著改善模型大鼠血清 ALT 和 TBIL 水平，并显著改善血清 ALP、TBA、γ-GT 和肝组织 MDA、SOD 水平，表明该方有利胆退黄的作用。

2. 抗炎、保肝 该方能明显降低酒精性脂肪肝模型大鼠血脂和炎症因子的含量，改善由高脂联合酒精饮食引起的肝损伤和肝脏脂肪性病变。

3. 抗氧化、抑制细胞凋亡 该方能抗脂质过氧化和抑制细胞凋亡，对 CCl_4 致小鼠急性肝损伤有保护作用。

大黄硝石汤

【原文温习】黄疸腹满，小便不利而赤，自汗出，此为表和里实，当下之，宜大黄硝石汤。（十五·19）

大黄硝石汤方：大黄、黄柏、硝石各四两，栀子十五枚。上四味，以水六升，煮取二升，去滓，内硝，更煮取一升，顿服。

【医案精选】

黄疸重证（亚急性重症肝炎） 静俭堂治验云：荻原辨藏患黄疸，更数医，累月不见效。发黄益甚，周身如橘子色，无光泽，带暗黑，眼中黄如金色，小便短少，色黄如柏汁，呼吸急促，起居不安，求治于予，乃以指按胸肋上，黄气不散，此疸证之尤重者也，乃合茵陈蒿汤、大黄硝石汤，作大剂，日服三四帖，及三十日，黄色才散去，小便清利而痊愈。（《金匮要略今释》）

编者按：本案颇似亚急性重症肝炎（又称亚急性肝坏死），与急性重症肝炎相似而稍轻，病程较长，可达数周至数月。患者临床表现为黄疸迅速加深，伴高度乏力，明显食欲减退或恶心，呕吐，显著腹胀等。由于病重邪盛，故"作大剂"服，这正合大黄硝石汤"顿服"之法。

据考证《脉经》《千金要方》等古代文献，大黄硝石汤中之"硝石"为"芒硝"。

【临证指要】大黄硝石汤主要用治重症黄疸病，如急性、亚急性重症肝炎等。

【实验研究】该方对湿热黄疸模型大鼠具有较好的保肝、利胆退黄作用。

类方串解

本章共 4 首方剂，皆为黄疸病急性期的主治方药。4 方之中，用茵陈者有 2 方；用栀子与大黄者均为 3 方。由此可见，茵陈蒿汤为治疗黄疸病的主方。茵陈蒿汤中茵陈与大黄的用量比例为 3：1。古今不少名医、学者认为，临证应用本方可酌情重用大黄。

本章所述 4 方虽皆主治湿热发黄（阳黄），但病机有所不同：茵陈蒿汤证是湿热两盛；茵陈五苓散证是湿重于热；大黄硝石汤与栀子大黄汤证均是热重于湿，不同之处，栀子大黄汤证病位偏上、病情较轻；大黄硝石汤证病位偏下、病情较重。由于湿热内蕴，故皆有脘腹胀闷、厌食、呕恶等症状，鉴别要点可从舌脉上区分：湿盛之舌苔白腻，脉缓；热盛之舌苔黄燥，脉数；湿热两盛之舌苔黄腻，脉滑。此外，随湿热之偏重，还会有不同兼症。

第二十二章　桔梗汤类等——排脓剂

排脓剂是针对邪热火毒阻遏，气血凝滞，肉腐成痈化脓而设。关于痈疡的发病机制，《灵枢·痈疽》云："营气稽留于经脉之中，则血泣（泣，通涩）不行，不行则卫气从之而不通，壅遏不得行，故热。大热不止，热胜则肉腐，肉腐则为脓，故命曰痈。"《医宗金鉴》说："痈疽原是火毒生，经络阻隔气血凝。"据上可知，本病主要病机是营卫失调，气血凝滞，经络阻塞，壅遏生热，热胜肉腐而为脓。此外，整体气血盛衰和痈疡发病与否有着密切关系。因此，在治疗本病过程中，在清热解毒排脓以祛邪的同时，应辨证参用补气托毒、调补气血等法，这是中医治疗痈疡的特色。痈疡治法，除从整体观念、辨证论治着手之外，还要依据外科疾病的发展过程，分期论治，一般分为初起、成脓、溃后三个阶段，循此分别立出消、托、补三项治疗原则。

本章所述桔梗汤、排脓散、排脓汤及薏苡附子败酱散 4 方，主要针对痈脓已成的治疗方法。

桔梗汤

【原文温习】少阴病二三日，咽痛者，可与甘草汤。不差者，与桔梗汤。（311）

咳而胸满，振寒脉数，咽干不渴，时出浊唾腥臭，久久吐脓如米粥者，为肺痈，桔梗汤主之。（七·12）

桔梗汤方：桔梗一两，甘草二两。上二味，以水三升，煮取一升，分温再服。

【医案精选】

肺痈（肺脓肿）

（1）一武职，因饮食起居失宜，咳嗽吐痰，用化痰止嗽之药。时仲夏，左尺洪数而无力，胸满面赤，吐痰腥臭，自汗。曰：肾虚水泛为痰，而反重亡津液，得非肺痈乎？不信，仍服前药。翌日吐脓，脉数，右寸为甚，用桔梗汤一剂，脉数与脓顿减。又二剂将愈，佐以六味而痊。（《续名医类案·卷三十二·外科·肺痈肺痿》）

（2）施某某，男，17 岁。患者憎寒发热 1 周，咳嗽胸闷不畅，吐少量白色黏痰。结合血象与胸透检查，诊断为左下肺脓肿。经住院治疗 8 天，使用大量抗生素，发热不退。遂邀中医诊治，用桔梗 60g，生甘草 30g。服药 1 剂，咳嗽增剧，翌晨吐出大量脓痰，夹有腥臭。原方续进 2 剂，排出多量脓痰，发热下降。减桔梗为 20g，生甘草 10g，加南沙参、银花、鱼腥草、生苡仁、瓜蒌皮等。服至 10 余剂，脓尽热退，精神佳，饮食增，胸透复查，脓肿已消散吸收，血象亦正常。(《中医函授通讯》1981；3：35）

编者按：桔梗汤祛痰排脓解毒的作用，与西医学治疗肺脓肿采用抗菌（常用青霉素）和脓痰引流（用祛痰药或体位引流）方法不谋而合。上述两则治例也佐证了桔梗汤的祛痰排脓解毒作用，但剂量应较大。临床将桔梗汤与《千金》苇茎汤（苇茎、薏苡仁、桃仁、冬瓜子）合用治疗肺痈，则疗效更好。

【临证指要】古人用桔梗汤治疗咽痛、喉痹、肺痈咳唾脓血等病症。现代多用之与其他方合用治急性咽喉炎、扁桃体炎、扁桃体周围脓肿、食管炎、肺脓肿等。

【实验研究】

1. **抗炎** 该方可显著改善慢性阻塞性肺疾病（COPD）模型大鼠的肺功能，降低大鼠肺灌洗液中 IL-6、IL-8、IL-1β 的含量，起到抗炎作用。

2. **减轻肺损伤** 大量研究表明，桔梗汤中桔梗和甘草的化学成分对肺部炎症损伤具有保护作用。桔梗汤防治 COPD 的有效成分为总皂苷和总黄酮。

3. **保肝** 通过建立化学性和酒精性的肝损伤动物模型，验证了提取工艺优化后的桔梗汤对炎症反应有抑制作用，对化学性、酒精性的肝损伤有保护作用。

4. **抑菌** 该方提取物能破坏细菌的细胞壁，从而抑制细菌生长，提高感染小鼠的生存率，降低肺部载菌量，改善肺损伤病理形态。

5. **止咳平喘** 药理学研究发现，该方通过多个靶蛋白的作用，能抑制呼吸道过度炎症反应，改善肺功能，抑制黏蛋白过度表达，降低咳嗽中枢对刺激的反应，最终实现止咳祛痰的功效。

6. **调控磷脂代谢** LPS 诱导的急性肺损伤会引起体内磷脂紊乱，桔梗汤对磷脂代谢具有调控作用。

排脓散

【原文温习】排脓散方（十八）：枳实十六枚，芍药六分，桔梗二分。上三味，杵为散，取鸡子黄一枚，以药散与鸡黄相等，揉和令相得，饮和服之，日一服。

【实验研究】

1. **抗炎** 该方可减少结肠部位的炎症反应，减轻 3% 葡聚糖硫酸钠诱导的结肠炎症状。

2. **抗肿瘤** 该方对 AOM/DSS 诱导结肠癌模型小鼠具有显著的抗肿瘤作用，可调节结肠部位的炎症因子的含量。排脓散提取的有效成分可降低结肠癌小鼠的肿瘤数目。

3. **抑菌** 该方有显著抗菌作用，且方中芍药的提取物比枳实、桔梗的提取物抗菌作用强。

排脓汤

【原文温习】排脓汤方（十八）：甘草二两，桔梗三两，生姜一两，大枣十枚。上四味，以水三升，煮取一升，温服五合，日再服。

【实验研究】该方可明显抑制脓肿的形成，对于化脓性疾病初期疗效较佳；方中甘草的有效成分抑菌作用最佳；还能抑制白细胞移动，起到抗炎等作用。

薏苡附子败酱散

【原文温习】肠痈之为病，其身甲错，腹皮急，按之濡，如肿状，腹无积聚，身无热，脉数，此为肠内有痈脓，薏苡附子败酱散主之。（十八·3）

薏苡附子败酱散方：薏苡仁十分，附子二分，败酱五分。上三味，杵为末，取方寸匕，以水二升，煎减半，顿服。小便当下。

【医案精选】

1. **急性肠痈（急性化脓性阑尾炎）** 张某某，男，23岁。腹痛1天，发热呕吐，继则腹痛转入右下腹，经西医诊断为急性化脓性阑尾炎。先后用抗生素等药治疗，疼痛持续不解，且发热呕吐。患者不愿手术而求治于中医。症见面色青黄，神色困惫，右少腹持续疼痛，阵发性加剧，有明显压痛、反跳痛及肌紧张，包块如掌大，畏寒发热，剧痛时四肢冰冷，苔黄有津，脉滑数。体温38.7℃，血中白细胞20000/mm³。处方：薏苡仁90g，炮附子30g（先煎），败酱草30g。嘱其浓煎顿服。4剂后疼痛大减，呕吐止，体温正常，白细胞下降。继服上方6剂，白细胞总数10000/mm³，右下腹包块不消。再服上方20余剂，包块消失而愈。（《上海中医药杂志》1982；5：5）

编者按： 此案主症特点与薏苡附子败酱散证"肠内有痈脓"正相符合，以该方大剂量"浓煎顿服"而取效。疗效是硬道理，其中经验值得重视。

2. **慢性肠痈（慢性阑尾炎）** 胡某某，女，60岁。患慢性阑尾炎五六年，右少腹疼痛，每遇饮食不当，或受寒、劳累即加重，反复发作，缠绵不愈。经运用青、链霉素等消炎治疗，效果不佳。建议手术治疗，因患者考虑年老体衰，而要求服中药治疗。初诊时呈慢性病容，精神欠佳，形体瘦弱，恶寒喜热，手足厥冷，右少腹阑尾点压痛明显，舌淡苔白，脉沉弱。患者平素阳虚寒甚，患阑尾炎后，数年来久服寒凉之药，使阳愈衰而寒愈甚，致成沉疴痼疾，困于阴寒，治宜温化为主。处方：熟附子15g，薏苡仁30g，鲜败酱全草15根。水煎服，共服6剂，腹痛消失，随访2年，概未复发。（《经方发挥》）

编者按： 此案年龄较大，阳虚体质，为不典型的阳痈证。将薏苡附子败酱散改为汤剂，变通剂量，取得确切疗效。

3. 少腹痛（附件炎） 巴某某，38岁。患附件炎3~4年，经常两侧少腹疼痛，受寒或劳累即加重，反复发作，经久不愈。经青霉素、鱼腥草等消炎治疗，效果不佳。初诊慢性病容，精神欠佳，虚肥，四肢不温，恶寒，附件处压痛明显。舌质淡、苔白，脉细数而无力。妇科检查及B超诊断为附件炎。证属阳虚寒甚，湿滞血瘀，沉疴乃困于阴寒所致。治以辛热散结，活血消肿，予薏苡附子败酱散。方用薏苡仁30g，熟附子15g，败酱草20g，水煎温服。3剂后，腹痛消失；复投4剂，顽疾得愈。随访2年，未见复发。（王树平.《浙江中医杂志》1996；1：8）

编者按： 此案之舌、脉与主症病位，符合该方功用，以原方治之，取得西药"特效药"抗生素起不到的疗效。这体现了中医学异病同治之大经大法。

【临证指要】薏苡附子败酱散清热解毒、排脓散结之功效，不但是治疗肠痈已成脓的专方，而且可以治疗多种病症形成脓肿（如阑尾周围脓肿、肝脓肿、卵巢囊肿等）或湿热蕴结者（如霉菌性肠炎、顽固性带下等）。

【实验研究】

1. **抗炎** 该方用于LPS诱导的肠上皮细胞损伤模型，能降低炎症因子TNF-α、IL-6的分泌，对肠上皮屏障损伤具有修复作用。

2. **抗溃疡** 该方可改善急性溃疡性结肠炎小鼠结肠黏膜的通透性，具有促进黏膜修复的作用。

3. **调节肠道菌群** 该方治疗急性溃疡性结肠炎，能够调节肠道菌群的结构，增加菌群多样性，改善和恢复有益菌/有害菌的丰度比例。

4. **镇痛** 该方可有效缓解患者受累关节的肿胀与疼痛，对急性痛风关节炎湿热痹阻证有显著疗效。

5. **抗肿瘤** 该方具有抗肝癌效应，可诱导肝癌细胞凋亡；对H22荷瘤小鼠具有较显著的抑瘤作用。

类方串解

本章4首方剂，前3方内容简略，唯桔梗汤明确指出治疗"肺痈"，而排脓散与排脓汤没有列出主治证候，但从方名来看，这2方有排脓之功是没有疑问的。"排脓散，即枳实芍药散加桔梗、鸡子黄；排脓汤，即桔梗汤加姜、枣，二方除桔梗外，无一味同，皆以排脓名，可见桔梗为排脓之要药。枳实芍药散，本治产后瘀血腹痛，加桔梗、鸡子黄为排脓散，则其所排乃结于阴分血分之脓；桔梗汤本治肺痈吐脓咽痛，加姜、枣为排脓汤，则其所排必系阳分气分之脓矣"（黄树曾《金匮要略释义》）。

　　本章所列 4 方，皆以解毒排脓为大法，前 3 方以桔梗汤为主方，加生姜、大枣，即为排脓汤；若生痈因为气滞血郁，并兼见阴血亏虚者，桔梗汤去甘草加枳实、芍药、鸡子黄调血气，益阴血，即为排脓散。薏苡附子败酱散为肠痈已成脓之主方，适当应用，尚可治疗其他部位之痈肿。

　　痈脓证治，本章只是示人以法，后世经验丰富多彩，尚须参考之，方能全面掌握本类病症的辨证论治。

第二十三章　赤石脂禹余粮汤类——固涩剂

凡以收涩药为主组成，具有收敛固涩的作用，治疗脏器亏虚，气、血、精及津液耗散、滑脱不禁等证的方剂，统称固涩剂。

本类方剂以《素问·至真要大论》所谓"散者收之"及十剂中"涩可固脱"等原则为立法依据，是治疗滑脱不禁的基本原则。

固涩剂所治的耗散滑脱之证，皆由正气亏虚所致，故应根据气血、阴阳、精气、津液耗伤程度的不同，酌情配伍相应的补益药，以标本兼顾。

本章3方主要针对正气亏虚、大肠滑脱不禁者而设，并非包括所有固涩剂。

赤石脂禹余粮汤

【原文温习】伤寒，服汤药，下利不止，心下痞硬。服泻心汤已，复以他药下之，利不止。医以理中与之，利益甚。理中者，理中焦，此利在下焦，赤石脂禹余粮汤主之。复不止者，当利其小便。（159）

赤石脂禹余粮汤方：赤石脂一斤（碎），太一禹余粮一斤（碎）。上二味，以水六升，煮取二升，去滓，分温三服。

【医案精选】

老年下利　陈某某，男，67岁。1966年诊。病者年近古稀，恙患泄泻，屡进温补脾肾诸药，淹缠日久，泄泻不止。症见形瘦面憔，懒言短气，脉息细弱，舌淡苔白。病根系久泻滑脱。治应固涩。方用赤石脂禹余粮汤合四神丸、五味异功散加减。处方：赤石脂24g，禹余粮18g，肉豆蔻9g，党参15g，白术9g，茯苓9g，陈皮3g，炙甘草3g，巴戟天9g。上方服5剂显效，续服5剂，诸恙均撤。后予参苓白术散15剂，嘱隔日1剂。恢复正常。（《医案选编》）

编者按：此案辨证论治，以三方三法综合治疗：赤石脂禹余粮涩肠止泻，治标也，以治"利在下焦"；肉豆蔻、巴戟天温脾肾，异功散健脾益气，皆治本也。这与"医以理中与之"之法相似，但为何"利益甚"呢？非误治也，只顾治本，忽略治标之过也。后予参苓白术散巩固治疗，亦标本兼顾之方法也。

【临证指要】赤石脂禹余粮汤主要用于治疗下焦虚寒所致的大便滑脱不禁症，如慢性痢疾、慢性腹泻。因本方纯系固涩治标之剂，故可酌情与桂附理中汤或五苓散等方合用，则疗效更佳。

【实验研究】该方具有止血、止泻作用。方中赤石脂有止血、抗血栓形成、抗炎、止泻、保护胃肠黏膜作用。禹余粮有止泻、止血作用。

桃花汤

【原文温习】少阴病，下利，便脓血者，桃花汤主之。（306）

少阴病，二三日至四五日，腹痛，小便不利，下利不止，便脓血者，桃花汤主之。（307）

下利便脓血者，桃花汤主之。（十七·42）

桃花汤方：赤石脂一斤（一半全用，一半筛末），干姜一两，粳米一升。上三味，以水七升，煮米令熟，去滓，温服七合，内赤石脂末方寸匕，日三服。若一服愈，余勿服。

【医案精选】

1. 虚寒下利　示吉曰："毛方来忽患真寒症，腹痛自汗，四肢厥冷，诸医束手，予用回阳汤急救而痊。"吴石虹曰："症暂愈，后必下脓血则危矣。"数日后，果下痢如鱼脑，全无臭气，投参、附不应。忽思三物桃花汤，仲景法也，为丸与之，三四服愈。（《续名医类案·卷十九·腹痛》）

编者按："下痢如鱼脑，全无臭气"，此虚寒下痢之特点。治用桃花汤，改汤为丸。如此变通用之，对辨证准确而汤剂疗效不著者，可以效法。丸剂更益于药效缓留在肠也。

2. 滑脱痢疾　倪某某，男，51 岁。1959 年 9 月 3 日诊。患者下痢已久，便下白垢，清澈不多，有时随矢气而出，难以自禁，精神倦怠，里急后重不甚，舌苔白，脉细。拟温中固涩法，投以桃花汤。处方：赤石脂 30g，淡干姜 9g，粳米一撮，诃子肉（煨）3 枚。服 2 剂痢止，后以异功散调理治愈。（倪少恒.《江西医药杂志》1965；9：1012）

编者按：此案"下痢已久"等表现，符合桃花汤证，但大便"随矢气而出"，又符合下条诃黎勒散证，故合方治之，立见功效。

【临证指要】桃花汤主要用于治疗脾肾虚寒所致的慢性痢疾、阿米巴痢疾、慢性肠炎，以及妇人漏下、带下等症。

【实验研究】该方治疗抗生素相关性腹泻，可减少腹泻持续时间和腹痛缓解时间，减弱肠镜病理分析的病变程度；能明显抑制新斯的明引起的小肠运动亢进作用。

诃黎勒散

【原文温习】气利，诃黎勒散主之。（十七·47）

诃黎勒散方：诃黎勒十枚（煨）。上一味，为散，粥饮和，顿服。

【医案精选】

1. 痢疾　刘禹锡《传信方》云："予曾苦赤白下痢，诸药服遍久不瘥，转为白脓。"令狐将军传方，用诃黎勒三枚，两炮一生，并取皮末之，以沸浆水一合服之。若止水痢，加一钱匕甘草末，若微有脓血及血多，加三七，亦加甘草。（《续名医类案·卷八·痢》）

编者按：查阅《本草纲目·木部·第三十五卷》诃黎勒附方之一"下痢转白：诃子三个，二炮一生，为末，沸汤调服。水痢，加甘草末一钱。普济方"。又附方之一与诃黎勒散颇同，曰"气痢水泻：诃黎勒十枚面裹，塘火煨熟，去核研末，粥饮顿服。亦可饭丸服。……《图经本草》"。《本草纲目》引录其主治："下宿物，止肠澼久泄，赤白痢。"

2. 泄泻

（1）久利而气虚下陷　气利用止涩之诃梨勒散者，实因久利而气虚下陷，意与近人晨泄用四神丸略同。予昔寓白克路，治乡人陶姓曾用之，所用为诃子散，取其味涩能止，彼以药末味涩，不能下咽，和入粥中强吞之，日进一服，三日而止……诃梨勒今名诃子，味涩而苦，煨不透则研不细，入咽哽塞。（《金匮发微》）

编者按：四神丸治脾肾阳虚之五更泄，为温补剂；诃梨勒散治气虚下陷之气利，为固涩剂。若下利由中气虚所致者，以补中益气汤送服诃梨勒散，则疗效更著。

（2）小儿久泻　一小儿，腹泻月余不止，遍服中西药无效。观其面白、指纹淡，为书炮姜9g为末，红糖适量炒黑，二味调和，分六包服用，药尽泄止。又一小儿腹泻日久，肛门周围常有粪水，擦之不尽，嘱用前法不效。遂改用诃子八枚煨，剥去核，研面，和入米粥中调服，三日而止。（乔登元.《山西中医》1992；3：33）

编者按：炮姜所治，为脾阳虚之泄泻；诃梨勒散所治，为肠滑气利之泄泻。应用得当，就能发挥每种药之专长。

【临证指要】诃黎勒散主要用治久泻、下痢而见气虚不固者。据个案报道，本方用治急性菌痢及白喉带菌者，疗效亦佳，可酌情采用。本方仅诃黎勒一味，力量稍逊，故一般认为可加补气升提药，如黄芪、党参、升麻等；如果脾肾两虚，又应配伍温肾固涩之品，如补骨脂、吴茱萸、肉豆蔻、罂粟壳等。

【实验研究】

1. **抗炎** 诃子经不同温度炮制后的化学成分的含量变化显著，且抗溃疡性结肠炎的效果存在差异，其中在260℃条件下制得的炮制品效果最优。该方可减轻溃疡性结肠炎小鼠的肠道炎症及腹泻症状，可修复肺部损伤，达到"肺肠同治"的作用。

2. **抗肿瘤** 诃子乙醇提取物可以调控SOX9表达，抑制MCF-7细胞的增殖、迁移和侵袭，并促进细胞凋亡，使细胞周期阻滞。

3. **抗氧化** 炒诃子肉的水提物对衰老模型小鼠的氧化应激损伤具有保护作用。

4. **抗菌、止痒** 诃子提取物具有广泛的抗菌活性，有望用于细菌感染性疾病，特别是耐药菌所致感染的治疗。诃子水提物可显著降低豚鼠皮肤瘙痒，减轻豚鼠皮肤感染程度。

5. **调节免疫、调节肠道菌群** 诃子水提物对类风湿关节炎模型大鼠，能明显有效降低大鼠血清CD4、CD25的表达，调节肠道菌群失衡。

6. **抗肾纤维化** 通过调控Klotho/FGF2通路，诃子酸可有效缓解单侧输尿管结扎术复制肾脏纤维化模型大鼠的肾间质纤维化水平。

7. **肝毒性** 绒毛诃子水提物的毒性表现主要是肝毒性。

类方串解

本章只3首方剂。赤石脂禹余粮汤，二药甘温而涩，直趋下焦，功专收敛，主治下焦滑脱不禁症，属治标之法。桃花汤亦用赤石脂涩肠止泻以治标，并用干姜、粳米温中补虚以固本，主治脾肾虚寒之肠滑下利。诃黎勒散敛肺涩肠，上下同治，除治气虚下利者外，尚可治肺气亏虚之久咳、遗尿等症。三方虽同属固涩剂，但用药、主治有所不同。

第二十四章　表里兼治类方剂

　　凡以解表药配合治里药为主组成，具有表里同治，内外分解作用，以治疗表里同病证候的方剂，统称为表里兼治方剂。

　　表里同病证候，是指表证未解，又见里证，或原有宿疾，又感新邪而出现表证与里证同时并见的证候。对于其中表证未除，里证又急者，若仅治其表，则在里之邪不得去；仅治其里，则在外之邪难免内陷，必须表里同治，内外分解，方能使病邪得以表里分消。

　　表里同病证候的临床表现因表里各证的不同而类型各异。如就表证而言，有表寒与表热之异；以里证而论，有里寒、里热、里实、里虚之别。因此表里同病证候可见到表寒里热、表热里寒、表里俱寒、表里俱热、表寒里实、表寒里虚、表热里实、表热里虚等多种复杂的情况。但若概括起来，上述证候亦不外乎表证兼里寒、表证兼里热、表证兼里实、表证兼里虚四大类型。表里双解剂的组成，即是针对表里致病之因及表里证候的性质，将汗法与温、清、攻、补四法有机地配伍组合，以适应复杂的病情。诚如程钟龄所说："一法之中，八法备焉；八法之中，百法备焉。"（《医学心悟·首卷·医门八法》）

　　临床使用表里兼治方剂时，应当注意以下几个方面：①本章方剂是为表里同病之证而设，故临证必须见到表里证俱备，方可应用。②表里证之寒热虚实相互交织，错综复杂，故须详审其证，辨明表里各证的属性，以便针对病情选择适当的方剂予以治疗。③表、里证候的轻重缓急往往并非均衡，故表里双解剂在组方配伍时，必须权衡表、里各证的主次，以确定表药与里药的比例，如此方可避免太过或不及之弊。

葛根汤

【原文温习】太阳病，项背强几几，无汗，恶风者，葛根汤主之。（31）

　　太阳与阳明合病者，必自下利，葛根汤主之。（32）

　　太阳病，无汗而小便反少，气上冲胸，口噤不得语，欲作刚痉，葛根汤主之。（二·12）

　　葛根汤方：葛根四两，麻黄三两（去节），桂枝二两（去皮），生姜三两

（切），甘草二两（炙），芍药二两，大枣十二枚（擘）。上七味，㕮咀，以水一斗，先煮麻黄、葛根，减二升，去白沫，内诸药，煮取三升，去滓，温服一升。覆取微似汗。余如桂枝法将息及禁忌。

【方歌】

项背强几因伤寒，葛根汤中桂枝全；
方中麻黄治表实，合病但呕半夏安。

【医案精选】

1. 太阳病

（1）封姓缝匠，病恶寒，遍身无汗，循背脊之筋骨疼痛不能转侧，脉浮紧。余诊之曰：此外邪袭于皮毛，故恶寒无汗，况脉浮紧，证属麻黄，而项背强痛，因邪气已侵及背输经络，比之麻黄证更进一层，宜治以葛根汤。葛根五钱，麻黄三钱，桂枝二钱，白芍三钱，甘草二钱，生姜四片，红枣四枚。方意系借葛根之升提，达水液至皮肤，更佐麻黄之力，推运至毛孔之外。两解肌表，虽与桂枝二麻黄一汤同意，而用却不同。服后顷刻，觉背内微热，再服，背汗遂出，次及周身，安睡一宵，病遂告差。（《经方实验录》）

编者按： 此案解析葛根汤与麻黄汤之区别（为"邪气已侵及背输经络"）与葛根汤之方义，令人心明眼亮。

（2）葛根汤方治取效之速，与麻黄汤略同。且此证兼有渴饮者，予近日在陕州治夏姓一妇见之。其症见太阳穴剧痛，微恶寒，脉浮紧，口燥。予用：葛根六钱，麻黄二钱，桂枝三钱，白芍三钱，生草一钱，天花粉四钱，枣七枚。按诊病时已在南归之前晚，亦未暇问其效否。及明日，其夫送至车站，谓夜得微汗，证已全愈矣。予盖因其燥渴，参用栝楼桂枝汤意。吾愿读经方者，皆当临证化裁也。（《经方实验录》）

编者按： 此案教你如何辨别太阳伤寒与太阳温病，如何随证加减，活用经方。其临证表现，既是不典型的伤寒，又似温病初起者，以《伤寒论》第六条曰："太阳病，发热而渴，不恶寒者，为温病。……"患者"口燥"即"渴"而津伤，化热之兆。处方之"恰切"，妙在"参用栝楼桂枝汤意"，以天花粉易生姜。

（3）予昔在西门内中医专校授课，无暇为人治病，故出诊之日常少。光华眼镜公司有袁姓少年，其岁八月，卧病四五日，昏不知人。其兄欲送之归，延予诊视以决之。余往诊，日将暮。病者卧榻在楼上，悄无声息。余就病榻询之，形无寒热，项背痛，不能自转侧。诊其脉，右三部弦紧而浮，左三部不见浮象，按之则紧，心虽知为太阳伤寒，而左脉不类。时其兄赴楼下取火，少顷至。予曰：乃弟沉溺于酒色者乎？其兄曰：否，唯春间在汕头一月，闻颇荒唐，宿某妓家，挥金且甚巨。予曰：此其是矣。今按其左脉不浮，是阴分不足，不能外应太阳也。然其舌苔必抽心，视之，果然。予用：葛根二钱，桂枝一钱，麻黄八分，白芍二钱，炙草一钱，红枣五枚，生姜三片。予微语其兄曰：服后，微汗出，则愈。若不汗，则非予所敢知也。临行，予又恐其阴液不足，不能达汗于表，令其药中加粳米一酒杯，遂返寓。明早，其兄来，求复诊。予往应之，六脉俱和。询之，病者曰：五日不曾熟睡，昨服药得微汗，不觉睡去。比醒时，体甚舒展，亦不知病于何时去也。随请开调理方。予曰：不须也，静养二三日足矣。闻其人七日后，即往汉口经商云。(《经方实验录》)

编者按：细心读此案，感叹良医平脉辨证，处方之神效也！感叹者一："少年……昏不知人"诊脉可"知为太阳伤寒"，可预测其"沉溺于酒色"，可预知"其舌苔必抽心"（即舌心无苔）也。感叹者二：一味"粳米"之功。感叹者三："服药得微汗"，睡醒时病去矣。特别指出：从案语谓伤寒后"不能自转侧"一句，领悟了大青龙汤证所曰"身不疼，但重……"（39）之义也。

2. 伤寒鼻衄 丁某之侄，男，年30许。主诉：昨日归自塞上，罢头身痛，体热如灼，苦楚难当，入夜续发鼻衄。举家惶惶，乞速往诊之。诊查：见病人倚坐床隅，年可三十，面色通赤，气息促急，唇焦舌干，苔薄白燥，鼻出血，点滴不成流。切其肌表，壮热无汗，腹软无瘕结。质以病发颠末。谓：远行归来，乘车感寒，途中恶寒发热，项似拔，首如劈，腰肢痛不堪言；昨夕嗣发鼻衄，口渴心烦，欲得冷饮。辨证：余以其体若燔炭，无汗脉紧，乃系伤寒表闭之征；舌干唇焦，烦渴引饮，则为热炽于里之候。治法：治必开表逐邪，清肃里热，表里双解，始为得法。拟葛根加石膏汤，倍其量，使服后温覆取汗。二诊：初服，得微汗，烦热身痛小瘥。以其禀赋素强，着再加法服之。待汗出适度，则身凉脉和，头项柔适，腰肢轻爽，鼻衄自止矣。三诊：少予调理之剂。嘱善自将息，数日瘳愈。(《中国现代名中医医案精华·马骥医案》)

原按：丁某侄病，乃里有积热，表为寒束，即俗所谓"寒包火"者也，本属大青龙汤证。然以其项似拔，首如劈，故余权用葛根汤。以葛根甘凉，能起阴气而生津液，滋筋脉而舒其牵引，对项背强急有特效。伍以麻、桂、生姜，辛温开表以发汗，逐肌表之邪尽从玄府而出；更加寒凉清肃之石膏，用其清里之郁热；芍药佐桂枝以解肌，同草、枣则缓身痛，斯表里得双解矣。至于鼻衄，乃火郁于里，上僭而伤鼻之络脉，若表邪除，里热清，则衄自止。

编者按：本案诊治，彰显了马骥先生师法经典、经方之功夫，以及病情表达之真切，回忆马氏其他案例皆如上，为当今难有之"国医大师"也。本案首审病因：感寒而发病也。二辨体质：初病即"舌干唇焦，烦渴引饮"，以其禀赋素强也。三明证候：为"寒包火"者也。四别类证：外感风寒而内有烦热之重证，应首选大青龙汤，但"项似拔"，为典型的"项背强几几"，宜葛根汤主之，但应加石膏。五释特点：伤寒"鼻衄，乃火抑于里，上僭而伤鼻之络脉"，即麻黄汤证"剧者必衄……阳气重故也"（46）。六重剂量：体素强，表实重，方药法当"倍其量"。七师护理：葛根汤服药后护理如同桂枝汤，应"覆取微似汗"，"得微汗"而汗出不彻，再加法服之。待汗出适度，则身凉肤和……"八则注重善后调护："嘱善后将息"，以防愈后复发。上述八法，忽略其一，即影响疗效。

3. **腹痛** 李，男，41岁，初诊：1979年8月1日。主诉：1967年开始，腹痛发作，约二三日一次，每次疼痛5~10小时。发作期间，只有轻重之差，并无缓解之时。经中西医久治不愈。诊查：其病位于下腹及两胁，位置表浅，呈拘挛性痛，胃脘部无所苦，饮食二便尚正常。X线钡透未见明显变化。脉弦而细，舌赤，苔薄白。扪其腹部挛急拒按，侧腹尤甚。阅其历年来中药处方，则散寒、清热、补虚、疏肝、活血化瘀等法迭进无效。辨证：此乃病在肌腠而不在脏腑，故以上诸法无应。治法：腹肌挛急疼痛，长达十余年之久，说明其证非常顽固，不用重剂解肌之方，则难以收功。方用葛根汤加味。处方：葛根40g，麻黄5g，桂枝20g，白芍50g，炙甘草10g，生姜10g，大枣10枚，生地30g，山药20g。连进药3剂，疼痛大减。自谓十余年来，腹部从未如此舒畅。仍用原方，分量减半，又服药7剂痊愈。（《中国现代名中医医案精华·王德光医案》）

原按：葛根汤原为太阳病项背强几几或欲作刚痉而设。项背强几几，即颈项部、上背部肌肉紧张、挛缩之意。本例属于慢性病，亦无太阳证，但腹肌痉挛，疼痛难忍，其病势实较项背强几几为甚，故重用葛根汤解肌，加生地、山药，补脾肾之阴以生津，助葛根解肌之力，重用芍药散逆和营，以加强舒散挛急之功。

编者按：本案之疗效，主方是葛根汤，而主药是白芍，且重用之。《本经》曰"芍药……治邪气腹痛，除血痹……止痛"。仲景书凡是治腹痛，必用芍药。详见本书第一章"芍药"条目。凡用经方者，方证相对，以用原方为要。本案以腹痛为主症，曰"病在肌腠，而不在脏腑"。因此，处方加入生地，山药有必要吗？临床用经方，必须加减时，可适当加减。没有必要，不必加减。古圣制方，配伍绝妙，随意盲目加减之，难免破坏了严谨配伍而影响疗效。

4. **水痘**

（1）一痘报点粗肥有红盘，间有细密隐隐者，此水痘夹疹也。内症安宁，但表邪宜散，葛根汤加荆、防、翘、芷，二剂而愈。（《续名医类案·卷二十七·痘症·夹疹》）

（2）一水痘不脓而干枯，身热烦躁，此失解同于倒陷也。治以葛根汤加荆芥、防风、连翘、牛蒡子、木通、蝉蜕，遍身发红点，此余毒散也。又用荆防解毒汤而愈。（《续名医类案·卷二十七·痘症·夹疹》）

（3）一儿痘三日，耳前红肿如桃，用葛根汤加荆芥、防风、桔梗、牛蒡而愈。

（《续名医类案·卷二十七·痘症·夹丹》）

编者按：以上三案皆为葛根汤加味以透邪为主而散"余毒"，主治水痘"内症安宁"者，这符合《内经》所云"其在皮者，汗而发之"（《素问·阴阳应象大论》）之大法。

【临证指要】葛根汤主要用治风寒外感而兼见头身强痛或兼见下利者。并可辨证治疗心血管病。本方加味用治流行性脑脊髓膜炎、支气管哮喘、风寒湿痹及过敏性鼻炎、荨麻疹等亦有疗效。

【实验研究】

1. **抗炎**　该方可以抑制 TLR4 的表达，减轻脂多糖诱导的急性肺损伤，具有抗炎作用，并能显著降低肺部促炎细胞因子 IL-1α、IL-6、TNF-α 的表达，改善病理性肺损伤。

2. **抗病毒**　该方通过抑制甲型 H1N1 流感病毒的吸附和复制阶段，发挥直接抗病毒作用。

3. **调节免疫**　甲型 H1N1 流感病毒感染小鼠经葛根汤治疗后，IFN-γ 的表达下调，IL-4 的表达升高，$CD4^+ IFN-γ/CD4^+ IL-4$ 比值降低，$CD3^+CD4^+/CD3^+CD8^+$ 比值升高，这提示经葛根汤治疗后免疫失衡得到了改善。

3. **调节雌激素**　葛根是该方的君药，可调节雌激素和改善子宫动脉血流，在葛根汤治疗原发性痛经中发挥重要的作用。

4. **减轻顺铂耐药**　该方能有效增加人卵巢癌细胞 COC1 顺铂耐药亚株对顺铂的敏感性。

5. **保护神经元**　该方对去势雌性小鼠大脑中动脉阻塞模型的缺血性脑损伤具有保护作用，可用于治疗绝经后妇女的脑供血不足。

6. **解痉、镇痛**　该方能有效抑制缩宫素复合寒冷刺激诱导的扭体反应，能有效缓解缩宫素复合寒冷刺激诱导的子宫平滑肌痉挛。

7. **抗过敏**　该方对食物过敏动物模型的腹泻有显著的抑制作用。

葛根加半夏汤

【原文温习】太阳与阳明合病，不下利，但呕者，葛根加半夏汤主之。（33）

葛根加半夏汤方：葛根四两，麻黄三两（去节），甘草二两（炙），芍药二两，桂枝二两（去皮），生姜二两（切），半夏半升（洗），大枣十二枚（擘）。上八味，以水一斗，先煮葛根、麻黄，减二升，去白沫，内诸药，煮取三升，去滓，温服一升。覆取微似汗。

【医案精选】

伤寒 罗石娣，女，年41。3月9日发病，恶寒无汗，头痛，项背肩胛痛，恶心口和，周身抽掣疼痛，脉浮紧，呻吟太息。其家惶恐，急请西医，用镇痛镇静剂注射无效。又延中医用荆、防、羌、独等药丝毫不效。3月13日晨，前往诊视，症如上述。寻思《伤寒论》曰："太阳病，项背强几几，无汗恶风者，葛根汤主之。"依据条文，遂处方葛根汤。因其食肉后发病，兼有恶心，故加半夏、麦芽、山楂。一剂头煎服后，汗出寒罢痛止。可见葛根汤一服便见神效。（沈炎南.《广东中医》1963；3：39）

编者按：患者因停食感寒，致卫闭营郁，太阳经腧被阻，遂成伤寒表实兼项背强痛之证。用葛根汤发汗解表，升津舒脉，加半夏和胃降逆，并加山楂、麦芽以消食，一剂而愈。

【临证指要】葛根加半夏汤多用于治疗胃肠型感冒或流行性感冒，以发热恶寒无汗，或呕或利为主症特点。

【实验研究】参见"葛根汤"条。方中半夏具有镇咳祛痰、止呕、抗炎、抗肿瘤、抗氧化、降脂降压等多种药理作用。

葛根黄芩黄连汤

【原文温习】太阳病，桂枝证，医反下之，利遂不止，脉促者，表未解也；喘而汗出者，葛根黄芩黄连汤主之。（34）

葛根黄芩黄连汤方：葛根半斤，甘草二两（炙），黄芩三两，黄连三两。上四味，以水八升，先煮葛根，减二升，内诸药，煮取二升，去滓，分温再服。

【医案精选】

1. 噤口痢 王氏，女，36岁。发热腹痛，下痢脓血、里急后重已八日，病势日增，邀余诊治。家人述，近两日仍发热，便次频频，虽量少但皆有脓血，恶心呕吐，已水食不进。诊见：面色焦黄，两目深陷，神倦懒言，舌面干燥，脉微而数。余以为此乃噤口痢之危证。津液胃气大伤，且表邪不解，湿热毒邪内盛。余斟酌再三，遂出以清里解表生津的葛根芩连汤，方为葛根24g，川黄连6g，黄芩12g，炙甘草6g。急令水煎温呷服，幸好饮药未吐。1剂后，身热渐退，后重亦轻，便次明显减少，诊其脉象细略数，又给予仓廪汤以益气解表，败毒养胃。1剂后，诸症好转，已能少量进食。后继以仓廪汤冲服香连散数日，症状消失。调养月余而康复。（《门纯德中医临证要录》）

原按：葛根芩连汤可治疗各种痢疾，如细菌性痢疾、阿米巴痢疾等，见有发热腹痛，下痢浊秽，热灼肛门，里急后重者。下痢脓血，苔黄脉数，可加清热解毒之品治之。病例较多，仅举治疗噤口痢一例如上。

编者按：本案病经 10 日，已发展至"噤口痢之危证"，但治病求因，患者四诊表现，仍以葛根芩连汤证为主，故以该方治之，一剂后病趋向好，转危为安。又以扶正祛邪的仓廪汤（出自《传信适用方》卷二、《医学传灯》卷下、《重订通俗伤寒论》，方药组成大同小异。《传信适用方》为：人参、茯苓、甘草、前胡、川芎、羌活、独活、桔梗、柴胡、枳壳各等份，上为粗末，每服 6g，加陈仓 50~60 粒，生姜、薄荷少许，水煎，不拘时服）及冲服"香连散"收功。

2. 麻疹 李孩。疹发未畅。下利而臭，日行二十余次，舌质绛，而苔白腐，唇干，目赤，脉数，寐不安，宜葛根芩连汤加味。粉葛根六钱，细川连一钱，怀山药五钱，生甘草三钱，淡黄芩二钱，天花粉六钱，升麻钱半。（《经方实验录·附列门人治验》）

原按：李孩服后，其利渐稀，疹透有增无减，逐渐调理而安。湘人师兄亦在红十字会医院屡遇小孩发麻疹时下利，必治以本汤。良佳。又有溏泻发于疹后者，亦可以推治。

麻疹之利属于热者，常十居七八，属于寒者，十不过二三，故宜于葛根芩连汤者十常七八，宜于理中汤或桂枝人参汤者十不过二三。一或不慎，误投汤药，祸乃立至，可不畏哉！

3. 暑温（流行性乙型脑炎） 黄某某，男，3 岁。确诊为流行性乙型脑炎，于 1958 年 8 月 20 日入院。患儿入院时，高热达 40℃，有汗，口渴，面赤，唇干，呕吐，舌苔黄而润，大便日二次，微溏，脉数、右大于左。认为暑邪已入阳明气分，予以辛凉重剂白虎汤加味：生石膏 45g，知母 6g，山药 9g，连翘 9g，粳米 9g，炙甘草 3g。

21 日晨二诊：热反加高到 40.5℃，舌黄而腻，大便日 3 次，溏薄。仍进原方，石膏量加至 60g。午后再诊，体温升到 40.9℃，再加入人参服之，热仍如故。大便溏泄不减。

22 日三诊：前后大剂白虎汤连用 2 天，高热不但不退，而且溏便增至一日 4 次，闻声惊惕，气粗呕恶，病势趋向恶化。但高热，汗出，口渴，舌黄，脉大而数，均是白虎汤之适应证，何以服后诸症不减反有加重呢？苦思良久，忽悟到患儿人迎脉数，面赤，高热，汗出，微喘，是表有邪；舌黄不燥，呕恶上逆，大便溏泻且次数多，是脾胃蕴有暑湿，乃夹热下利证。前屡投清阳明经热之白虎，既犯不顾表邪之错误，又犯膏、母凉润助湿之禁忌，无怪服药后高热和溏泻反有增无减。患儿既属夹热下利，纯系葛根黄芩黄连汤证，因亟为下方：葛根 12g，黄芩 9g，黄连 1.5g，甘草 3g。一剂甫下，热即减至 39.4℃，2 剂又减至 38.8℃，大便转佳，呕恶亦止，很快痊愈出院。（《岳美中医案集》）

编者按： 岳美中是现代已故名老中医。名医治病也难免有过失，但良医之品质，在于不隐讳自己的过失。本案先具体叙述重用白虎汤之反病情加重之过，至三诊时"苦思良久，忽悟到……犯不顾表邪之错误"，改以葛根芩连汤原方治之而愈。堪为后学者借鉴。其诊脉经验亦应重视："脉数，右大于左……忽悟到患儿人迎脉数"。以寸口脉古人有"右人迎左气口"之说，而寸口脉右寸脉主肺，肺主皮毛，故"人迎脉数……是表有邪"之象也。

【临证指要】葛根黄芩黄连汤目前主要用于治疗各种胃肠道炎症性疾病，如菌痢、肠炎、小儿腹泻及肠伤寒等。

【实验研究】

1. 调节肠道菌群 该方能调节肠道菌群，增加体内短链脂肪酸的含量，减少肠道炎症因子的含量，维持肠道屏障和内环境的稳定。

2. 抗炎、抗溃疡、保护肠黏膜 该方能抑制氧化应激和炎症反应，减轻湿热型溃疡性结肠炎大鼠的病理损伤；对小鼠肠黏膜微血管内皮细胞，既有促进增殖又有抑制增殖的作用。

3. 抗病毒 该方干预流感病毒 FM1 感染模型小鼠，可保护肺、结肠组织，降低肺组织内病毒表达量。

4. 抗氧化、调节糖脂代谢 该方通过提高糖尿病模型大鼠的抗氧化应激作用，有保护胰岛 β 细胞功能，改善 IR 的作用，能调节糖脂代谢。

5. 抗动脉粥样硬化 该方对动脉粥样硬化易损斑块有较好的治疗效果。

6. 保护肾功能 该方能改善糖尿病肾病大鼠的肾脏损伤，增强肾脏功能，抑制血清炎症因子的释放。

7. 抗心肌缺血 该方能抑制心肌细胞的铁死亡，能改善糖尿病湿热型小鼠的心脏重构及心脏舒张功能。

麻黄连轺赤小豆汤

【原文温习】伤寒，瘀热在里，身必黄，麻黄连轺赤小豆汤主之。（262）

麻黄连轺赤小豆汤方：麻黄二两（去节），连轺二两，杏仁四十个（去皮尖），赤小豆一升，大枣十二枚（擘），生梓白皮一升（切），生姜二两（切），甘草二两（炙）。上八味，以潦水一斗，先煮麻黄，再沸，去上沫，内诸药，煮取三升，去滓，分温三服，半日服尽。

编者按： 该方之连轺（yáo 姚），古代有二说，即或为连翘，或为连翘根。《本经逢原》说："连翘根寒降，专下热气，治湿热发黄。仲景治瘀热在里发黄，麻黄连轺赤小豆汤主之。如无根以实（按：指连翘）代之。"日本丹波元坚《伤寒论述义》云："先友伊泽信恬曰，连轺即连翘，《本草经》所载之物，而非其根也（按：《本经》载有"翘根"），《千金》及《翼》并作连翘。"

【医案精选】

1. 风疹（荨麻疹）　李某某，男，32岁，工人。1964年10月3日初诊。患者全身发风疹奇痒，曾经皮肤科诊断为"荨麻疹"，服药效果不佳。每次发作时持续十余天，迄已发作七八次。昨日又发生疹块，尤以胸腹部明显，疹块瘙痒焮红灼热。遇风发作增剧，尿黄便畅，舌质稍红、苔薄白，脉弦略数。断为风热蕴于肌表。拟祛风解表清热为治。方用麻黄连翘赤小豆汤化裁。处方：麻黄、生甘草各4.5g，连翘、金银花各9g，杜赤豆、细生地各15g。服1剂，荨麻疹发作更甚，患者不敢继续服用而来复诊。诊脉浮弦，荨麻疹虽多，断为邪有外达之机。嘱将原方续服2剂。共服3剂，荨麻疹基本消失。原方继服3剂，痊愈。追访年余，未发。（龚子夫.《新医药学杂志》1976；4：19）

编者按：本案处方，集外透、下利、内清（凉血解毒）三法合用，分解其邪。着眼之处，为服药1剂而疹发更甚，"断为邪有外达之机"。如此辨证，始为明理。

2. 湿疹　喻某某，女，34岁，工人。1965年4月21日初诊。皮肤起小疹瘙痒已10余天，经皮肤科诊断为"湿疹"，服药效果不显。检视患者臀部及两腿上端丘疹（对称性）血痂满布，尤以两腿外侧为甚。入夜瘙痒特甚，搔后流血水，灼热，舌苔薄黄，脉象细弦。断为心脾血亏，风湿郁热。拟养血祛风清热为治，麻黄连轺赤小豆汤加减。处方：麻黄、生甘草各4.5g，连翘、当归身各9g，细生地12g，赤小豆15g。连服5剂，湿疹消退大半，瘙痒大减。原方继进5剂痊愈。（龚子夫.《浙江中医杂志》1966；4：36）

编者按：风疹与湿疹，症状特点有所不同，但病位皆在皮肤。"其在皮者，汗而发之"，故皆以麻黄为主药发汗透疹于外。

【临证指要】麻黄连轺赤小豆汤主要用治肝胆疾患所致黄疸而兼有表证者，如急性传染性黄疸型肝炎、急性胆囊炎等；亦可用于治疗急性肾小球肾炎，以及湿热在表之皮肤病，如湿疹、荨麻疹、玫瑰糠疹、水痘等。

【实验研究】

1. 止痒　该方能改善特应性皮炎的皮损程度、减轻皮肤瘙痒，对瘙痒模型大鼠有止痒作用。

2. 保肝退黄、抗氧化　该方通过抑制脂质过氧化反应，对CCl_4急性肝损伤所致的肝细胞性黄疸小鼠，具有明显保肝退黄作用。

3. 保护肾功能　该方能明显降低IgA肾病大鼠的蛋白尿量，降低血清肌酐和尿素氮的含量，保护肾功能。

4. 调节免疫　该方用于IgA肾病大鼠模型，能降低大鼠血清IL-21的水平，调控 IL-21 参与的免疫反应，减轻炎症反应，保护肾功能。

5. 抗过敏 麻黄连翘赤小豆汤含药血清可明显减少大鼠腹腔肥大细胞脱颗粒，减少组织胺释放，抑制 IgE 介导的速发性超敏反应。

厚朴七物汤

【原文温习】病腹满，发热十日，脉浮而数，饮食如故，厚朴七物汤主之。（十·9）

厚朴七物汤方：厚朴半斤，甘草三两，大黄三两，大枣十枚，枳实五枚，桂枝二两，生姜五两。上七味，以水一斗，煮取四升，温服八合，日三服。呕者加半夏五合；下利去大黄；寒多者加生姜至半斤。

【医案精选】

1. 表里同病 潘某某，男，43 岁。先因劳动汗出受凉，又以晚餐过饮伤食，致发热恶寒，头痛身痛，脘闷恶心。单位卫生科给以藿香正气丸 1 包，不应；又给保和丸 3 包，亦无效。仍发热头痛，汗出恶风，腹满而痛，大便三日未解，舌苔黄腻，脉浮而滑，此表邪未尽，里实已成，治以表里双解为法。用厚朴七物汤：厚朴10g，枳实 6g，大黄 10g，桂枝 10g，甘草 3g，生姜 3g，大枣 3 枚，加白芍 10g。嘱服 2 剂，得畅下后即止服，糜粥自养，上症悉除。（《金匮要略浅述》）

编者按：本案外感寒邪，内伤饮食，表里同病，故以厚朴七物汤解表攻里。因"腹满而痛"，故加白芍。灵活加减，方证相对，故而效佳。

2. 气郁腹胀 李某，女，31 岁。几日前，与夫生气，致胁胀腹满，嗳气声声，夜间不寐，周身烦热，余以厚朴七物汤改枳实为枳壳，加紫苏 6g，两剂治之，获愈。（《门纯德中医临证要录》）

编者按：治例由生气伤肝，肝郁则胁胀；木郁传脾伤胃，脾升胃降失常则腹胀嗳气等。治用厚朴七物汤，以桂枝、生姜之辛味既疏表邪，又可疏肝气（《素问·脏气法时论》曰："肝欲散，急食辛以散之……"张介宾注："木不宜郁，故欲以辛散之。"）；厚朴、枳壳、大黄通腑气。加紫苏以行气和胃。上述治例之外，门氏还以厚朴七物汤治疗下列三种病症：①痢疾：症见腹部拘急而痛，便后有重坠之感，身有发热者，可加生白芍 12g，服之即效。②妊娠胎胀，胸胁胀满者：可与本方去大黄，加当归 12g，大腹皮 6g，紫苏 6g 治之。③小儿食积感冒：内有积食，复感风寒是小儿常见病，常以此方酌量，一二剂可愈。所述皆善师活用经方之例也。

【临证指要】厚朴七物汤主要用治食积发热或停食兼外感者。日本学者曾用此方治疗前列腺肥大获效，可资参考。

【实验研究】该方能明显减轻胃反流性食管炎患者的症状，改善食管的黏膜损伤，又能减轻大鼠胃分泌功能异常造成的胃黏膜损伤。

竹叶汤

【原文温习】产后中风，发热，面正赤，喘而头痛，竹叶汤主之。（二十一·9）

竹叶汤方：竹叶一把，葛根三两，防风、桔梗、桂枝、人参、甘草各一两，附子一枚（炮），大枣十五枚，生姜五两。上十味，以水一斗，煮取二升半，分温三服，温覆使汗出。颈项强，用大附子一枚，破之如豆大，煎药扬去沫。呕者加半夏半升，洗。

编者按：本条脉证并治，值得玩味。首先应明确，"面正赤"非虚阳上越的"戴阳证"；用附子非阳虚内寒的大虚证。否则，"先温其里"且恐不及，岂能用寒凉的竹叶为君，并用众多的发表药呢？故笔者认为，本条所述，或为夏日产后感受温热之邪。仲景不太善治温病，故设此温清补散混杂之方。后世医家经历了千百年的探索，继承和发展了仲景学说，创立了温病学辨证论治体系，可补仲景之不足。

【临证指要】竹叶汤可用治素体阳气亏虚或产后体弱而感受外邪者。

【实验研究】该方具有解热、抗菌、抗炎、保护胃黏膜、抑制平滑肌痉挛、抗心肌缺血等作用。

薯蓣丸

【原文温习】虚劳诸不足，风气百疾，薯蓣丸主之。（六·16）

薯蓣丸方：薯蓣三十分，当归、桂枝、曲、干地黄、豆黄卷各十分，甘草二十八分，人参七分，芎劳、芍药、白术、麦门冬、杏仁各六分，柴胡、桔梗、茯苓各五分，阿胶七分，干姜三分，白蔹二分，防风六分，大枣百枚为膏。上二十一味，末之，炼蜜和丸，如弹子大，空腹酒服一丸，一百丸为剂。

【医案精选】

虚劳（神经症） 冯某某，女，36岁，教师。患心悸、失眠、头晕、目眩数年，耳鸣，潮热盗汗，心神恍惚，多悲善感，健忘，食少纳呆，食不知味，食稍不适即肠鸣腹泻，有时大便燥结，精神倦怠，月经衍期，白带绵绵，且易外感，每感冒后即缠绵难愈。已经不能再坚持工作，病休在家。数年来治疗从未间断，经几处医院皆诊断为"神经症"。患者病势日见增重，当时面色㿠白，少华，消瘦憔悴，脉缓无力，舌淡胖而光无苔。综合以上脉证，颇符合诸虚百损之虚劳证，投以薯蓣丸，治疗3个月之久，共服200丸，诸症消除而康复。（《经方发挥》）

编者按：此案为一例比较典型的薯蓣丸证。患者阴、阳、气、血之虚与多脏之病兼见，内科病与妇人病并见，且易外感而难愈等。对如此复杂病情，古圣先师为我辈确立了一个治疗大法及其代表方——薯蓣丸。该方揭示了中医治病的两大原则：一是，"虚劳诸不足"而脾胃虚弱者，应调补脾胃为主，以培植后天之本，使气血生化有源；二是，凡正虚邪恋之病情，皆应以扶正祛邪为大法。后世许多补益之方如四君子汤、四物汤、八珍汤、十全大补汤、人参养荣汤以及扶正祛邪之方，皆从此方化裁或师此方之法也。

　　【临证指要】薯蓣丸可广泛用于脾胃虚弱，气血亏虚而兼外感者。并可用于治疗心功能减退、心肌炎、肺结核等，均有确切疗效。

　　【实验研究】该方具有抗肿瘤、抗痴呆、增强免疫功能、抗过敏、改善代谢功能、抗炎和抗衰老等作用。

麻黄升麻汤

　　【原文温习】伤寒六七日，大下后，寸脉沉而迟，手足厥逆，下部脉不至，喉咽不利，唾脓血，泄利不止者，为难治，麻黄升麻汤主之。（357）

　　麻黄升麻汤方：麻黄二两半（去节），升麻一两一分，当归一两一分，知母十八铢，黄芩十八铢，葳蕤十八铢（一作菖蒲），芍药六铢，天门冬六铢（去心），桂枝六铢（去皮），茯苓六铢，甘草六铢（炙），石膏六铢（碎，绵裹），白术六铢，干姜六铢。上十四味，以水一斗，先煮麻黄一两沸，去上沫，内诸药，煮取三升，去滓，分温三服。相去如炊三斗米顷，令尽。汗出愈。

【医案精选】

　　伤寒误下　李梦如子，曾二次患喉炎，一次患溏泻，治之愈。今复患寒热病，历十余日不退。邀余诊，切脉未竟，已下利二次。头痛、腹痛、骨节痛、喉头尽白而痛，吐脓样痰夹血。六脉浮中两按皆无，重按亦微缓不能辨其至数。口渴需水，小便少（据证当有四肢厥冷——编者注）。两足少阴脉似有若无。诊毕无法立方，且不明其病理，初拟排脓汤、黄连阿胶汤、苦酒汤等皆不惬意；复拟干姜黄连黄芩人参汤，终觉未妥；又改拟小柴胡汤加减，以求稳妥。继因雨阻，寓李宅附近。然沉思不得瘥，复讯李父，病人曾出汗几次？曰："始终无汗。"曾服下剂否？曰："曾服泻盐三次，而致水泻频仍，脉忽变阴。"余曰："得之矣，此麻黄升麻汤证也。"病人脉弱易动，素有喉炎，是下虚上热体质，新患太阳伤寒而误下之，表邪不退，外热内陷，触动喉内旧疾，故喉间白腐，脓血交并，脾弱湿重之体，复因大下而成水泻，水走大肠，故小便不利。上焦热甚，故口渴。表邪未退，故寒热头痛，骨节痛各证仍在。热闭于内，故四肢厥冷。大下之后，气血奔集于里，故阳脉沉弱；水液趋于下部，故阴脉亦闭歇。本方组成，有桂枝汤加麻黄，所以解表发汗；有苓、术、干姜化水，利小便，所以止利；用当归助其行血通脉；用黄芩、知母、石膏以消炎清热，兼生津液；用升麻解咽喉之毒；用玉竹以祛脓血；用天门冬以清利痰脓。明日，即可照服此方。李终疑脉有败征，恐不胜麻、桂之温，欲加丽参。余曰："脉沉弱肢冷是阳郁，非阳虚也。加参转虚掣消炎解毒之肘，不如勿用，经方以不加减为贵也。"后果愈。（转引《伤寒论语释》）

编者按： 此案录自"陈逊斋治案"。案语翔实可靠。据所述证候，确实非常复杂，无怪乎屡医不效。陈氏开始也未能识得本证，足见审证之难。从案中可知，确诊本证的关键，在于"沉思"问诊，从而测知该病之由来。因之投以麻黄升麻汤，效如桴鼓。可见本方用药之复杂，为病情之所需也。

【临证指要】 麻黄升麻汤是《伤寒论》中最复杂的一首方剂。仲景立法组方，以方证相对为原则，对杂合之病，即以杂合之方治之。杂合之大方，《伤寒论》有麻黄升麻汤、乌梅丸，《金匮要略》有鳖甲煎丸、薯蓣丸，互相参照，仲景处方遣药之大经大法自能有所领悟。本方可用治上呼吸道感染、胃肠病及植物神经功能紊乱等疾患，其病因病机复杂，与本方证相类似者。

【实验研究】

1. **提高肺功能** 该方治疗 COPD 合并阻塞性睡眠呼吸暂停低通气综合征，可提高肺功能，降低 AHI 和 AI，缩短最长呼吸暂停时间。

2. **抗炎** 该方能够降低急性肺损伤小鼠肺泡灌洗液中 sRAGE、IL6、TNF-α 的含量，减轻肺部炎细胞的浸润，抑制肺泡壁增厚，减少急性炎症诱发的肺充血、出血。

3. **保肝** 该方可明显改善肝硬化腹水合并感染模型大鼠的肝功能，能抑制局部炎性反应。该方治疗原发性肝癌 TACE 术后患者，退热疗效显著，并可降低患者血清促炎因子水平，减轻肝损害。

类方串解

本章共 8 首方剂，就其表里兼治的功效而言，可以作如下归纳：

1. **解表和中剂** 方如葛根汤、葛根加半夏汤。适用于表证为主，胃气失和者。症见发热恶寒，头项强痛，兼呕吐、下利等。

2. **解表退黄剂** 方如麻黄连轺赤小豆汤。适用于表邪未解而见湿热发黄者。症见发热恶寒，身痛无汗，身目发黄等。

3. **解表攻里剂** 方如厚朴七物汤。适用于表证未解而里热结滞者。症见发热恶寒，便结腹满等。

4. 解表清里剂　方如葛根芩连汤。适用于里热较重而表邪较轻者。症见以腹痛下利为主，兼身热、咽干、舌红脉数等。

5. 解表补益剂　适用于气血阴阳亏虚而复感外邪者。因外感有寒热之殊，内虚有阴阳之异，病情复杂，可辨证选用竹叶汤、薯蓣丸、麻黄升麻汤等。

上述方证以表证为主者，解表则里气易和；以里实证为主者，清里攻下则表邪易去；虚实夹杂者，当视其虚实之具体情况，以定攻补之主次。

第二十五章　寒热补泻并用类方剂

《内经》在论述治病大法时说："寒者热之，热者寒之。"（《素问·至真要大论》）"实则泻之，虚则补之。"（《素问·三部九候论》）若病机为寒、热、虚、实错杂并见，则治法可寒、热、补、泻并施。本章所列乌梅丸、升麻鳖甲汤、侯氏黑散、风引汤、泽漆汤等五方，都属于寒热补泻并用之剂。

乌梅丸

【原文温习】伤寒，脉微而厥，至七八日肤冷，其人躁无暂安时者，此为脏厥，非蛔厥也。蛔厥者，其人当吐蛔。今病者静而复时烦者，此为脏寒，蛔上入其膈，故烦，须臾复止，得食而呕，又烦者，蛔闻食臭出，其人常自吐蛔。蛔厥者，乌梅丸主之。又主久利。（338）

蛔厥者，当吐蛔，今病者静而复时烦，此为脏寒，蛔上入膈，故烦，须臾复止，得食而呕又烦者，蛔闻食臭出，其人当自吐蛔。（十九·7）

蛔厥者，乌梅丸主之。（十九·8）

乌梅丸方：乌梅三百枚，细辛六两，干姜十两，黄连十六两，当归四两，附子六两（炮，去皮），蜀椒四两（出汗），桂枝六两（去皮），人参六两，黄柏六两。上十味，异捣筛，合治之，以苦酒渍乌梅一宿，去核，蒸之五斗米下，饭熟捣成泥，和药令相得，内臼中，与蜜杵二千下，丸如梧桐子大。先食饮服十丸，日三服，稍加至二十丸。禁生冷、滑物、臭食等。

【方歌】

乌梅丸中柏连姜，参桂椒辛归附当；

寒热错杂厥阴病，蛔厥久利得安康。

【医案精选】

（一）虫症

1. 蛔厥（胆道蛔虫症）

（1）李某某，男，12岁。于1958年3月2日急诊入院。自诉上腹部剧痛已25天，疼痛呈阵发性，发作时患儿蜷伏呼号，痛苦万状；间歇时则无所苦，并见呕吐，有时吐出蛔虫。腹诊：腹部柔软，上腹部有明显压痛。诊断为"胆道蛔虫症"。即进行手术，从胆总管及两侧肝管中取出蛔虫共 37 条，并用"T"形管做胆总管引流。术后症状完全消失。第 12 天拔除插管。但至术后第 14 天又发生与手术前完全相同的症状，呕吐时又吐出蛔虫，诊为蛔虫再度钻入胆道，建议病人再次手术，但被其家长拒绝，即延请中医会诊，给予乌梅丸治疗，每次 1.5g，每天 3 次。服药第一天症状减轻，3 天后疼痛完全消失。即行山道年驱虫，驱出蛔虫 40 余条，经半年追踪观察，患儿情况良好，无类似症状发生。（殷慕道.《中医杂志》1958；10：687）

（2）缪某某，女，46 岁。于 1958 年 6 月 25 日急诊入院。阵发性上腹部剧痛 3 天。3 天前先出现恶寒，继而高热，上腹部阵发性剧痛，放射至右肩部，呕吐，次日即出现巩膜黄染。腹诊：右上腹部肌紧张，压痛明显，墨菲征阳性，诊为"胆石症"。紧急手术治疗，从胆总管中取出大量黄褐色脆性结石，因胆囊发炎肿大，一并切除胆囊，并用"T"型管引流。手术后一般情况良好，于术后第 20 天拔除引流管，突然发生右上腹阵发性急剧疼痛，四肢厥冷，冷汗淋漓，"T"型管引流不出，用生理盐水冲洗，亦无法使其通畅。诊为胆道蛔虫症并蛔虫钻入"T"型管。即刻拔除"T"型管，有一条粗大蛔虫嵌顿在管内。除去"T"型管后，患者疼痛依旧存在，估计胆道内不止一条蛔虫，建议病人再次手术。病人拒绝手术，即用乌梅丸内服，每次 3g，每天 3 次。经 3 天治疗，症状完全消失而出院。追踪观察一个半月，无复发现象。（殷慕道.《中医杂志》1958；10：687）

编者按：胆道蛔虫症颇似蛔厥。其发作时主要指征：剑突下或右上腹发生剧烈阵发性绞痛，有钻顶感，或放射到右肩胛部，常伴有剧烈的恶心、呕吐，可吐出胆汁或蛔虫。用乌梅丸（汤）治疗本病的报道甚多，疗效甚佳。据 28 篇临床资料共 3406 例统计，治愈率在 60%~95% 之间（《伤寒论汤证新编》）。

古今方书皆视乌梅丸为治蛔虫病的主方。以上临床资料足以表明，乌梅丸确是一个治疗蛔厥的良方。若结合乌梅丸方义分析，本方主要适应于寒热错杂的蛔厥证，否则应当加减变通，以切合病情。

2. 腹痛（鞭毛虫性胆囊炎，肠蛔虫症） 王某某，男，28 岁，工人。以阵发性腹痛 9 年，于 1956 年 9 月 3 日诊。患者从 1947 年开始出现阵发性右上腹部疼痛，向前胸反射，在饥饿、受凉和吃刺激饮食时疼痛发作，每次持续 1~5 个小时，无寒热，恶心呕吐，无黄疸，剧痛时全身大汗，难于忍受，有时进食可以缓解。开始每日发作 1~2 次，至 1955 年后，每 3~4 日发作一次，无厌油感。先后在三个医院做过多次十二指肠引流及胆囊造影，于胆汁中发现有鞭毛虫存在，诊断为"鞭毛虫性胆囊炎"，曾用奎宁、阿的平等治疗，无明显效果，乃来我院诊治。检查：右上腹及中腹部有轻度压痛，其他无异常发现。血常规：未见异常。尿常规：可见少量白细胞。粪检：有蛔虫卵。舌苔黄腻，脉象滑。印象：①鞭毛虫性胆囊炎。②肠蛔虫症。中医经调和胃气，理气止痛等法治疗，无明显好转。于 9 月 15 日改服乌梅丸加味：乌梅 15g，细辛 0.6g，党参 9g，乌附子 2.4g，川椒 6g，干姜 2.4g，黄连 6g，黄柏 6g，当归 9g，鹤虱 12g，雷丸 12g（打碎另吞）。服药 2 剂病情好转，再服 3 剂症状消失。患者于 10 月 4 日赴北京某医院做进一步检查，曾做十二指肠引流 2 次，未发现鞭毛虫。做胃肠透视 3 次，未见异常，乃出院还乡参加工作。（严绍武.《江西中医药》1960；3：24）

（二）内科病

1. 久利

（1）乌梅丸是一个治蛔厥专方，曰"又主久利"。久利之"久"是多长时间？下面我讲述一个 50 多年"久利"的患者。

患者姓苏，是我上初高中时期的语文老师。我经常利用课余时间帮助苏老师家做一些体力活，以报答老师教育之恩。时间久了（初中、高中各 2 年，毕业后留在学校工作 3 年，之后上了大学），结下了深厚的师生情谊，至今保持联系。今年春节（2022 年正月初一），我打通了电话给苏老师拜年，苏老师高兴地说，我吃了你开的乌梅丸 1 个月了，大便正常了，一天一两次，有时也成形了。我听后既高兴，又惊叹！感叹的是经方用之得当，疗效真是奇特！我又细问：苏老师您吃了多长时间就有效了？回答：半个月。再问：您原来是一天多少次大便？哎呀，少则三四次，多达五六次吧，吃点凉东西会更多。三问：平时肚子痛吗？每次大便前都痛，便后就不痛了。四问：苏老师，您这样腹泻腹痛多久了？哎！一辈子。我接着问：是从我们上中学时开始的吗？是。屈指一算，起码有 50 年了！故事还得从源头补充说明：

去年的清明节回老家，联系（文安）县中医院义诊，借此机会拜见苏老师，老师说自己长期失眠，我认真诊察，开了处方酸枣仁汤加味。时间经过了半年多，也就是今年春节前的 1 个多月，打电话询问苏老师服药效果。说有点儿效，年纪大了都难免失眠，不用治了。又说，我多年来吃饭还好，但吃得多，拉得也多，就是不长肉，这能治吗？我问：什么情况下大便会多？回答说：多因吃点儿凉的。我想，这像脾肾虚寒，可用附子理中汤、四神丸之类的方子。又一想，不能诊脉，看看舌象再开方吧。就说：让国强（苏老师儿子）联系上我的微信，给您拍个舌象发给我，再开方。其舌象：舌边偏紫红，其乳头红的更明显（类似草莓），苔薄白有裂纹。一看舌象，我想，不宜用单纯温补的方药，便想到了治"久利"的乌梅丸。告之可以网购中成药乌梅丸（为黑色小水丸），可服用 1 个月。疗效如前述。（吕志杰医案）

编者按： 乌梅丸是一个治疗虚实寒热错杂之"久利"的主方、专方，用之得当，为特效之方。该方酸甜苦辣多味俱全，煎剂味杂难咽，故医圣制以丸剂，便于坚持服用。举一反三，足以说明，古圣先贤之智慧的成果、之宝贵的经验，是经得起验证的，其科学价值垂训千古！今人应老老实实向古人学习，传承精华，才有资格谈创新。

（2）阮某，男，32岁。大便不正常15年，日一二次，细如笔杆，食肥肉则便次增多至三四次。近年来觉消瘦，曾多方治疗无效，经西医诊断为"结肠炎"。给予乌梅丸治疗，3日后症状好转，每日大便1次，精神尚佳。继续服药7日，食欲增加，精神旺盛，腹部舒适。停药40天左右，一切正常，4个月后随访，未见复发。（朱慎修.《新中医》1959；4：165）

编者按： 上述笔者所治之下利50多年，此例15年，都可以称为"久利"，皆以乌梅丸治疗取得良效。是否可以这样：腹泻久利患者，诸药久治不效者，均可考虑用乌梅丸治之。

2. 痢疾（急性细菌性痢疾） 万某，女，3岁。患儿下痢六日，初起赤白相兼，日十数次，西医诊断为细菌性痢疾。曾服痢特灵、滴注氯霉素，病情未减。就诊时，仍下痢赤白，日数十次，体温40.2℃，舌质红绛，有朱砂点，舌苔灰黑而腻，脉细数。证属湿热毒痢，邪尚盛，阴已伤，乃选用白头翁加甘草阿胶汤。三日后复诊，仍下痢赤白不止。其父实言，因服药后未见显效，其母欲求速愈，易医服药2剂，下痢益甚。刻诊，热势较前为减，然面色㿠白，手足发凉，眼眶凹陷，眸失神光，舌暗红、苔灰黑中厚腻。此乃湿热毒邪未去，阴伤阳损，属正虚邪实，寒热错杂之重证。药用乌梅丸加减：乌梅12g，花椒1.5g，细辛、肉桂各3g，黄连、黄柏各5g，附片、木香各2g，党参6g，当归4g。嘱速煎频服。次日复诊，痢大减，仍以前方再进1剂，痢止，然入夜则惊烦不能寐，察舌质红，中有少许灰黄腻苔，脉细数。遂改用黄连阿胶汤滋阴降火，只1剂，夜寐顿安，继用轻剂益气养阴略佐消导，调养周余得痊愈。（《陕西中医》1986；11：505）

编者按： 小儿为稚阴稚阳之体，病后易寒易热，易虚易实，变化迅速，而乌梅丸扶正祛邪，寒热并用，且能坚阴止痢，切合病情，故能挽此危局。乌梅丸酸辛、苦味难咽，小儿服之更难！汤剂难服，还是用丸剂。据报道（《上海中医药杂志》1959；8：18），以乌梅丸治慢性菌痢60例，取得较理想的疗效。

3. 厥阴中风 杨某某，男，62岁。初诊：1978年8月。主诉：患者夙有"风心病""慢性支气管炎"，月前因洗澡受凉，恶寒发热，鼻流清涕，咳嗽，某联合诊所按"气管炎"予庆大霉素治疗4天，热势减退，转为低热（38℃左右），此后持续月余不退。入暮先热后寒，始觉肌热，如火如燎，热退而寒，肉上粟起，四末不温，历时一时许，无汗而寒热自退。改服中药，更医数人，皆以少阳病论治，投以小柴胡汤、蒿芩清胆汤等方，病如故，并述头昏心悸，神疲乏力，腹中饥饿，口淡无味，不欲饮食，矢气频作，日大便四五次，便软不溏，无脓血黏液。诊查：其面色萎黄，精神不振，唇绀无华，舌质胖淡而暗，苔白腐，中根部苔浮灰，脉细弦数，尺候弱。辨证：龚老认为此证发热厥逆交替，定时发作，乃为厥阴中风证。治法：投以乌梅丸加减（去川椒、加首乌）。处方：乌梅15g，细辛6g，桂枝8g，干姜6g，黄柏9g，黄连8g，当归12g，党参15g，制附片8g（先煎1小时），制首乌18g。一剂病减，二剂热厥未再作，纳谷转香，便次减为日一行。再予3剂，低热退尽。(《中国现代名中医医案精华·龚志贤医案》)

编者按： 本案患者年老久病，体虚受寒，《伤寒论》有少阴伤寒证，以麻附细辛汤，或麻附甘草汤主之。但无明文"厥阴中风证"。本案根据其"发热厥逆交替，定时发作"等发病特点，诊断为厥阴中风证。以乌梅丸改汤治之，服药5剂则持续月余不退之低热痊愈。如此创新性思维之诊治，值得肯定。其方中用制附片8g，不必"先煎1小时"。笔者经验，先将其泡30分钟以上至软，待煮开锅后再煎30分钟以上，一般无中毒之忧了。

4. 肠风下血（济生乌梅丸治息肉） 张某某，男，58岁。主诉：患者于1977年3月始大便时有鲜血，血附于大便之表面，排便时肛门无疼痛和下坠感，大便每天1次，不结燥，若便结则血较多。今年元月始大便出血量较多，每次约一小汤匙。诊查：肛门外观无畸形，无瘘管及瘢痕，无红肿炎变。窥肛镜检：距肛门口约5cm处3点、5点、9点有葡萄状紫红色的息肉，短蒂紧附于肠壁，触之易出血，3点及5点之息肉似黄豆大，9点之息肉如胡豆大，约0.5cm×0.6cm。诊断为"多发性直肠息肉"。治法：入院后经服济生乌梅丸，每次1粒，日三服，便血逐渐消失，共服药24天，检查：各点之息肉已脱落，基底部仅有少许残根，无出血。出院时带济生乌梅丸十五日量，三月后复查息肉全部消失。(《中国现代名中医医案精华·龚志贤医案》)

原按： 直肠腺瘤分良性和恶性两类。良性者于直肠或结肠长多个腺瘤叫直肠息肉，又分单发性和多发性两种。单发性者多见于儿童，多发性者多见于青壮年，极个别者有恶变的可能。中医认为是因湿热毒邪下迫大肠，气机不利，脉络瘀阻，气血凝滞所致。多按"肠风便血""痔疮"论治。龚老用济生乌梅丸（或汤）治疗。恶变者则非济生乌梅丸所宜。济生乌梅丸，系龚老常用之方，除用治直肠息肉外，还用治声带息肉和宫颈息肉。其组成和制法如下：乌梅1500g，酒醋浸泡一宿，去核，焙焦存性；僵蚕500g，米拌炒微黄为度；人指甲15g，用碱水或皂水洗净，晒干，入滑石粉于锅内同炒至指甲色变黄、形鼓起为度，取出筛去滑石粉，放凉碾粉，若无人指甲，可用炮穿山甲30g代；象牙屑30g；共研细末，炼蜜为丸，每丸重9g。考乌梅性味酸平，可敛肺涩肠、入肝止血、蚀恶肉、化痔消息肉。《本经》

云乌梅"去死肌，青黑痣，蚀恶肉"。僵蚕性味咸辛平，有消风、化痰、散结之力，二药合具收敛、止血、散结、化恶肉之功。直肠息肉、声带息肉、宫颈息肉皆恶肉之属也，用之可起异病同治之效，故均可获得显著效果。

编者按： 本案为良医以乌梅为主之经验方用之治疗多种"息肉"，有前述疗效，弥足珍贵，足供借鉴。

（三）妇人病、眼病

1. 崩漏 乔某某，29 岁，干部。1964 年 1 月 22 日初诊。患者于 2 个月前足月顺产，至今阴道流血，淋漓不断。西医检查子宫复旧良好。注射止血剂无效。近 2 天出血突然增多，有血块，腹痛较重，阵发性心悸烦乱，脐部跳动，干呕不能食，头晕目眩，手足发凉，面色苍白，胃脘及脐部压痛明显，舌质淡红、苔黄厚，脉象沉滑。辨证属正气虚弱，寒热错杂之候。宜温脏扶正，清热止血。方用仲景乌梅丸加味：乌梅炭 15g，党参 15g，当归 9g，黄柏炭 9g，黄连 9g，细辛 3g，姜炭 6g，附片 3g，桂枝 3g，川椒 9g，贯众炭 9g，仙鹤草 15g，阿胶 9g，生地 12g，参三七 1.5g（冲服）。水煎服。服药 2 剂血止，诸症大减，观察 5 个月，月经正常。（张子辉.《中医杂志》1964；10：14）

编者按： 临床资料表明，乌梅丸不仅是治疗蛔厥的主方，而且对于内、外、妇、儿等多种疾病表现为寒热错杂，虚实并见者，均有良效。

2. 带下 任某某，女，50 岁，工人。2013 年 4 月 16 日初诊。主诉：带下量多 1 年。已绝经 2 年。1 年前无明显诱因出现带下量多，色黄，质稠如豆腐渣样，饮水多，不饮水则咽痒，易怒，食欲正常，但食后干呕，食凉则胃中不适，二便尚调，舌质淡齿痕、苔薄白，脉细滑左关按之无力。曾多方服药（具体不详）无效。拟方：乌梅 20g，细辛 2g，当归 8g，黄连 8g，黄柏 8g，桂枝 8g，党参 20g，蜀椒 8g，干姜 8g，炮附子 8g。3 剂，水煎，于食后 30 分钟分 2 次温服。

二诊：2013 年 5 月 5 日。诉服用上方 3 剂，食后干呕、食凉胃不适消失。自行继服 3 剂，带下较前明显减少，豆腐渣样基本消失，色由黄变白，舌质淡红苔薄白，齿痕消失，脉细滑左关重按略少力。药已中病，脉力增强，上方减量以巩固疗效。处方如下：乌梅 15g，细辛 1g，当归 5g，黄连 5g，黄柏 5g，桂枝 5g，党参 15g，蜀椒 5g，干姜 5g，炮附子 5g。7 剂，服法同前。后经电话随访，服用上方 7 剂后，诸证消失，生活如常。（班光国医案）

原按： 本案诊断为乌梅丸证，主要依据是左关脉按之无力。肝气虚寒，肝寒犯胃，故不能食凉及干呕；脾气尚健，故大便正常。肝虚疏泄不及，肝气郁结，故易怒；气虚阳浮，相火妄动，炎上熏咽，蒸耗津液，则饮水多，不饮水则咽痒；肝失疏泄，气机不利，津聚成湿，与相火相搏结，湿热下注，则带下异常。治用乌梅丸温肝寒，降相火，气机畅通，津液得行，黄带自消。

3. **月经后期、痛经、量少** 李某某，女，22 岁，学生。2013 年 2 月 10 日初诊。主诉：月经延期，量少，伴小腹疼痛 4 年。月经 17 岁初潮，第 1 年一月一行，行经 5 日，量、色、质均可。后因大怒而致一月两行，量多，服用西药（药名与剂量不详）后，月经反四五个月一行，行经 2 日，量极少，伴小腹痛甚。上次月经是 2012 年 8 月 12 日，情况同前。平时易怒，食凉或食稍多则恶心、胃痛，口干多饮，大便日 1 次而不成形，手足冷，带下可，舌质淡有齿痕、苔薄白，脉弦细偏滑左关按之少力。拟方：乌梅 15g，细辛 1g，当归 5g，黄连 5g，黄柏 5g，桂枝 5g，党参 15g，蜀椒 5g，干姜 5g，炮附子 5g。5 剂，水煎服，于食后 30 分钟分 2 次温服。

二诊：2013 年 2 月 22 日。诉 2 月 12 日开始服药，服用 5 剂后，矢气增多，其他未见变化。继续服用 5 剂，矢气已不明显，大便已成形，胃亦未见不适，月经未至。因汤剂难服，上方当归改为 10g，取 3 剂研末吞服，每次 5g，每日 2 次。

三诊：2013 年 3 月 28 日。诉 2 月 25 日开始服用散剂，3 月 14 日月经至，经行 4 天，量较前增多，但仍偏少。腹痛未作，亦无其他不适，散剂继服。

四诊：2013 年 5 月 1 日。诉上次月经于 4 月 14 日，经行 5 天，量较前增多，无腹痛。停药观察。2013 年 6 月 20 日电话随访，诉 5 月、6 月月经均如期来潮，行经 5 天，量已正常，腹痛未作。（班光国医案）

原按：本案诊断为乌梅丸证，主要依据亦为左关脉按之少力。大怒伤肝，疏泄太过，故月经一月两行且量多；服用西药后，影响肝脏，肝气虚寒，疏泄不及，故月经延期而量少；肝寒犯胃，故食凉或食稍多则恶心、胃痛；肝寒犯脾，故大便不成形；肝乘脾胃，气血生化乏源，故月经量少；阳气不足不能达于四末，故手足冷；肝气虚寒，温煦失职，气随血失，阳气亦伤，不荣则痛，寒凝气滞，不通亦痛，均可导致经行腹痛；肝喜条达疏泄，肝气郁滞，故易怒；相火妄动，蒸耗津液，故口干多饮。以乌梅丸温肝阳，散阴寒，降相火，则疏泄司职，且脾胃恢复生化气血之功，血气得以滋养胞宫，故月经转为正常。其阳气恢复，阴寒消散，则腹痛自止。

编者按：案语二诊说"因汤剂难服……研末吞服"。吞服亦难以下咽，何不改用乌梅丸？该药一般药房不备，可以网购。处方用药应该想到：既努力治好病，又易于接受。

4. **花翳白陷** 秦某某，男，32 岁。初诊：1960 年 4 月。主诉：目力减退，视物模糊 3 年。目睛刺痛，头昏额痛，烦躁失眠，口干且苦，胃纳不佳，饥不欲食，大便溏。诊查：诊其脉弦细而数、尺候微弱不足，舌尖红边有瘀斑、苔白腻。视两目：乌珠混浊，上有云翳，细粒如星点，或如碎米，或如鱼鳞等形状。中间低陷色白，间呈微黄。病后经北京某医院诊为"慢性角膜炎、角膜溃疡"，治疗乏效。辨证：此属中医"花翳白陷"之病也。治法：初遵眼科所论，予清热养阴、退翳明目之剂，服药十余剂，病情未减。忽悟病在乌珠，风轮之疾，内与厥阴肝经相关，且其证寒热错杂，不妨以乌梅汤试之。处方：乌梅（去核）12g，党参12g，黄连6g，干姜6g，桂枝6g，炒川椒6g，炒黄柏8g，当归9g，细辛3g，制附片12g（先煎1小时）。服上方药5剂后，口干苦、烦躁症稍减，食欲增加。查其舌质有瘀斑，复于上方加三棱、莪术各6g，炮穿山甲9g，以活血祛瘀，溃坚破结。又服药5剂后，目疼减轻，视力稍增，其余诸症亦悉减轻。细审其目，乌珠星翳有拨云消散之势。再予守方，前后服药共25剂，云翳消散，视物清晰，诸症悉除，多年痼疾，遂得根除。（《中国现代名中医医案精华·龚志贤医案》）

原按：花翳白陷，病在乌珠，按五轮分野，内属于肝。考眼科专书，本病初期因于肝经风热；继则热化为火，郁于肝胆，进而火热伤阴。分别以疏风散热、清泻肝火、养阴清热为治，此言其常也。本例案提示，若病久不愈，或治不如法，可阴损及阳，非独阴血不足，阳气亦虚，且久病入络，肝血瘀阻，云翳生焉，亦为虚实并见，阴阳错杂之证。治以乌梅汤加活血消坚之品而获著效者，原因即在于此。龚老以乌梅丸加味治花翳白陷，审证为阴阳错杂，寒热不调者数人，均收到较好疗效。

【临证指要】乌梅丸应用范围甚广，主要可治疗胆道蛔虫症、蛔虫性肠梗阻、慢性结肠炎、急性与慢性菌痢、感染性休克，以及妇科、眼科等诸多疾患符合上述病机者。

【实验研究】

1. **抗炎、抗溃疡** 该方能够抑制巨噬细胞活化，减少促炎因子分泌，减轻炎症损伤，遏止炎症进程，从而治疗溃疡性结肠炎。

2. **调节肠道菌群、保护肠黏膜** 该方能够改变小鼠肠道菌群丰度和结构，升高乳酸杆菌的丰度，升高SCFAs的合成代谢，修复肠道黏膜屏障，进而缓解肠黏膜炎症。

3. **抗肿瘤** 该方可改善肿瘤酸性微环境，抑制胰腺癌细胞的增殖；可通过抑制IRAK1起到防治结直肠肿瘤的作用。

4. **平喘** 对激素干预哮喘模型大鼠，加减乌梅丸颗粒（乌梅、制附片、党参、当归、桂枝、白芍、细辛、黄芩、黄柏、椒目、苏子）能抑制气道壁增厚，延缓气道重塑的发展，改善肺通气功能。

5. **抗纤维化** 该方可抑制大鼠肠纤维化的进展，降低各种纤维化标志物的表达；可以减轻猪血清诱导免疫损伤性肝纤维化。

6. **调节胃肠道功能** 该方通过调节胃排空率、小肠推进率，可有效改善胃肠感染模型小鼠的胃肠传输功能。

7. 降糖 该方能减低模型大鼠的空腹血糖，可用于防治 2 型糖尿病。

8. 镇痛 该方能有效延长小鼠痛阈，降低小鼠扭体次数；可降低溃疡性结肠炎大鼠的结肠组织中 PGE2 的含量，缓解疼痛。

升麻鳖甲汤

【原文温习】阳毒之为病，面赤斑斑如锦纹，咽喉痛，唾脓血。五日可治，七日不可治，升麻鳖甲汤主之。（三·14）

阴毒之为病，面目青，身痛如被杖，咽喉痛。五日可治，七日不可治，升麻鳖甲汤去雄黄、蜀椒主之。（三·15）

升麻鳖甲汤方：升麻二两，当归一两，蜀椒（炒去汗）一两，甘草二两，雄黄半两（研），鳖甲手指大一片（炙）。上六味，以水四升，煮取一升，顿服之，老小再服，取汗。

【医案精选】

阳毒（红斑狼疮） 一病人颜面发斑，在额部、两颧最为明显，略显蝶形，其色鲜红，西医诊断为"红斑狼疮"。诊其舌红少苔，脉滑数有力，问诊其患处奇痒难忍，有烧灼感，肢体疼痛，时发寒热，乃断为《金匮》之"阳毒发斑"。治宜解毒透斑，用《金匮》升麻鳖甲汤全方加银花一味，五剂而病减，后去蜀椒、雄黄，加生地、玄参十余剂而愈。吴师说阴阳毒皆当解毒活血，阳毒轻浅，利于速散，故用雄黄、蜀椒辛散之品，以引诸药透邪外出，观方后有云服之"取汗"，就可见本方透解的功效了。（邹学熹．怀念吴棹仙老师，《成都中医学院学报》1982；增刊：3–4）

编者按：阴阳毒之病是西医学的什么病？尚无定论。根据阳毒"面赤斑斑如锦纹"与上述"病人颜面发斑……"为红斑性狼疮，以主治之方升麻鳖甲汤加减治疗获效。如此经验提示，"狼疮"应重视升麻鳖甲汤之功效。

【临证指要】升麻鳖甲汤适当加减可辨证治疗猩红热、红斑狼疮、血小板减少性紫癜等发斑出疹性疾患。

【实验研究】该方治疗重症 SLE 活动期（阴虚毒恋证）的疗效良好，可缓解病情严重程度，降低疾病活动指数，改善补体 C_3、ESR、ACTH 水平，提高抗双链 DNA 抗体转阴率。还能调节 Th1/Th2 细胞因子之间的失衡、改善肾组织炎性病理改变，对系统性红斑狼疮有治疗作用。

侯氏黑散

【原文温习】侯氏黑散：治大风四肢烦重，心中恶寒不足者。(《外台》治风癫)。(五)

侯氏黑散方：菊花四十分，白术十分，细辛三分，茯苓三分，牡蛎三分，桔梗八分，防风十分，人参三分，矾石三分，黄芩五分，当归三分，干姜三分，芎劳三分，桂枝三分。上十四味，杵为散，酒服方寸匕，日一服。初服二十日，温酒调服，禁一切鱼肉大蒜，常宜冷食，六十日止，即药积在腹中不下也。热食即下矣，冷食自能助药力。

【医案精选】

高血压 赵某某，男，58岁，农民。患者以杀猪宰羊为业，平常喜食肥甘厚味，其身形胖大，腿粗腰圆，肌肉丰满，素无他疾。近日两腿疼痛而来院就诊，经检查发现血压29.33/18.67kPa(220/140mmHg)，即住院治疗，给予西药降压，并配合服侯氏黑散汤剂，每日1剂。服药4剂后，血压降至22.67/16kPa(170/120mmHg)。后因故停服中药1周，仅以西药治疗，血压则不再下降。又加服侯氏黑散4剂，血压则又再度降至20/14.67kPa(150/110mmHg)，后又停用中药，尽管使用各种西药降压，则血压一直停留在此水平，不再下降。又复以侯氏黑散治疗，继续下降至18.67/14.67 kPa(140/110mmHg)，其两腿疼痛在住院期间，随着血压的降低而逐渐减轻。出院时，两腿基本不痛。出院回家后，又将侯氏黑散制成散剂继服，每日12g，血压一直稳定在18.67/14.67 kPa(140/110mmHg)。随访5个月再未复发。(《经方发挥》)

原按： 本例证实侯氏黑散确有降血压的作用，并且进一步证实了侯氏黑散在某些情况下降压作用还超过了西药。……高血压是慢性疾患，很难根治。如高血压症状不太急迫时，可将本方研为散剂，日服12~15g，缓缓收功，以资巩固疗效。如病情严重，刻不容缓时，除配合西药降压外，将此方用水煎服，菊花量可用60g，其他药按比例类推……对本方中药物的剂量比例，最好不要作无原则的更改，尽量保持原意，以便观察。

编者按： 侯氏黑散的制方特点是重用菊花，《本草经疏》说："菊花专制肝木，故为祛风之要药。"有报道以侯氏黑散改用汤剂治疗高血压68例。(王廷周.《山东中医杂志》1985；5：45)总有效率91.1%。服药期间未发现有明显的副作用。患者140/110mmHg仍非理想血压，应继服，以达140/90mmHg以下为宜。

【临证指要】侯氏黑散可辨证治疗高血压、高血压伴有中风先兆或中风等。

【实验研究】

1. 保护血管内皮 侯氏黑散含药血清可调节 PLCγ2/ERK 及 TGF–β/Smad2/3 信号通路，促进体外氧糖剥夺模型的损伤性入脐静脉内皮细胞的增殖。

2. 保护神经元 该方能够上调 GAP–43、MAP–2 以及 SYN 的表达，可有效诱导脑损伤修复过程中神经元结构蛋白的合成，促进神经再生和神经功能的康复。

3. 抗氧化、改善血液流变 该方能明显改善局灶性脑缺血模型大鼠的血液流变学各项指标，降低全血黏度，增加红细胞变形性，并降低红细胞聚集性；能明显升高缺血脑组织中 GSH–PX、SOD、CAT 的活性，并显著降低 MDA 的含量。

风引汤

【原文温习】风引汤：除热瘫痫。（五）

风引汤方：大黄、干姜、龙骨各四两，桂枝三两，甘草、牡蛎各二两，寒水石、滑石、赤石脂、白石脂、紫石英、石膏各六两。上十二味，杵，粗筛，以韦囊盛之，取三指撮，井花水三升，煮三沸，温服一升。

【医案精选】

内风 周某，年三十，一日与余求方。云患风证，发作无时，屡医不效，出方阅之皆普通去风药，令人喷饭。据述风作时，手足瘈疭，面皮震动，头晕眼花，猛不可当。风息则但觉口苦头晕，手足顽麻而已。审其面色如醉，舌苔黄厚不甚燥，尖露红点，切脉弦数。即授《金匮》风引汤，以便泄、风止为度。阅半月，以书来云，服药二剂，即便泄、风止，后屡发暂轻。（《二续名医类案》）

编者按：以上古人治例，佐证了风引汤的实用价值。对案例分析如下：从其发病特点，为内风，或曰肝风，故以"普遍去风药""屡医不效"。所述"令人喷饭"，意思是十分可笑。所述四诊表现，盖为热郁于内，深入血分，引动肝风者也。《金匮要略》第十二篇第40条曰："若面热如醉，此为胃热上冲熏其面，加大黄以利之。"本案"审其面色如醉"及舌脉表现，皆大黄主治证候。尤在泾说：风引汤为"下热清热之剂"。以风引汤治之，"便泄、风止，后屡发暂轻"。如此如实述说疗效，乃医者之本分。那种夸大疗效等不实之词、不良习气，应当摒弃。有德行的良医，会永远保持求真务实的作风。

【临证指要】风引汤可辨证治疗肝阳化风，风火上扰所致的高血压、脑血管病、癫痫、狂证、神经症及小儿惊风等。

【实验研究】该方可明显改善广泛性焦虑患者的焦虑症状，治疗阳郁热遏型卒中后抑郁具有较好的疗效。

泽漆汤

【原文温习】咳而脉沉者，泽漆汤主之。（七·9）

泽漆汤方：半夏半升，紫参五两（一作紫菀），泽漆三斤（以东流水五斗，煮取一斗五升），生姜五两，白前五两，甘草、黄芩、人参、桂枝各三两。上九味，㕮咀，内泽漆汁中，煮取五升，温服五合，至夜尽。

编者按：泽漆为大戟科植物泽漆的全草。功能行水、消痰等，主治水气肿满、痰饮喘咳等病症。《本草纲目》考证后说："……据此，则泽漆是猫儿眼睛草，非大戟苗也。"该药全国大部分地区均有分布，生于山沟、路边、荒野、湿地。魏荔彤曰："泽漆较大戟寒性虽减，但破瘀清热，利水降气有同性也。"

【医案精选】

肺心病　张某某，女，72岁。患慢性支气管炎伴肺气肿10年，素日气短，劳则作喘。旬日前，贪食肥厚，复勉强作劳，遂扰动宿疾，咳痰肿满，气急息迫，某医院诊为肺源性心脏病，以西药治疗1周罔效。刻诊：面晦紫虚肿，咳逆气促，鼻张抬肩，膈间膨胀，不能平卧，痰涎壅盛，咯吐不爽，心慌不宁，颈静脉怒张，肝肋缘下3cm，伴明显压痛，剑突下上腹部动悸可见，下肢呈凹陷性水肿，小便不利，大便数日未行。唇青紫，口干不欲饮，舌质紫暗、苔白厚，脉沉有结象。辨属痰饮潴留，胸阳阻遏，气滞血瘀，肺病累心。治宜开结降逆，决壅逐水。拟泽漆汤原方：泽漆30g，紫菀、白前、生姜各15g，半夏、党参、桂枝、黄芩、炙甘草各10g。5剂，日1剂，水煎服。

二诊：药后诸症明显好转，泻下黏浊物甚多，脉转缓，续予原方5剂。

三诊：咳平喘宁，肿消痰却，肝大缩回，小便通利，纳谷馨，改拟金水六君煎调理，连进月余，病情稳定。经询访，年内未再反复。（海崇熙.《国医论坛》1991；3：14）

原按：方中泽漆长于泄水，善治痰饮阻格之咳。本方虽为逐水之剂，但实际具培土生金之妙。邪却后，以金水六君煎善后，培土生金，金生水，肺、脾、肾三脏根本得固，故获长治久安之效。

编者按：此案叙述病史、病因与就诊时临床表现十分清晰；分析病机、治法十分准确；方证相对，谨守原方治之，痼疾取得良效。这彰显了古圣经方之垂训千古的价值，我辈岂可不虔诚传承哉？

【临证指要】泽漆汤可辨证治疗慢性支气管炎、肺心病、鼓胀等。并可试治肺癌。

【实验研究】

1. 调节免疫 该方通过升高 CD3$^+$、CD4$^+$ 和 NK 细胞，降低 CD8$^+$ 水平，可调节免疫功能，有效控制恶性胸腔积液的进展。

2. 抗肿瘤 该方用于非小细胞肺癌原位模型小鼠，能通过上调小鼠体内 NK 细胞数量，增强其脱颗粒能力，从而达到抑制小鼠体内肿瘤生长，延长其生存期的作用。

3. 抗炎 对烟熏法制备的慢性阻塞性肺模型大鼠，该方能明显下降大鼠肺组织匀浆中 TGF-β 和 TNF-α 的含量。

类方串解

本章共 5 首方剂，根据其方药主治特点，归纳如下：

1. 寒温并用，以补为主的方剂 此类有乌梅丸、侯氏黑散 2 方。其中乌梅丸以人参、当归补养气血，附子、干姜、桂枝、细辛、蜀椒等温脏安蛔，方中虽有连、柏之苦寒，但大体属温脏散寒、安蛔止痛之剂，主治脏气虚寒、蛔虫上扰之寒热错杂证。侯氏黑散菊花用量最多，约占全方二分之一，可见本方以凉肝清补为主，并配以牡蛎、黄芩苦咸寒清热益阴，以及益气养血、化痰通络诸药。

2. 寒温并用，以泻为主的方剂 此类有风引汤、泽漆汤 2 方。其中风引汤用五种石类药配苦寒之大黄为主体药，本方虽寒温并用，但属清降泻火之剂，主治肝阳化火，风火上扰之"热瘫痫"。泽漆汤以泽漆逐水为主药，意在驱有形之痰水；方中人参、甘草虽属甘温益气，但药寡量少，意在佐制泽漆之峻，使驱邪而不伤正。本方主治肺病痈疾正虚邪盛者。

升麻鳖甲汤属滋阴活血、解毒化斑之剂，用治邪毒内结之发斑出疹性疾患。

第二十六章 其他内服杂疗方剂

本章内容是将不宜于归属前述一至二十四章的方剂，都罗列于此章。其中包括清热解毒、利肺化痰、活血化瘀、利咽解毒、化痰截疟、润燥通便、催吐、安蛔等多种方剂，故称之为杂疗方。其中疗效好而常用者，如白头翁汤、葶苈大枣泻肺汤、旋覆花汤等；亦有不常用者，如蜘蛛散、文蛤散、猪肤汤等；还有一些是有方无药或疗效存疑者，如杏子汤、烧裈散等。临证可酌情选用。

半夏散及汤

【原文温习】少阴病，咽中痛，半夏散及汤主之。（313）

半夏散及汤方：半夏（洗）、桂枝（去皮）、甘草（炙）。上三味，等份，各别捣筛已，合治之。白饮和，服方寸匕，日三服。若不能服散者，以水一升，煎七沸，内散两方寸匕，更煮三沸，下火令小冷，少少咽之。半夏有毒，不当散服。

编者按：方后"半夏有毒，不当散服"八字，疑为后人所加。若为仲景原文，岂不自相矛盾？《玉函》、成注本均无此八字。

【医案精选】

1. 咽痛 郑某某，家庭妇女。身体素弱，有痰嗽宿疾。因娶媳期届，心力俱劳，引起恶寒、发热、头痛等症，咽喉疼痛尤剧，卧床不起，吞咽困难，脉象两寸浮缓，咽部颜色不变。诊断：三阴中少阴主枢，少阴之经循于咽喉，枢机失常，邪气怫逆不能外达而发生咽痛。治以《伤寒论》半夏汤原方表里兼治。嘱徐徐咽下。服2剂，寒热、痰嗽、咽痛等顿消。继以扶正而愈。（游建熙.《新中医》1962；7：36）

2. 喑哑

（1）赵某，女，56岁。自述，两年前的隆冬，嗓子肿痛，口干，咽燥，身微热，喜冷饮。食一冰凉罐头泻火，后疼痛减轻，却喑哑至今，时轻时重，诸药不效。诊其脉沉弱，故以半夏散及汤（半夏9g，桂枝9g，炙甘草6g），三剂，令其缓缓咽之，服三剂后已能发音，后以苦酒汤三剂而愈。（《门纯德中医临证要录》）

（2）靳某，女，学生。咽喉疼痛三日，医院诊断为急性咽炎。给消炎药治疗过程中吃冰棍三个即嘶哑失音。余先与半夏散及汤一煎。服后半小时即可发音，后以

麦门冬汤加银花 12g，玄参 15g，三剂而愈。（《门纯德中医临证要录》）

原按：此类暗哑症，初多系急性咽炎，实属燥热。过用寒凉药，或过量冷饮，使咽喉表皮为寒邪所束，气血凝滞，内热固结而不得出，使声门开合不利，故卒然声音不扬，出现暗哑。故以半夏散及汤解咽喉在表之寒凝，再以苦酒汤或麦门冬汤清热养阴祛痰。用之得法，例例皆效。

编者按：门纯德先生说："我们不要看不起方小药简，如果用的得当，常有意想不到的效果。我们说要继承，就是要继承这些东西。"先生说得多好哇！言辞恳切，经验之谈也。扪心自问，笔者虽然研究仲景书几十年，对经方之价值确信不疑，但见到门氏上述治例之前，对该方之疗效也有点怀疑，不置可否。而"当今居世之士"不"精究方术……唯名利是务"之辈，则更是不屑一顾了。尚需说明：我辈虚心者，审病辨证，依法应用半夏（散及）汤，不一定能够起到门氏所说之疗效，为何？方药之质量不同使然。因此，良医呼唤良药，如同良将应有应手武器也。

【临证指要】半夏散及汤可用于治疗某些上呼吸道感染、声带水肿、慢性咽炎、喉炎等属风寒外束痰涎较多者。

【实验研究】该方具有抗炎、抗菌、抑制气管平滑肌痉挛、增强机体免疫能力等作用。

苦酒汤

【原文温习】少阴病，咽中伤，生疮，不能语言，声不出者，苦酒（即米醋）汤主之。（312）

苦酒汤方：半夏（洗，破如枣核）十四枚，鸡子一枚（去黄，内上苦酒，着鸡子壳中）。上二味，内半夏苦酒中，以鸡子壳置刀环中，安火上，令三沸，去滓，少少含咽之。不差，更作三剂。

【医案精选】

失音 范某，男，52岁，陕西省咸阳市农民，1992年3月18日以"声音嘶哑，咽中不适月余"就诊。自诉春节前夕，患感冒，又常于田间呼喊，组织村民冬灌，而渐声音嘶哑，现感冒已愈，唯感咽中不适，声音嘶哑，不能言语，查其咽后壁暗红，舌红，脉细数。患者年过半百，感受外邪，酿生痰浊，复因冬灌高喊损伤肺肾，使少阴阴液亏耗，咽喉失调。治宜涤痰散结，滋阴润咽。方用苦酒汤：清半夏3g，鸡子1枚（去黄），苦酒适量。用法：先以苦酒浸泡半夏，后装入鸡蛋壳内，制一带把铁环，置鸡蛋壳于铁环上，火沸三次，去渣含服。共用6剂，咽中无不适，发音清晰不哑。停药观察半年，未见复发。（郭亚宁．《陕西中医函授》1996；

6：2）

【临证指要】苦酒汤多用治痰热郁结咽喉之咽炎、喉炎、口腔溃疡及扁桃体炎等。

【实验研究】该方具有抗炎、抑制气管平滑肌痉挛、保护胃黏膜、增强机体免疫能力等作用；可通过延缓唾液 pH 下降，延缓放射性口腔黏膜炎发生时间，降低严重程度。

甘草汤

【原文温习】少阴病二三日，咽痛者，可与甘草汤；……（311）

甘草汤方：甘草二两。上一味，以水三升，煮取一升半，去滓，温服七合，日二服。

【医案精选】

昔在山东时曾治一患者咽喉痛如刀刺，曾用西药未效，细察咽喉，局部不红不肿，诊断为少阴咽痛。病由少阴经气不能舒展所致，予服《伤寒论》甘草汤。生、炙甘草并用，以舒其痉挛。饮后二日，其痛若失。（《岳美中医话集》）

原按：甘草炙用温中，生用清热。《伤寒论》诸方甘草皆炙，唯本方与桔梗汤生用，旨在取其清热解毒，治少阴客热咽痛。

【临证指要】有报道，日本汉方医根据甘草汤具有缓急止痛的效果，能直接作用于平滑肌及皮肤黏膜，对炎症轻、发赤肿痛不明显的急迫性疼痛和痉挛性疼痛有卓效的临床药理特点，认识到凡咽喉、食管、胃肠、肛门、皮肤黏膜等出现急迫性疼痛，均宜本方治疗。并认为本方内服外用皆可。内服以炎症和肿胀不明显者为宜；外用宜于皮肤或黏膜的疼痛。其具体运用如下：①口腔内痛：口腔炎、牙痛、咽喉痛、食管痛等。②声哑、失音。③胃痛、腹痛，以腹肌紧张或板状为应用指征。④胃溃疡、十二指肠溃疡，服镇痛剂无效，宜此方。⑤反射性或痉挛性咳嗽。⑥食物中毒：如菌类中毒等。⑦减轻抗结核药、磺胺剂等药的副作用。⑧过敏性疾患：如过敏性湿疹、荨麻疹、皮肤瘙痒等。⑨排尿痛、尿闭。⑩痔核、脱肛等肛门部痛甚；阴部瘙痒、肿痛；跌打损伤、刺伤、虫螫引起的疼痛，宜外用，主要采用浓缩液湿布热敷。

【实验研究】甘草甜素是甘草中的重要有效成分，具有抗病毒、抗炎、保肝、保护神经、抗癌等药理作用。

猪肤汤

【原文温习】少阴病，下利，咽痛，胸满，心烦，猪肤汤主之。（310）

猪肤汤方：猪肤一斤。上一味，以水一斗，煮取五升，去滓，加白蜜一升，白粉五合，熬香，和令相得。温分六服。

编者按：猪肤，即猪的皮肤，俗称猪皮。白粉，王好古说"即白米粉也"。

【医案精选】

1. **咽痛——阴虚多火**　张路玉治徐君玉，素禀阴虚多火，且有脾约便血症，十月间患冬温，发热咽痛。里医用麻、杏、橘、半、枳实之属，遂喘逆倚息不得卧，声飒如哑，头面赤热，手足逆冷，右手寸关虚大微数。此热伤手太阴气分也，与葳蕤、甘草等药不应。为制猪肤汤一瓯，命隔汤炖热，不时挑服，三日声清，终剂病如失。（《续名医类案·卷五·火》）

2. **口燥咽干——少阴客热，肾经虚燥**　马元仪治周君开，病经一月，口燥咽干，胸满，不能饮食，二便俱闭，诊其脉，虚而且涩，此少阴客热，肾经虚燥也。肾开窍于二阴，肾阴既亏，窍不滑泽，所以二便俱闭。少阴之脉循喉咙，挟舌本，肾热则经络亦热，所以口燥咽干。肾者，胃之关也。关门不利，胃气亦为之阻，所以胸满不能饮食。当用仲景猪肤汤治之。夫猪，水畜也，其气先入肾，肤味咸，能解少阴客热，故以为君，加白蜜以润燥除烦，白粉以补虚益气，二剂热去燥除，便调食进而愈。《续名医类案·卷五·燥》

3. **原发性血小板减少性紫癜**　毕某某，女，34岁。2年来自觉疲乏无力，牙龈出血，双下肢反复出现紫斑。近2个月来加重，月经增多，四肢紫斑增多，头痛头晕，惊悸失眠，少食，全身无力，不能参加体力劳动。既往健康。检查：全身有散在瘀点，双下肢有弥散性瘀斑。心尖区可闻及收缩期Ⅲ级吹风样杂音。脾在左乳下线肋下1.5cm。出血时间7分钟，凝血时间9分钟；血红蛋白7g，红细胞320万，血小板4.2万；毛细血管脆性试验阳性。诊断：原发性血小板减少性紫癜。服猪皮胶（猪皮胶30g，烊化或做成胶冻，白开水送服，每天2次，28天为1疗程）2个疗程后，临床症状全部消失，能参加劳动。心尖区闻及收缩期Ⅱ级吹风样杂音，脾未扪及，血液检查基本正常。随访1年无复发。（郭泗训.《新中医》1979；4：33）

【临证指要】猪肤汤可辨证治疗阴虚火旺之慢性咽喉炎、发热性疾患恢复期、老年性皮肤干燥症、血小板减少性紫癜、再生障碍性贫血及脾功能亢进等。

【实验研究】该方具有增强免疫能力、抗疲劳、抗炎、止痒、解热等作用。将内服经典药膳方猪肤汤制备为软膏剂，外用涂搽治疗老年皮肤瘙痒症（SP），疗效确切、安全可靠，可改善 SP 患者的皮肤瘙痒状况。

白头翁汤

【原文温习】热利下重者，白头翁汤主之。（371）（十七·43）

下利，欲饮水者，以有热故也。白头翁汤主之。（373）

白头翁汤方：白头翁二两，黄柏三两，黄连三两，秦皮三两。上四味，以水七升，煮取二升，去滓，温服一升，不愈，更服一升。

【医案精选】

1. 痢疾（阿米巴痢疾、细菌性痢疾）

（1）焦某某，女，38 岁。1964 年 11 月 26 日入院。患者在 10 月上旬，无明显诱因出现腹泻，日 2~3 次，未就医服药，以后逐渐加重。10 月下旬大便增至日 4~5 次。11 月初增至日十余次，并发现大便呈酱色，有脓血。先后曾服合霉素、磺胺、黄连素等，病情仍时轻时重，缠绵不愈。脉弦数，舌质红，苔薄白。西医结合乙状结肠镜及大便检查，诊断：阿米巴痢疾。中医辨证：湿热痢。以湿热邪毒，蕴结肠中。治宜清热燥湿解毒，方取白头翁汤加味：白头翁 18g，黄连 6g，黄柏 15g，秦皮 18g，椿根白皮 24g。水煎服。鸦胆子 10 粒（装入胶囊另吞服），每日 3 次。药后大便次数减少，但仍痢下脓血，腹部微胀，时转矢气（鸦胆子仅服 1 次，因呕吐停服）。辨证为肠中湿热，气机不利。治宜清热渗湿，理气导滞。处方：①白头翁 15g，秦皮 15g，椿根白皮 60g，当归 9g，白芍 12g，广藿香 9g，川朴 9g，茯苓 12g，茅术 9g，陈皮 12g，大腹皮 12g，炙草 6g。水煎服。②另用：白头翁 60g，苦参 60g，银花 60g，黄柏 60g，滑石 60g。浓煎 200ml，保留灌肠。每日 1 次。经以上中药灌肠及内服 14 天后，大便脓血消失，大便常规未见异常，乙状结肠镜检查，病变完全愈合，痊愈出院。（徐有玲.《中医杂志》1965；7：32）

（2）姜某某，男，17 岁。入夏以来腹痛下利，一日六七次，后重努责，下利急而又排便不出，再三努挣，仅屙少许红液。口渴思饮，舌苔黄腻，六脉弦滑而数。此为厥阴下利，湿热内蕴，肝不疏泄，下伤于肠。唐容川所谓"金木相沴，湿热相煎"也。疏方：白头翁 12g，黄连 9g，黄柏 9g，秦皮 9g，滑石 15g，白芍 12g，枳壳 6g，桔梗 6g。服 2 剂，大便次数减少，又服 2 剂，红色黏液不见，病愈。（《刘渡舟临证验案精选》）

原按：痢疾又称"滞下"，《内经》谓之"肠澼"，《伤寒论》称为"热利"。夫热性急而湿性缓，故有暴注下迫而又后重难通之状，这是湿热下利的一个主要特征。《素问·至真要大论》所谓"诸呕吐酸，暴注下迫，皆属于热"也。湿热郁滞，腐血伤肠，损伤脉络，则下脓血，或见红色黏液。热利辨证当抓住两个主症：一是下利时里急后重；二是伴有口渴欲饮。故用白头翁汤加减治疗。陈修园说："病缘热利时思水，下重难通此方珍。"本方既能清热燥湿，又能凉血清肝，临床上用治阿米巴痢疾，效果理想。对湿热内蕴之下利，服之即效。如果湿热下利兼有阴血虚者，可加阿胶、甘草滋阴缓中，即白头翁加甘草阿胶汤。

2. 黄带，阴道口疖肿　王某某，女，35岁，海南人。2022年2月18日初诊。患者白带多数月，近1个多月以来带黄绿色，有臭味，且阴道口疼痛，脉略滑，舌淡红苔白。《傅青主女科》治湿盛下陷的完带汤加味，处方：炒白术30g，山药30g，党参20g，炒白芍15g，车前子20g，苍术10g，甘草5g，陈皮10g，柴胡5g，黑芥穗5g，蒲黄20g，茜草10g。加后两味，意在治阴痛。2月25日复诊：服前方7剂后，仍阴道口疼痛，带下多，黄绿色，有臭味。记得笔者编著的《伤寒杂病论研究大成》之白头翁汤【验案精选】中，有"黄带"治用该方案例，故处方两首，方一：上述处方去了后两味，加白头翁30g，4剂，服之疗效不佳，接着服方二（白头翁加甘草阿胶汤）：白头翁30g，黄连10g，黄柏10g，秦皮10g，阿胶3包（每包3g）烊化，甘草10g。3月8日三诊：述说服前方之方二的1剂后即黄带减少了，服完4剂后黄带有臭味均明显好转。但昨日发现左侧阴道壁红肿，质硬疼痛，如鹌鹑蛋样肿块堵住阴道口。今日月经至，大便不成形，日1次，脉滑，舌偏暗红苔薄黄。治以薏苡附子败酱散（改汤）加味，以清热解毒，软坚散结，处方：薏苡仁30g，败酱草30g，炮附子5g，蒲公英30g，白花蛇舌草40g，紫花地丁10g，金银花30g，郁金20g，三棱5g，莪术5g，柴胡10g，黄芩10g，甘草10g。10剂，日1剂，水煎分3次温服。3月18日四诊：服药后阴道壁疼痛消失，鹌鹑蛋样肿块明显消退，阴道口已经看不见、摸不到了；经期较前缩短，月经量少至第3天基本干净；豆腐渣样白带增多，自行用洁尔阴冲洗后变少。脉沉细略滑，舌淡红苔薄黄。守4诊方加西洋参5g以补益气阴而扶正，再取5剂，隔日1剂。总为彻底治愈着想。3月29日五诊：服药后现已无不适，脉和缓略滑，舌偏红苔薄黄。改以加味（丹栀）逍遥丸善后调治。（吕志杰医案）

编者按：上述治例有两点价值：一是黄带治用白头翁之专功特效。整理这则医案翻阅了笔者《研究大成》，其治疗"黄带病史2年余……治用白头翁汤"原方，"服药3剂后，黄带明显减少"。可知该方是治黄带之专方也。又查阅现代药理研究，白头翁对多种细菌均有抑制作用，是临床治疗细菌性痢疾、阿米巴痢疾的特效药。西医妇产科学认为：白带出现黄绿色泡沫样的症状，最常见的原因是"滴虫性阴道炎"（甲硝唑、奥硝唑为特效药，但其副作用较大）。还有，子宫内膜炎，一般亦带下黄绿色，并有脓臭味。总之，黄带并有臭味者，辨证论治之方药效果不佳，别忘了治之专药白头翁。二是患者阴道壁红肿硬痛，并生出鹌鹑蛋样肿物，以治疗肠痈化脓的"主方"合五味消毒饮（金银花、野菊花、蒲公英、紫花地丁、紫背天葵子）之"三味"为主，并以三棱、莪术活血化瘀、行气消积，柴胡、黄芩疏肝清郁热（想到肝胆经绕阴器），郁金活血解郁镇痛等。虽初次治疗此种妇人病，只是遵循辨证论治而选择方药，没想到取得肿消痛止之良效，故整理之，以供同道参考。

【临证指要】 白头翁汤是治疗湿热疫毒痢的主方。古今临证以白头翁汤原方或适当加减治疗痢疾（急性菌痢、小儿中毒性菌痢、阿米巴痢疾）、肠炎（急性肠炎、溃疡性结肠炎、伪膜性肠炎）均有良效。特别要注重的是：白头翁治疗阿米巴痢疾有特效；白头翁汤与甲硝唑合用治疗某些肠炎有协同增效作用；白头翁汤对用抗生素、磺胺药疗效不佳的患者亦有效。根据"异病同治"的原则，以白头翁汤加减治疗妇人带下、崩漏、尿道炎及红眼病等，均取得疗效。取效的关键还是辨证论治，即取白头翁汤清热凉血解毒之功效。至于单味白头翁的治病功用有待深入研究。

【实验研究】

1. 抗炎、抗溃疡 该方能减轻小鼠炎症，修复肠壁损伤，恢复结肠黏膜的分泌功能；可通过调节肠道菌群，降低促炎因子的含量，改善 SCFAs 代谢，起到治疗溃疡性结肠炎的作用。

2. 调节肠道菌群、抗肿瘤 该方可抑制结直肠癌小鼠的肠道菌群紊乱，并减低促炎因子及 HER-2 的含量，抑制肿瘤的体积增大和生长。

3. 抑菌、抗内毒素 白头翁汤水相提取物对痢疾杆菌具有明显的抑制和杀灭作用，其主要成分有抗大肠埃希菌内毒素的作用；还可治疗小鼠外阴阴道念珠菌病，抑制白念珠菌增殖。

4. 抗氧化 该方可有效改善 STZ 诱导的糖尿病肝损伤，能减轻脂质过氧化、增强机体清除自由基能力。

白头翁加甘草阿胶汤

【原文温习】 产后下利虚极，白头翁加甘草阿胶汤主之。（二十一·11）

白头翁加甘草阿胶汤方：白头翁、甘草、阿胶各二两，秦皮、黄连、柏皮各三两。上六味，以水七升，煮取二升半，内胶令消尽，分温三服。

【医案精选】

1. 妊娠下利 常某某，女，31 岁。7 月 8 日门诊。自诉：腹痛、腹泻，发热，大便带脓血，四肢无力，已 3 天。检查：体温 38.2℃。投给磺胺脒、苏打片，注射地亚净 1 支，经 2 天治疗，毫不见效，且一日重一日。病人怀孕 7 个月，有小产之虑。现头痛、头晕、发热较昨日更甚，恶心不食，腹痛，大便脓血，一日数次，里急后重。体温 38.9℃，舌有白苔。因连用磺胺药 2 日不效，乃改用中药治疗。处方：白头翁6g，黄连、黄柏、秦皮、甘草各3g，阿胶6g。水煎服。……服药2齐诸症悉除，唯感身体虚弱，改投人参归脾汤1剂以善其后。（史文郁.《上海中医药杂志》1958；4：20）

编者按：《金匮》本方原为产后热利阴伤者设，上述治例表明，妊娠下利用之得当，亦有良效。

2. **休息痢（慢性细菌性痢疾）** 赵某某，女，54岁，家务。1960年9月5日初诊。1955年起，每年夏秋季节，痢疾反复发作，经中西药治疗，仅症状得到改善但未能根治。近3天来痢下赤白，有黏冻，腹痛，里急后重，日行七八次，形体消瘦，纳谷减少，烦躁，手心灼热，口苦溲赤，舌质红绛、苔光剥，脉细数。久痢耗伤阴血，湿热夹滞，交阻大肠，乃休息痢之重症，治拟清化湿热，兼养阴血。白头翁9g，北秦皮9g，川黄柏6g，川黄连4.5g，阿胶珠9g，全当归9g，广木香4.5g，炮姜炭3g，焦楂炭12g，制川军9g。2剂。9月7日二诊：腹痛后重略减，大便仍夹脓血，烦躁，手心灼热，口苦略减，小溲短赤。前方尚称合度，仍守原意，前方去制川军。3剂。9月10日三诊：腹痛后重已除，大便已无脓血，但尚有黏冻，烦躁渐宁，日晡手心微热，口仍苦，溲赤略淡，仍守原法。前方去炮姜炭。5剂。月15日四诊：大便已无黏冻，每日1~2次，质软成形，烦躁、口苦等症大减，胃纳略增，舌红少苔，脉象细数。再从前方加减，以清余邪。白头翁9g，北秦皮6g，川黄柏6g，川黄连3g，阿胶9g，全当归9g，大生地9g，炒山楂9g，炒谷、麦芽各9g，广陈皮4.5g。5剂。1964年随访，痢疾未复发。（《医案选编》）

【临证指要】白头翁加甘草阿胶汤多用治产后下利或久痢伤阴者，亦可用于素体阴虚而病下利者。

【实验研究】该方具有抗炎、解热、抑菌、抗阿米巴原虫、增强免疫能力等作用。

皂荚丸

【原文温习】咳逆上气，时时吐浊，但坐不得眠，皂荚丸主之。（七·7）

皂荚丸方：皂荚八两（刮去皮，用酥炙）。上一味，末之，蜜丸梧子大，以枣膏和汤服三丸，日三夜一服。

编者按：曹颖甫《经方实验录》说："刮去皮者，刮去其外皮之黑衣也。酥炙者，用微火炙之，使略呈焦黄即得。勿成黑炭也。"皂荚究属峻品，无经验者初次试用，先用小量较为妥当。

【医案精选】

1. **痰饮，肺胀（肺气肿）** 余尝自病痰饮，喘咳，吐浊，痛连胸胁，以皂荚大者四枚炙末，盛碗中，调赤砂糖，间日一服。连服四次，下利日二三度，痰涎与粪俱下，有时竟全是痰液。病愈后，体亦大亏。于是知皂荚之攻消甚猛，全赖枣膏调剂也。夫甘遂之破水饮，葶苈之泻痈胀，与皂荚之消胶痰，可称鼎足而三。唯近人不察，恒视若鸩毒，弃良药而不用，伊谁之过欤？（《经方实验录》）

编者按：《经方实验录》以皂荚丸治案有四则，此案为其三。曹颖甫师徒反复议论皂荚之治证，言其"能治胶痰，而不能去湿痰"，亦"不能除水气也"。

2. **痹证（大骨节病）** 马某，男，60岁，1971年春诊。患大骨节病已30余年，诸骨节增粗疼痛，十指骨短变形，痛势因外感、受寒、劳累而加重，未曾间断。膝、肘弯曲不能伸直，亦不能屈尽，臂举则手指难拈其同侧之耳，下蹲则臀不能近其脚跟。指、肘、膝关节皆肿大，诸肢萎短。乃施皂荚丸每服6g，日3次。3天后渐见痛减，食增，关节活动增强，服至1月，痛止，指可拈及脑后，腿亦能下蹲，劳动自如。自冀皂荚丸以除根。连续服3月余，萎短之诸肢体略见伸长，20余年来关节疼痛未发。（颉克勤.《中医杂志》1995；6：326）

原按：大骨节病系地方病，其证身体四肢骨节对称疼痛肿大，重者肢体萎短，影响劳动，患者精神痛苦。我从七十年代初用中药治疗大骨节病250余例，选用《本经》"主风痹，死肌"的皂荚作丸治疗，有效率为96.8%。方用大皂荚去皮弦子丝，碾细过箩，炼蜜为3g重丸，每服3~6g，每天3次，1个月为1疗程。在治疗中，一般服药数天骨节疼痛即减轻，关节屈伸度增大，继而行动日渐灵便，饮食、面色、体力亦有改善。服药1疗程后，172例患者疼痛消失，关节功能好转，其中82例关节屈伸大为好转，唯病重体弱患者其关节弯曲难于复原，但坚持服药2个疗程以上，能使痛止而恢复劳动。服药剂量根据患者体质，在3~6g之间（体弱者少用），儿童酌情用0.5~3g，未有不良反应。

【临证指要】皂荚丸主要用于辨证治疗慢性支气管炎、支气管哮喘而见黏痰壅滞者。用本方治疗小儿厌食亦有疗效。

【实验研究】

1. **抗炎、抗氧化** 该方能显著影响健康幼年大鼠血清中GSH及MDA的含量，能明显减轻H_2O_2诱导的DNA损伤。

2. **抗肿瘤** 皂荚提取物可明显提高带瘤大鼠肝组织中Smad 4的表达，同时降低Smad 7和MVD的表达，从而起到抗癌作用。

3. **抗心肌缺血** 皂荚总皂苷具有抗心肌缺血作用，皂荚总皂苷主要由刺囊酸及齐墩果酸组成，刺囊酸能增强心肌耐缺氧能力、保护心肌细胞、抗氧化及抑制心肌细胞凋亡。

4. **抑菌** 皂荚对多种细菌具有较强的抑菌作用。

5. 降脂 皂荚素可有效降低血浆胆固醇水平。

葶苈大枣泻肺汤

【原文温习】肺痈，喘不得卧，葶苈大枣泻肺汤主之。（七·11）

编者按：原文所曰"肺痈"，疑指肺气壅塞，非肺生痈脓。

肺痈胸满胀，一身面目浮肿，鼻塞清涕出，不闻香臭酸辛，咳逆上气，喘鸣迫塞，葶苈大枣泻肺汤主之。（七·15）

编者按：据《千金》卷十七第七内容，本篇第15条应在此第11条"葶苈大枣泻肺汤"之下。置篇末，是后人编次之误也。今仍移置于此。

支饮不得息，葶苈大枣泻肺汤主之。（十二·27）

葶苈大枣泻肺汤方：葶苈（熬令黄色，捣丸如弹子大），大枣十二枚，上先以水三升，煮枣取二升，去枣，内葶苈，煮取一升，顿服。

【医案精选】

1. **肺痈** 喻嘉言治陆令仪母，平日持斋，肠胃素槁，天癸已绝，复淋沥不止，治之久瘥。值秋月燥金太过，湿虫不生，人多病咳。而血虚津槁之躯，受伤独猛，胸胁紧张，上气喘急，卧寐不宁，咳动则大痛，痰中带血而腥，食不易入，声不易出，寒热交作。申酉二时，燥金用事，诸苦倍增，脉时大时小，时牢伏时弦紧，服清肺药无进退。告以肺痈将成，高年难任，以葶苈大枣泻肺汤，先通肺气之壅。即觉气稍平，食少入，痰稍易出，身稍可侧，大有生机。喻曰："未也。因见来势太急，不得已取快一时，暂开者易至复闭，迨复闭则前法不可再用矣。今乘其暂开，多方以图，必在六十日后，交立冬节，方是愈期。盖身中之燥与时令之燥，胶结不解，必俟燥金退气，肺金乃宁。"后六十日间屡危屡安，大率皆用活法斡旋。缘病不可补，而脾虚又不能生肺。肺燥喜润，而脾滞又难于运食。今日脾虚不思饮食，则于清肺中少加参术以补脾；明日肺燥热盛咳嗽，则于清肺中少加阿胶以润肺。日复一日，挨至立冬之午刻，病者忽自云："内中光景，大觉清爽，可得生矣。"奇哉！天时之燥去，而肺金之燥遂下传大肠。五六日不大便，略一润肠，旋即解散，正以客邪易去耳。至小雪节康健加餐，倍于曩昔。盖胃中空虚已久，势必复其容受之常，方为全愈也。（《续名医类案·卷三十二·外科·肺痈肺痿》）

编者按：此案主要提示两点：一是天人相应思想。《内经》曰："人以天地之气生，四时之法成。"自然界正常气候有益于人的生存，反常气候对人体有害。特别是体弱多病之人，气候反常，更易发病。二是急则治标法则的具体运用。此案"以葶苈大枣泻肺汤，先通肺气之壅"，但此乃"不得已取快一时……不可再用矣"。应乘其邪势受挫，调补正气，以利抗邪祛病也。

2. 水肿 治遍身浮肿，以手按之仍起者。葶苈四两炒为末，以红枣肉为丸，如梧桐子大，每服十五丸，桑皮汤下，日三服，试之立验。或用西瓜烧灰为散，服之亦效。(《串雅内编选注》)

原按： 宋《圣济总录》有此方治水蛊身肿喘满者。明《普济方》水肿门载此方名散肿丸。方用桑白皮、西瓜皮(不必烧灰)汤下，于利水之中兼降逆气，从而可以解除水邪凌肺的上气咳喘、面目浮肿，凡肺胸积水以及肺源性心脏病皆可辨证选用。葶苈有苦甜两种，甜葶苈味甘淡而性较缓，苦葶苈味辛苦而性较峻。凡肺热咳喘多用甜葶苈；泻水多用苦葶苈。

3. 水肿，咳喘 浮肿咳喘，颈项强大，饮不得下，溺不得出，此肺病也。不下行而反上逆，治节之权废矣。虽有良剂，恐难奏效。葶苈大枣泻肺汤。(《增评柳选四家医案·尤在泾医案》)

诒按： 此痰气壅阻之证，故重用泻肺之剂。

邓评： 拟参风水治法。

4. 咳喘(慢性支气管炎合并肺气肿) 何某某，男，56岁。患喘咳已10年之久，时常萌发，秋冬两季尤甚。近1周来喘促，咳嗽，不得平卧，痰白而黏，胸部满闷，饮食减少。舌苔薄白而腻，脉弦滑。证属痰饮留恋于肺，肺失肃降。先为泻肺降气。处方：葶苈子18g，炒苏子12g，大枣6枚。水煎服。二诊：服药3剂后，喘咳减轻，原方继服3剂。三诊：气喘、咳嗽日渐轻减，已能平卧，白黏痰亦少。唯仍觉胸满，气短。原方去苏子，余药减量：葶苈子10g，大枣4枚。又服3剂，诸症均退，乃停药。(夏锦堂医案)

5. 咳喘，水肿(肺心病心衰) 朱某，男，55岁。患喘咳病已20余年，每值秋冬受凉或劳累后复发。近1个多月来加重，咳吐黄痰，后双下肢出现浮肿，渐延及全身，尿少，胸闷。现症：气喘，不能平卧，口唇发绀，全身肿胀，两足胫尤甚，上腹部可扪及癥块(肿大的肝脏)，舌暗红、苔黄腻，脉细数。证属水饮瘀血阻于胸膈，以致肺气不利。拟葶苈大枣泻肺汤。处方：葶苈子15g，大枣10枚。水煎，日1剂，2次分服。翌晨，喘息减轻，精神略有好转。上方葶苈子增至30g，续服2剂，喘减大半，能平卧，眼睑浮肿消退，足胫仍肿。上方配合五苓散、真武汤调理半月，浮肿全消，喘息已止。(王端岳.《四川中医》1991；7：23)

编者按： 现代药理研究葶苈子具有强心作用。故肺心病心衰所致的咳喘、心悸、浮肿等症，葶苈大枣泻肺汤有心肺同治之功。上述资料可为佐证。另据报道(《中医杂志》1961；4：27)，用葶苈子治疗慢性肺源性心脏病并发心力衰竭10例，效果良好。治疗方法：北葶苈子末3~6g，每日分3次食后服，并配合一般处理和抗生素以控制感染。结果：10例患者多在服药至第4日开始尿量增加，浮肿渐退；心力衰竭到2~3周时显著减轻或消失。服药过程中未发现任何副作用。

【临证指要】 葶苈大枣泻肺汤多辨证治疗痰浊壅肺所致的咳喘病证，如渗出性胸膜炎、胸腔积液、肺心病水肿及多种原因引起的心力衰竭等。

【实验研究】

1. 调节细胞凋亡 该方可促进 A549 细胞凋亡，也可介导 A549 细胞焦亡。

2. 抗心衰、减轻心肌纤维化 该方可降低胶原沉积，减轻心肌纤维化，在心肌梗死后早期可抑制心肌纤维化的过程，能减慢心肌梗死后心力衰竭的进展。

3. 抗炎 该方可显著降低肺挫伤患者血清中炎症因子 TNF-α、IL-6、IL-8 水平，抑制炎症反应。

4. 平喘 在常规西药治疗的基础上联合葶苈大枣泻肺汤加味治疗支气管哮喘患者，可有效提升临床疗效及治疗安全性，能明显降低 IL-7、IL-8 及 ECP 含量，改善肺呼吸功能，减轻哮喘症状。

5. 调节免疫 对复发难治性肺结核患者用该方辅以治疗，能取得更为满意的治疗效果，并有助于改善机体免疫功能。

奔豚汤

【原文温习】奔豚气上冲胸，腹痛，往来寒热，奔豚汤主之。（八·2）

奔豚汤方：甘草、芎䓖、当归各二两，半夏四两，黄芩二两，生葛五两，芍药二两，生姜四两，甘李根白皮一升。上九味，以水二斗，煮取五升，温服一升，日三夜一服。

【医案精选】

奔豚气 肾水上逆之奔豚，见之最多，以桂枝加桂与之，百发百中。唯肝火上逆之奔豚，患者极少。一日，有妇人前来，云其媳患腹痛，口苦咽干，寒热往来，余曰：可取方往，不必临诊，意谓必小柴胡证也。其妇要求过诊，询之痛从少腹上冲胸及咽喉，顷之即止，已而复发如初，脉之弦数，舌苔白。谓曰，此证幸临视，否则方虽无妨碍，病必不除。此乃肝火上逆之奔豚，为生平所罕见，当用《金匮》奔豚汤，即疏方与之，一剂知，三剂已。（《遯园医案》）

编者按："寒热往来"为小柴胡汤之主症，而于奔豚汤则为兼症。主症抓不准，辨证不切，方证不合，治之无功。

临床有关奔豚气病的个案报道不少。以奔豚汤原方或酌情加减治疗情志因素所致的奔豚气病，多能取得疗效。奔豚汤证后世称之为"肝气奔豚"，疼痛是本病的必具之症，而寒热往来是可有可无之症。奔豚汤中之李根白皮难得，据报道（《浙江中医杂志》1984；3：109）：刘子云老中医常以大剂量川楝子代之，能取桴鼓之效。川楝子苦寒降泄，理气止痛，善引肝火下行，故可用以代替李根白皮。

【临证指要】奔豚汤多辨证治疗神经症或癔症而见有上症者。此外有报道本方加味尚可治疗胆囊炎、顽固性呕吐等。

【实验研究】该方具有解热、抗炎、抗菌、调节内分泌、改善肠胃蠕动、镇痛、镇静、促进消化等作用；能够改善慢性束缚应激诱导的小鼠焦虑行为，可通过下调海马区 GAT-1 和 GAT-3 蛋白表达，进而调节中枢神经系统氨基酸类神经递质的含量。

旋覆花汤

【原文温习】肝着，其人常欲蹈其胸上，先未苦时，但欲饮热，旋覆花汤主之。（十一·7）

寸口脉弦而大，弦则为减，大则为芤，减则为寒，芤则为虚，寒虚相搏，此名曰革，妇人则半产漏下，旋覆花汤主之。（二十二·11）

旋覆花汤方：旋覆花三两，葱十四茎，新绛少许。上三味，以水三升，煮取一升，顿服之。

【医案精选】

胁痛

（1）黎右。胁乃肝之分野，肝气入络，胁痛偏左，转侧不利，胸闷纳少，甚则泛恶，自冬至春，痛势有增无减。先哲云，暴痛在经，久痛入络，仿肝着病例治之。旋覆花 4.5g（包），真新绛 2.5g，大白芍 6g，金铃子 6g，左金丸 2g（包），橘白络各 3g，炒竹茹 3g，春砂壳 4.5g，当归须 4.5g，丝瓜络 6g，川郁金 4.5g，紫绛香 1.2g。（《丁甘仁医案》）

编者按：丁甘仁为近代名医。从本案案语到处方，既效法仲景，又私淑天士，可谓学贯古今。如此学验俱丰者，虽不大谈疗效，而效果不言而喻。

（2）刘某某，女，24岁。素来情怀抑郁不舒，患右胁胀痛、胸满有两年之久，迭经医治，屡用逍遥、越鞠等疏肝解郁之药而不效。近几日胁痛频发，势如针刺而不移，以手击其痛处能使疼痛减缓。兼见呕吐痰涎，而又欲热饮，饮后暂时心胸为之宽许。舌质暗、苔薄白，脉来细弦。刘老诊为"肝着"之证，投旋覆花汤加味。处方：旋覆花 10g（包煎），茜草 12g，青葱管 10g，合欢皮 12g，柏子仁 10g，丝瓜络 20g，当归 10g，紫降香 10g，红花 10g。服药 3 剂，疼痛不发。（《刘渡舟临证验案精选》）

原按：原方由旋覆花、新绛、葱白三味组成，功专下气散结，疏肝利肺，活血通络。新绛为茜草所染，药店无售，临床常以茜草或红花代之。本案加降香以助旋覆花下气散结；加当归、丝瓜络以助茜草活血化瘀通络；加合欢皮、柏子仁既能疏肝郁以理气，又能养肝血以安神。诸药合用，俾使肝升肺降，气机调和，血络通畅，则诸症可解。叶天士所用"通络法"，其基本方即为"旋覆花汤"，临床用于"久病入络"之证，每取良效。

【临证指要】旋覆花汤适当加减可治疗多种瘀血性胸胁疼痛，如慢性肝炎、肝硬化、冠心病、肋间神经痛等。亦可用治瘀血性痛经、漏下不止及不完全性流产等。此外，本方治疗慢性胃炎及肺心病之气喘胸闷症，亦有较好疗效。

【实验研究】该方能有效阻断大鼠肝纤维化，抑制肝窦毛细血管化的形成，可证明活血化瘀为主的方药治疗肝纤维化的有效性。

土瓜根散

【原文温习】带下经水不利，少腹满痛，经一月再见者，土瓜根散主之。（二十二·10）

土瓜根散方：土瓜根、芍药、桂枝、䗪虫各三两。上四味，杵为散，酒服方寸匕，日三服。

【医案精选】

经水不利　某女，54岁。症见每日几乎都有少量的经血，妇科诊为更年期月经过多症，腹满便秘。脉见左关浮、两尺沉取有力，苔白，舌下静脉郁滞。两腹直肌拘挛，左脐及少腹左右见有动悸和压痛。后颈、两肩、右背、左腰、小腿后等肌肉发硬。拇指及小指肚有红斑，手掌干燥。血、尿等检查无异常。治疗方法是每日早晚各服土瓜根蜜丸20粒，连续服用14天后，便秘缓解，大便一日一行，腹胀未作，经血停止。（渡边武.《日本东洋医学杂志》1985；4：7）

【临证指要】土瓜根散主要辨证治疗瘀血性痛经、月经不调、漏下不止，以及前列腺肥大、睾丸炎等。

【实验研究】该方具有抗凝、降脂、改善微循环的作用，可降低全血黏度、血浆黏度及红细胞压积，降低纤维蛋白原的含量，降低甘油三酯的含量和β脂蛋白的含量，改善纤维蛋白原及血小板黏附率异常，抑制血小板聚集，改善微循环。

蜘蛛散

【原文温习】阴狐疝气者，偏有小大，时时上下，蜘蛛散主之。（十九·4）

蜘蛛散方：蜘蛛十四枚（熬焦），桂枝半两。上二味，为散，取八分一匕，饮和服，日再服。蜜丸亦可。

【医案精选】

狐疝（疝气） 曾治一张姓男童，7 岁。生后数月，发现患儿哭啼时有物降入阴囊，哭闹更甚，卧时可还纳入腹，曾经多方治疗不效。家长惧怕手术而来求治。诊见右侧阴囊肿大，质软。嘱患儿平卧，即可推入腹中，站立后，旋即降入阴囊。处以蜘蛛散，服药 1 周，病愈。十余年未复发。（《河南中医》1984；1：41）

原按： 笔者治疗疝气，不论老幼，皆用《金匮》蜘蛛散。以蜘蛛十四枚（新瓦上焙干）肉桂 15g，共为细末，为 1 剂。每服 3g，日服 2 次。六十年中，所治不下千例，疗效甚佳。尚未发现有中毒者。

编者按： 另据麦氏报道（《湖南中医杂志》1986；2：22）：采用蜘蛛散治疗小儿腹股沟斜疝 55 例。其具体方法：黑色大蜘蛛（去头足，焙干）10g，桂枝 20g，共研细末，过筛，瓶装密封备用。每次每千克体重 0.25g，早晚各 1 次，用开水或稀饭送服。治疗 2~4 周，痊愈 52 例，好转 1 例，无效 2 例。

狐疝即西医学所谓的"疝气"。任何年龄均可发病。疝最多发生于腹部。腹部疝又以腹外疝为多见，临床有易复性、难复性、嵌顿性、绞窄性等类型。西医治疗本病以手术为主。上述治例表明，蜘蛛散治疗疝气确有疗效。关于疗效机制，《高注金匮要略》形象地解释说："蜘蛛腹大，为下入少腹之专药，且性主提携束缚，以辛温生气之桂枝为配，以坚弛坠，阴狐疝病宁有不愈者哉。"关于蜘蛛的毒性问题，古人认识不一，如《本草衍义》认为"蜘蛛品亦多，皆有毒"。陶弘景说"蜘蛛类数十种"，有的有毒，有的无毒。上述报道尚未发现有中毒者。总之，蜘蛛散对小儿疝气效果较好。应用时要注意炮制法、用量及品种，以慎重为宜。

【临证指要】 蜘蛛散用治腹股沟斜疝，效果尚佳。关于蜘蛛散中所用蜘蛛一味，因其品种不同，毒性大小不一，故临床运用时，对蜘蛛应加以选择。近人有提出宜用大黑蜘蛛，而不可用花蜘蛛；亦有认为当用袋蜘蛛者，临证可供参考。

【实验研究】 该方具有改善微循环、促进黏膜愈合、抗炎、抗菌、抗缺氧等作用。蜘蛛毒素具有抗炎、抑菌、抗肿瘤、镇痛等作用。

紫参汤

【原文温习】 下利肺痛，紫参汤主之。（十七·46）

紫参汤方：紫参半斤，甘草三两。上二味，以水五升，先煮紫参，取二升，内甘草，煮取一升半，分温三服。（原注：疑非仲景方）

【实验研究】 该方中紫参有文献研究结果即拳参，有抑菌、抗炎、止泻、止血、镇痛、保护胃肠黏膜等作用。

猪膏发煎

【原文温习】诸黄，猪膏发煎主之。（十五·17）

胃气下泄，阴吹而正喧，此谷气之实也，膏发煎导之。（二十二·22）

猪膏发煎方：猪膏半斤，乱发如鸡子大三枚。上二味，和膏中煎之，发消药成，分再服。病从小便出。

【医案精选】

1. **黄疸腹大**　予友骆天游黄疸，腹大如鼓，百药不效，用猪膏四两，发灰四两，一剂而愈，仲景岂欺我哉？（《金匮要略论注》）

编者按："一剂而愈"，推测应为一段时间服完八两而愈。

2. **阴吹**　患者林某，女，40岁。自述近1年来随大便秘结而出现阴道排气有声，甚则频发不已。常服大黄类泻下药，待大便通则消失，余无所苦。舌质舌苔正常，脉细数。此为仲景所论之阴吹，用猪膏发煎治愈。随访3年，病未复发。（彭履祥.《成都中医药大学学报》1980；1：26）

【临证指要】猪膏发煎可用治黄疸津亏便秘及阴吹症。

【实验研究】该方具有保肝利胆、保护胃黏膜、改善微循环、抗疲劳等作用。

文蛤散

【原文温习】渴欲饮水不止者，文蛤散主之。（十三·6）

文蛤散方：文蛤五两。上一味，杵为散，以沸汤五合，和服方寸匕。

【医案精选】

消渴病（糖尿病）　患糖尿病，服药100余剂，常用方剂几遍服无遗，仍1~2小时渴饮一次，每日饮2000~3000ml，乃于原服方中加文蛤9g冲服，渴势竟明显减轻，大有半载沉疴，一旦豁然之势，遵照原方治疗而逐渐缓解。（《中医函授通讯》1965；11：19）

编者按：现代名医祝谌予善治糖尿病，其"降糖基础方"（党参、麦冬、生地黄、茯苓、五倍子、生龙骨、生牡蛎、苍术、玄参、黄芪、山药）中有五倍子（《实用中医内科学》）。五倍子首载于《本草拾遗》，在《开宝本草》异名"文蛤"。而《本经》记载之"文蛤"与五倍子是两种药，功效不同。

【临证指要】文蛤散较少单用，加味后多用治肺胃有热之消渴、痰热咳喘等。

【实验研究】该方具有抗炎、抗过敏、抑制气管平滑肌痉挛、调节内分泌等作用。

一物瓜蒂汤

【原文温习】太阳中暍，身热疼重，而脉微弱，此以夏月伤冷水，水行皮中所致也。一物瓜蒂汤主之。（二·27）

瓜蒂汤：治诸黄。（十五·附方）

一物瓜蒂汤方：瓜蒂二十个，上剉，以水一升，煮取五合，去滓，顿服。

【临证指要】瓜蒂散吹鼻法、口服法治疗急性传染性黄疸型肝炎效果颇佳，亦可用于防治肝硬化、原发性肝癌、乳腺癌等。详见《伤寒杂病论研究大成》之"瓜蒂汤治诸黄"的综述内容。

【实验研究】该方具有催吐、保肝作用；可刺激胃感觉神经，兴奋呕吐中枢，降低血清谷丙转氨酶，增加肝糖原蓄积，抑制肝细胞纤维增生，防止肝细胞脂肪变性。

藜芦甘草汤

【原文温习】病人常以手指臂肿动，此人身体润润者，藜芦甘草汤主之。（十九·2）

原书方未见。

【临证指要】藜芦甘草汤可治癫痫、疟疾等。

【实验研究】该方具有调节神经、解除平滑肌痉挛、镇静、抗炎等作用。

白术散

【原文温习】妊娠养胎，白术散主之。（二十·10）

白术散方：白术、芎䓖、蜀椒三分（去汗），牡蛎二分。上四味，杵为散，酒服一钱匕，日三服，夜一服。但苦痛，加芍药；心下毒痛，倍加芎䓖；心烦吐痛，不能食饮，加细辛一两，半夏大者二十枚。服之后，更以醋浆水服之。若呕，以醋浆水服之；复不解者，小麦汁服之。已后渴者，大麦粥服之。病虽愈，服之勿置。

【临证指要】白术散可用治妊娠脾虚之胎动不安或习惯性流产，亦可用治肥胖型妇人妊娠羊水过多症。

【实验研究】该方具有保护胃黏膜、改善肠胃运动、抗心肌缺氧缺血、抗菌、抗炎、镇痛等作用。

蜀漆散

【原文温习】疟多寒者，名曰牝疟，蜀漆散主之。（四·5）

编者按：一般医者皆知常山为截疟专药，李彣指出："蜀漆乃常山之苗，功能治疟，不用根而用苗者，取其性多升发，能透阳气于上之义也。"

蜀漆散方：蜀漆（洗去腥）、云母（烧二日夜）、龙骨等份。上三味，杵为散，未发前以浆水服半钱。温疟加蜀漆半分，临发时服一钱匕。

【实验研究】该方具有抗疟原虫、抗病毒、抗炎、抗肿瘤、解热、降压、抗风湿等作用。

甘草粉蜜汤

【原文温习】蛔虫之为病，令人吐涎，心痛，发作有时，毒药不止，甘草粉蜜汤主之。（十九·6）

甘草粉蜜汤方：甘草二两，粉一两，蜜四两。上三味，以水三升，先煮甘草，取二升，去滓，内粉、蜜，搅令和，煎如薄粥，温服一升，差即止。

【临证指要】甘草粉蜜汤可治蛔虫性腹痛或胆道蛔虫病等。

【实验研究】该方中用米粉，具有安蛔止痛、改善肠胃蠕动等作用。

鸡屎白散

【原文温习】转筋之为病，其人臂脚直，脉上下行，微弦。转筋入腹者，鸡屎白散主之。（十九·3）

鸡屎白散方：鸡屎白，上一味，为散，取方寸匕，以水六合，和，温服。

【临证指要】单用鸡屎白为末烧酒冲服，或用鸡屎白合剂治疗破伤风，疗效颇佳。此外，亦有用该方治血吸虫腹水或其他湿热内蕴之腹胀者，可资参考。

【实验研究】该方具有解痉、抗炎、降低神经兴奋性等作用。

烧裈散

【原文温习】伤寒，阴阳易之为病，其人身体重，少气，少腹里急，或引阴中拘挛，热上冲胸，头重不欲举，眼中生花，膝胫拘急者，烧裈散主之。（392）

烧裈散方：妇人中裈，近隐处，取烧作灰。上一味，水服方寸匕，日三服。小便即利，阴头微肿，此为愈矣。妇人病，取男子裤烧服。

编者按： 阴阳易，指患病未愈或初愈之际，男女交接后引起的病证。阴阳是代表男女两性，双方性交，男病传不病之女，女病传不病之男，故曰"易"。易者，就是交换，传给了对方。

【实验研究】 该方具有解痉作用。

杏子汤

方未见。

【原文温习】 水之为病，其脉沉小，属少阴；浮者为风。无水虚胀者，为气。水，发其汗即已。脉沉者宜麻黄附子汤；浮者宜杏子汤。（十四·26）

原书缺。

禹余粮丸

方未见。

【原文温习】 汗家重发汗，必恍惚心乱，小便已阴疼，与禹余粮丸（本方失传，待考）。（88）

原书缺。

类方串解

本章共 24 首方剂，用药颇杂，现据其主治功效，大致归纳如下：

1. 利咽止痛剂 此类方剂 4 首。其中半夏散及汤、苦酒汤虽然均用半夏，但前者伍以桂枝、甘草，用治寒客痰结之咽痛，意在开痰结散郁滞；苦酒汤则配用鸡子白、苦酒，用治痰火郁结之咽喉痛。甘草汤与猪肤汤虽均治咽痛，但前者重在解毒缓急止痛；后者则偏重于滋阴润燥。

2. 清热解毒剂 此类方剂 2 首，即白头翁汤、白头翁加甘草阿胶汤，两方皆治热痢。白头翁汤以白头翁、黄连、黄柏、秦皮等清热燥湿止利；兼阴血不足者再加甘草、阿胶补养阴血。

3. 利肺祛痰剂 此类方剂 2 首。其中皂荚丸中之皂荚为涤痰开窍峻剂，用治黏痰胶固于肺之咳喘；葶苈大枣泻肺汤之葶苈子性味苦寒，功专泻肺逐痰，用治痰热壅肺者。因两方皆为利肺之峻剂，故一用酥炙，一配大枣，以期祛邪而不伤正。

4. 调肝理血剂 此类方剂 4 首。其中奔豚汤、旋覆花汤、蜘蛛散均为治肝之剂。三方虽均有调肝和血之功效，但奔豚汤证属肝郁化火，冲气上逆，故方中主药为甘李根白皮配黄芩，苦寒下气平冲，归、芎、芍药益阴和血。旋覆花汤证属肝郁气滞血瘀，故用旋覆花配葱茎通阳散结，茜草活血定痛。蜘蛛散证属肝寒气滞，故用桂枝通阳散结，配蜘蛛活血通络。还有，土瓜根散以土瓜根配䗪虫、芍药、桂枝通阳和阴，活血化瘀，用治瘀血性月经不调。

5. 润燥生津剂　此类方剂 2 首。猪膏发煎可润燥行瘀，方治燥结发黄；文蛤散则属清热生津之剂，主治肺胃有热之消渴。

6. 其他　上述之外，还有 10 首方剂。其中藜芦甘草汤、一物瓜蒂汤、鸡屎白散、烧裈散 4 方临床很少应用；白术散、蜀漆散、甘草粉蜜汤 3 方，主治、主药各不相同，临证可适当选用。紫参汤方证有待明确。杏子汤、禹余粮丸则有方无药，待考。

第二十七章　外用方剂

外治方法是治疗局部病变及全身疾病的重要方法之一。仲景此类方剂以坐药、导药、洗药为主，如矾石丸、蜜煎导方、苦参汤等，且多于前后二阴用药。盖此等黏膜部位，药物更易吸收，取效更为快捷。方虽外用，但临证仍需辨明寒热虚实，如法用药，方可取得预期效果。

蜜煎导方

【原文温习】阳明病，自汗出，若发汗，小便自利者，此为津液内竭，虽硬不可攻之，当须自欲大便，宜蜜煎导而通之；若土瓜根及大猪胆汁，皆可为导。（233）

蜜煎导方：食蜜七合。上一味，于铜器内，微火煎，当须凝如饴状，搅之勿令焦著。欲可丸，并手捻作挺，令头锐，大如指，长二寸许，当热时急作，冷则硬。以内谷道中，以手急抱，欲大便时乃去之。

【医案精选】

津枯便秘　汪某，女，68 岁。大便经常 7~8 日不行，甚至十几日便秘不行，往往脘腹胀满，饮食不思。服用泻药之后，每觉气短，心悸，食物更不消化，因此对泻药怀有戒心。诊其脉象细弱而尺沉涩，此是气血俱虚，阴津枯竭之证，下之不但伤胃，而且损津。处方：蜜煎导便，隔三日导便一次。用蜜煎后，隔半小时即溏泻一次，不但无胀满之患，而且食欲逐渐好转，患者甚觉满意。以后经常使用，半年未断，而健康遂日渐恢复。（《伤寒论临床实验录》第 207 页）

【临证指要】蜜煎导方主要用治老人、产妇、小儿等津亏便秘及习惯性便秘等。

【实验研究】蜜煎导方纳肛对复方地芬诺酯所致功能性便秘小鼠模型，有促进小鼠排便、促进小鼠胃肠运动、增加小肠含水率的作用。

土瓜根方

【方药用法】原书缺。

猪胆汁方

猪胆汁方：大猪胆一枚，泻汁，和少许法醋，以灌谷道内，如一食顷，当大便出宿食恶物，甚效。

【医案精选】

1. 产后大便难 一产妇，大便不通七日矣，饮食如常，腹中如故。薛曰："饮食所入，虽倍常数，腹不满胀。"用八珍加桃、杏二仁，至二十一日，腹满欲去，用猪胆汁润之，先去干粪五七块，后皆常粪而安。(《名医类案·卷十一·妇人症·产后》)

琇按：产后血燥大不便，便以二地、二冬、苁蓉、杞子，不三剂而润下矣。以八珍桃杏不效，仍用胆导，拙极。经曰："清阳出上窍，浊阴走下窍。"凡阴剂杂以阳药，则留中不转。

编者按：上述治例之"琇按"值得玩味。《金匮要略》产后病篇论新产妇人三病之一，即"大便难"，多因"亡津液胃燥"所致。"以二地、二冬、苁蓉、杞子"滋阴补肾润肠亦可也。用猪胆汁"和少许法醋，以灌谷道内"润导通便，为局部用药治标之法。当今常用的开塞露，更简便实用，但与猪胆汁方之药理功用不同。

2. 便秘 王某某，女，12岁。前患伤寒发热二候，经治得愈，热退已十多天，但九天来未解大便，无腹胀腹痛不适等感觉……因翻阅《伤寒论》有猪胆汁外导一法，即以大猪胆2枚，取汁盛碗中，隔汤炖透消毒，用时再加开水，以50%胆汁40ml灌肠，灌后并无腹痛，30分钟左右大便1次，下圆形结粪10多枚，隔5小时许又便出10多枚，腹中粪块消失而愈。(《江苏中医》1965；11：34)

3. 腹痛，呕吐（粘连性肠梗阻） 林某某，女，49岁，家庭妇女。1956年1月26日因腹痛及呕吐10余次而入院（病员于1954年3月3日在其他医院施行阑尾切除术，于手术后2周出院）。入院时体检：中度失水，腹部中度鼓胀，鼓音，肠鸣音亢进，腹部有压痛，但腹肌无紧张。X光平片显示：腹部小肠充气及有液平面。临床印象为部分肠梗阻，手术后粘连所致。入院即使用胆汁灌肠2次以及一般支持疗法，灌肠后效果良好，症状逐渐消失，病人于6天后出院。（上海市立第十人民医院外科.《中医杂志》1957；8：431）

编者按：据上文报道：自1955年11月至1956年3月初，共使用动物胆汁（胆汁经消毒处理）灌肠394次，包括内、外、妇、肺等科患者。大多数病人在灌肠后半小时左右达到排便目的，少数病例延长时间到2小时。通过病例分析，提出本法适应证：①腹部手术后大便困难者。②产妇病人。③手术后气胀。④麻痹性梗阻。文中还指出胆汁之作用除助胰液消化外，为一种天然抗毒剂，能减少肠内腐败物，因胆盐是弱性抗毒剂。胆汁在大肠内刺激肠蠕动，同时用胆汁灌肠可代替甘油。

【临证指要】猪胆汁方主要用治胃肠燥热之便秘。而习惯性便秘、老年性便秘及体弱便秘等均宜慎用。此外，猪胆汁灌肠可治疗胆道蛔虫症，或加赋型剂口服治疗肝炎、慢性气管炎、百日咳等，疗效亦佳。

【实验研究】该方有镇咳平喘、抗炎、抗过敏、抑菌、抗肿瘤、改善消化道功能等作用。

苦参汤

【原文温习】蚀于下部则咽干，苦参汤洗之。（三·11）
苦参汤方：苦参一升，以水一斗，煎取七升，去滓，熏洗，日三。

【医案精选】

阴痒（滴虫性阴道炎）　梁某某，女，35岁。患白带下注三年之久，近一年来加重，并发外阴瘙痒难忍，经妇科检查，诊断为滴虫性阴道炎。经用甲硝唑等治疗2个疗程，效果不明显。后用苦参汤熏，每晚1小时，兼服清热利湿之中药，2周后带净痒止。又经妇科数次检查，阴道未见滴虫，而且炎症也愈。（《经方发挥》）

编者按：苦参汤洗剂为狐惑病的外治法。近年来多篇报道以苦参为主治疗各种阴道炎以阴痒为主症者，取得良效。本病症为妇科常见病、多发病。阴道炎虽有滴虫性、霉菌性、细菌性、老年性等不同病因，而中医认为其病机多属于湿热下注及感染邪毒。《女科经纶》说："妇人阴痒多属虫蚀所为，始因湿热不已。"仲景苦参汤确为治疗阴痒之专方要药。编者曾以苦参40g，蛇床子15g，水煎熏洗外阴，治一老年性阴痒，3剂而痒止。

【临证指要】苦参汤外洗或加味灌肠，可治疗白塞综合征、慢性结肠炎、直肠炎、滴虫性阴道炎等。本方与虎杖合用，可治疗小儿急性传染性黄疸型肝炎。本方加味内服，可治疗心律失常、银屑病及湿疹等。毒副作用：苦参有小毒，一般剂量可引起恶心、呕吐、便秘、头昏等轻微反应；量大可引起中枢神经抑制，致呼吸麻痹而死亡。

【实验研究】

1. 抗炎、抗溃疡　该方通过抑制 PGE2 和 IL-8 的表达，可促进皮肤溃疡模型大鼠的伤口愈合；可通过调节 δ 阿片受体 -β-arrestinl-Bcl-2 信号通路，对溃疡性结肠炎有较好的治疗效果。

2. 调节免疫　复方苦参汤可通过调节 Th17/Treg 细胞之间的平衡，调节结肠炎小鼠的免疫功能，改善 DSS 诱导的结肠炎小鼠的症状和病理损伤。

3. 抗心律失常　该方能抑制豚鼠心室肌细胞动作电位的 0 相幅值，缩短动作电位时程，实现抗心律失常的作用。

雄黄熏方

【原文温习】蚀于肛者，雄黄熏之。（三·12）

雄黄熏方：雄黄，上一味为末，筒瓦二枚合之，烧，向肛熏之。

【医案精选】

狐惑病（白塞病）　主症特点是口腔溃疡，前阴或（和）肛门溃疡，发冷发热，皮肤损害等。《金匮》采取内外兼治法，内服以甘草泻心汤为主方，外治法蚀于前阴者，苦参汤洗之；"蚀于肛者，雄黄熏之"。王子和老中医内外兼治法治疗狐惑病的宝贵经验，详见《伤寒杂病论研究大成》之转录。

【临证指要】雄黄外熏，与内服方兼用，可治疗白塞病。与他药合方外用，可缓解癌症疼痛、牙痛、头痛等；亦可用治牙周炎、带状疱疹、白癜风、疥疮等。配合其他药内服，可治疗结肠炎、支气管哮喘等。据报道：长期服用雄黄可引起砷性皮肤角化病及色素沉着（砷黑变病）。故用药以不超过 2~3 周为宜，外用亦不宜大面积涂搽及长期持续使用，以免吸收中毒。

【实验研究】

1. 调节神经元　雄黄对胃肠积热证大鼠海马具有神经保护作用。

2. 调节肠道菌群　雄黄可以调节肠道菌群，对胃肠积热证引起的粪便微生物菌群失调有治疗作用。

3. 抗肿瘤　体外研究显示，雄黄可显著抑制人肺癌细胞 A549 细胞的增殖，可抑制食管癌细胞株 Eca109 的增殖。

4. 毒性　雄黄可通过血–脑屏障在脑组织中蓄积，造成大鼠海马神经元细胞损伤，引起新事物识别能力下降。雄黄经长期给药会有肝损害。

5. 抗病毒　体外研究发现，雄黄在预防、治疗和直接灭活病毒 3 种给药方式下，均具有良好的抗 HSV–2 活性，且预防给药的疗效较好。

头风摩散

【原文温习】头风摩散方。（五）

头风摩散方：大附子一枚（炮），盐等份。上二味，为散，沐了，以方寸匕，以摩疾上，令药力行。

【医案精选】

偏头麻木时痛 王某某，男，56岁。中风后偏瘫2年余，经治疗后肢体功能恢复，但左枕侧头皮经常麻木，时有疼痛，曾用补气活血通络方无效，改为头风摩散外用：附子30g，青盐30g，共研极细末。嘱剪短头发，先用热水浴头或毛巾热敷局部，然后置药于手心在患部反复搓摩，5分钟后局部肌肤有热辣疼痛感，继续搓摩少顷，辣痛消失，仅感局部发热。共用3次，头皮麻木疼痛消失，未再发作。（侯恒太.《河南中医》1988；2：20）

编者按：笔者门诊治一冠心病患者，且说头前额皮肤麻木数月之久。我想到头风摩散，变通应用如下：炮附子30g，水煎30分钟取药液约150ml，加入食盐20g，分次外摩患处。即取适量药液，外涂头额部，用手按摩一会儿，日二三次，用之10天有效，再用10余日麻木消失。

【临证指要】 头风摩散外用可治疗偏头痛，亦可用治口眼歪斜症。

【实验研究】 附子的主要活性成分为生物碱，其中脂溶性生物碱具有较强的心脏和神经毒性。附子水溶性生物碱的毒性较低，具有广泛的药理活性，如强心、抗炎、镇痛等。

矾石汤

【原文温习】 治脚气冲心。（五）

矾石汤方：矾石二两。上一味，以浆水一斗五升，煎三五沸，浸脚良。

【临证指要】 矾石又名"白矾""明矾"，煅之后称为"枯矾"。古人常以白矾外用治肿毒发背、痈疽疔疮、折伤肿痛、烧伤等。现代多用明矾注射液治疗内痔、脱肛、睾丸鞘膜积液等；枯矾混悬液用治烧伤感染，疗效甚佳。枯矾合乌贼骨、延胡索等内服，治疗胃、十二指肠溃疡，亦甚有效。白矾并可治妇人白带过多。

【实验研究】

1. **抗菌** 该方对金黄色葡萄球菌和变形杆菌有抑制作用。

2. **抗滴虫** 10%明矾液在试管内有明显抗阴道滴虫作用。

3. **凝固蛋白** 白矾有强烈的凝固蛋白的作用。

4. **利胆** 白矾0.6g/kg经十二指肠给药，对麻醉大鼠能明显增加胆汁流量。

5. **收敛作用** 一般均外用，明矾具有收敛作用，可以止汗、硬化皮肤（特别是足部）。

黄连粉（方未见）

【原文温习】浸淫疮，黄连粉主之。（十八·8）

黄连粉方未见。古代注家多认为即黄连一味，为粉外敷之。另据桂林古本《伤寒杂病论·卷第十五·辨瘀血吐衄下血疮痈病脉证并治》记载，本方为："黄连十分，甘草十分，上二味，捣为末，饮服方寸匕，并粉其疮上。"可参。

【医案精选】

湿疹 浸淫疮与今之湿疹相似，小儿易患之，多从口起蔓延于颈下、腋窝、腹股沟、阴囊及肘弯、膝弯等处，皮肤奇痒，搔之出水，如被感染，亦有化脓者，每用黄连、炉甘石为末扑之有效，预后多良。（《金匮要略浅述》）

编者按：《珍珠囊》言黄连"诸疮必用"。上述验案可知，黄连粉外用，对人体各部的疮疖、湿疹皆有良效。

【临证指要】黄连粉外用可治疗黄水疮、湿疹及皮肤感染化脓等；喷粉或灌肠可治疗溃疡性结肠炎；内服可治疗多种疮疡。

【实验研究】该方具有抑菌、抗滴虫、抗炎、抗病毒、抗真菌、增强白细胞的吞噬能力、抗肿瘤、调节内分泌等作用。

矾石丸

【原文温习】妇人经水闭不利，脏坚癖不止，中有干血，下白物，矾石丸主之。（二十二·15）

矾石丸方：矾石三分（烧），杏仁一分。上二味，末之，炼蜜和丸，枣核大，内脏中，剧者再内之。

【医案精选】

白带（宫颈炎） 苏某某，38 岁。主诉白带增多，下腹坠痛，腰酸 1 年多。妇科检查：子宫颈肥大，糜烂占宫颈面积 3/4，粗糙、充血、纳氏滤泡 4 粒，白带淡黄色，量多。诊断为宫颈炎Ⅲ度。用明矾 100g，鲜猪胆汁 100ml，共制成粉剂（制法：明矾烧煅去其结晶水，研碎，用猪胆汁调成糊状，置 60℃烘干，研碎过筛即可）。用法：以窥器暴露宫颈，用 1/1000 新洁尔灭溶液洗宫颈分泌物，用喷粉器将药粉撒于病变部位。初 3 天上药一次，后改为 5 天上药一次，共上药 3 次，症状消失。宫颈光滑，上皮已愈复，表面轻微充血，治愈。（《上海中医药杂志》1975；6：41）

【临证指要】矾石丸外用主要治疗生殖系统炎症，如枯矾为主药治疗宫颈糜烂、滴虫性阴道炎；白矾与雄黄合用外敷，治疗带状疱疹；白矾与珍珠粉等合用内服治疗囊虫病；白矾与葛根合用煎水外洗治疗脚汗等，均有较好疗效。另据报道，用生明矾一味，研粉装入胶囊，每服1g，日3次，用于治疗传染性肝炎、肝硬化引起的黄疸及阻塞性黄疸，有使症状很快改善，黄疸及早消退，肝功能迅速恢复等作用。但矾石有毒，内服尤当慎重。剂量大刺激性亦大，可引起口腔、喉头烧伤，呕吐，腹泻等毒副反应，甚至虚脱、死亡。中毒后可用牛奶洗胃，并用镁盐作为抗酸剂，虚脱者当对症治疗。

【实验研究】该方具有抗阴道滴虫、抗菌、抗炎、抗病毒等作用。

蛇床子散

【原文温习】蛇床子散方：温阴中坐药。（二十二·20）

蛇床子散方：蛇床子仁，上一味，末之，以白粉少许，和令相得，如枣大，绵裹内之，自然温。

编者按：该条原文于《脉经》卷九第七作"妇人阴寒，温中坐药，蛇床子散主之。"

【医案精选】

1. 交感阴痛　一宠妾，年三十余，凡交感则觉阴中隐痛，甚则出血，按其脉两尺沉迟而涩，用补血散寒之剂不愈，因思药与病对，服而不效，恐未适至其所也。后用蛇床子散，绵裹纳阴中，二次遂愈。（《名医类案》）

编者按：治疗外部疾病以内服之剂，虽"药与病对"，但药力难"适至其所"，故"服而不效"，治应采取局部用药，本案便是。编者曾治一例类似本案之患者，服胶艾汤数剂遂愈。治病要多掌握一些疗法，思路开阔，自能提高疗效。

2. 阴痒（滴虫性阴道炎）　韩某某，40岁，农民。1996年2月18日诊。白带多，阴部瘙痒，时轻时重1年余。近来白带增多，分泌物呈灰黄色、泡沫状，有腥臭味，偶尔白带混有血液，且外阴瘙痒、灼热，性交痛，并感周身乏力，食欲不振，脉缓少力，舌偏淡、苔白腻。妇科检查：阴道及宫颈黏膜水肿，并有散在红色斑点；阴道分泌物镜下检查找到滴虫。诊断：滴虫性阴道炎。治拟内外兼治法：①内服以完带汤加蛇床子10g。②外治法：蛇床子30g，水煎后熏洗阴部。治疗3天后带下、阴痒等症状减轻；10天后症状逐渐消失。复查滴虫已转阴。改用归脾丸善后调补。（吕志杰医案）

编者按：古今文献资料表明，蛇床子是一味治疗阴部"湿痒"的特效良药。据报道（《中医杂志》1956；5：250）：用蛇床子外治法治疗"滴虫性阴道炎"近百例观察，疗效很好。滴虫性阴道炎，以带下、阴痒为主症。其病因为湿，"湿生虫"，虫蚀则瘙痒不止。蛇床子之功用，早在《本经》即说主治"湿痒"。《本草新编》谓"功用颇奇，内外俱可施治，而外治尤良。"

【临证指要】蛇床子与解毒杀虫之苦参、明矾、百部等相配，煎汤外洗，或制成坐药外用，可治疗宫颈炎、外阴瘙痒及多种阴道炎。临床亦常用蛇床子与温肾壮阳之品配伍，治疗阳痿，或宫冷不孕等病。

【实验研究】该方具有抗滴虫、抗菌、抗真菌、抗心律失常、抗过敏、祛痰、平喘、性激素样作用、增强免疫能力等作用。外用蛇床子散熏洗，对细菌性阴道炎、滴虫性阴道炎、外阴阴道假丝酵母菌病、非特异性阴道炎等，具有较好的抑菌和止痒作用。

狼牙汤

【原文温习】少阴脉滑而数者，阴中即生疮，阴中蚀疮烂者，狼牙汤洗之。（二十二·21）

狼牙汤方：狼牙三两。上一味，以水四升，煮取半升，以绵缠箸如茧，浸汤沥阴中，日四遍。

【医案精选】

阴痒、阴蚀（女阴硬化苔癣：女阴白斑） 王某，36岁，女，农民。1993年10月12日就诊。外阴瘙痒，变白8年余，间断治疗6年多，其效果不佳。现感外阴干痒，入夜加剧，阴中灼热疼痛，头晕，口干，杂色带下。妇检：外阴皮肤粗糙有大量的抓痕，大小阴唇、阴蒂、会阴部变白，阴道分泌物减少。苔少舌红，脉弦细。投以狼牙汤加味：狼牙草30g（没有狼牙草可以狼毒15g代替），蛇床子15g，烟草20g，茯苓10g，白鲜皮10g，炒白术10g，地骨皮10g。水煎先熏后洗外阴30分钟左右，日1剂，如法熏洗3次。经期停药（此药方有毒不可入口，长期外洗无毒副作用）。患者半月后复诊，外阴瘙痒、干痛明显减轻，其外阴皮色恢复正常，不粗糙，小阴唇两侧白色减少，药已中病，继用上方5剂。1个月后，会阴白斑、阴痒消失，外阴皮肤光滑而告愈。（高庄超.《中医外治杂志》1996；2：43）

原按：此病与中医学阴痒、阴蚀相类似，多因肝经风热，脾虚蕴热，肾虚不荣，湿热邪毒入侵而成。狼牙汤加味能清热解毒，杀虫止痒，健脾燥湿，正中病机，故收效果（烟草是家庭种植的一种烟叶）。

女阴硬化苔癣是以外阴干痒，小阴唇及肛门周围的界线分明的淡白色白斑，发生皱裂时有灼热痛感，兼有杂色带下为特征的妇科难治性疾病。笔者采用狼牙汤加味治疗本病15例取得较好的效果。

编者按："外阴白色病变"长期以来称为"外阴白斑"。为统一认识，1975年国际外阴病研究会称为"慢性外阴营养不良"，并根据其组织病理变化的不同而分为不同类型。其分类方法如下：①增生型营养不良。②硬化苔癣型营养不良。③混合型营养不良。上述验案则属于本病的第二种类型。

验案方中所用"烟草"为茄科植物烟草的叶，具特异的香气，味苦辣。其性味辛温，有毒，功能行气止痛，解毒杀虫等。

现代名医叶橘泉先生经考证，认定狼牙即仙鹤草（根芽）。详见《伤寒杂病论研究大成》。

【临证指要】 狼牙汤煎汤外洗，多用于治疗阴道滴虫症，亦可用治其他阴部溃烂湿痒。

【实验研究】 有研究认为，方中狼牙即仙鹤草之嫩芽，有抗菌、抗寄生虫、抗病毒、抗疟、抗肿瘤、抗炎、降血糖、止血等作用。该方对于滴虫、细菌双重感染所致者，疗效尤佳。

小儿疳虫蚀齿方

【原文温习】 小儿疳虫蚀齿方。（二十二·疑非仲景方）

小儿疳虫蚀齿方：雄黄、葶苈。上二味，末之，取腊月猪脂熔，以槐枝绵裹头，四五枚，点药烙之。

【临证指要】 本方可用治小儿牙疳。

【实验研究】 该方具有抗菌、收敛、抗炎、防腐、止血等作用。方中雄黄为临床常用的有毒中药，特别是外用治疗皮肤病方面，其用药方法及药量得当时效果显著；葶苈子具有改善心血管功能、抗肿瘤、止咳、祛痰、平喘、利尿、改善急性肺损伤和代谢紊乱、雌激素样作用等药理活性。

类方串解

本章共 12 首方剂。可分为治前阴方、治后阴方及其他外治方三类。

1. 治前阴方 共 4 首，坐药与外洗方各 2 首。坐药之矾石丸与蛇床子散均为纳入阴道中之方，矾石丸以矾石为主药，功在清热燥湿杀虫，用治湿热带下阴痒症；蛇床子散意在暖宫散寒，故用治寒湿在下之阴寒带下症。外洗方之苦参汤与狼牙汤均为清热解毒杀虫之剂，均可治湿热在下之前阴蚀烂症，但苦参汤偏于解毒燥湿杀虫；狼牙汤则偏于解毒凉血，二者略有区别。

2. 治后阴方 共 4 首。其中 3 首属润导方，皆用治肠燥便秘，但这 3 方同中有异，如蜜煎导方药性平和，纯属润导之剂；猪胆汁方为清热润导；土瓜根方则属生津润燥剂。雄黄熏方功在解毒杀虫，用治后阴蚀烂者。

3. 其他外治方　共4首。其中头风摩散，药用温热之附子，主治风寒袭络之头风；矾石汤药性酸涩性燥，主治湿毒上攻之脚气；黄连粉方苦寒解毒燥湿，用治湿热邪毒浸淫肌肤之浸淫疮病。三方或摩，或洗，或敷，各不相同。小儿疳虫蚀齿方以解毒杀虫之雄黄为主，主治小儿牙疳。

附录

经方度量衡现代应用考究

经方概指《伤寒论》与《金匮要略》之方。经方剂量运用之奇巧，后世医家无不称道。我们研究经方，应当考究当时医家的实际用量。但是，由于东汉至今年代久远，历代度量衡制又几度变革，差异较大，且有的度量衡单位已经消亡，这就给后人学习和运用经方带来许多困难。可喜的是，古今医家对经方剂量有不少考证，考古学家根据对出土文物的研究结果，对古代度量衡给出了一个较为客观的折算方法。这对于我们研究经方剂量，具有现实的临床意义和学术价值。下面，把较为科学的考证结果加以简述，并列简表。

一、度量衡的概念

秦始皇统一中国后，颁发了统一度量衡的诏书，制发了一大批度量衡的标准器，而汉代基本上继承了秦制。①度：指长度，即丈、尺、寸、分等。②量：指容量，即斗、升、合、毫升等。③衡（亦曰"权"，又叫秤，清代称为库平）：指重量，即斤、两、钱、分、克等。

二、历代度量衡的进制法

1. **度量** 丈、尺、寸、分，均以十进位。

2. **容量** 古代容量单位：圭、撮、勺、合、升、斗、斛、石。《本草纲目》说："……量之起为圭，四圭为撮，十撮为勺，十勺为合，十合为升，十升为斗，五斗为斛，二斛为石。" 1 斗 =10 升，1 升 =10 合 =1000ml。

3. **重量** 可分为四个时期：①秦汉制：黍、铢、两、斤。10 黍 =1 铢，24 铢 =1 两，16 两 =1 斤。②晋制：黍、铢、分、两、斤。《名医别录》说："十黍为一铢，六铢为一分，四分为一两，十六两为一斤。"③宋制：毫、厘、分、钱、两、斤。除一斤等于 16 两外，其余均以十进累计。元、明、清，直至 1979 年以前，都沿用此制。④"克"公制：即从 1979 年 1 月 1 日起实行以克为基本单位的国际公用制。1 斤 =500g，1 两 =31.25g，1 钱 =3.125g。（详见附表）

附表　古今剂量换算表

剂量名称	汉代剂量换算为现代剂量	说　明
重量	吴承洛《中国度量衡史》折算法：汉制一两折今约 13.9g 柯氏经过考证得出的折算法：汉制一两折今约 15.6g 傅延龄："我十多年的研究结果是，经方本原剂量的一两等于今天的 13.8g。"又说："15.6g 与 13.8g 两个数字的差别倒是不大，这是东汉标准和西汉标准的差别。" 张山雷：汉唐药剂，分量皆重，而大要以"古之三当今之一"为近是 徐大椿："自三代至汉、晋，升斗权衡，虽有异同，以今较之，不过十分之二。" 李时珍："古今异制，古之一两，今用一钱可也。" 《伤寒论》2 版教材折算法：汉制一两折今约 3g 日本大冢敬节《药物的权量》折算法：汉制一两折今约 1.3g	经方中多数方剂以斤、两、铢称药量。左"八种"折算法表明，我国学者的考证结果，悬殊相当大，以桂枝汤为例：其最大折合量，现代可取汉制的 1/2，即汉代用桂枝三两，现代可用 45g；最小折合量，现代只取汉代的 1/10，即汉代用桂枝三两，现代用 9g。此外，日本学者取汉制的 1/26，剂量似乎太小了，这与日本传统的用药习惯等诸多因素有关。那么，临证处方用多大剂量合适呢？笔者认为，首先是要根据考证的量制折算，但更重要的是依据病情而定。若用汉制的 1/2 折合量偏大，若用 1/10 又显然偏小，临证时可酌情选择考证结果的 1/2、1/3、1/5、1/10 之某种剂量，以中病为宜。自古名医，有的善用重剂，有的善用轻剂，其中妙理，所当深究 总之，应明确的要点是："临证时应因人、因地、因时以及因方酌情选择剂量……"
容量	水的容量：①吴承洛《中国度量衡史》折算法：汉制一升折今约 198ml。②日本大冢敬节《药物的权量》折算法：汉制一升折今约 200ml。③《伤寒论》2 版教材折算法：汉制一升折今 60~80ml 药物容量单位：经方一升折合现今克数（约数）如下。半夏约 100g，杏仁 106g，桃仁 88g，百合 65g，粳米 175g，麦冬 100g，蜂蜜 250g，薏苡仁 140g，豆豉 100g，薤白 108g，饴糖 250g，小麦 150g，麻子仁 90g，赤小豆 130g，冬葵子 128g，芒硝 140g，吴茱萸 60g，酸枣仁 95g，橘皮 30g，芍药 100g，苦参 56g，䗪虫 46g，葶苈子 140g，蜀椒 40g，虻虫 25g，蛴螬 75g	左水容量之前两种折算法接近，较切实际，第 3 种折算法似乎偏少。例如，桂枝汤的煮服法为"以水七升，微火煮取三升，去滓，适寒温，服一升。服已须臾，啜热稀粥一升余，以助药力。"即大约取 1400ml 水，煮取 600ml，温服 200ml（约半饭碗），过一会儿，喝 200ml 稀粥以助药力。若取 60~80ml 药液或稀粥，才两三口，服之不足，难免影响疗效 按照左药物容量折算，诸药剂量显然是太大了，但其应用方法和煎法是需要研究的。例如：大半夏汤之半夏有"洗完用"三字，是提示要反复洗。半夏一般是夏秋二季采挖，挖出后除去须根和外皮，用凉水反复泡洗，泡至口尝无麻辣感为度。由此看来，此处所用半夏一定为鲜半夏。100g 鲜半夏晒干大约要减半。半夏如此，其他药物有的亦可类推

剂量名称	汉代剂量换算为现代剂量	说　明
度量	在麻子仁丸、厚朴大黄汤两方中用厚朴均为一尺，但仲景未记载宽度是多少、厚薄如何，因此，折合成现今重量有难度。笔者认为，可依据以下两个方面折算：一是结合病情及药物在方剂中所处的君臣佐使而定；二是参照比较类似方剂的剂量。例如，厚朴大黄汤与厚朴三物汤均用厚朴、大黄、枳实三味药，功用相似，故厚朴大黄汤之厚朴一尺可参照厚朴三物汤的用量而大约八两	《汉书·律历志》曰："度者，分，寸，尺，丈，引也。本起于黄钟之长，以子谷秬黍中者，一黍之广，度之九十分黄钟之长。一位一分，十分为寸，十寸为尺，十尺为丈，十丈为引。"说明一黍之广为一分，十黍之广为一寸。据此，山东中医药大学陶汉华教授实测陕西咸阳地区产的秬黍（中大者），10黍之广的长度正好为2.3cm，100黍之广为23cm，与东汉铜圭表尺（南京博物院藏）一尺约23cm的长度相符。因此，经方中所涉及的长度应按一尺等于现代23cm来换算
数量	经方中部分药物以原生药的数量入药，所折合的大约克数：大枣10枚约30g，半夏10枚7g，附子1枚20~30g，枳实1枚2g，杏仁40个12g，桃仁50个15g，乌头5枚18g，栀子10枚10g，瓜蒌实1枚40~70g，甘遂3枚2.5g，皂荚1枚15~20g，水蛭30个40g，射干13枚26g，诃子10枚35g，乌梅100个130g，䗪虫20个10g，代赭石弹丸大1枚30g，石膏鸡子大1枚60g，百合7枚175g，鳖甲手掌大一片15g，竹叶一把20~25g，艾叶一把25~30g	以上药物容量与左药物数量均是陶氏在药房测量结果。这种结果与柯雪帆教授据上海中医药大学标本室所陈列的药物测定结果，以及笔者于石家庄乐仁堂对部分药物测定结果有的基本相同，有的有一定差别。这种差别与所测量的药物之大小等因素有关。总之，所述换算的结果是个大约数，仅供临床参考
其他	经方散剂：常以"方寸匕"作剂量单位。据考证，"匕"在古代指饭勺（《辞海》："匕即匙"），又用作量取药末之器具。有的学者考究，方寸匕即一寸正方之匕，抄药末不落为度，约合6~9g。《中药大辞典》："方寸匕，是依古尺正方一寸所制的量器，形状如刀匕，约等于现代的2.7g左右。"陶氏曾按汉代1寸（约合现代2.3cm），自制1寸见方容器（立方寸）称重：草木类药末约5g，滑石粉约9g，代赭石粉约30g 　　1钱匕：是以汉代五铢钱抄药末不落为度，草木类药约1g	左之所述"方寸匕""钱匕"取药法，目前已不采用，但我们必须明了，以利于经方的研究。此外，经方以"分"表示剂量者，应明确以下三点：①全方均以"分"表示者，这些方中之"分"，并非重量单位的"分"，而是各药之间剂量的比例之意，应当作"份"理解。②方中言"等份"者，非重量之"分"，而是指处方中各药剂量均等、等量之意。③方中"分""两"并列者，则应看为重量单位的"分"，如大黄䗪虫丸。汉制重量单位尚无以"分"计量，这种情况很可能是晋·王叔和或宋·林亿等在校刊时，由于该药缺少了剂量而补充上的

中医病症索引

（按笔画排序）

西医病症索引

（按笔画排序）

主要参考书目

书　名	编著者姓名（字）	出版社（出版时间）
伤寒论类方	清·徐大椿（灵胎）	人民卫生出版社（1956）
名医类案（影印版）	明·江瓘（民莹）	人民卫生出版社（1957）
续名医类案（影印版）	清·魏之琇（玉横）	人民卫生出版社（1957）
治验回忆录	赵守真　著	人民卫生出版社（2008）
刘渡舟临证验案精选	陈明、刘燕华、李芳　编著	学苑出版社（1996）
门纯德中医临证要录	门纯德　著	人民卫生出版社（2010）
高等中医药院校教材·伤寒论讲义	李培生　主编	上海科学技术出版社（1985）
高等中医药院校教材·金匮要略讲义	李克光　主编	上海科学技术出版社（1985）
中国现代名中医医案精华	董建华　主编	北京出版社（2016）
仲景方药古今应用·下部（第2版）	吕志杰　主编	中国医药科技出版社（2016）
伤寒杂病论研究大成（第2版）	吕志杰　编著	中国医药科技出版社（2018）
张仲景方剂学（第3版）	吕志杰　编著	中国医药科技出版社（2019）
海南医论医案选集	吕志杰　主编	中国医药科技出版社（2019）
中药复方化学与药理	季宇彬　主编	人民卫生出版社（2003）
张仲景方剂实验研究	彭鑫　主编	中国医药科技出版社（2005）
伤寒论经方药理与应用	岳宝森　主编	陕西科学技术出版社（2011）
金匮要略经方药理与应用	岳宝森、宋虎杰　主编	陕西科学技术出版社（2011）